Die wissenschaftliche Homöopathie

Die wissenschaftliche Homöopathie

Theorie und Praxis naturgesetzlichen Heilens

Lehrbuch

von Georgos Vithoulkas, M. I. H.
Deutsche Bearbeitung Dr. med. Gotthard Behnisch
Geleitwort von Prof. Dr. rer. nat. A. M. Klaus Müller

Ulrich Burgdorf
Verlag für homöopathische Literatur

CIP—Kurztitelaufnahme der Deutschen Bibliothek
Vithoulkas, Georgos:
Die wissenschaftliche Homöopathie: Theorie u. Praxis naturgesetzl. Heilens; Lehrbuch / von Georgos Vithoulkas. Dt. Bearbeitung. Gotthard Behnisch. Geleitw. von Klaus Müller. - Göttingen: Burgdorf, 1986.
Einheitssacht.: The science of homoepathy «dt.» ISBN 3-922345-37-9
NE: Behnisch, Gotthard [Bearb.]

1. Auflage 1986
2. Auflage 1987
3. Auflage 1988
4. Auflage 1991
5. Auflage 1993

ISBN 3-922345-37-9

Satz und Repro: Offset-Service Lämmert, Fuldabrück
und Weckner Fotosatz GmbH, Göttingen
Druck und Bindung: Paderborner Druckzentrum, Paderborn
Printed in Germany

Meinem Lehrer

C. H.

gewidmet

Vorbemerkung des Übersetzers

Georgos Vithoulkas lernte ich erstmals anläßlich des Liga-Kongresses 1972 in Wien kennen. Unsere Freundschaft wurde vertieft auf dem Liga-Kongress 1976 in Athen. Der nachfolgende internationale Ausbildungslehrgang mit Paschero und Ortega gab mir die Möglichkeit, Vithoulkas auch als Lehrer schätzen zu lernen und ich entschloß mich, nicht nur seine Kurse in Athen in den folgenden Jahren zu besuchen, sondern 1978 am »Kentron Homoiopathiki« in Athen zu studieren und mitzuarbeiten. Die hier praktizierte Homöopathie überstieg an methodischer Klarheit und hahnemannscher Diktion alles, was ich bisher in meiner Ausbildung in Deutschland und England kennengelernt hatte, und sie war äußerst effektiv.

Nach Deutschland zurückgekehrt, suchte ich nach einer Möglichkeit, ein ähnliches Ausbildungszentrum für homöopathisch interessierte Ärzte, wie ich es in Athen kennen und schätzen gelernt hatte, aufzubauen. Im Februar 1979 lernte ich dann Kollegen Frh. von Ungern-Sternberg kennen, und seither verband uns die gemeinsame Anstrengung, ein solches Zentrum zu errichten. Im November 1984 konnte nach jahrelangen intensiven Bemühungen das August-Weihe-Institut in Detmold eingeweiht werden, wo, ohne jede finanzielle Unterstützung von offizieller Seite, approbierte Ärzte in einer dreijährigen Ausbildung in die Möglichkeiten und Schwierigkeiten der Homöopathie Hahnemanns systematisch eingeführt werden.

Folgerichtig war es, für diese Weiterbildung das beste Handwerkszeug zu nutzen. Daher entschloß ich mich, in langjähriger mühevoller Kleinarbeit das Lehrbuch »The Science of Homeopathy« von Vithoulkas zu übersetzen. In engem Kontakt wurde jede Änderung und Erweiterung sorgfältig mit dem Autor abgestimmt. Das Kapitel 17 »Die Bewertung akuter Erkrankungen während der Langzeitbehandlung« hat Vithoulkas speziell für die deutsche Ausgabe verfaßt, so daß es sich bei diesem Lehrbuch um das erste Erscheinen einer zweiten, überarbeiteten Auflage der amerikanischen Fassung handelt.

Danken möchte ich dem tatkräftigen Einsatz meiner lieben Frau und Frau Melina Karp für ihre fleißige Mitarbeit, die mir die Übersetzung wesentlich erleichterte.

Besonders freue ich mich, einen so renommierten und für das Überleben der Menschen engagierten Mann wie Herrn Prof. A. M. Klaus Müller für ein richtungweisendes Geleitwort gewonnen zu haben.

In den letzten zehn Jahren hat sich auch die deutsche homöopathische Literatur erheblich vermehrt; alte Werke sind wieder greifbar, neue Forschungsergebnisse werden publiziert. Dieses Lehrbuch mit seinen beiden ersten Teilen wurde mit dem Ziel erarbeitet, eine methodisch fundierte Ausbildung zu fördern und dem Therapeuten eine sichere Grundlage für die Behandlung seiner Patienten zu geben. Wir wünschen, daß dieses Lehrbuch ein Meilenstein werden möge auf dem Weg zu einer wissenschaftlichen Medizin, ein bewährter Helfer bei der Heranbildung der neuen Generation erfolgreich arbeitender Ärzte, zum Wohle der leidenden Menschen.

Detmold im Mai 1986 **Gotthard Behnisch**

Inhalt

Inhalt

Geleitwort

von Prof. Dr. rer. nat. A. M. Klaus Müller

Die moderne Physik hat in der Naturwissenschaft eine Neuorientierung eingeleitet, die man auch in der Medizin nicht mehr übersehen kann. Zu den wichtigsten Errungenschaften der modernen Physik gehört, daß sie die klassische Naturwissenschaft in die Schranken eines begrenzten Anwendungsbereiches verwiesen hat. Wenn sich aber die klassische Naturwissenschaft im Spiegel des modernen Verständnisses sowohl in ihrer Leistungskraft wie auch in ihrer Beschränktheit offenbart, wird man aufgrund des jetzt erreichten Erkenntnisstandes eine ähnliche Situation auch für den Bereich der Medizin erwarten dürfen: Es ist an der Zeit, auch im Felde ärztlichen Handelns und der medizinischen Grundlagenfragen ernsthafte Versuche zu unternehmen, die Beschränktheit der klassischen, bisher für unbegrenzt gültig erachteten Auffassungen durch ein vertieftes Verständnis zu ersetzen.

Analog zu dem Weg, den die Naturwissenschaft genommen hat, verlangt eine solche Tieferlegung des Verständnishorizonts vor allem eine neue und zugleich einheitlichere theoretische Basis. Unter diesem Aspekt muß man meines Erachtens die Bedeutung des hier vorliegenden Lehrbuchs der Homöopathie sehen. Das Werk von Georgos Vithoulkas, eines hervorragenden Praktikers und Lehrers, erhebt den Anspruch, das Feld der homöopathischen Heilkunst mit den Grundlagen der Medizin in einen fundamentalen Zusammenhang zu bringen. Da die medizinische Wissenschaft nicht eben reich an Versuchen zu einer »Theoretischen Medizin« ist, stellt dieser Anspruch eine Herausforderung dar, der sich möglichst viele — gerade auch junge — Mediziner stellen sollten. Naturwissenschaftler in unserem Jahrhundert haben gelernt, wie ungeheuer fruchtbar und erfolgreich eine grundlegende Vereinheitlichung auf neuer Basis sein kann.

Die allgemein anerkannte, »klassische« Medizin ist eng mit der Naturwissenschaft verknüpft; aber viele Mediziner und Ärzte verbinden mit der Naturwissenschaft noch immer das von ihr bis zum Ende des 19. Jahrhunderts errichtete klassische Weltbild. Dieses läßt sich mit dem »gesunden Menschenverstand« der Alltagserfahrung sehr viel leichter erfassen als zum Beispiel unser heutiger Begriff des »Teilchen-Wellen-Feldes« in der »Quantenelektrodynamik«, der jeder überkommenen Anschauung Hohn zu sprechen scheint. Dennoch sind die Erkenntnisse der modernen Physik in allen ihren scheinbar paradoxen Zügen in zahllosen Experimenten überprüft und bestätigt worden. Der spontan sich meldende »gesunde Menschenverstand« ist daher auf der modernen Erkenntnisebene kein gravierender Einwand mehr.

Da der Autor dieses Buches für seinen eigenen Ansatz die Analogie zwischen klassischer und moderner Physik ausdrücklich in Anspruch nimmt, möchte ich im folgenden ein grobes Bild von dem veränderten Blickfeld skizzieren, das uns die Quantentheorie mit ihren überraschenden Zügen eröffnet hat.

Der Sturz des Weltbildes der klassischen Physik hat gelehrt, daß Weltbilder, obgleich sie Wahrheit enthalten, nachhaltig und gefährlich in die Irre führen können. Es handelt sich nur um ein *Bild,* ein in mancher Hinsicht perspektivisch verzerrtes Abbild der Wirklichkeit, nicht um diese selbst. Zu den Stärken dieser (Galilei-Newtonschen) Physik gehört ihr Anhalt am *Experiment.* Heute beginnen wir das Experiment in einem veränderten Licht zu sehen, wenngleich wir es weiter verwenden: Das experimentelle Resultat ist nicht allein ein objektiver Befund, sondern zugleich auch Ergebnis einer *Manipulation* der primären Naturgegebenheiten: Jedes Experiment steht unter einer vorformulierten Frage, die in einem genauen Sinne, nämlich alternativ, entschieden werden soll. Eine rein Ja-Nein-Mentalität beherrscht schon in der *Theorie* diese Art des Befragens der Natur. Ihr »Material« wird entsprechend zugerichtet, ist also nicht mehr dasjenige von lebendigen, unübersehbar verketteten Naturgegebenheiten, mit denen es die griechische Physik (Aristoteles) zu tun hatte. Die Natur wird vielmehr mit einem *Meßapparat* konfrontiert, durch den hindurch sie befragt wird. Experimente werden dadurch unvermeidlich auf einen *bestimmten* funktionalen Sachverhalt hin zugeschnitten, während andere mögliche funktionale Sachverhalte unterdrückt werden. In dieser durch das Meßgerät vermittelten Unterdrückung steckt das Element der Manipulation. Die »Tatsachen«, lehrt uns die Quantenphysik, sind »Tat«-Sachen (K. M. Meyer - Abich). Durch diesen Eingriff im Experiment kommt es zu einer Einlinigkeit des modernen Verifikationsverfahrens, die das unübersehbare Verkettetsein des lebendigen Naturgeschehens nicht abzubilden vermag. Die Gestaltung der Naturgegebenheiten auf solche Einlinigkeit hin ist gerade die Voraussetzung der *Technik.* Nur eine Maschine, die auf Einlinigkeit hin »funktioniert«, ist überhaupt eine Maschine! Der Umstand, daß durch das Experiment die Natur unvermeidlich manipuliert wird, führt zwar zur Technik als einer der Möglichkeiten, Natur zu handhaben: hier liegen die Möglichkeiten und die Grenzen der klassischen Physik, die im wesentlichen das physikalische Grundgerüst von alltäglicher Technik liefert. Aber diese Physik gerät gegenüber der wirklichen Welt in eine *Ausweglosigkeit,* eine Aporie: Die wirkliche Welt ist wesentlich Lebenswelt, also gerade nicht erklärbar mit den Mitteln der klassischen Physik, die ein Herauspräparieren einliniger, deterministisch-kausaler Sachverhalte zum Inhalt hat. Diese »Säuberung« der Lebenswelt von allem, was nicht technisch darstellbare Funktion ist, erstreckt sich bei Anwendung des klassischen Weltbildes vom Einzeller über Pflanzen und Tiere bis zum Menschen und gewinnt damit zunehmend bedrohlichere Dimensionen. Hier liegt auch die Tiefendimension der ökologischen Krise, die oft nur an ihrer politischen Oberfläche wahrgenommen wird.

Durch die Symbiose von Medizin und klassischem Weltbild entstand die vielbeschriebene Krise eines Fachgebietes, das es ständig mit den Menschen zu tun hat. Die Theorie wissenschaftlichen Erkennens, die sich an der klassischen Physik orientierte und häufig weiter orientiert, hat sich auch zwischen Ärzte und Patienten geschoben, sie behindert in ihrer Teilwahrheit die Wahrnehmungen und wertet zum Beispiel »ärztliche Eindrücke« oder entsprechende Eindrücke aus dem Bereich der Pflege als unzulänglich ab gegenüber den präparierenden Experimenten. Das Phänomen Krankheit wird damit in seinen tiefen Ausformungen und Zusammenhängen notwendig verharmlost. Zugleich wird das Entstehen einer einheitlichen Theorie der Medizin, die an sämtliche originären Wahrnehmungen von Kranksein anknüpft, erschwert.

Meine Beschreibung der klassischen Physik entspringt bereits der Sicht, wie wir sie durch die Quantentheorie gewonnen haben. Aus ihren eigenen Begriffen heraus konnte die klassische Physik ihr Wesen nicht wahrnehmen. Das neue Begriffssystem der Quantentheorie, das seit 1927 mathematisch formuliert vorliegt, führte sehr rasch zu einer grundlegenden Verschmelzung von Physik und Chemie. Aus ihm erwuchsen immer neue fruchtbare Erkenntnisse. So läßt sich auf seiner Grundlage auch der Charakter der Manipulation, die ich geschildert habe, präzise verstehen: Im Unterschied zur klassischen Vorstellungswelt einliniger Abläufe kennt die

Quantenphysik *Ganzheiten.* Für die klassische Physik galt, daß Gegenstände durch eine Zerlegung in ihrem Wesen nicht verändert werden: Ein »Ding« läßt sich zerlegen und wieder zusammensetzen; es ist hinterher identisch mit dem ursprünglichen, weil es ein additives Gebilde ist. In der Quantenphysik ist das anders: Ein Ganzes wird durch eine Zerlegung in Teile *zerstört;* seine nachträgliche (d. h. in der Zeit spätere) Rekonstruktion anhand der Teile oder Bruchstücke führt nicht wieder zurück zu dem Ganzen, das es vorher war. Das bedeutet im Hinblick auf die technische Seite der klassischen Denkweise: Rekonstruktion als Teil des technischen Aktes der *Konstruktion* ist überhaupt unvereinbar mit der Wahrnehmung oder (sogar) der Messung ganzheitlicher Phänomene; *die Synthese kann die Analyse nicht rückgängig machen.* Die Quantenphysik nötigt uns zu der Einsicht: Es gibt überhaupt nicht »die« Teile, sondern nur verschiedene Weisen, ein Ganzes als Ganzes (in der Zeit) durch den zerstörenden Eingriff der Messung aufzulösen und in der Auflösung »Teile« zu produzieren, die anders aussehen können, je nachdem, wie man das, was sich da zeigen soll, im Experiment »präpariert« (zurichtet). Diese Aussage ist in dem quantentheoretischen »Prinzip der Komplementarität« von Niels Bohr und in Werner Heisenbergs quantitativer Fassung dieses Prinzips in Gestalt der »Unbestimmtheitsrelationen« enthalten.[1] [2]

Es kommt hinzu, daß selbst die makroskopische Dingwelt unter dem Aspekt der Quantentheorie ihr Wesen verändert: sie verliert genau genommen ihren handgreiflichen Charakter. Der verbreiteten Meinung, daß es sich bei den quantenmechanischen Vorgängen nur um Erscheinungen aus dem Mikrobereich der Atome, Atomkerne und Elementarteilchen handeln könne, widerspricht vieles, was wir heute als typisch *makroskopische Quanteneffekte* in der Physik kennen (zum Beispiel die »Supraleitfähigkeit«, das Verschwinden des elektrischen Widerstandes makroskopischer Körper, also von »Dingen«, in der Nähe des »absoluten Nullpunkts« der Temperaturskala).

Unser obiger Hinweis auf die Zeit verweist auf den *Prozeßcharakter* des experimentellen Vorgehens: Es ist die wesentliche Zeitlichkeit des Meß-und Beobachtungsprozesses, die immer wieder »komplementäre« Resultate zuläßt, und damit die Einheit des Beobachtbaren nur in der Abfolge einander ausschließender Präparierungen zur Erscheinung bringt. Die Quantenphysik läßt in der ständigen Abfolge möglicher *Aspektwechsel* bei gleichzeitiger Auflösung jeder einlinigen Kausalität Blicke auf das Verkettetsein der Phänomene *jenseits technischer Funktionen* zu. Insofern steht ihre Erkenntnisstufe den Lebensvorgängen näher als das Weltbild der klassischen Physik.

In der Tat muß der Physiker zugeben, daß die Organisation lebender Systeme in allen für das Leben relevanten Größenordnungen völlig verschieden ist vom Aufbau der toten Materie, etwa eines Kristalls: insbesondere findet man in jeder Größenordnung eine andere, nur für diese Größenordnung charakteristische Struktur im Lebewesen; hier herrscht also keine Homogenität, sondern *Komplexität.* Eine spezifische Äußerung des Lebens dürfte damit eng zusammenhängen: die Fähigkeit zur *Wahrnehmung.* Genau das ist auch eine Aussage der Quantentheorie in der rigorosen, die »Kopenhagener Interpretation« (Bohr, Heisenberg) vollendenden Deutung Carl Friedrich von Weizsäckers[3 4]: Die Wahrnehmung von Phänomenen, die nicht »Dinge« (im naiven Sinne der klassischen Physik) sind, ist an die Existenz von Subjekten gebunden. Anders ausgedrückt: Das Subjektsein kann im objektivierbaren Bereich geradezu als die Fähigkeit zur nichtdinghaften Wahrnehmung beschrieben werden. Den Wahrnehmungshorizont, der solches leistet, nennen wir gewöhnlich *Bewußtsein.* Man kann in den Prozessen, welche die Quantentheorie zu beschreiben gestattet, eine über die Wahrnehmungsfähigkeit vermittelte Form der Einheit von Dingwelt *und* Bewußtsein sehen, die sich vielleicht nicht nur auf die Menschen, sondern auf alle lebenden Wesen beziehen läßt. Diese Einheit kannte die klassische Physik nicht. Die Quantentheorie stellt somit eine höhere Form des Physikalismus unter Einbeziehung von *Bewußtseins-Tatsächlichkeit* dar. Diese Erkenntnis ist für die Medizin von großer Tragweite und Brisanz.

Im Phänomen »Bewußtsein« kommen in der Tat verschiedene »komplementäre« Züge beispielsweise im Verhältnis bewußter und unbewußter Wahrnehmung, von erinnerlichem und verdrängtem Bewußtsein usw. voll zum Tragen. Zugleich wird damit der im klassischen Weltbild ausgeblendete *Konflikt* enthüllt, der im Aufeinandertreffen dieses sensiblen, flüchtig-beweglichen Bewußtseins auf die Dingwelt virulent wird. Daß die naturwissenschaftliche Medizin sich auf die »klassischen« (Bohr) Begriffe der Apparate zurückzieht bzw. willkürlich beschränkt, hat u. a. zur Folge, daß die wesentliche Dimension der Menschen, Bewußtsein zu haben, vollständig ausgeblendet wird. Darin kommt die schon erwähnte Aporie der klassischen Physik zum Vorschein: Die von Menschen erfahrbaren physischen und psychischen Konflikte können, soweit sie quantentheoretisch objektivierbar sind, als eine Form von Entfremdung gedeutet werden, als eine Art Anpassung des Bewußtseins an die deterministisch-kausale Betrachtungsweise, die der Umwelt zuschreibbar ist; das Bewußtsein wird, indem es versucht, Faktenwissen zu erlangen, zu einem Verlust eines Teils seiner Ganzheit gezwungen.

Konkret auf den medizinischen Alltag bezogen bedeutet dies: Auch der Arzt unterliegt diesem *Ganzheitsverlust,* sobald er sein Bewußtsein im Prozeß »exakten« naturwissenschaftlichen Erkennens auf den Horizont naturwissenschaftlicher Vorgaben und Parameter einengt. Der Ausblendungskonflikt, in dem der Arzt damit steht, ist eine unmittelbare Folge der Aporie der klassischen Physik.

Der Umstand, daß die Quantentheorie implizit das Subjekt der Wahrnehmungen thematisiert, läßt sich auch so aussprechen: Was sie beschreibt, ist nicht mehr die Ebene technischer Re-Konstruktion, sondern die umfassendere Ebene der *Kommunikation* eines Subjekts (eines »Beobachters«) mit der Welt. Eben darin besteht ihre größere Nähe zum Lebendigen. Zugleich ist damit technische Einlinigkeit prinzipiell überschritten.

Nicht alles Lebendige jedoch wird im Horizont *präziser* Kommunikation erscheinen, d. h. mit reproduzierbarer Exaktheit zur Darstellung gelangen, wie das in der Quantenphysik immerhin noch der Fall ist. Die Präzision dieser Objektivierung liegt in der »Quantisierung« (dem Austausch von Quanten), d. h. in einer Digitalisierung der Prozesse (und auch des Erscheinens von Zeit). Ohne diesen Vorgang der Quantisierung, der in der Theorie mathematisch präzise gefaßt werden konnte, erscheint eine Wahrnehmung des Geistigen als »Materie« (d. h. nunmehr: als diskrete Struktur) physikalisch nicht greifbar: *Materie* ist das, was in *diskrete* Informationseinheiten (bit) aufgelöst wahrgenommen werden kann. Gerade dadurch fallen »Materie« und ihre exakte Beschreibung in eins. Darin kommt nun aber eine zweite Aporie der Physik zum Vorschein, die zugleich die Grenzen der Quanten-Kommunikation markiert; denn natürlich wird in der Quantentheorie weiterhin ein physikalisches Denken praktiziert: Ohne den Akt der *Zerlegung in Alternativen* (in bit) erscheint die Wirklichkeit für die Menschen noch anders, wie wir etwa aus der Kunst und — noch darüberhinausgehend — aus der meditativen Welterfahrung lernen können.[5] [6]

Die genannte *zweite Aporie,* die über die technische Aporie der klassischen Physik hinausgeht, kommt dadurch zustande, daß es über die Quantentheorie hinaus noch den Überschritt in die *nichtobjektivierbare Welt* meditativer Erfahrung gibt, die nicht »exakt« im konventionellen Sinn der Physik beschreibbar ist. Jede Beschreibung, welche die volle, ungeteilte und somit ungequantelte Wirklichkeit von Kommunikationsprozessen *präzise* darstellbar machen würde, wäre selbst wiederum Ausdruck und nicht etwa Überschreitung der Quantisierung: denn die angestrebte Präzision wäre die des logisch-diskursiven Vorgehens, bei dem — genau besehen — schrittweise logische Alternativen entschieden werden müßten; die Quantelung *ist* aber die *Wahrnehmung* der Welt *durch Entscheidung* solcher Alternativen.[3] [4] Man kann daher das logisch-diskursive Vorgehen nicht noch einmal auf höherer Ebene logisch-diskursiv *verstehen,* weil man es auf seinem eigenen Wege als Ganzes gar nicht zu Gesicht bekommt. Meditativ, im Sinne von intuitivem Erkennen, sind Ganzheiten jenseits der Logik allerdings faßbar, nicht jedoch im üblichen Sinne objektivierbarer Erkenntnis. Das bedeutet: Entweder wir wollen präzise wissen und beschreiben, dann sind wir mit dieser Aktivität schon in den Horizont der Quantenphänomene eingetreten; oder wir bleiben in der offenen Haltung, die uns die Fülle des Lebens sehen läßt; dann sind wir schon aus dem logisch-methodischen Grundanspruch auch der modernen Physik herausgetreten. Mit anderen Worten: Wollen wir den Physikalismus verlassen, müssen wir uns auf den Weg zu einem neuen Verständnis von »Wissenschaft« machen, das mit meditativer Erkenntnis vereinbar wäre. Andernfalls bleiben wir jener zweiten Aporie (Ausweglosigkeit) der Naturwissenschaft unvermeidlich verhaftet.

Auch die zweite Aporie der Physik enthält somit ein Element der Ausblendung: Leben im Horizont der gestückelten (quantenhaften) Kommunikation ist Einschränkung der Wahrnehmung des Lebendigen auf gewisse Züge *an* diesem Lebendigen, ist eine partielle Erblindung für die uneingeschränkte Vieldimensionalität des Lebens. So ist die Objektivierung auch in ihrer modernen (nicht-technischen) Form noch immer Einengung, ja in gewissem Sinne Denaturierung des Lebens: eine subtile Form der Selbstvergewaltigung durch das Verstandesdenken. Jedes nicht-meditative Denken richtet eine Schranke zwischen dem Subjekt und dem Objekt auf, und die Möglichkeit einer distanzierenden *Beschreibung* des Lebendigen ist an diese Schranke gebunden.

Um diesen Gedanken auf das vorliegende Buch anzuwenden: Ich könnte mir vorstellen, daß zum Beispiel auch die *homöopathische Anamnese* von der Endlichkeit ihres Informationsgehaltes her eo ipso dieser Schranke unterliegt.

Eine Möglichkeit, diesem Dilemma zu entgehen, wäre es, Leben wahrzunehmen, nicht indem man kausal zu erklären trachtet, sondern indem man verstehend mitlebt. Das wäre die Überschreitung heutiger Formen von »Wissenschaft«. Sie ernsthaft ins Auge zu fassen, dazu fordert uns nach meiner Überzeugung die geschilderte zweite Aporie der Physik auf. Diese zweite Aporie ist eine Konsequenz der rigoros (C. F. von Weizsäcker) gedeuteten Quantentheorie. Im Unterschied zur technischen können wir hier von einer *geistigen Aporie* sprechen. Ich habe sie auf folgende Formel gebracht: Als Erkennende können wir verstehend sehen *oder* kausal erklären; *Sehen reicht weiter als Erklären, aber Erklären kommuniziert präziser als Sehen.* Wer *alles* präzise kommunizieren wollte, was er sieht, müßte beides, Sehen und Erklären, zugleich maximieren können. Das erscheint vom Wesen der Objektivierung her, wie es sich in der Quantentheorie offenbart, unmöglich.

Mit der Einsicht in diese zweite Aporie finden wir in der Quantentheorie, also in der härtesten Naturwissenschaft, zugleich ein offenes Ende vor: Der normale Erklärungszusammenhang eines *fixierten* Weltbildes wird aufgehoben, der *Bildcharakter* gegenüber einem meditativen Hintergrund wird deutlicher als je zuvor. Für den Bereich der Heilkunst heißt das: Gerade indem wir die Medizin mit dem Horizont der Quantentheorie zusammensehen, öffnen wir ihr vielleicht den heilsamen Weg über das bisherige Weltbild der Physik hinaus in noch ganz andere Dimensionen. Dies ist Teil einer Gegenwartsaufgabe, die der Medizin gestellt ist. Die medizinische Kunst muß zu sich *selbst* finden, sie muß sich nach meiner Überzeugung grundlegend wandeln, wenn sie den Menschen authentischer dienen will als bisher.

Es würde mich zum Beispiel nicht in Erstaunen setzen, wenn in einer gründlichen Auseinandersetzung mit dem Werk von Georgos Vithoulkas ein ganz neues Licht auf die Frage der *Arzneimittelversuche* fiele. Vielleicht bilden solche Versuche im Lichte des hier vorgelegten medizinischen Grundansatzes ein Stück von jenem »Jenseits« zur »Wissenschaft«, das Bedingung für eine authentischere Medizin wäre. Natürlich müssen es die Mediziner selbst sein, die im Wettstreit ihrer Erfahrungen und Forschungen über die Tragweite dieser im systematischen Zusammenhang dargestellten Elemente einer neuen medizinischen Theorie entscheiden.

Bis in die Gegenwart hinein gibt es, was die Homöopathie angeht, eine Lücke zwischen einer durch Vor-Urteile tabuisierten Erforschung und einer durch Zeitmangel charakterisierten Erprobung ihrer Verfahren. Dieses Werk scheint mir in besonderem Maße dazu geeignet, die bisherigen Kontrahenten zu einem Miteinander statt zu einem Gegeneinander zu vereinen — zum Wohle jener, die an dem Streit aus mangelnder Kompetenz nicht teilhaben können (und zu denen auch ich mich zähle): der genesungsbedürftigen Menschen.

Braunschweig, im September 1985

A. M. K. Müller
Institut für Mathematische Physik,
Technische Universität Braunschweig

Bibliographische Hinweise

1. Heisenberg, W., »*Der Teil und das Ganze*«, Piper, München 1969.
2. Krishna, G. / Weizsäcker, C. F. von, »*Biologische Basis der Glaubenserfahrung*«, Barth, Weilheim 1973 (2. Auflage), bes. S. 13, 36, 42.
3. Weizsäcker, C. F. von, »*Die Einheit der Natur*«, Hanser, München 1971.
4. Weizsäcker, C. F. von, »*Aufbau der Physik*«, Hanser, München 1985.
5. Müller, A. M. K., »*Die präparierte Zeit*«, Radius, Stuttgart 1972.
6. Müller, A. M. K., »*Wende der Wahrnehmung*«, Kaiser, München 1978.

Vorwort

Zwanzig Jahre Erfahrung in der Anwendung der klassischen Homöopathie haben dieses Buch hervorgebracht. Zwanzig Jahre, randvoll von eifrigem Studium, sorgfältiger Beobachtung und unablässigem Nachdenken über die vielen fundamentalen Fragen, vor die die noch junge, erneut im Aufleben begriffene Wissenschaft Homöopathie mich stellte. Gleich zu Beginn wurde mir klar, daß in Theorie und Praxis der Homöopathie neben zahlreichen Wissenslücken manch verworrene Idee herumgeisterte und viel Rätselhaftes nach Erklärung heischte, worüber ich vergeblich Aufschluß bei den Koryphäen dieses Faches suchte. Und obwohl theoretisch so vieles unerklärt blieb, die praktischen Erfolge, die durch die strikte Anwendung Hahnemannscher Homöopathie ermöglicht wurden, grenzten ans Wunderbare.

Während all dieser Jahre intensiver Auseinandersetzung in Theorie und Praxis erhellten sich mir viele grundlegende Fragen, und manch wichtiges Bindeglied ließ sich ermitteln, so daß ich Ihnen nun in diesem Buch die Homöopathie als fundierte Wissenschaft vorstellen kann. Wichtige Aspekte wie z. B. eine vollständige Definition der Gesundheit, die drei Ebenen menschlichen Existierens, die Rangfolge der Zeichen und Symptome auf den drei Ebenen und ihre relative Bedeutung untereinander, der Abwehrmechanismus, die Miasmenlehre mit ihren tatsächlichen Konsequenzen und viele andere Probleme sind nun weitgehend geklärt.

Es wurde deutlich, daß in therapeutischer Hinsicht die Homöopathie und die orthodoxe Medizin in ähnlichem Verhältnis zueinander stehen wie die Quantenmechanik zur klassischen Physik Newtons. Schon bald nach der Entdeckung der homöopathischen Behandlungsmethode zeigte sich, daß der Arzt durch sie in die Lage versetzt wurde, mit Hilfe der dynamisierten homöopathischen Arznei das elektrodynamische Feld des Patienten im Sinne der Heilung positiv zu beeinflussen. Durch das Heilungskonzept, das die Homöopathie in die Medizin eingeführt hat, wurden die therapeutischen Möglichkeiten, die bisher nur im physischen, organischen Bereich des Menschen wirkten, entscheidend erweitert durch eine spezifische Einflußnahme auf die in ihm wirkenden elektrodynamischen Kräfte.

Ohne Zweifel bricht mit der Einführung der homöopathischen Methode in die Therapie für die Medizin ein neues Zeitalter an. Im Rahmen unserer vielfach mechanistisch beschränkten Denkschablonen fällt es heute noch schwer, die Richtigkeit dieser kühnen Behauptung voll zu begreifen; kommende Generationen aber werden die ganze Tragweite ihrer Bedeutung ermessen können.

Ein Umstand behindert die Ausbreitung der Homöopathie allerdings entscheidend, und das ist die enorme Schwierigkeit, sie *praktisch* zu beherrschen. Wenn ich an meine eigenen Erfahrungen denke, dann erinnere ich mich während all dieser Jahre kaum an einen Tag, an dem diese wirklich naturgesetzliche Wissenschaft nicht mein ganzes Denken ausgefüllt hätte. Ich lebte nur noch für die Homöopathie. Und ich begriff, daß wohl gerade darin das Geheimnis der therapeutischen Erfolge lag. Homöopathie ist eine dynamische, lebendige Wissenschaft, die nur von tiefgreifender Wirkung sein kann, wenn der Arzt sie mit ungeteiltem Einsatz seiner ganzen Persönlichkeit praktiziert. Er muß voller Hingabe mit Kopf und Herz darin aufgehen.

Mögen die Ausführungen dieses Buches künftigen Studenten helfen, die Homöopathie leichter und vollständiger zu erlernen. Beim Verfassen der englischen Ausgabe hat mir der amerikanische Arzt Bill Gray, MD (Stanford Universität), beigestanden, dessen Hingabe an die Homöopathie und dessen Sorgfalt und Genauigkeit mich sehr beeindruckt haben. Dr. Gray hat über ein Jahr mit mir in Athen hart gearbeitet, und ich möchte ihm an dieser Stelle herzlich danken für seine Anregungen und unermüdlichen persönlichen Opfer an Kraft und Zeit, die dieses Buch ermöglichten. Es ist ermutigend für mich, zu wissen, daß zur Zeit außer ihm noch andere bahnbrechende Wissenschaftler daran arbeiten, eine Wende in der etablierten Medizin einzuläuten.

Die heutige Medizin steht an der Schwelle einer radikalen Umwälzung; schon bald werden die neuen und einzigartigen Möglichkeiten, die uns die Homöopathie aufzeigt, die Medizin revolutionieren. Das Thema Gesundheit betrifft und beschäftigt immer weitere Kreise der Bevölkerung; und nicht nur das: Der Mensch von heute verlangt nach einer Möglichkeit, sein verlorenes psychosomatisches Gleichgewicht zurückzugewinnen; er weiß, daß er anders die Herausforderungen des Atomzeitalters nicht meistern kann. Aufgrund meiner Erfahrungen hege ich die Zuversicht, daß die klassische Homöopathie wirkungsvoll dazu beitragen kann, der leidenden Menschheit bei diesem Bestreben behilflich, ja Werkzeug zu einem geistigen Durchbruch zu sein.

Athen 1986 **Georgos Vithoulkas**

Einleitung

Auf den ersten Blick wird der inhaltliche Anspruch dieses Buches vielleicht vermessen erscheinen. Schließlich sind Gesundheit und Krankheit, auch im Zusammenhang mit der Frage nach dem Wesen des Menschen, Themen, über die im Laufe der Jahrhunderte unzählige Bücher geschrieben wurden. Doch sind in unserer Zeit Entdeckungen gemacht worden, die in der Tat neues Licht auf dieses Thema werfen und klare Prinzipien und Gesetzmäßigkeiten des Heilens erkennen lassen. Dies Buch ist der Versuch, diese relativ einfachen Prinzipien und die darauf aufbauenden Methoden darzustellen — nicht nur für Fachleute, sondern auch für Laien, die sich eingehender damit befassen möchten.

Das Buch beabsichtigt dreierlei:

1. Es soll die grundlegenden Gesetze des Heilens beschreiben, die — obgleich seit jeher gültig und in Kraft — erst in neuerer Zeit entdeckt und systematisch formuliert wurden.

2. Es will die offensichtliche Beziehung zwischen der geistigen Entwicklung der Menschheit und ihrem Gesundheitszustand aufzeigen — eine Beziehung, ohne deren Verständnis der Arzt nicht in der Lage ist, tiefgreifend und dauerhaft zu heilen.

3. Es wird im einzelnen auf die konkrete Heilmethode eingehen, deren Anwendung dem Menschen helfen kann, gesünder zu werden und zu bleiben.

Wenn wir einmal von den Anstrengungen in jüngster Zeit absehen, wird noch deutlicher, wie wenig der Mensch im Laufe seiner Geschichte getan hat, seine Gesundheit wirkungsvoll sicherzustellen. Trotz der Fortschritte, die inzwischen bei der Behandlung akuter Krankheiten gemacht wurden, haben die chronischen Krankheiten geradezu krisenhafte Ausmaße angenommen und Befürchtungen geweckt, daß der Schaden bereits irreparabel sei. Wie schon in früheren Jahrhunderten, steht die Medizin auch jetzt noch dem Problem chronischer Krankheiten hilflos gegenüber; anstatt diese Leiden zu heilen, muß sie sich mit einer palliativen Behandlung begnügen. Kein Wunder, daß man sich inzwischen für die theoretischen Voraussetzungen zu interessieren beginnt, von denen unser traditionelles »Gesundheits«-wesen ausgeht. Angesichts des Leidens, das uns umgibt, erscheint die Hilfe, die die verschiedenen herkömmlichen Behandlungsweisen bieten, unverhältnismäßig gering.

Infolge dieses Vertrauensschwunds haben alternative Therapien erneut an Popularität gewonnen. Hier tut sich nun aber ein weiteres Dilemma auf: Aus Verzweiflung werden sie wahllos ausprobiert, ohne daß der einzelne beurteilen könnte, welche Alternativbehandlungen wirksam und welche vielleicht sogar gefährlich sind.

Daran zeigt sich, daß weder Patienten noch allopathische Ärzte klare, umfassende Gesetze und Prinzipien des Heilens kennen. Wenn wir in der Geschichte der Medizin nachforschen, finden wir Bände voll empirischer Daten und experimenteller Ergebnisse, doch nirgends allgemeine Gesetze zur Begründung dieser Versuche oder Gesetzmäßigkeiten, die aus dem empirischen Material hervorgegangen wären. Man tut der traditionellen Medizin sicherlich nicht Unrecht, wenn man behauptet, sie sei innerhalb der Naturwissenschaften wohl der einzige Zweig, der sich mehr auf Meinungen und Vermutungen als auf Gesetze und Prinzipien stützt.

Bedingt durch diese strukturelle Schwäche, ist die heutige Medizin sowohl unfähig, die Bevölkerung auf theoretischer Ebene von ihrer Wirksamkeit zu überzeugen, als auch in der Praxis befriedigende und verläßliche Behandlungsresultate zu erzielen — vor allem in der Konfrontation mit jenem erwähnten, außerordentlich frustrierenden, ständig ernster werdenden Notstand: den chronischen Krankheiten.

In diesem Buch wird der Versuch unternommen, die allgemeingültigen Grundsätze des Heilens erneut zu formulieren, und zwar als umfassendes, in sich geschlossenes System, das durch klinische Ergebnisse überprüfbar ist und tiefgreifende Heilung bewirken kann, soweit das möglich ist. Unsere These lautet: Es gibt bestimmte Prinzipien des Heilens, die von jedem Arzt und Praktiker erkannt und beachtet werden müssen, gleichgültig, welche Behandlungsmethode er verwendet. Sie zu kennen, versetzt auch den Kranken in die Lage, eine Therapie auf ihre Heilwirkung hin zu prüfen, d.h. er kann dann mit Bedacht eine Behandlungsweise wählen, die er für die wirksamste hält.

Selbstverständlich finden sich in diesem Buch auch Gedanken, die in der einen oder anderen Heilmethode ebenfalls enthalten sind. Das Besondere jedoch ist das homogene Ganze, das hier in Form einer anwendbaren Methode ausführlich beschrieben werden soll.

Betrachtet man die kulturgeschichtliche Entwicklung der Menschheit im allgemeinen und vergleicht sie mit der Geschichte der Medizin, so fällt dieser Vergleich für letztere, wie schon erwähnt, nicht sehr rühmlich aus. Allen epochalen Vorstößen, die das abendländische Denken im Laufe seiner Entwicklung auf vielen Gebieten unternahm, hinkte die Medizin mit ihrem Gedankengut stets hinterher.

Denken wir beispielsweise an die Blütezeit Griechenlands im sechsten, fünften und vierten Jahrhundert vor Christus: Den anderen Völkern des Westens kulturell weit voraus und inmitten einer vielleicht bis heute unübertroffenen geistigen Kultur, mußten sich seine Bewohner noch nach primitiven, völlig unzuverlässigen Heilmethoden behandeln lassen. Obgleich die großen Denker der griechischen Klassik auf philosophischem und religiösem Gebiet zu außerordentlich tiefen Erkenntnissen gelangten, blieben ihnen doch die Gesetze, die Gesundheit und Krankheit steuern, weitgehend verborgen.

Auch während der darauffolgenden Epoche, in der die Ausbreitung des Christentums tiefgreifende neue Entwicklungen in Gang setzte, tappte die Medizin weiterhin im dunkeln, und während die Menschheit in der byzantinischen Epoche sowie während der Renaissance erneut kulturelle Höhepunkte erreichte, war die Medizin immer noch eifrig zugange, Aderlaß und kathartische Methoden anzuwenden.

Im 18. und 19. Jahrhundert gelangen den Naturwissenschaften unerhörte Entdeckungen — gleichzeitig wurden allenthalben Heilmethoden gutgeheißen, die man mehr als primitiv nennen muß. In dieser Zeit gelang es dem deutschen Arzt Samuel Hahnemann erstmals in der Geschichte der Medizin, die Gesetzmäßigkeiten aufzuzeigen, von denen Gesundheit und Krankheit abhängen, und dies auch klinisch nachzuweisen. Doch kaum einer hörte auf ihn. Offensichtlich überforderten seine Entdeckungen die Vorstellungskraft seiner Zeitgenossen; nur wenige konnten Hahnemanns Ideen, die dem damaligen Denken um mehr als ein Jahrhundert vorauseilten, begreifen.

Stattdessen wurden die mehr mechanistisch geprägten Theorien eines Louis Pasteur oder Virchow in weiten Kreisen begeistert aufgenommen. Sie entsprachen eher der greifbaren Anschaulichkeit des Newtonschen Weltbildes. Pasteurs Theorien und seine bakteriologischen Forschungen ließen jedermann glauben, endlich sei die Entstehungsursache der Krankheiten gefunden. Spätere Erkenntnisse auf dem Gebiet der Bakteriologie zeigten jedoch: Zur Entstehung einer Krankheit sind nicht nur Erreger, sondern auch eine konstitutionelle Empfänglichkeit notwendig. Die heutige Medizin trägt dieser Tatsache jedoch wenig Rechnung. Sie fährt fort, auf neue Erreger — Bakterien, Viren usw. — Jagd zu machen, und entwickelt Medikamente zu ihrer Bekämpfung.

Beobachten wir etwa die Anstrengungen, die gemacht werden, um der neu aufgetretenen Legionärskrankheit zu Leibe zu rücken: Man konzentriert sich voll und ganz auf die Suche nach dem »Erreger« — die konstitutionelle Empfänglichkeit der Erkrankten dagegen wird kaum beachtet. Dabei wäre es nicht weniger wichtig, die Widerstandsfähigkeit der Überlebenden gegen diesen angeblich virulenten Erreger zu untersuchen; möglicherweise hätte man damit sogar mehr Erfolg. Ähnliches gilt für AIDS.

In der Tat scheint die Medizin sich nicht von der Vorstellung lösen zu können, man müsse vor allem Mikroben und sichtbare Krankheitsursachen erforschen; dabei werden die Ergebnisse — vor allem im Hinblick auf die chronischen Krankheiten — immer enttäuschender. Das wiederum hat zur Folge, daß immer neue Substanzen entwickelt werden, die in sich bereits eine ernstzunehmende Bedrohung der Volksgesundheit darstellen.

Dabei geht es in der alltäglichen medizinischen Versorgung der Bevölkerung oftmals nur in zweiter Linie um die Suche nach greifbaren Krankheitsursachen, weil die sofortige Linderung der Symptome heute den meisten Patienten wichtiger erscheint. Die Mehrzahl der Arzneimittel, die für Leiden wie Arthritis, Asthma, Colitis, Magen-Darmgeschwüre, Herzbeschwerden, Epilepsie, Angst und Depressionen verschrieben werden, sind nicht dazu bestimmt, wirklich heilend zu wirken. Sie bekämpfen keinerlei Ursache, sondern bieten lediglich die Gewähr vordergründiger Entlastung — von der Gefahr der Nebenwirkungen ganz abgesehen. Das allein zeigt bereits, daß der modernen Medizin ein fundiertes Konzept der Krankheitsbekämpfung fehlt.

Sonst repräsentiert jede Naturwissenschaft ein System, das auf klaren theoretischen Voraussetzungen beruht, die beständig durch experimentelle Daten und Erfahrungswerte verifiziert werden. Die Schulmedizin (in diesem Buch auch als Allopathie — vom Griechischen »anders« und »Leiden« — bezeichnet) zählt sich zu den Naturwissenschaften, doch es scheint fraglich, ob diese Selbsteinschätzung tatsächlich gerechtfertigt ist.

Überlegen wir einen Augenblick, wie die optimale medizinische Behandlung aussehen müßte: Sie müßte wirksam sein, ohne den Patienten — etwa durch Nebenwirkungen — zu gefährden. Außerdem dürfte sich ihre

Wirksamkeit nicht nur auf Linderung oder Beseitigung einiger Symptome erstrecken; sie müßte darüber hinaus den Kranken konstitutionell stärken und sein Wohlbefinden so umfassend steigern, daß ihm dadurch ein erfüllteres Leben möglich würde. Sie dürfte ferner nicht zu kostenintensiv, müßte allen Teilen der Bevölkerung zugänglich und allgemein verständlich sein.

Bereits im theoretischen Vorfeld müßte sie folgende Fragen eindeutig beantworten können:

Was ist der Mensch?
Was ist Gesundheit?
Was ist Krankheit?

Nur wenn diese Problemstellung in ihrer ganzen Tragweite begriffen und bewältigt ist, kann eine Therapie entwickelt werden, die verläßliche und verifizierbare Ergebnisse hervorbringt — nur dann haben wir auch einen Maßstab, ob eine Heilung stattfindet.

Das vorliegende Buch besteht aus vier Teilen. Im ersten, theoretischen Teil befassen wir uns zunächst mit den drei Grundbegriffen Mensch, Gesundheit und Krankheit. Die Konzepte, die die Homöopathie hierzu entwickelt hat, besitzen für jede Behandlungsmethode Gültigkeit. Dabei werden wir sehen, aufgrund welcher Gesetze und Prinzipien diese drei Grundkomponenten miteinander in Beziehung stehen. Im zweiten Teil geht es um die Methode, die die Anwendung dieser theoretischen Erkenntnisse ermöglicht. Der dritte Teil wird dann die wichtigsten homöopathischen Mittel anhand ihrer »Ideen« darstellen, um ihre sichere Anwendung zu erleichtern, und der letzte Teil schließlich befaßt sich mit Krankengeschichten und Fallanalysen.

Aufgabe des Arztes ist die Behandlung des ganzen Menschen, nicht nur seines Körpers. Von daher wollen auch wir uns bei all unseren Bemühungen von der Frage leiten lassen: Auf welches Ziel hin ist der Mensch als sich entwickelndes Wesen angelegt? *Was ist seine Bestimmung?* Wir können keine verbindlichen Maßstäbe über Gesundheit und Krankheit aufstellen, ohne uns über diese Grundfrage klar zu werden.

Auf den ersten Blick könnte man meinen: Nun, der Mensch sucht Macht, Ruhm, Genuß, Geld, Freisein von Leid, Angst und Spannungen. Wenn wir jedoch diese Bedürfnisse genauer prüfen, stellen wir bald fest, daß die Erfüllung dieser Wünsche auf etwas anderes abzielt: auf einen inneren Zustand, den wir *Glück* nennen — ein uneingeschränktes, unvergängliches Glück, das von äußeren Umständen und vom Auf und Ab des Lebens unberührt bleibt.

Wir wollen hier nicht zuviel vorwegnehmen. Eins steht jedenfalls fest: Körperliches, emotionelles und geistiges Wohlbefinden sind alle drei wichtig, um dieses innere Glücklichsein zu erreichen. Bei ernsten Leiden ist unser Bewußtsein in der Regel mit dem Krankheitsprozeß und seinen Auswirkungen beschäftigt und steht uns daher nicht frei zur Verfügung, innerlich zu wachsen und glücklich zu werden. Die Gesundheit des Körpers hängt mit dem Wohl von Geist und Gemüt zusammen, ist somit eine bedeutsame Voraussetzung, wenn wir als Menschen unsere Bestimmung erreichen wollen: uneingeschränktes Freisein von inneren Zwängen, das uns helfen kann, unser Menschsein voll zu entfalten.

Geist, Gemüt und Körper bilden eine untrennbare Einheit. Dies ist ein wesentlicher Gesichtspunkt, der im vorliegenden Buch immer wieder aufgegriffen wird. Obgleich sehr starke Strömungen der Gegenwart in eine andere Richtung verlaufen, wurde die Notwendigkeit dieser ganzheitlichen Betrachtungsweise von weisen Denkern aller Zeiten klar erkannt; dies zeigt z. B. das folgende Zitat eines sehr alten Sumaritextes aus *»Der Heiligen Schrift des Bundes«:*

»Ehre deinen Körper; er repräsentiert dein Ich in dieser Welt. Seine große Schönheit ist kein Zufall. Er ist die äußere Form, durch die deine Werke kommen müssen; durch die der Geist und der Geist im Inneren des Geistes spricht. Fleisch und Geist sind zwei Stufen deines Seins in Raum und Zeit. Wer eine von beiden nicht beachtet, wird zugrunde gehen ...«

Zusammenfassung der Einleitung

1. Es gibt festumrissene Gesetzmäßigkeiten, nach denen eine Krankheit oder eine Folge von Krankheiten bei einem Menschen auftreten.

2. Ebenso gibt es bestimmte Gesetze, nach denen sich die Heilung vollzieht. Jeder Therapeut — gleich, welche Heilweise er anwendet — muß sie kennen und beachten.

3. Immerwährendes, uneingeschränktes Glücklichsein ist das letzte Ziel des Menschen. Jede Form des Heilens sollte den Menschen diesem Ziel näherbringen.

Kommentierte Bibliographie zur Einleitung

Da von der angeführten Literatur nur wenig ins Deutsche übersetzt wurde und auch nicht zu jedem Problem entsprechende Quellen oder Forschungsarbeiten im deutschen Sprachbereich gefunden werden konnten, haben wir einige interessante amerikanische und englische Literaturangaben übernommen, um dem Leser einen kleinen Einblick in die Fülle der entsprechenden Forschungsergebnisse nicht vorzuenthalten.

1. Janssens, Paul A., »*Paleopathology*«, John Baker, London 1970, S. 150. Dokumentiert das Vorhandensein vieler chronischer Krankheiten bis in prähistorische Zeiten. Studien über Wiederherstellung von Knochen, Metastasen in Skeletten, Überreste von Mumien usw. zeigen, daß grundlegende Abwehr- und Wiederherstellungsvorgänge sich nur wenig im Laufe der Geschichte verändert haben. Man könnte erwartet haben, daß sich im Laufe der Menschheitsgeschichte die schützenden Mechanismen verbessert hätten, aber das Ergebnis beweist, daß der moderne Mensch *weniger* wirksame Schutz- und Wiederherstellungs-Mechanismen besitzt als primitive Wesen. Die Verbesserungen in neuerer Zeit werden eher durch äußere Maßnahmen als aufgrund effektiverer Immunität erreicht.

2. Henschen, Folke, »*The History of Diseases*«, Longmans, Green, London 1966. Ausführliche und gut dokumentierte Übersicht der Augenscheinlichkeit verschiedener Krankheiten in der frühen Geschichte; zum Beispiel wurde Tuberkulose gefunden in Knochen, welche aus der Zeit von 5000 v. Chr. stammten, und Infektionskrankheiten von Gonorrhoe, Malaria und Lepra wurden schon vor vielen Tausend Jahren angetroffen. Die Syphilis begann in Nordamerika um 13 000 v. Chr. und verbreitete sich über Kolumbus' Seefahrer in Europa — Krebs wurde überall in der Welt seit frühesten Zeiten vorgefunden. Außerdem wird anhand einer Tabelle der Sterbeziffern der führenden Krankheiten in Skandinavien für die Jahre 1911 — 1961 ein dramatischer Rückgang der Infektionskrankheiten und ein ebenso dramatischer Anstieg der Herz-Kreislauf-Erkrankungen und des Krebses nachgewiesen (S. 31).

3. Bloch, Ivan, »*Der Ursprung der Syphilis*«, Verlag Gustav Fischer, Jena 1901. Stellt die Ausbreitung der Syphilis in der alten Welt nach der Entdeckung Amerikas dar. Stützt sich auf zeitgenössische Berichte, die u.a. berichten, daß die Bewohner der Westindischen Inseln Heilmittel (u.a. Guajak) für die Syphilis hatten.

4. Raven, Ronald W., Hrsg., »*Cancer*«, Bd. 1, Butterworth, London 1957. Krebs wird im Edwin Smith Surgical Papyrus schon 3000 v. Chr. dokumentiert.

5. Bochalli, R., »*Die Geschichte der Schwindsucht*«, Thieme Verlag, Leipzig 1940. Berichtet, daß in der Ayura-Veda (14. Jh. v. Chr.) bereits der Begriff der Schwindsucht auftaucht.

6. Pollak, K., »*Wissen und Weisheit der alten Ärzte. Die Heilkunst der alten Hochkulturen*«, Econ Verlag, Düsseldorf 1968.

7. Heintel, H., Hrsg., »*Quellen zur Geschichte der Epilepsie*«, Verlag H. Huber, Bern, Stuttgart, Wien 1975. Erstes schriftliches Zeugnis der Epilepsie im »*Kodex Hammurabi*«.

8. Himwich, »*Biochemistry, Schizophrenias, and Affektive Illness*«, Williams and Wilkins, Baltimore 1970, S. 153. Schizophrenie ist eine der ältesten Krankheiten des Menschen. Schon 3000 v. Chr. gut beschrieben und abgegrenzt von anderen geistigen Störungen. Zum ersten Mal in der indischen Ayura-Veda.

9. Lilienfeld and Gifford, Hrsg., »*Chronic Disease and Public Health*«, John Hopkins Press, Baltimore 1966. Hervorragende Dokumentation der sich ändernden Häufigkeit des Vorkommens und der Mortalität von chronischen Krankheiten. Es wird der allgemeinen Behauptung entgegengetreten, daß sich die chronischen Krankheiten nur scheinbar erhöht hätten, nämlich aufgrund des Erfolges der Antibiotika bei der Senkung der Häufigkeit und Mortalität der Infektionskrankheiten. Die Statistiken von zehn Haupttodesursachen in den USA im Jahr 1900 und im Jahr 1960 zeigen deutlich einen *absoluten* Anstieg an chronischen Krankheiten Verstorbener, nicht nur einen relativen Anstieg (S. 8). Dieser Anstieg ist nicht wie allgemein angenommen durch einen relativen Anstieg des Alters der Bevölkerung bedingt. Zum Beispiel stiegen in diesem Zeitraum die Sterberaten von Herzleiden und Krebs um etwa 25 % in absoluter Zahl an; die Auswirkung von Altersverschiebungen in der Bevölkerung wäre für einen Anstieg von lediglich 12 % verantwortlich gewesen.

10. International Agency for Research on Cancer and John E. Fogarty International Center of the National Institutes of Health, USA, »*Host Environment Interactions in the Etiology of Cancer in Man*«, Lyons, International Agency for Research on Cancer, 1973, S. 17. Eine der besten Studien über die spezifischen Veränderungen in der Häufigkeit bestimmter Krebsarten von 1937 — 1969 in bezug auf Alter, Geschlecht und geographische Unterschiede.

11. Curriel et al., »*Trends in the Study of Morbidity and Mortality*«, Public Health Papers No. 27, WHO, Geneva 1965. Eine ausführliche Sammlung

der Veränderungen der Erkrankungs- und Sterberaten für eine große Vielfalt von Krankheiten. Erhärtet die o. g. Studien.

12. Health Information Foundation Research Series No. 11, »*Measuring Health Levels in the United States, 1900—1956*«, Foundation, New York 1960. Ein technisches Buch über Lebensstatistiken, das die Stärken und Schwächen in Studien über Morbiditäts- und Mortalitätsziffern erläutert.

13. Combined Staff of Clinic, »*Recent Advances in Hypertension*«, American Journal of Medicine 39: S. 634—638, Oct. 1965. Eine ausgezeichnete Übersicht über die Wirksamkeit von Arzneitherapie bei der Behandlung des Hochdruckes. Zeigt verbesserte Überlebensrate bei malignen Hochdruck-Patienten auf, aber keinen Nutzen bei gewöhnlichen Hochdruck-Patienten (erhöhte Morbidität durch Arzneinebenwirkungen). Die Behandlung kann sogar Angina pectoris oder cerebrale Ischämie beschleunigen. Selbst bei den Patienten mit ernsthaft malignem Hochdruck haben unbehandelte Patienten ohne Endorganschäden noch eine gute Prognose, was wiederum die Unterschiedlichkeit in der Anfälligkeit von Patient zu Patient unter Beweis stellt.

14. Dubos, René, »*Mirage of Health: Utopian Progress and Biological Change*«, Anchor Books, New York 1959. Möglicherweise das Hauptwerk, das den Mythos widerlegt, die allopathische Medizin habe die Gesundheit der Bevölkerung therapeutisch günstig beeinflußt.

15. Dubos, René and Jean, »*The White Plague: Tuberculosis, Man, and Society*«, Little, Brown, Boston 1953, S. 186 u. 231. Gut dokumentiertes Verzeichnis des An- und Abstiegs der Tuberkulose. Zeigt klar auf, daß die Sterblichkeitsziffern der Tuberkulose schon zu der Zeit um 50 % zurückgegangen waren, als der Tuberkulose-Bazillus isoliert wurde, um 75 % zu der Zeit, als das erste Sanatorium in den USA eingerichtet wurde und um 90 % zu der Zeit, als die ersten Antibiotika dagegen entwickelt worden waren, um sie zu bekämpfen. Aus diesem Grund kann die medizinische Wissenschaft nicht für sich in Anspruch nehmen, die Tuberkulose durch die Tuberculostatika besiegt zu haben.

16. Porter, R. R., »*The Contribution of the Biological and Medical Sciences to Human Wellfare*«, Presidential Address to the British Association for the Advancement of Science, Swansea Meeting, 1971; The Association, London 1972, S. 95. Stellungnahmen zum Rückgang der Todesrate bei Kindern unter 15 durch Scharlach, Diphtherie, Keuchhusten und Masern um 90 % zwischen 1860 und 1950 (vor Antibiotika und Impfung).

17. Illich, Ivan, *»Die Enteignung der Gesundheit«,* Rowohlt, Reinbek 1975. Ein Werk, einem Markstein vergleichbar. Eine Kampfansage an die monopolistische Rolle und den Wirksamkeitsanspruch der offiziellen Medizin. Sehr gut dokumentiert und nachdenklich stimmend. Er weist eindeutig nach, daß Verbesserungen der sanitären Einrichtungen und öffentliche Gesundheitsmaßnahmen die primäre Auswirkung auf die Gesundheit der Bevölkerung gehabt haben, während die allopathische Medizin eine geringe, oft sogar eine schädigende Wirkung hatte.

18. Lalonde, M., *»A New Perspective on the Health of Canadians«,* Government of Canada, Ottawa, April 1974. Zeigt, daß öffentliche Gesundheitsmaßnahmen weit wirksamer sind, um die Gesundheit einer Bevölkerung zu verbessern als medizinische Therapie.

19. Becker, H., in: *»Deutsche Medizinische Wochenschrift«,* Nr. 101, Jg. 1976, S. 1553 ff: *»Untersuchung in 16 deutschen Kliniken anhand von ca. 15 000 Lungen-Ca-Fällen«.* Weist nach, daß Fünf-Jahresüberlebensrate all dieser Fälle bei ca. 7 % liegt. Das entspricht dem Stand von 1954.

20. Krokowski, E., in: *»Deutsche medizinische Wochenschrift«,* Nr. 104, Jg. 1979, S. 326 ff: *»Befindet sich die kurative Krebstherapie in der Sackgasse?«*

21. Koch, E. R., *»Krebswelt, Krankheit als Industrieprodukt«,* S. Fischer Verlag, Frankfurt a. M. 1984. Lt. Krebsatlas der BRD jährlicher Anstieg der Ca-Mortalität: 1 % bei Männern und 0,5 % bei Frauen — trotz Früherkennung steigende Mortalitätsraten bei Brust- und Prostata-Ca. zwischen 1972 und 1979 (BRD): + 10 % Mamma-Ca
+ 20 % Prostata-Ca,
obwohl diese beiden Ca-Arten am sichersten in der Früherkennung erfaßt werden.

22. Lewison, Edwin F., *»An Appraisal of Long-Term Results in Surgical Treatment of Breast Cancer«,* Journal of the American Medical Association 1861: S. 975 — 978, 1963. Vergleicht Krebs-Überlebensraten am John-Hopkins-Krankenhaus zwischen 1935 und 1950 bezüglich verschiedener Arten der Therapie. Kein Unterschied in den Überlebensraten durch verschiedene Behandlungsweisen oder selbst im Vergleich mit Therapien von vor 1935.

23. Frobisher and Fuerst, *»Microbiology in Health and Disease«,* W. B. Saunders, Philadelphia 1973, S. 276. Beschreibt den Anfälligkeitsfaktor. Eine Person von robuster Gesundheit kann sich leicht dem Ausgesetztsein selbst der virulentesten Mikroorganismen erwehren. Der Grad der Wider-

standsfähigkeit kann sich von Stunde zu Stunde, von Tag zu Tag ändern, abhängig von Erschöpfung, Hunger, Kälte, Überarbeitung usw. Ein Standardlehrbuch der Mikrobiologie, das routinemäßig an allen Universitäten und medizinischen Fakultäten in den USA benutzt wird. Es stellt deutlich heraus, daß der Anfälligkeitsfaktor so bedeutsam ist, daß es kaum möglich ist, die ansteckende Dosis eines spezifischen Mikroorganismus festzulegen (siehe auch Pettenkofers Choleraexperiment!).

24. Dubos, René, *»Mirage of Health«*, S. 66—67: »Ebenso werden fast alle Menschen von den verschiedensten Erregern befallen. Bakterien wie Tuberkelbazillen, Streptokokken, viele Arten von Viren, die Grippe, Darmstörungen oder verschiedene Lähmungen hervorrufen können, Protozoen und Würmer — sie alle findet man im Gewebe von Menschen, die sich vollkommen gesund fühlen. Vor einer Generation gab es niemanden, der nicht in ständigem Kontakt mit Tuberkelbazillen lebte, wobei die meisten eine leichte Infektion bekamen, aber dennoch damit rechnen konnten, ein normales, produktives Leben zu führen. Kurz, das Vorhandensein pathogener Keime im Körper kann zwar Krankheiten hervorrufen, tut es aber normalerweise nicht. Die Welt ist zu Recht betroffen von der Vorstellung, daß die Poliomyelitis in der Lage ist, jedes Jahr Tausende unglücklicher Opfer zu verstümmeln und zu töten. Doch noch außergewöhnlicher — wenn auch weniger aufsehenerregend — ist es, daß Millionen und Abermillionen von jungen Menschen auf der ganzen Welt mit Polioviren infiziert werden, ohne daß ihnen etwas passiert.«

25. Kuemmerle, Senn, Rentchnik, Goossens, *»Klinik und Therapie der Nebenwirkungen«*, Thieme Verlag, Stuttgart 1960. Beschreibung beobachteter Nebenwirkungen von Antibiotika, Zytostatika, Tuberculostatika, Sulfonamiden, Hormonen, Antikoagulantien auf die einzelnen Organe und Organbereiche.

26. Smith, J. W., et al., *»Studies on the Epidemiology of Adverse Drug Reactions. V. Clinical Factors Influencing Susceptibility«*, Annals of Internal Medicine 65: S. 629—640, Oct. 1966. »Neunhundert Krankenhauspatienten wurden ein Jahr lang auf schädliche Arzneimittelreaktionen hin beobachtet. Bei 10,8 % wurden Reaktionen festgestellt. Die Reaktionen traten am häufigsten bei schwerkranken Patienten auf, die viele Medikamente erhielten. Besonders anfällig für Arzneimittelreaktionen schienen Patienten mit gestörter Nierenfunktion, Infektionen oder früheren Arzneimittelreaktionen.«

27. Kähler, H. J., »*Störwirkungen von Psychopharmaka und Analgetika*«, Wissenschaftliche Verlagsgesellschaft mbH., Stuttgart 1967. Darstellung des Anwendungsbereiches und der Störwirkungen.

28. Shader and Di Mascio, »*Psychotropic Drug Side Effects*«, Williams and Wilkins, Baltimore 1970. Ein umfangreiches Werk, das Wirkungen aller Arten von Arzneien und Arzneiverbindungen auf das Geistes- und emotionale Befinden aufführt.

29. Martin, E. W., »*Hazards of Medication*«, Lippincott, Philadelphia 1971. Das Standardnachschlagewerk über Arzneinebenwirkungen.

30. Klinger, W., »*Arzneimittelnebenwirkungen*«, Fischer Verlag, Stuttgart 1974. Auflistung der Nebenwirkungen der reinen Arzneistoffe.

Teil I

Gesetze und Prinzipien des Heilens

1. Kapitel

Der Mensch in seiner Umwelt

Wer entschlossen ist, sich von Berufs wegen vorbehaltlos dem Studium und der Anwendung einer Wissenschaft zu widmen, deren Ziel wirkliche Heilung ist, dessen Aufgabe besteht vor allem darin, die Gesundheit eines erkrankten Menschen wiederherzustellen. Hierzu aber muß er zunächst folgende Fragen klären:

Was ist der Mensch?

Wie ist er in seiner Vielschichtigkeit aufgebaut?

In welcher Wechselwirkung steht er zum Ganzen des Kosmos?

Welchen Gesetzen und Prinzipien unterliegen die Funktionszusammenhänge im gesunden und kranken Menschen?

Nur wer als Arzt die Antworten auf diese Fragen gründlich kennt, kann Kranke gesunden lassen, indem er sie wieder mit sich und ihrer Umwelt in Einklang bringt. Mehr noch: Dieses Verständnis ist notwendig, um erkennen und beurteilen zu können, ob sich beim Patienten eine echte Heilung anbahnt oder ob es sich nur um eine vorübergehende Besserung handelt.

Zunächst einmal müssen wir im Auge behalten, daß der menschliche Organismus nicht isoliert und unabhängig lebt. Geburt, Leben und Tod jedes einzelnen sind untrennbar verknüpft mit den physischen, sozialen, politischen und geistigen Einflüssen seiner Umwelt. Die Gesetze, denen das Weltall gehorcht, wirken nicht losgelöst von jenen, welchen die Vorgänge innerhalb lebender Organismen unterliegen. Wir müssen daher zunächst eingehend die Umwelt studieren, in der der Mensch lebt, und uns darüber klar werden, welche wechselseitigen Einflüsse zwischen ihr und ihm bestehen.

Wie alle Lebewesen ist auch der Mensch ursprünglich dahin angelegt, harmonisch und in Einklang mit seiner Umwelt — diese, wohlgemerkt, im weitesten Sinne verstanden — zu leben. Das ausgewogene Kräftespiel zwischen Mensch und Umwelt sollte beiden Teilen nützen und zugute kommen. Jede Störung dieses Gleichgewichts muß sich für Mensch und Umwelt unweigerlich zerstörerisch auswirken. Da der Mensch mit Vernunft und Entscheidungsfreiheit begabt ist, obliegt ihm die große Verantwortung, um seiner selbst und des Kosmos willen in Einklang mit den Naturgesetzen zu leben. Er sollte im Idealfall nicht nur bewußt innerhalb der vorgegebenen Ordnung der Natur leben, sondern sie darüber hinaus schöpferisch nutzen, um aufgrund der hieraus erwachsenden Freiheit zu den letzten, größten Möglichkeiten seiner Bestimmung vorzudringen.

Statt dessen finden wir uns heute inmitten von Unordnung und gesundheitlichem Niedergang. Inmitten eines Zeitalters unerhörten technologischen Fortschritts müssen wir mit ansehen, wie Atmosphäre, Wasser und Boden in nie dagewesenem Umfang geschädigt werden. Angesichts der politischen und sozialen Lage der Menschheit kann man leicht zu dem pessimistischen Schluß kommen, daß Konkurrenzkampf, Gewalt und Krieg tatsächlich zur Vernichtung der Menschheit führen können. Was aber den einzelnen betrifft, so läßt sich seit Jahrzehnten beobachten, daß er sich durchaus nicht von Generation zu Generation einer immer blühenderen Gesundheit erfreut, sondern wir sind Zeugen eines beständigen gesundheitlichen Verfalls.[1]

Wie kommt das? Grundsätzlich können wir diesen Zustand immer rascher fortschreitender Degeneration zwei Haltungen zuschreiben:

1. Die Verletzung der Naturgesetze durch den Menschen führt zur Belastung seiner Umwelt, die wiederum die Funktionsfreiheit des Individuums immer weitgehender stört.
2. Der zunehmende Verlust des Menschen an Einsicht in die Bedingtheit seiner Existenz, d. h. die Illusion, alles sei »machbar«, hat ihm den Blick verstellt für das richtige Verständnis der Naturgesetze, die nicht ungestraft mißachtet werden können.

Wir sehen also, daß sowohl der einzelne als auch die Gesellschaft die Umwelt beeinflussen und von ihr beeinflußt werden; in dem Maße, in dem wir uns immer mehr von der Natur und ihren Gesetzen entfernen, entsteht

[1] Die Bibliographie der Einleitung belegt das deutlich.

ein Teufelskreis, den zu durchbrechen es heute großer Einsicht, Energie und Opferbereitschaft bedarf.

Nun kann es für den einzelnen viele verschiedene Möglichkeiten geben, auf den Streß, der aus dieser Situation resultiert, zu reagieren. Einigen scheinen äußere oder innere Störungen verhältnismäßig wenig anzuhaben; ihr Organismus befindet sich in einem Zustand relativen Gleichgewichts, das sich mit relativ wenig Mühe aufrechterhalten läßt. Auf der anderen Seite reagieren die meisten Menschen heute mit Störung dieses ihres inneren Gleichgewichts, erkennbar an leichten bis hin zu tiefgreifenden Veränderungen. Wir betrachten solche Menschen als krank. Die innere Unausgewogenheit mag sich auf jeweils ganz unterschiedliche Weise äußern, aber immer handelt es sich hier um eine Beeinträchtigung der Fähigkeit des Organismus, mit inneren und äußeren Einflüssen fertig zu werden. Darin besteht sein »Un-gleichgewicht«. Wenn wir den Menschen als eine *Ganzheit* verstehen, so ist zu erwarten, daß sich Störungen nicht nur auf der körperlichen Ebene manifestieren, wie es heute die allopathische Richtung der Medizin noch weitgehend annimmt. Der ganze Mensch ist gestört, und zwar in unterschiedlichem Grade auf den verschiedenen Ebenen seiner Existenz.

Jedem ist die Beobachtung geläufig, daß die Empfindlichkeit, mit der der einzelne auf Umwelteinflüsse reagiert, sehr unterschiedlich sein kann. Es gibt ein paar Glückliche, die ihr Leben lang außergewöhnlich kreativ bleiben, obwohl sie wenig schlafen, unregelmäßig essen, erhebliche berufliche Verantwortung und familiäre Probleme tragen, ja vielleicht im Laufe ihres Lebens sogar Schockerlebnissen oder großem Kummer ausgesetzt sind. Andere dagegen fühlen sich bereits durch minimalen Streß »angeschlagen«, brauchen viele Stunden Schlaf und täglich mehrere Ruhepausen; sie bekommen alle möglichen Beschwerden, wenn sie auch nur geringfügig von ihren üblichen Eßgewohnheiten abweichen. Die einen spüren Hitze und Kälte kaum, während andere so empfindlich reagieren, daß sie Wetteränderungen schon einen Tag im voraus spüren.

Wie kommt es, daß manche mühelos mit Streß fertig werden, während andere schon durch geringe Belastungen aus dem Gleichgewicht zu bringen sind? Dies ist eine grundlegende Frage, an der sich in der Geschichte des Abendlandes zwei große medizinische Traditionen geschieden haben. Die rationalistische Schule, die zur heutigen Schulmedizin geführt hat, richtet ihr Augenmerk auf die nachweisbaren Faktoren, die bei einem bestimmten Menschen eine Krankheit hervorrufen, in der Hoffnung, daß, wenn die auslösende Ursache bekannt ist, ein therapeutisches Eingreifen gegen die Krankheit möglich wird. Obgleich dieser Ansatz im Laufe der Geschichte immer wieder erprobt und angewandt wurde, sehen wir nicht nur eine stetige, alarmierende Zunahme degenerativ Erkrankter, sondern das Auftreten neuer Erkrankungen — um nur ein Beispiel zu nennen: die immer häufiger chronisch verlaufenden Mykosen durch den weitverbreiteten Mißbrauch von Antibiotika.

Im Gegensatz dazu beschäftigt sich die empirische Schule in erster Linie mit der Frage: Was befähigt einen Menschen, trotz vieler krankmachender Einflüsse um ihn her, gesund zu bleiben?

Denkt man über diese Frage nach, so legt sich die Annahme nahe, daß jeder Organismus einen Abwehrmechanismus besitzt, der ständig bemüht ist, mit inneren und äußeren Einflüssen fertig zu werden. Dieser Abwehrmechanismus ist verantwortlich für die Aufrechterhaltung einer *Homöostase,* d. h. eines Gleichgewichtszustandes zwischen Prozessen, die die Ordnung des Organismus stören und solchen, die sie aufrechtzuerhalten versuchen. Es ist lebenswichtig, genau zu verstehen, wie dieser Abwehrmechanismus funktioniert, denn wird er in seiner Funktionsfähigkeit wesentlich eingeschränkt, führt dies rasch zu einem Ungleichgewicht im Organismus und schließlich zum Tode. Es wird Hauptthema dieses Buches sein, zu untersuchen, wie dieser Abwehrmechanismus arbeitet; wir wollen uns daher in diesem Kapitel auf einen kurzen Überblick beschränken.

Jeder Umwelteinfluß bedeutet für den Organismus einen bestimmten Stimulus, der durch Rezeptoren auf den drei grundlegenden Seinsebenen des Menschen, der geistigen, emotionalen und körperlichen Ebene, wahrgenommen wird. (Mehr über diese Ebenen im zweiten Kapitel.)

Die menschliche Existenz ist im wesentlichen von der Fähigkeit des Organismus abhängig, sein dynamisches Gleichgewicht möglichst ungestört und ausgewogen aufrechtzuerhalten. Der Abwehrmechanismus ist ständig bemüht, dieses Gleichgewicht zu bewahren oder wiederherzustellen, was ihm aber nicht immer vollständig gelingt. Würde er stets perfekt funktionieren, gäbe es kein Leiden, keine Beschwerden, kein Kranksein.

Bei den meisten Menschen funktioniert er jedoch nicht perfekt. Die Gründe hierfür werden wir in späteren Kapiteln eingehend besprechen. Sind die Stimuli stärker als die natürliche Widerstandskraft des Organismus, so wird dessen Gleichgewicht gestört; dieses Ungleichgewicht äußert sich dann in bestimmten Zeichen und Symptomen. Diese sogenannten *Manifestationen* (also die Zeichen und Symptome) drücken sich nun interessanterweise relativ stärker auf jeweils einer Ebene aus, nämlich entweder auf der körperlichen, der emotionalen oder der geistigen Ebene, je nach

Veranlagung der betreffenden Person. Die weiteren Auswirkungen solcher Beschwerden können dann natürlich auch auf die nächst höhere Ebene übergreifen und somit vom Patienten als Beschwerden in mehreren Bereichen erlebt werden. Diese Zeichen und Symptome oder Symptomgruppen werden nun irreführenderweise als »Krankheiten« bezeichnet; in Wirklichkeit sind sie Zeichen des Kampfes, den der Abwehrmechanismus gegen den krankheitserregenden Stimulus führt.

Bevor wir uns im einzelnen mit der Funktion des Abwehrmechanismus befassen, wollen wir zunächst kurz auf die Natur der verschiedenen Umwelteinflüsse eingehen, mit denen er sich auseinanderzusetzen hat. Einige Beispiele sollen dabei die unterschiedlichen Reaktionstypen zeigen, die sich von Mensch zu Mensch beobachten lassen. Für den Arzt ist es wichtig, die ganz spezifische Art und Weise zu erkennen, in der jeder der im folgenden aufgeführten Umweltbereiche den Menschen beeinflußt:

1. der Kosmos mit seinen Gesetzmäßigkeiten,
2. das Sonnensystem,
3. das Volk, die Nation,
4. das unmittelbare gesellschaftliche Umfeld,
5. die geographische Lage,
6. die Familie.

Der Einfluß, den das Weltall außerhalb unseres Sonnensystems auf uns hat, ist bisher nur wenig bekannt. Neuerliche, sich bis in galaktische Bereiche erstreckende Forschungen über Röntgenstrahlen, kosmische Strahlungen und elektromagnetische Felder[2] machen es wahrscheinlich, daß man Ausmaß und Bedeutung dieser Wirkungen eines Tages umfassender erkennen wird. Sowohl für die Naturwissenschaft als auch für die Philosophie und Geistesforschung wird es immer offensichtlicher, daß das Universum ein faszinierendes Ganzes bildet, dessen Energien sich alle gegenseitig beeinflussen.

Die Wirkungen des Sonnensystems sind tiefgreifend und wohlbekannt. Die größte Bedeutung kommt der Sonne selbst zu. Die Sonnenfleckentätigkeit beeinflußt das Wetter, das elektromagnetische Feld der Erde, die Ionisierung der Atmosphäre — und all dies wirkt sich wiederum auf das Befinden der Menschen aus. Daß natürlich auch der Mond den Menschen entscheidend beeinflußt, ist seit alters her bekannt. Das zeitliche Zusammenfallen des Monatszyklus der Frau mit den Mondphasen konnte wiederholt nachgewiesen werden. Auch finden wir bereits in der älteren Geschichte

[2] Siehe 4. Kapitel.

Beispiele für die Wirkung der Mondphasen auf Epileptiker und Psychotiker. Eine interessante Tatsache ist, daß inzwischen die Polizeieinheiten und Rettungsmannschaften vieler amerikanischer Großstädte bei Vollmond verstärkt werden, da sich erfahrungsgemäß Gewalttätigkeit und Unfälle während dieser Zeit häufen.

Auch die nationale Zugehörigkeit kann einen krankheitsfördernden Einfluß auf die Menschen haben. Jedes Volk hat seine bestimmte Mentalität, ein beliebtes Thema überall auf der Welt. Wir kennen den Begriff »Nationalcharakter«, eine Art »Grundstimmung«, der auch der einzelne unterliegt. Deutsche und Amerikaner z. B. zeichnen sich im allgemeinen durch übertriebenen materiellen Ehrgeiz aus und möchten häufig mehr erreichen und besitzen, als für ein zufriedenes Leben eigentlich notwendig wäre. Der hiermit verbundene ständige Leistungsdruck wirkt sich schließlich abträglich auf ihre Gesundheit aus, so daß ein verhältnismäßig großer Anteil der Bevölkerung vorzeitig altert oder stirbt. Die derzeitige Verfassung eines Volkes kann also eine bedeutende Rolle spielen für die Art und Weise, in der die Krankheit eines Menschen erzeugt wird und zum Ausdruck kommt.

Arbeitsplatz und berufliche Anforderungen haben oft eklatante Auswirkungen und sind z. T. in medizinischen Studien sehr genau erforscht. Die krankmachende Wirkung etwa von Radioaktivität und chemischen Stoffen wie Asbest, Blei, Quarzstaub usw. ist wohlbekannt. Lärmbelästigung, Termindruck, eintönige, sich ständig wiederholende Arbeiten, aber auch verantwortungsvolle Planungsaufgaben sind berufliche Risikofaktoren, die schwere Krankheiten verursachen können.

Unter die geographischen Bedingungen fallen in unserem Zusammenhang nicht nur die klimatischen Verhältnisse eines Gebietes, sondern auch dessen Ökologie (vor allem der Grad von Luft-, Wasser- und Lebensmittelverunreinigung) sowie seine sanitären Bedingungen und die Höhenlage. Diese Einflüsse liefern besonders prägnante Beispiele, wie sich ein exogener Stimulus auf einen bestimmten Menschen auswirkt. Wir werden sehen, wie verschieden die Auswirkungen sein können, je nachdem, wie stark oder schwach der Abwehrmechanismus des Betreffenden ist. Bedenken wir zunächst, welche Wirkung ein sehr feuchtes Klima auf Menschen mit unterschiedlichem Gesundheitsgrad hat:

1. Der Organismus eines sehr gesunden Menschen verträgt hohe Luftfeuchtigkeit, auch bei unterschiedlichen Temperaturen, beinahe mühelos; sein Gleichgewicht wird nur minimal gestört, und er erholt sich rasch und ohne Konsequenzen für seine Gesundheit.

2. Ein weniger gesunder Mensch kann mit ganz unterschiedlichen Beschwerden reagieren, z. B. auf feuchte Kälte mit Muskelversteifungen, Gelenkschmerzen, Erkältungen, Sinusitis nasalis et frontalis, Bronchitis oder Asthma bronchiale. In solchen Fällen konzentriert sich die Störung vorwiegend auf die körperliche Ebene.

3. Ein Mensch, um dessen Gesundheit es noch schlechter bestellt ist, wird in einem solchen Klima vielleicht reizbar, entwickelt Ängste oder sogar Depressionen. Die Störung konzentriert sich hier auf die emotionale Ebene.

4. Schließlich mag jemand in ganz schlechter gesundheitlicher Verfassung unter solchen Umständen geistige Stumpfheit, schwere Konzentrationsstörungen oder Verwirrtheit an den Tag legen. In diesem Fall tritt die Störung auf der geistigen Ebene auf.

Bei jedem dieser Beispiele wird der krankmachende Stimulus »feuchte Kälte« durch physische Rezeptoren des Organismus (körperliche Ebene) *aufgenommen.* Obwohl nun die *Wirkung* vom gesamten Organismus auf all seinen Ebenen empfunden wird, *manifestiert* sich eine Störung, d. h. das Auftreten eines Ungleichgewichts, in Form von Zeichen und Symptomen hauptsächlich auf nur einer der drei Ebenen, je nachdem, welche Anlageschwächen bei dem betreffenden Menschen vorliegen.

Der Einfluß der Familie kann ein außerordentlich starker Faktor für die Gesundheit eines Menschen sein. Neben der prägenden Rolle der Veranlagung aufgrund von Erbfaktoren denken wir hier auch an die tiefgreifenden Auswirkungen falscher Erziehung. Wieder wollen wir veranschaulichen, wie verschiedene Menschen aufgrund derselben äußeren Umstände eine Reihe ganz unterschiedlicher Krankheitszustände entwickeln können. Als Beispiel mag eine belastete Mutter-Tochter-Beziehung dienen, die auf unbewußtem Konkurrenzverhalten oder Eifersucht beruht. Wir wollen einmal nur die Wirkung auf die Tochter untersuchen. In einer solchen Situation kann es zu außerordentlichen emotionellen Spannungen kommen. Worte und Handlungen der Mutter können *ohne böse Absicht* die Tochter zutiefst verletzen. Bleibt solch eine Situation über längere Zeit ungelöst bestehen, so wird sich bei der Tochter möglicherweise eine der folgenden Reaktionen entwickeln:

1. Ist die Tochter ganz gesund, so wird sie den Einfluß der Mutter nicht tragisch nehmen, gelassen reagieren oder ihn einfach ignorieren. Sie »versteht« die Situation, bewahrt innere Distanz, und damit ist der anfängliche Streß leicht behoben. In diesem Fall konnte der Stimulus die natürliche Widerstandskraft des Organismus nicht überwinden und daher auch keine Störung des Gleichgewichts hervorrufen.

2. Hat die Tochter eine weniger gesunde Konstitution, so kommt es zu einer Störung, die sich vielleicht als schwere Gesichtsakne, als Ekzem, als Zwölffingerdarmgeschwür oder ähnlich äußert. In dem Fall ist der Stimulus stärker als der Abwehrmechanismus. Er wird über die psychischen Rezeptoren aufgenommen, äußert sich jedoch nur auf der körperlichen Ebene durch Zeichen und Symptome.

3. Ist die Gesundheit der Tochter noch um einen weiteren Grad untergraben, kann sich ein schwerwiegendes Leiden entwickeln. Zu Beginn zeigt sich vielleicht ein außergewöhnlicher Mangel an Selbstbewußtsein im Umgang mit anderen; später folgt dann womöglich Apathie und schließlich ein depressiver Zustand. Auch hier wird der Stimulus von psychischen Rezeptoren aufgenommen, führt aber zu einer Störung, die sich vorwiegend auf eben dieser Ebene zeigt.

4. Ist aufgrund erblicher Belastung und bereits durchgemachter Schwächungen der Gesundheitszustand der Tochter noch viel schlechter, so kann jene gleiche Streßsituation die Widerstandskraft des Organismus so weitgehend überwinden, daß es bis zur Geisteskrankheit kommt. Das Mädchen kann sich zunächst in der Schule nicht mehr konzentrieren, seine Zensuren verschlechtern sich drastisch, und während sie früher gut mitkam, erscheint ihr nun der Stoff immer schwieriger. Schreitet dieser Prozeß fort, so kann er in einer Psychose enden. Dieser Fall zeigt, wie ein Streß, von psychischen Rezeptoren aufgenommen, bis zum Kern des Menschen, der geistigen Ebene, vordringt.

Wir können aus solchen Beispielen eine ganz entscheidende Schlußfolgerung ziehen, nämlich, daß der Mensch nicht aus unabhängigen Einzelelementen besteht, sondern ein integriertes Ganzes bildet. Die Medizin hat Unmengen von Information auf den verschiedensten Gebieten über den Menschen zusammengetragen — aus der Anatomie, Pathologie, Physiologie, Psychiatrie, Psychologie, Biochemie, Molekularbiologie, Biophysik usw. Leider hat jede dieser Wissenschaften den Menschen nur aus ihrer spezifischen Perspektive untersucht. Niemand wird bestreiten, daß die Ergebnisse dieser mühsamen Forschungen aufschlußreich und oft von großem Nutzen waren. Doch haben uns derartige Studien bisher keine klare, zusammenhängende Vorstellung davon geben können, was der Mensch ist, wie *er in seiner Gesamtheit* funktioniert — und nicht nur in molekularer oder organischer Hinsicht, auch nicht nur in psychischer Hinsicht. Folglich wird auch bei der medizinischen Behandlung der Mensch immer nur aus einem bestimmten beschränkten Blickwinkel betrachtet: Macht die Galle Beschwerden, gib etwas für die Galle; läuft die Nase, gib ein Medikament für die Nase; kann er nicht schlafen, gib ein Schlafmittel usw. Das Wissen ist eher zufällig und bruchstückhaft, statt sich auf systematisch verifizierte Gesetze und Prinzipien zu gründen, die durch die Beobachtung des ganzen Menschen gewonnen wurden.

Wir haben gesehen, wie Umwelteinflüsse auf Menschen mit unterschiedlich beeinträchtigtem Abwehrmechanismus wirken. Ähnlich kann man Aufbau und Funktionsweise eines gesunden Menschen beschreiben: War »Krankheit« durch *Re-aktionen* des Organismus gekennzeichnet, so erweist sich Gesundheit an ungebrochener, autonomer *Kreativität* — an den freien Ausdrucksmöglichkeiten von *Aktionen,* (inneren und äußeren) Handlungen des Menschen. Kreatives Handeln ist das charakteristische Merkmal eines gesunden Organismus. Die Handlungen können äußerlicher, praktischer oder innerlicher, geistiger Art sein. Auch die Art und Weise, wie die Vehemenz, die jemand dabei an den Tag legt, sind Ausdruck seiner besonderen Persönlichkeit. Und wieder stoßen wir hier auf jene drei Ebenen, auf denen sich nicht nur die Erkrankung, sondern auch die gesunde Aktivität eines Menschen manifestiert:

1. die geistige Ebene,
2. die emotionale Ebene,
3. die körperliche Ebene.

Ist jemand auf einer dieser Ebenen tätig, so sorgt ein fein abgestimmtes harmonisches Zusammenwirken des gesamten Organismus dafür, daß das gesteckte Ziel auf die bestmögliche Art und Weise erreicht wird. Bei einem Langstreckenläufer z. B. liegt der Schwerpunkt seiner Funktionen während des Laufens eindeutig auf der körperlichen Ebene. Desgleichen, wenn jemand körperlich arbeitet. Ein Mensch dagegen, der versucht, ein schwieriges Problem zu lösen, hat seine geistigen Kräfte mobilisiert, während seine Emotionen und seine körperlichen Funktionsabläufe im Hintergrund stehen. Wer einen geliebten Menschen nach langer Trennung wiedersieht, läßt zunächst seinen Gefühlen freien Lauf, seine körperlichen und geistigen Aktivitäten sind in diesem Moment zweitrangig.

Natürlich ist es immer der ganze Mensch, der handelt, doch der Schwerpunkt seiner Aufmerksamkeit, seiner Bewußtheit liegt auf der Ebene, auf der er aktiv sein will. Vielleicht hat es den Anschein, als sei dieses Konzept zu banal und von wenig praktischem Wert. Später werden wir jedoch sehen, daß es für die Durchführung einer Behandlung von äußerster Wichtigkeit ist.

Zusammenfassung von Kapitel 1

1. Der Mensch ist eine in sich geschlossene Ganzheit; er existiert fortwährend auf drei unterschiedlichen Ebenen: der geistigen, der emotionalen und der körperlichen Ebene. Diese drei Ebenen sind, wie wir noch im einzelnen darlegen werden, hierarchisch aufgebaut und voneinander abhängig.

2. Die Tätigkeit des Organismus kann sich aktiv oder passiv vollziehen. Bei einem kranken Menschen sind vor allem die »Reaktionen« des Abwehrmechanismus auf die verschiedenen Stimuli von Interesse für den Arzt.

3. Der Mensch lebt nach seiner Zeugung, offensichtlicher noch nach der Geburt in einer dynamischen Umwelt, deren Kräfte ihn fortwährend und in vielfacher Weise beeinflussen. Um ein dynamisches Gleichgewicht zu erhalten, muß er sich ständig auf die verschiedenen Umweltreize einstellen.

4. Sind die Stimuli stärker als die natürliche Widerstandskraft des Organismus, so folgt eine innere Unausgewogenheit, die sich in verschiedenen Zeichen und Symptomen äußert, die irrtümlicherweise als »Krankheit« bezeichnet werden.

5. Die Ergebnisse dieses Kampfes zeigen sich, je nach gesundheitlicher Verfassung im Augenblick der Belastung, schwerpunktmäßig auf der geistigen, emotionalen oder körperlichen Ebene.

Kommentierte Bibliographie zu Kapitel 1

Den Zusammenhang von Bestrahlung oder Umweltgiften und Krebs oder vorzeitigem Altern finden wir in folgenden Arbeiten:

1. Koch, E. R., *»Krebswelt, Krankheit als Industrieprodukt«,* S. Fischer Verlag, Frankfurt a. M. 1984, S. 266 ff:

Radiologen vom College of Medicine der Universitätsklinik von Utah haben einen Zusammenhang von kindlicher Leukämie und Belastung durch radioaktiven Niederschlag nachgewiesen. In den Jahren 1951 bis 1958 fanden 97 A-Bomben-Tests in der Atmosphäre über der Wüste von Nevada statt. Bei 26 Tests trieb ungünstiger Wind die radioaktive Wolke nach Utah. In den betroffenen Gebieten stellten die Radiologen eine 2,5mal so hohe Leukämie-Sterblichkeit bei 10 bis 14jährigen Kindern gegenüber einer Kontrollgruppe fest.

S. 141 ff: In den USA werden 13 — 18 % aller Krebstodesfälle der Asbestbelastung am Arbeitsplatz angelastet.

Nach Meinung des Dortmunder Pathologen Prof. Dr. Herbert Otto gehen mindestens zwei Drittel aller bei Autopsien ermittelten Rippenfellkrebse auf das Konto des Minerals am Arbeitsplatz. Dabei ist zu berücksichtigen, daß nur ca. 1/5 der asbestbedingten Krebse als Pleuramesotheliom auftreten, der Rest betrifft Lunge, Magen und Darm. Siehe auch *»British Journal of Industrial Medicine«*, Nr. 30, 1973, S. 180—186.

2. Weish, P. und Gruber, E., *»Radioaktivität und Umwelt«*, G. Fischer Verlag, Stuttgart 1975, S. 37 ff:
Während aus der älteren Literatur hervorgeht, daß TBC und Lungen-Ca sich in der Regel einander ausschließen, erweist eine Erhebung in den USA, daß das Risiko von Tbc-Patienten, später an Lungen-Ca zu erkranken, 5 — 10mal höher als im Durchschnitt ist. Parallel dazu ist eine Veränderung in der Therapie festzustellen, in der — im Gegensatz zu früher — die Patienten zahlreichen Durchleuchtungen unterworfen werden, außerdem Gamma-Strahlen-Behandlung mit Cobalt 60 und energiereichen Elektronen aus dem Betatron. Die damit verbundene Strahlenbelastung erklärt das erhöhte Krebsrisiko (Goffmann, J. W., 1970).
In diesem Buch werden außerdem die physikalischen Grundlagen der Radioaktivität, natürliche Radioaktivität, kosmische Strahlung, Strahlenwirkung auf die Biosphäre, somatische Wirkung niedriger Strahlendosen usw. behandelt.

3. Fuchs, G., *»Die Strahlengefährdung des Menschen in der gegenwärtigen Zivilisation«*, Akademie Verlag, Berlin 1971, S. 257 ff:
Kurzer Abriß der Strahlenphysik und Strahlenbiologie. Ionisierende Strahlung in der Medizin. Kernenergie und Strahlen in der Industrie. Strahlenschäden bei A-Bomben-Überlebenden; u.a. Anstieg der Leukämie-Rate in Hiroshima und Nagasaki; Sofortschäden, Spätschäden.

4. Manstein, Bodo, *»Strahlen, Gefahren der Radioaktivität und Chemie«*, S. Fischer Verlag, Frankfurt a. M. 1977. Toxische Wirkungen von Blei, Quecksilber, Cadmium, Pestiziden, PVC, Schwefel usw. Beobachtungen von Krankheitsbildern, die in betroffenen Gebieten aufgetreten sind.

5. Goffmann, J. W. und Tamplin, A. R., *»Epidemiological Studies of Carcinogenesis by Ionizing Radiation«*, Proceedings of the Sixth Berkeley Symposium on Mathematical Statistics and Probability, University of California, July 1970, S. 35 — 77.
Eindeutiger Zusammenhang zwischen ionisierender Strahlung und Krebs. Empfiehlt, mit einer Rechtsverordnung nicht zu warten, bis die epidemiologischen Daten endgültig sind.

6. Duhamel, A. M. F., *»Health Physics«*, Bd. 2, Progress in Nuclear Energy, Serie XII, Pergamon Press, Oxford 1969. Ein vollständiger Leitfaden über Auswirkungen von Strahlen auf die Umwelt. Kosmische Strahlen werden auf den Seiten 126 und 292 besprochen. Die Leukämie-Rate stieg nach der Atombombe in Hiroshima und Nagasaki an, S. 117. Erstellte Schwellenwerte für verschiedene Strahlungen aufgrund bekannter Beziehungen zur Krebserregung, S. 2 f.

7. Dubos, René, *»Mirage of Health: Utopian Progress and Biological Change«*, Anchor Books, New York 1959. S. 86: Wirkung des Wetters auf den Kartoffelbrand, der wiederum die Tuberkuloserate in Irland beeinflußt. S. 93 ff: Ein vollständiges Kapitel über die Wirkungen der Umwelt auf die Gesundheit, z. B. S. 95: Vorzeitige Alterung tritt auf in der Umgebung von Atomexplosionen.

Die Erkenntnisse der modernen Physik und das intuitive Wissen der Alten, der östlichen und westlichen Mystik ergänzen sich hervorragend:

8. Capra, Fritjof, *»Das Tao der Physik«*, Scherz Verlag, Bern, München, Wien 1975. Stellt die Konvergenz der Aussagen moderner Physik und östlicher Philosophie dar.

9. Bentov, Itzhak: *»Stalking the Wild Pendulum«*, Dutton, New York 1977.

10. Ostrander und Schroeder, *»Psi. Die wissenschaftliche Erforschung und praktische Nutzung übersinnlicher Kräfte des Geistes und der Seele im Ostblock«*, Scherz Verlag, Bern, München, Wien 1973. Ein ganzes Kapitel beschreibt die bemerkenswerten sowjetischen und tschechoslowakischen Entdeckungen, die zu einer astrologischen Methode der Geburtenkontrolle führten, die bei mehr als 30 000 Frauen mit 98%iger Sicherheit erfolgreich war. Diese Methode basiert auf den Zyklen des Mond-Sonnen-Gradienten im Verhältnis zur Geburtskonstellation von Gebärfähigen.

2. Kapitel

Hierarchie der drei Seinsebenen des Menschen

Von alters her sind im Aufbau des Menschen verschiedene hierarchisch geordnete Seinsbereiche bekannt. Über ihre Anzahl, Abgrenzung und Wertigkeit bestehen in der Geistesgeschichte unterschiedliche Auffassungen. Wir wollen sie der Anschaulichkeit halber auch »Ebenen« menschlichen Seins nennen und unterscheiden aufgrund langjähriger homöopathischer Erfahrungen:

1. die geistige Ebene,
2. die emotionale Ebene,
3. die körperliche Ebene (einschließlich Sinneswahrnehmungen, Ernährung, Schlaf und Geschlechtsleben).

Diese Ebenen sind natürlich in Wirklichkeit nicht unabhängig voneinander. Sie befinden sich vielmehr vollständig in Wechselwirkung, und nur eine Untersuchung aller drei Ebenen kann klären, inwieweit ein Mensch gesund oder krank ist. Gerade dieses komplizierte Abwägen gleichzeitiger Symptome auf mehreren Ebenen aber muß ein Arzt laufend durchführen können; nur so ist sicher festzustellen, ob die Heilung des Patienten Fortschritte macht.

Abbildung 1 zeigt zunächst einmal die Wertigkeit der drei Ebenen untereinander. Die vereinfachte ein- bzw. zweidimensionale Darstellung läßt die geistige Ebene als höchsten und zentralen Aspekt des menschlichen Handelns erkennen: Auf ihr vollziehen sich die entscheidenden Funktionen, in denen sich unser Menschsein ausdrückt. Die physische Ebene ist — trotz ihrer unbestrittenen Bedeutung — innerhalb dieser Hierarchie als äußere, d. h. am wenigsten wichtige Ebene, dargestellt.

Jede dieser drei grundlegenden Seinsebenen läßt sich ihrerseits hierarchisch untergliedern. Abbildung 2 zeigt dies, wobei die Bedrohlichkeit der Symptome für das Individuum von unten nach oben zunimmt.

Da ein Arzt vor allem mit kranken Menschen zu tun hat, beschränkt sich die Liste von Symptomen in Abbildung 2 auf die negativen Aspekte der entsprechenden Funktionen.

Diese Aufzählung muß zunächst noch als vorläufig gelten; viel Arbeit wird für ein tieferes Verständnis der einzelnen Ebenen nötig sein. Doch auch diese vorläufige Annäherung ist von praktischem Nutzen, sie kann verifiziert und weiter verfeinert werden, indem wir chronologisch detaillierte Anamnesen erheben und unser Augenmerk immer auf den *ganzen* Menschen richten. In diesem Kapitel wollen wir die drei Ebenen allgemein beschreiben. Später werden wir anhand weiterer Illustrationen mehr ins Detail gehen.

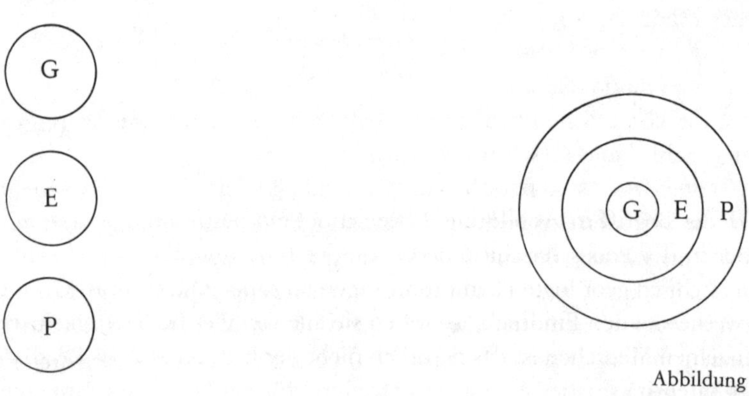

Abbildung 1

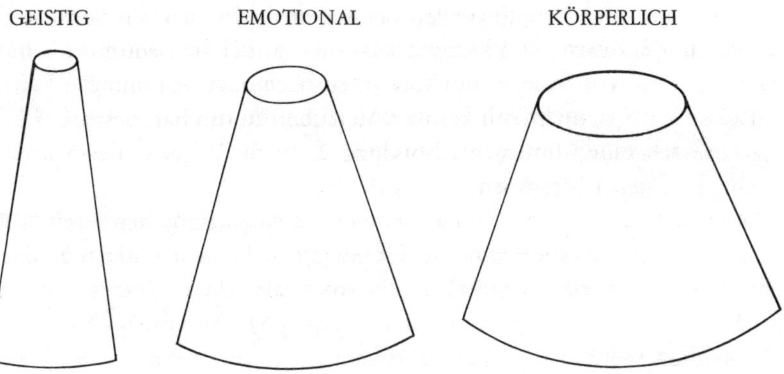

Geistige Ebene

vollständige Geistesverwirrung
destruktives Delirium
paranoide Vorstellungen und Zwänge
Sinnestäuschungen (Wahnideen) +
Lethargie (geistesabwesend) +
Stumpfsinn (Trägheit und Benommenheit) +
Konzentrationsschwäche
Vergeßlichkeit
Zerstreutheit

Emotionale Ebene

Depression mit Selbstmordtendenz +
Apathie, Unlust (Teilnahmslosigkeit) +
Traurigkeit, Schwermut +
Qualvolle Angst +
Kummer +
Phobien (Furcht) +
Angst +
Reizbarkeit +
Unzufriedenheit +

Körperliche Ebene

Gehirnleiden
Herzerkrankungen
Endokrine Störungen
Leberkrankheiten
Lungenkrankheiten
Nierenkrankheiten
Knochenerkrankungen
Muskelerkrankungen
Hautkrankheiten

Abbildung 2

Jeder Begriff in Abbildung 2 bezeichnet ein bestimmtes *Symptom,* das aber in der Praxis verschiedene Grade der *Intensität* aufweisen kann. Die hierarchisch geordneten Symptome sagen hierüber zunächst nichts aus und erwecken so den Eindruck, als wären sie alle von gleicher Heftigkeit. Beim einzelnen Menschen ist das natürlich nicht der Fall. So ist z. B. Reizbarkeit des Intensitätsgrades A weniger gravierend für das Leben des Patienten als eine Depression gleicher Intensität. Außerordentliche Reizbarkeit der Intensität X ist jedoch schwerwiegender für ihn als eine leichte Depression der Intensität A. Verstärkt sich dagegen die Depression eines Patienten nach X, während seine Reizbarkeit nach A absinkt, verläuft seine gesundheitliche Entwicklung ungünstig.

+ Rubriken in Kent's Repertorium.

Indem wir die hierarchische Ebene, auf der sich die Hauptstörung abspielt, mit der Intensität der Zeichen und Symptome kombinieren, können wir eine grobe Vorstellung vom *Schwerpunkt* der Erkrankung eines Patienten gewinnen. Je mehr sich Ebene und Intensität der Symptome im Diagramm nach innen und oben bewegen, d. h. in Richtung des Seinszentrums der Person, desto mehr verschlechtert sich die Gesundheit des Patienten. Je mehr sie sich nach außen und unten verlagern, also zur Peripherie hin, desto besser schreitet der Heilungsprozeß voran. Dieses Konzept wird in den folgenden Kapiteln noch näher erläutert.

Die geistige Ebene

Die höchste und wichtigste Ebene, auf der der Mensch agiert, ist die geistige Ebene. Als allgemeine Definition dieser Ebene kann man etwa sagen: *Die geistige Ebene eines Menschen umfaßt die bewußte Verarbeitung bzw. Umsetzung innerer und äußerer Eindrücke.*

Hier ist es, wo der Mensch denkt, urteilt, vergleicht, berechnet, einordnet, schöpferisch weiterentwickelt; auf dieser Ebene kritisiert, klassifiziert, entwirft, verbindet, folgert, beschreibt, kommuniziert er. Sind diese Funktionen gestört, drückt sich die Störung in Symptomen geistigen Krankseins aus.

Die geistige Ebene ist für den Menschen die bedeutsamste. Denn sein eigentliches Wesen ist geistig-spiritueller Natur. Sind die inneren Werkzeuge zur Aufnahme und zum (kommunikativen) Ausdruck innerer und äußerer Erfahrung nicht intakt, werden die Möglichkeiten einer Erweiterung und Höherentwicklung des Bewußtseins und eine damit verbundene Vervollkommnung der Lebensgestaltung blockiert. Wo bleibt dann der Sinn des Lebens?

Ein Mensch kann leben, Glück empfinden und für sich und andere schöpferisch tätig sein trotz körperlichen Siechtums, Verlustes von Gliedmaßen, Blindheit oder Taubheit. Es gibt viele Beispiele hervorragender Persönlichkeiten, die auf dieser geistigen Existenzebene im höchsten Sinne gesund blieben, obwohl sie auf einer mehr peripheren Ebene in ihrer Bewegungsfreiheit eingeschränkt waren. Beethoven komponierte einige seiner tiefgründigsten und ergreifendsten Werke, nachdem er sein Gehör verloren hatte. Auch heute gibt es bedeutende Musiker, die blind sind. Schiller litt an Tuberkulose und Schubert an Syphilis. Einer der erfolgreichsten und genialsten Astrophysiker unserer Zeit ist an den Rollstuhl gefesselt, völlig gelähmt durch ein Nervenleiden und unfähig, Worte klar auszusprechen. Dennoch hat er auch nach Beginn seiner Erkrankung eine beispiellose Zahl weitreichender Erkenntnisse auf seinem Forschungsgebiet erbracht. Ramana Maharishi und Ramakrishna hatten Krebs, ohne dadurch an spirituellen Substanz oder an Einfluß auf ihre Schüler zu verlieren.

Liegt hingegen eine Störung auf der geistigen Ebene vor, ist die eigentliche Existenz dieser Person gefährdet. Dies zeigt sich bei Leiden wie Senilität, Schizophrenie oder Imbezillität. Zwar ist der physische Organismus die Grundlage, auf der sich die anderen, höheren Ebenen vollziehen und ausdrücken, doch darf seine Gesunderhaltung nicht zum Selbstzweck gemacht werden. Es ist eine kühne und oberflächliche Behauptung, wenn mancher meint, wir seien lediglich dazu geboren, um sinnliche Befriedigung zu empfinden und Geld und Besitz zu erwerben. Im Grunde kennt oder ahnt fast jeder ein höheres Lebensziel, das ihn dazu bringt, Glauben — der ein Grad von Erkenntnis ist — und Liebe als Werte zu erkennen; nimmt man ihm diese, wird er, sobald er leidet, womöglich seinen Lebenswillen verlieren.

Nun genügt es freilich nicht, daß ein Mensch mit glänzenden Geistesgaben ausgestattet ist, es kommt darauf an, welche Richtung er ihnen gibt, an welchen Werten und Zielen er sich orientiert. Hier ist jeder vor selbstverantwortliche Entscheidung gestellt.

Wäre vollkommene geistige Gesundheit in diesem Sinne erreichbar, gäbe es Menschen, die — auch im Leiden — fortwährend in höchster Freude und Gelassenheit lebten; täglich würden sie neue schöpferische Geisteskraft in sich fühlen und ihren Gedanken mühelos klaren Ausdruck verleihen; ständig nähmen sie Anteil am Wohl ihrer Mitmenschen. Solche Menschen lebten unablässig in der Klarheit des Lichtes, Verwirrung und geistige Finsternis wären ihnen unbekannt. Zwischen solch vollkommener geistiger Gesundheit einerseits und totaler Geistesverwirrung andererseits können wir auf dieser Ebene verschiedene Stufen zunehmender Schwächung der geistigen Potenz unterscheiden (siehe Abb. 3).

Die geistigen Funktionen lassen, wie gesagt, eine hierarchische Ordnung erkennen. Bei Symptomen gleicher Intensität bemerken wir: Eine Gedächtnisstörung ist weniger hinderlich als eine Störung der Konzentrationsfähigkeit; Konzentrationsschwäche weniger ernst als die Unfähigkeit, zu unterscheiden, und diese wiederum weniger schlimm als eine Störung der Denkfähigkeit.

Um die Tendenz einer Erkrankung zu beurteilen, brauchen wir ein klares Verständnis solcher Abstufungen. Haben wir einen Patienten mit einer leichten geistigen Verwirrung oder Denkstörung in Behandlung, und hat sich diese nun verschlimmert, so hat sich seine Gesundheit insgesamt verschlechtert, auch wenn sich bestimmte körperliche Symptome gebessert haben mögen. Es handelt sich nicht um theoretische Spekulationen, wenn ich behaupte, daß *gedankenlose Therapie,* die diese Zusammenhänge nicht berücksichtigt, zum allgemeinen gesundheitlichen Zusammenbruch der Menschheit führt. Offensichtlich war in früheren Zeiten der Abwehrmechanismus besser imstande, Störungen auszubalancieren und eingetretene Schäden zu beheben, als heute, wo es üblich ist, sich schon in relativ jungen Jahren in ständige Behandlung zu begeben, infolge dessen große Teile unserer Bevölkerung von Jugend auf Therapien ausgesetzt sind, die lediglich die Symptome partiell unterdrücken. Dies mag sehr wohl der Grund sein, warum in den letzten beiden Generationen Morbidität und Mortalität infolge chronischer Krankheiten alarmierend angestiegen sind.[1] Selbst das geistige Chaos unserer modernen Welt mag teilweise das Ergebnis ständiger und zunehmend spezifischerer Unterdrückungstherapien sein. James Tyler Kent, ein amerikanischer homöopathischer Arzt, faßt diese Tragödie in seinen »*Kleinen Schriften*« mit folgenden Worten zusammen: »*Heutzutage darf kein Hautausschlag mehr auftreten. Alles, was auf der Haut erscheint, wird schnellstens unterdrückt. Wenn das noch lange so weitergeht, wird die Menschheit von diesem Planeten verschwinden.*«

Wie können wir nun, wenn wir einen Patienten in der Praxis vor uns haben, den Grad seines Gesund- oder Krankseins auf der geistigen Ebene erkennen? Wir brauchen ein einfaches und klares Schema, um das, was den Grad geistiger Gesundheit kennzeichnet, zu beschreiben. Auf dieser wie auch auf den anderen Ebenen besteht Gesundheit nicht einfach im Fehlen von Symptomen (die sich auf bestimmte geistige Funktionen beziehen). Vielmehr verlangen wir *drei grundlegende Qualitätsmerkmale.* Jedes von ihnen ist für das Vorhandensein wirklicher Gesundheit, wie wir sie verstehen, unentbehrlich. Fehlt eines, so mag der Geist zwar gut funktionieren, soweit es sich um bloße Funktionen handelt, aber dennoch krank sein. Folgende drei Eigenschaften sollten mit allen geistigen Funktionen einhergehen:

1. Klarheit des Ausdrucks,
2. Zweckmäßigkeit, Kohärenz (innerer Zusammenhang) und Logik (Folgerichtigkeit),
3. schöpferischer Einsatz der geistigen Fähigkeiten zum Wohl auch der Mitmenschen.

[1] Siehe Bibliographie zur Einleitung des Buches.

Alle drei Eigenschaften müssen vorhanden sein, aber die dritte ist ganz besonders wichtig. Namentlich der anteilnehmende Einsatz zum Wohle des Mitmenschen scheint in der modernen Medizin am wenigsten verstanden zu werden. Letztlich führt aber gerade sein Fehlen zu den schlimmsten Geisteskrankheiten.

Auch hier mögen einige Beispiele zeigen, wie der klassische Homöopath anhand dieser Merkmale die geistige Gesundheit eines Patienten präzise beurteilen kann. Stellen wir uns zunächst einen Menschen vor, der seine Gedanken nicht klar ausdrücken kann. Er hat größte Mühe, die richtigen Worte zu finden. Seine sprachliche Intelligenz ist geschwächt; wir sehen hier den Beginn einer Störung, die schließlich zur Senilität oder Imbezillität führen kann.

Ein anderer vermag wohl klar, aber nicht zusammenhängend zu denken. Er kann seine Einfälle nicht folgerichtig ordnen und wird deshalb von anderen schwer verstanden. Er hat die Fähigkeit zur abstrakten Verknüpfung seiner Gedanken verloren und, was vielleicht noch schlimmer ist, er läßt sich jetzt auch im praktischen Leben von flüchtigen Einfällen (Impulsen) leiten; er ist irrational geworden. Solch ein Mensch ist auf geistiger Ebene schwer gestört.

Krank nennen müssen wir auch den sogenannten Intelligenzverbrecher: Kraft seines hohen Intellekts plant er einen Diebstahl oder Mord mit größter Gedankenklarheit und Rationalität. Dennoch entspricht er in seinem Innersten nicht unserer Definition geistiger Gesundheit, weil er versucht, egoistische Ziele auf Kosten anderer zu erreichen. Eine solche Mentalität hat unsere Gesellschaft in allen Bereichen tief durchdrungen und ist eine der Hauptursachen für immer rascher ausufernde Probleme: erbarmungsloser Konkurrenzkampf, Folter, Gewalt, Alkoholismus, Drogenmißbrauch, Verelendung, Krieg.

Dann das Übel maßloser Selbstüberschätzung: Jeder von uns kennt Menschen, die so von sich eingenommen sind, daß sie abweichende Ansichten anderer nicht gelten lassen. Sie glauben, immer im Recht zu sein und über alles am besten Bescheid zu wissen; sie können daher auch neuen Ideen nicht zustimmen, selbst wenn diese richtig und für sie selbst nützlich wären. Ihre Geisteshaltung raubt ihnen das Unterscheidungsvermögen zwischen Wahrheit und Irrtum. Es fehlen ihnen die Merkmale der Rationalität und des Einsatzes für das Wohl anderer; deshalb können sie ihre geistigen Fähigkeiten nicht ausschöpfen und wahrhaft sinnvoll verwenden. Schreitet dieser Prozeß fort, entwickeln sich bei solchen Menschen leicht Wahnvorstellungen — sie geraten in einen Zustand, in dem sie Fiktionen für Wirklichkeit halten. Durch ihre übergroße Ich-Abgrenzung und geistige Isolation schaffen sie selbst die Grundlage für eine Verwirrung, die letztendlich zum Wahnsinn führen kann.

Auch die Haltung des Habenwollens ist in ihren pathologischen Zügen gut bekannt. Der besitzgierige Mensch glaubt vor allem an materielle Werte; nichts ist so wichtig für ihn wie die Anhäufung von Besitz, seien es Sachwerte oder auch Menschen. Besitz- und Gewinnsucht können derartige Formen annehmen, daß jedes Mittel recht ist, sie zu befriedigen. Weder Ausbeutung noch Schädigung der Mitmenschen sind Hindernisse für den Besitzsüchtigen. Er hat alle idealistischen und ethischen Werte preisgegeben. Muß man es nicht eigentlich die schlimmste Form des Wahnsinns nennen, seine Mitmenschen um materieller Vorteile willen zu verletzen oder gar zu töten? — Zum andern bringt derartige Habgier den Gewinnsüchtigen schließlich selbst in einen Zustand großer innerer Unfreiheit, Verarmung und Verunsicherung. Verliert er aus irgendeinem Grunde seinen Besitz, so ist der Schock unerträglich — Selbstmord häufig das Endresultat. Wer weniger an materiellen Gütern hängt, wird unter dem Besitzverlust zwar auch leiden, sich aber nach einiger Zeit wieder fangen, einen neuen Anfang machen und relativ harmonisch weiterleben.

Bedenkt man, daß diese Beispiele recht extrem gewählt sind, während in der Lebenswirklichkeit unzählige Abstufungen, Übergänge und Grenzfälle existieren, wird deutlich, daß die Grenzlinie zwischen Gesundheit und Krankheit oft schwer zu ziehen ist. Wann, wo wird sie überschritten? Insgesamt liegt vor uns ein kontinuierliches Fortschreiten geistiger Degeneration, die bei Selbstsucht und Habgier beginnt und zu dem führt, was wir dann eindeutig als Geisteskrankheit bezeichnen.

Fragen wir schließlich nach den wesentlichen Ursachen geistigen und seelischen Leidens. Gewiß, man kann diese Leiden einfach »psychosomatisch« nennen. Es ist ja heute allgemein bekannt, daß vieles auf psychosomatischen Zusammenhängen beruht. Dem will auch die Homöopathie sich durchaus nicht verschließen. Quälende Gedanken oder beunruhigende Gefühle können der Gesundheit sehr schaden und auch verblüffende körperliche Reaktionen zeitigen. Ein tiefer Kummer, ein plötzlicher Schreck, eine unerwartete schlechte Nachricht können einen Menschen für sein ganzes weiteres Leben entwurzeln und aus der Bahn werfen, können Krebs, Tuberkulose und andere körperliche Krankheiten auslösen. Wie kommt es aber — und damit gehen wir über die Psychosomatik hinaus —, daß manche Menschen unter einem völlig gleichartigen Schock nur eine Zeitlang leiden, während jene dahinsiechen und für den Rest ihres Lebens chronisch krank davon werden? Welche Eigenschaften auf der geistigen Ebene bewirken diese unterschiedliche Empfänglichkeit?

Denken wir über die Ursachen geistigen und seelischen Leidens* nach, dann kristallisieren sich ganz besonders zwei Gründe heraus: *unerfüllte Wünsche* und *zerbrochene mitmenschliche Bindungen.* Und eigentlich verbirgt sich dahinter wiederum nichts anderes als Selbstsucht und Besitzgier.

Jeder, der ehrgeizige, selbstgewählte und ichbezogene Ziele verfolgt, bereitet sich den Boden für viel Enttäuschung und Leid. Denn sobald er merkt, daß ein Wunsch für ihn unerfüllbar ist, bedrückt ihn der Kummer ebenso sehr, wie ihn die Hoffnung auf seine Erfüllung vorher beflügelte. Das gilt erst recht für den Habgierigen. Der Kummer, den er beim Verlust seines Besitzes empfindet, ist ebenso groß, wie seine Bindung an diesen Besitz vorher war.

Daraus folgt: Wer bittere Enttäuschungen vermeiden möchte, sollte Uneigennützigkeit, Bescheidenheit und altruistische Eigenschaften in sich entwickeln. Das heißt nun nicht, asketisch werden und auf die elementaren, lebensnotwendigen Bedürfnisse verzichten. Der beste Weg zur Gesundheit ist Maßhalten, der »goldene Mittelweg« der alten Griechen: weder zuviel noch zu wenig, keine Exzesse und Extreme. Mäßigung hilft dem Gleichgewicht auf allen drei Ebenen menschlicher Existenz.

Die emotionale Ebene

Der zweitwichtigste Bereich menschlichen Seins ist die emotionale Ebene. Sie umfaßt die Gefühlswelt —, alle Gefühlsschattierungen, banale und edle Regungen gleichermaßen. Für den Abwehrmechanismus fungiert sie als Empfänger emotionaler Stimuli aus der Umwelt; daneben verleiht sie endogenen Regungen und emotionalen Störungen Ausdruck und Farbe. Für den Arzt ist wichtig, daß die emotionale Ebene *die Ebene menschlichen Seins ist, die Änderungen des emotionellen Befindens wahrnimmt.* Die Skala der Gefühle umfaßt z. B. Liebe/Haß, Freude/Trauer, Gelassenheit/Ängstlichkeit, Vertrauen/Ärger, Mut/Feigheit, Furcht, Depression, Lebensüberdruß usw. Die emotionale Ebene spielt also im täglichen Leben jedes Menschen eine besonders große Rolle.

* Anmerkung: Wir möchten hier kurz erwähnen, daß es auch positives, die schöpferische Tätigkeit beflügelndes Leiden gibt, das nichts mit der Pathologie des Menschen zu tun hat, mit der wir uns hier beschäftigen. Deshalb wäre es eine oberflächliche Erwartung von Lebensglück, wollte man den läuternden Eigenwert des Leidens verneinen und nur im Schutz vor jedem Leiden sein Lebensziel suchen.

Gefühle können bejahender oder verneinender Art sein. Bejahende Gefühle erkennen wir daran, daß sie unser Wohl ganzheitlich, d. h. auf allen Ebenen, fördern; verneinende Gefühle hingegen machen uns unglücklich. Je negativer ein Mensch empfindet, desto weniger gesund ist er auf dieser Ebene. Seine emotionellen Störungen lassen sich daran abschätzen, in wieweit er im Wachzustand von verneinenden Gefühlen beherrscht wird, von Apathie, Unlust, Antriebsschwäche, Reizbarkeit, Unausgeglichenheit, Ängstlichkeit, Kummer, Depression, Selbstmordgedanken, Eifersucht, Neid, Haß usw.

Die seelisch gesündesten Menschen erleben auch die beglückendsten Zustände, die es für einen Menschen geben kann: schöpferische Ekstase, reine Liebe, gläubige Hingabe und mystische Erfahrungen; erhabene Gefühle, die sich nur schwer beschreiben lassen und in unserem Zeitalter nur noch von ganz wenigen Persönlichkeiten erfahren werden. Allgemein zeigen sich Gleichgewichtsstörungen im Gefühlsbereich an einem *Mangel an Selbstwertgefühl* — Empfindlichkeit und Verletzbarkeit sind enorm gesteigert; der Betroffene fühlt sich zutiefst vereinsamt, abgeschnitten von der übrigen Welt. Seelische Störungen dieser Art drehen sich meist um Dinge wie persönlichen Komfort, materielle Selbstbehauptung und das Zurechtkommen mit anderen oder mit sich selbst. Eine gesunde seelische Entwicklung dagegen führt zu Gefühlen des Eins-Seins mit der Schöpfung, zu Liebe, Freude, Hingabe, Gelassenheit usw., aber auch Zorn und Ekel vor dem Bösen oder Häßlichen. Bejahende Emotionen schaffen ein Verbundenheitsgefühl mit der Außenwelt, verneinende Emotionen rufen ein Gefühl der Isolation hervor.

Wie ein Mensch auf der geistigen Ebene durch negative Gedanken leiden kann, so auf der emotionalen Ebene durch verneinende Gefühle. Sie erzeugen Spannungen bei ihm selbst und — in einer Art Übertragung — Mißstimmung in seiner Umgebung. Bejahende Gefühle geben statt dessen seelische Kraft und bewirken Ausgeglichenheit; sie beeinflussen auch die Umgebung in positiver Weise: Die Verständigung mit anderen fällt leichter, das Gemeinschaftsgefühl wird gestärkt. Erweist jemand einem anderen Menschen Vertrauen, gibt das beiden Auftrieb und stärkt ihr seelisches Gleichgewicht. Ärger und Mißtrauen erzeugen hingegen Disharmonie und zerstören die Gemeinschaft. Innere Ruhe, Freude, Fröhlichkeit, ja Euphorie sind für einen selbst und für andere die beste Seelennahrung und stärken die seelische Gesundheit. Ständige Besorgnis, Traurigkeit oder Furcht sind Gift für die Gesundheit — für die eigene und die der Mitmenschen.

Ähnlich den beiden anderen Ebenen, gibt es auch auf der emotionalen

Ebene Störungen unterschiedlichen Grades. Ihr Stellenwert innerhalb der Hierarchie hängt davon ab, ob sie tief im Gemüt wurzeln oder mehr die Oberfläche berühren. Eine vorläufige Liste der *Abstufungen psychischer Symptome* ist aus Abbildung 2 ersichtlich (Seite 29). Sie fußt auf langjährigen klinischen Erfahrungen, wird aber sicher im Laufe der Zeit durch die Beobachtungen anderer Homöopathen noch verbessert und ergänzt werden können. Schon jetzt sei auf Abbildung 3 (Seite 53) verwiesen; dort sehen wir, daß sich die drei Ebenen teilweise überlagern. Trotzdem ist es zweckmäßig, will man den gesundheitlichen Fort- oder Rückschritt eines Patienten beurteilen, die Symptomabstufungen der emotionalen Ebene gesondert zu betrachten. Bei gleicher Intensität der Symptome sehen wir z. B.: Depressionen behindern das Leben des Patienten stärker als Ängstlichkeit, Ängstlichkeit stärker als Reizbarkeit.

Diese Abstufung der Symptome hilft dem Praktiker, *den Verlauf der Therapie über längere Zeit zu beurteilen.* Andererseits braucht er auch Anhaltspunkte, um sich bei der Erstuntersuchung rasch ein Bild vom Gesundheitszustand seines Patienten zu machen. Ein Mensch, der seelisch völlig gesund ist, empfindet im Kern seiner Persönlichkeit eine absolute, aber dynamische innere Ruhe, verbunden mit der Annahme seiner selbst sowie Wohlwollen gegenüber seinen Mitmenschen und seiner Umwelt. Es ist ein Zustand heiterer Gelassenheit bei gleichzeitigem aktivem Interesse an allem Geschehen um ihn her — nicht also ein Mangel an Gefühl, wie ihn manche Menschen als Selbstschutz entwickeln oder vortäuschen. Wer hingegen seelisch sehr krank ist, leidet unter lähmenden Angstzuständen und Depressionen; er verliert jegliches Interesse am Leben und wünscht sich immer mehr zu sterben. Zwischen diesen beiden Extremen gibt es viele, individuell ganz unterschiedliche Erlebnisweisen und Ausdrucksformen des Empfindens.

In unserer Zeit hat sich *emotionelle Labilität,* mangelnde seelische Belastbarkeit, zu einem der größten Gesundheitsprobleme ausgewachsen. Ob durch fehlende Wertempfänglichkeit oder ständige »therapeutische« Unterdrückung relativ oberflächlicher Störungen in tiefere Bereiche — viele individuelle und soziale Probleme lassen sich auf labile, fehlgeleitete Emotionen zurückführen. Freude an der Zerstörung, rasche Bereitschaft zur Gewalt, Terrorismus, Massenmord, Rassenhaß und Kindesmißhandlungen — das alles sind lauter Beispiele fehlgeleiteter Emotionen.

Wir hatten bereits angedeutet, wie der Mensch seine Umwelt beeinflußt und umgekehrt. Auf der emotionalen Ebene wirkt sich ein entscheidender Umwelteinfluß besonders negativ aus: Unsere Erziehungseinrichtungen versagen fast vollständig bei der emotionalen Erziehung junger Menschen. Die Folge ist: Unser Gefühlsleben bleibt unreif, »unterernährt« und fällt leicht krankmachenden Einflüssen zum Opfer. Die gesamte abendländische Geschichte hindurch und ganz besonders in unserem materialistisch-technologischen Zeitalter hat sich die Erziehung, von Ausnahmen abgesehen, weitgehend auf die Schulung des Intellekts (geistige Ebene) und Leibesertüchtigung (körperliche Ebene) beschränkt. Kinder und Jugendliche lassen sich vor allem von sportlich oder intellektuell erfolgreichen Mitschülern und Mitschülerinnen beeindrucken. Im Gefühlsbereich gilt es, »cool« zu sein oder zu scheinen. Sensible, bildnerisch, musikalisch oder dichterisch begabte junge Menschen werden seltener bewundert oder ermutigt. Bedauerlicherweise scheint die Hauptquelle emotionaler Erziehung heute das Fernsehen zu sein; es weist dem Betrachter eine passive Rolle zu und stellt das Leben anhand fragwürdiger Leitbilder und dazu noch oft in entstellter und unrealistischer Weise dar.

Die Erziehung sollte dem natürlichen Rhythmus der menschlichen Entwicklung folgen und die bekannten Reifestadien Heranwachsender berücksichtigen. Demnach müßte der *Schwerpunkt* bei Kindern zwischen sieben und zwölf Jahren auf der körperlichen Entwicklung, zwischen zwölf und siebzehn Jahren auf der emotionellen und erst danach — zwischen siebzehn und zweiundzwanzig Jahren — auf der geistigen Entwicklung liegen. Leider aber beachtet man diese natürlichen Entwicklungsphasen nicht; man überläßt die Erziehung kurzlebigen Bildungsexperimenten — häufig mehr parteipolitisch gesteuert als dem gesellschaftlichen und persönlichen Wohlergehen verpflichtet. Nach Schulabschluß sind die Jugendlichen dann emotional unausgeglichen und unreif. Es ist gewiß nicht Zweck dieses Buches, detaillierte Empfehlungen für eine Neuregelung des Bildungssystems zu geben, aber als Arzt sollte man sich darüber im klaren sein: Eine einseitig-intellektuelle Erziehung hat tiefgreifende Folgen für die emotionale Gesundheit des Menschen.

Zwischen zwölf und siebzehn Jahren erlebt der junge Mensch ein natürliches Erwachen nicht nur des Geschlechtstriebes, sondern gleichzeitig auch tiefer seelischer Empfindungen wie Liebe, Freiheit, Gerechtigkeit; sie bedeuten ihm in diesem Alter ganz besonders viel. Wenn unsere Erziehung versäumt, diese Gefühle zu fördern und weiterzubilden, führen sie oft zu bestürzenden, frustrierenden oder gar demütigenden Erfahrungen für den Jugendlichen. Versucht er, seinen Gefühlen Ausdruck zu verleihen und sie in die Tat umzusetzen, werden sie häufig von Lehrern und Eltern als »Träumereien«, »unreife Spinnereien«, »Rebellion« oder einfach als »irrational«

bezeichnet. Durchaus gesunde Gefühlsäußerungen werden abgewertet, diffamiert, verurteilt und lächerlich gemacht; angepaßtes, »normales« Verhalten und Erfolg im Wettbewerb mit Gleichaltrigen werden erwartet und gelobt. Meist geschieht dann folgendes: Für den Jugendlichen verengt sich der »akzeptable« Gefühlsbereich auf Sexualität und unmittelbare Trieb- und Bedürfnisbefriedigung; dadurch kommt es erneut zu bitteren Erfahrungen, die mit gesellschaftlichen Normen oder eigenen Vorstellungen in Konflikt geraten.

Der junge Mensch erlebt große Enttäuschungen, seine Gefühle stumpfen ab oder schlagen ins Negative um. Das Bedürfnis nach emotionalem Ausdruck führt für sein weiteres Leben infolgedessen zu verzerrten Zielsetzungen. So entwickelt sich z. B. der hartgesottene Geschäftsmann, von rücksichtslosem Konkurrenzwillen besessen, gleichgültig gegenüber den Gefühlen und Bedürfnissen anderer. Gefühlsmäßig unreife Menschen sind auch auf die Ehe nicht vorbereitet; darin liegt einer der Gründe für die zahlreichen Scheidungen. Als Eltern sind sie der unerwartet großen Verantwortung, die eigene Kinder bedeuten, nicht gewachsen und betrachten diese eher als Besitz oder Möglichkeit, ihre eigenen, unerfüllt gebliebenen Wünsche durchzusetzen. So entsteht schließlich eine Gesellschaft von Menschen, die ihre eigenen Gefühle nicht begreifen und mit diesen Gefühlen, wenn sie zum Ausbruch kommen, auch nicht umzugehen verstehen. Kurz, in unserer heutigen Gesellschaft werden die Menschen zwar 75 Jahre alt, aber emotional haben sie mit 25 eigentlich schon zu leben aufgehört.

So sollte denn der Erzieher die positiven Empfindungen und Wertvorstellungen, für die das Kind im Schulalter natürlicherweise empfänglich ist, nach Kräften fördern und gebührend anerkennen. Gefühlsregungen der Freundschaft und Kameradschaft, des Mutes, der Opferbereitschaft und Liebe dürfen, wenn von Kindern und Jugendlichen zum Ausdruck gebracht, nicht ignoriert oder kritisiert, sondern müssen gelobt, in die richtigen Bahnen gelenkt und zur Reife geführt werden. Musische Begabungen (Musik und Tanz, Dichtung, Malerei und bildende Kunst) sollten ganz besonders beachtet und unter umsichtiger Leitung weiterentwickelt werden. Häufige Ausflüge in die Schönheit der Natur können ebenfalls ästhetisches Verständnis wecken und bestärken. Auch regelmäßige Diskussionen über Herkunft, Ziel und Sinn unserer Existenz gehören teilweise in den Bereich der Gemütsbildung; interessierten Schülern kann man sogar Meditationstechniken anbieten. Zwischen zwölf und siebzehn Jahren sollten Eltern und Lehrer kreatives Verhalten höher bewerten als Konformität, ästhetische Werte für wichtiger erachten als intellektuelle und die Entwicklung der Begeisterungsfähigkeit und Bereitschaft zum Engagement höher einschätzen als eine rein praktische Ausbildung.

Würde die Erziehung so verbessert, dann gäbe es mehr reife und seelisch ausgeglichene Menschen, die für psychische Leiden weniger anfällig wären. Ehe und Familie wären nicht länger Belastung und Ursache für Erkrankungen — sie würden gefestigt und könnten Erfüllung bringen. Der Streß, dem wir heute ausgesetzt sind, könnte den Abwehrmechanismus auf der emotionalen Ebene nicht so leicht stören, und moderne Epidemien wie Gereiztheit, Unbeherrschtheit, Verletzlichkeit, Skrupelhaftigkeit, Verunsicherung, Depression, Überängstlichkeit und Neigung zu Gewalt könnten zum großen Teil verhindert werden.

Die körperliche Ebene

Die körperliche Seinsebene ist der Bereich des physischen Organismus, mit dem sich die Medizin seit jeher befaßt hat. Durch Anatomie, Physiologie, Pathologie, Biochemie, Molekularbiologie usw. ist der Körper eingehend erforscht. Trotz all dieser Forschungen gibt es aber eine Besonderheit, die den meisten Ärzten bisher nicht aufgefallen zu sein scheint: Der menschliche Körper in seiner Komplexität zeigt eine hierarchische Ordnung von Systemen und Organen. Man kann Vermutungen darüber anstellen, warum dies wohl in der allopathischen Literatur bislang ignoriert wurde. Hauptgrund mag sein, daß dieser Umstand für den allopathischen Therapieansatz belanglos ist. Ein Arzt und Homöopath jedoch, der sich mit dem Menschen als Ganzem befaßt, kann nicht daran vorbeigehen.

Auch bei der Gewichtung der Körpersysteme müssen wir davon ausgehen, daß Einzelheiten des hier präsentierten Schemas durchaus noch verbesserungsbedürftig sind bzw. durch weitere Beobachtungen bestätigt werden müssen. Zwei Prinzipien können uns beim Auffinden der Hierarchie helfen:

1. Gehört zu einem System ein Organ, das zur Erhaltung des Wohlbefindens unentbehrlich ist, so sollte das System nach der Bedeutung eingestuft werden, die dieses Organ für den Gesamtorganismus hat.
2. Die Wichtigkeit eines Organs richtet sich nach der Schädigung, die der Gesamtorganismus erfährt, wenn das Organ verletzt wird. Eine Narbe im Gehirn beispielsweise ist gefährlicher als eine gleich große Narbe am Herzen oder auf der Haut.

Hier nun eine ausführliche Aufstellung zur Rangfolge der Körpersysteme und ihrer Organe:

1. *Das Nervensystem* mit Stamm-, Groß- und Kleinhirn, Rückenmark, Nervenplexus und -ganglien und peripheren Nervenbahnen, -fasern und -knospen (einschließlich aller Sinnesorgane).
2. *Das Kreislaufsystem* mit Herz, arteriellen und venösen Blutgefäßen, Blut, Lymphknoten und -gefäßen und Lymphe.
3. *Das endokrine System* mit Hypophyse, Schilddrüse, Nebenschilddrüsen, Nebennieren, Langerhansschen Inseln, Eierstöcken, Hoden und Epiphyse.
4. *Das Verdauungssystem* mit Leber, Gallenblase, Bauchspeicheldrüse, dem gesamten Verdauungskanal und seinen begleitenden Drüsen.
5. *Das Atmungssystem* mit Lungen, Bronchien, Trachea, Pharynx und Nase.
6. *Das Ausscheidungssystem* mit Nieren, Ureteren, Blase und Urethra.
7. *Das Fortpflanzungssystem* mit Hoden, Samenblasen, Prostata, Penis, Urethra und Bulbouretraldrüsen beim Mann und mit Eierstöcken, Eileitern, Uterus, Vagina und Vulva bei der Frau.
8. *Das Knochensystem* mit den verschiedenen Knochen, Gelenken und Bändern.
9. *Das Muskelsystem* mit der glatten und gestreiften Muskulatur.
10. *Das Hautsystem* umfaßt die Haut mit ihren Anhangsgebilden: Drüsen, Haaren und Nägeln.

Wir sehen in dieser Aufstellung, daß die vier erstgenannten Systeme je *ein* lebensnotwendiges Organ enthalten: zuerst das Stammhirn, dann das Herz, die Hypophyse und die Leber. Dieses eine Organ ist jeweils vorrangig innerhalb seines Systems, und seine Funktionen können von keinem anderen Organ übernommen werden. Es folgen in der Liste Systeme mit *zwei* gleich leistungsfähigen Organen, von denen jedes die Arbeit des anderen mitübernehmen kann: zwei Lungenflügel, zwei Nieren, zwei Fortpflanzungsorgane beim Mann und auch bei der Frau. Sodann finden wir das Knochensystem genannt, dessen Hauptelement die Wirbelsäule mit ihren zahlreichen Wirbeln ist; mehrere von ihnen können beschädigt werden, ohne daß der Tod eintritt. Das gleiche gilt für das Muskel- und Hautsystem am Ende der Liste.

Zur Begründung dieser Hierarchie der Körpersysteme läßt sich ferner fragen: Welches Ausmaß an Schaden kann einem Organ zugefügt werden, bevor das Leben des Betreffenden dadurch beeinträchtigt wird? Das Haut- oder das Muskelsystem müßte schon weitgehend betroffen sein, z. B. von einer Verbrennung, einem juckenden Ekzem oder, auf die Muskeln bezogen, von einer systemischen Myopathie, um das Leben des Kranken ernsthaft zu gefährden. Geringerer, aber immer noch umfassender Schaden müßte dem Knochensystem zugefügt werden, ehe der Patient daran stirbt. Je weiter wir in der Hierarchie hinaufgelangen, desto geringer ist das Ausmaß an Schädigung, das das Hauptorgan des jeweiligen Systems verkraften kann, ohne das Leben des Organismus zu gefährden. Bei den lebenswichtigen Organen genügt eine minimale Verletzung, um gravierende Wirkungen hervorzurufen. Eine Ischämie am Herzen ist bedrohlicher für die Gesundheit als eine ebenso ausgedehnte Ischämie in Leber oder Niere, doch ist sie weniger bedrohlich als eine solche Erkrankung im Gehirn.

Anhand dieser Beobachtungen können wir nun die Organe hierarchisch gliedern, und zwar nach ihrer jeweiligen Bedeutung für den Körper:

1. Gehirn (1)
2. Herz (1)
3. Hypophyse (1)
4. Leber (1)
5. Lungen (2)
6. Nieren (2)
7. Hoden/Eierstöcke (2)
8. Wirbel (28)
9. Muskeln (viele)
10. Haut (die gesamte Körperoberfläche).

Diese Rangfolge der Organe ist keine theoretische Spielerei, sie hilft vielmehr dem klassischen Homöopathen zu beurteilen, in welche Richtung das Ungleichgewicht im Menschen tendiert. Verlagert es sich innerhalb der Hierarchie nach oben — von den Nieren über die Lungen, die endokrinen Drüsen, das Herz und schließlich zum Gehirn —, so ist klar, daß die Entwicklung negativ verläuft. Verschiebt es sich jedoch nach unten — vom Gehirn in Richtung Haut —, so zeigt das eine Besserung der Gesundheit an.

Gesellt sich im Krankheitsverlauf eines Patienten z. B. zu einem Ekzem auch noch Asthma, so erklärt ihm ein Schulmediziner das wahrscheinlich, indem er sagt: »Asthma tritt eben häufig bei allergischen Patienten auf«, oder: »Leider ist nun zufällig außer dem Ekzem noch eine weitere Krankheit hinzugekommen«. Hat ein Patient Rheumatoide Arthritis und später einen Herzinfarkt, wird der Arzt auch dies als zufällig und unabhängig voneinander betrachten und beide Leiden getrennt behandeln. Das Schlimme dabei ist: Je wichtiger das betroffene Organ, desto stärkere Medikamente werden normalerweise gegen die Symptome verabreicht, wenn es überhaupt schon Medikamente dagegen gibt. Der Arthritis-Patient wird wahrscheinlich Amuno® oder ein Butazolidinderivat bekommen und nach dem Herzanfall noch zusätzlich Digitalis, Chinidin, Propanolol oder Antikoagulantien. Von allopathischer Seite hält man es für unmöglich, daß eine ernste Krankheit *durch Symptomunterdrückung* einer vorausgegangenen leichteren Erkrankung entstanden sein kann. Unabhängig davon, ob bei der Therapie künstliche oder sogenannte natürliche Mittel verwendet werden — wenn sich der Schwerpunkt der Erkrankung innerhalb der Hierarchie des Organismus in *die falsche Richtung* bewegt, müssen wir davon ausgehen, daß die Therapie dem Kranken schadet; wir sollten sie dann entweder einstellen oder ändern.

Definition und Maßstab der Gesundheit

Bisher haben wir uns damit befaßt, wie der Mensch in Wechselwirkung mit den verschiedenen Umwelteinflüssen auf seinen drei Seinsebenen funktioniert. Wir haben dabei jede Ebene separat betrachtet, so daß das Bild des Menschen noch bruchstückhaft blieb. Es sei jedoch erneut betont, daß der Mensch eine völlig integrierte Einheit, eine komplexe Ganzheit darstellt, stets bestrebt — wenn auch mit unterschiedlichem Erfolg —, die Homöostase (das dynamische Gleichgewicht) aufrechtzuerhalten. Wir wollen nun die Teilaspekte verknüpfen und durch Beispiele veranschaulichen, wie der Arzt dieses Konzept in der Praxis anwenden kann, um den Gesundheitszustand eines Patienten genau zu beurteilen.

Wie wir gesehen haben, zielt *die hierarchische Abstufung* von Funktionen und Funktionsstörungen im menschlichen Organismus darauf ab, die Ordnung des Gesamtsystems zu erhalten. Der hierarchische Aufbau findet sich nicht etwa nur bei Lebewesen; er ist charakteristisch für Struktur und Funktion des Universums selbst, ist auch den übergeordneten komplexen Systemen eigen. So würde z. B. eine plötzliche Störung in den Gesetzen der Gravitation oder der elektromagnetischen Felder unvorstellbare Verwüstung im gesamten Kosmos hervorrufen. Eine wesentliche Änderung der Sonnenaktivität, sei es auch nur für Sekunden, hätte für das Leben hier auf Erden die tiefgreifendsten Folgen. Schon geringe Temperaturschwankungen auf unserem Planeten stören ja bereits das Gleichgewicht der Lebensformen. Auch die Anziehungskraft des Mondes, Feuchtigkeit, Wind und örtliche Witterungsverhältnisse wirken sich — freilich in geringerem Maße — auf das Leben aus. All diese interagierenden Systeme sind in sich und untereinander hierarchisch gegliedert, und ihre gegenseitige Beeinflussung unterliegt festen Gesetzen. Wird ein zentraler Prozeß in einem wichtigen

System auch nur leicht gestört, so ist die Auswirkung auf das Gesamtsystem verhängnisvoller, als wenn ein untergeordneter Prozeß gleich stark betroffen wäre. Wir sehen die Parallele zum menschlichen Organismus: Eine geringe Schädigung des Stammhirns hat weit verheerendere Auswirkungen für den Menschen als eine vergleichbare Schädigung der Haut.

Die Idee der Hierarchie als Funktionsprinzip komplexer Systeme führt unmittelbar zur Idee eines einheitlichen Ursprungs, aus dem heraus alles erschaffen wurde, zumal wenn man der Schönheit und des tiefen Sinns dieser Ordnung inne wird. Das hierarchische Ordnungsprinzip ist allen komplexen Systemen gemein, es verbindet das gesamte Universum; deshalb kann es als *allgemeines Gesetz* betrachtet werden.

Für den klinischen Bereich ist das Konzept des hierarchischen Aufbaus, wie gesagt, von außerordentlicher praktischer Bedeutung, wenn wir den Schwerpunkt einer Funktion oder Störung im Organismus suchen. Für die westlichen Industrienationen läßt sich heute behaupten, daß praktisch jeder Mensch — als Ganzes betrachtet — jeden Moment seines Lebens bis zu einem gewissen Grade gestört, also krank ist. Wie krank er ist, zeigt sich an der Gesamtstörung, d. h. auf allen drei Ebenen. Eine feststellbare Störung auf einer Ebene berührt auch immer die beiden anderen. Trotzdem können wir sagen: Treten die meisten und stärksten Symptome auf *einer* bestimmten Ebene auf, liegt zu diesem Zeitpunkt auch das Schwergewicht der Störung auf dieser Ebene. Wohl handelt es sich häufig um einen außerordentlich komplizierten dynamischen Prozeß; doch läßt sich nach sorgfältiger Fallaufnahme aller drei Ebenen *der Schwerpunkt* der Störung für gewöhnlich erkennen.

Stellen wir uns z. B. einen Patienten vor, der körperlich in erster Linie unter Bronchialasthma und chronischer Verstopfung leidet. Bei der sorgfältigen Anamnese aller Ebenen wird deutlich, daß er auch ziemlich reizbar ist, Angst vor Dunkelheit und Krankheiten hat und sich übermäßig um seine Zukunft sorgt. Weiteres Nachforschen ergibt, daß er schon seit geraumer Zeit unter Konzentrationsschwäche leidet. Der behandelnde Arzt stellt abschließend fest: Die Intensität der Hauptbeschwerden verweist den Schwerpunkt der Symptomatik in den körperlichen Bereich. Er leitet die Therapie ein (ob nun allopathisch, psychotherapeutisch oder naturheilkundlich) und bemerkt beim nächsten Besuch des Patienten, daß Asthma und Verstopfung zurückgegangen sind, Reizbarkeit und übermäßige Besorgtheit sich hingegen verschlimmert haben. Der Patient klagt geradezu über Depressionen und sagt, er könne sich jetzt noch schlechter konzentrieren. Seine Fähigkeit, für sich selbst oder andere kreativ zu sein, hat merklich nachgelassen. Ein allopathischer Schulmediziner, der sich aufgrund seiner Ausbildung auf den körperlichen Bereich beschränkt, wäre mit dem Ergebnis seiner Behandlung durchaus zufrieden, da sich ja Asthma und Verstopfung gebessert haben. Er würde den Patienten nun wegen der »neu« aufgetretenen psychischen Beschwerden eventuell zum Psychiater überweisen. Ein Arzt hingegen, der den Menschen in seiner Gesamtheit sieht, würde sofort bemerken, daß der Schwerpunkt der Störung sich von der körperlichen auf die emotionale Ebene verlagert und sich damit der allgemeine Gesundheitszustand verschlechtert hat, auch wenn die ursprünglichen körperlichen Beschwerden jetzt wesentlich nachgelassen haben.

Bei einer wirklichen Heilung kann man erwarten, daß sie in umgekehrter Richtung verläuft. Die körperlichen Symptome bleiben zunächst möglicherweise bestehen oder verschlimmern sich sogar etwas, während sich die Konzentrationsschwäche und die emotionellen Störungen vermindern. Daran sieht man, daß sich das Schwergewicht der Störung innerhalb der Hierarchie allmählich nach unten verlagert und sich auf die körperliche Ebene konzentriert. Der erfahrene Homöopath greift nicht ein, sondern wartet ab. Bei den nächsten Besuchen des Patienten zeigt sich dann, daß alle Symptome, auch die körperlichen, allmählich verschwinden. Ist uns also *die Rangfolge* der Symptome klar, und beobachten wir, wohin sich das Schwergewicht der Störung verlagert, so haben wir eine verläßliche Methode, den Verlauf einer Heilung zu beurteilen — sie orientiert sich nämlich an den hierarchischen Funktionsabläufen unseres Abwehrmechanismus.

Bis hierher haben wir in unserer Darlegung zwei Faktoren berücksichtigt:

a) Den Schwerpunkt der Symptome innerhalb ihrer hierarchischen Ordnung,

b) die Intensität ihres Auftretens. Zwei Patienten können die gleichen Symptome und den gleichen Schwerpunkt aufweisen, doch fühlt sich der eine dadurch nur leicht, der andere hingegen empfindlich beeinträchtigt. Das liegt dann an der unterschiedlichen Intensität der Symptome. Wir brauchen also zusätzliche Kriterien, anhand deren wir die Gesundheit des Patienten insgesamt sowie die Intensität seiner Symptome im einzelnen rasch beurteilen können. Eine allgemeine Definition des Begriffs Gesundheit liefert uns die Anhaltspunkte dazu.

Nach allem bisher Gesagten dürfte diese umfassende Definition nicht schwerfallen. Sie muß die Ganzheit des Menschen als geistbegabtes Wesen berücksichtigen. Verbringen die meisten Menschen nicht ihre Lebensspanne in erster Linie damit, sich gegen die Fesseln aufzubäumen, die der Schmerz dem Körper, die Leidenschaft dem Gemüt und die Selbstsucht dem Verstand auferlegen? Der Arzt, der seine Berufung zum Heilen versteht, muß versuchen, seinen Patienten aus dieser dreifachen Beschränkung heraus- und zu größerer Freiheit hinzuführen. Betrachten wir nun die drei Ebenen unter diesem Aspekt im einzelnen:

1. Geistige Ebene: Wer sich von selbstsüchtigen Zielen und Besitzgier leiten läßt, hat darunter in vielfacher Weise zu leiden, wie wir gesehen haben. Der Egoist ist im tiefsten Inneren unfrei — desto unfreier, je größer sein Egoismus. Sehr selbstsüchtige Menschen sind leicht verletzbar, sobald etwas ihrem Willen zuwiderläuft. Je mehr jemand in seinem Denken und Handeln von selbstsüchtigem Ehrgeiz und von Gewinnsucht beherrscht wird, desto höher ist der Grad geistiger Erkrankung, die, wie beschrieben, in völliger Geistesverwirrung enden kann.

Echte Werte sind unverlierbar und daher zwangsläufig nichtmaterieller Natur — etwa in der klassischen Formulierung des «Guten, Wahren, Schönen«. Das Streben nach solchen Zielen schließt die Empfänglichkeit für materielle Werte — vergängliche »irdische Güter« — keineswegs aus, läßt sie jedoch nie zum obersten Ziel werden.

Die aus dieser Geisteshaltung entspringende kreative Tätigkeit dient dem Mitmenschen und der Natur.

Daher die Definition: *Gesundheit auf der geistigen Ebene bedeutet Freiheit von egoistischen Zielsetzungen, ein Zustand alleiniger Orientierung an den wahren unverlierbaren Werten.*

2. Emotionale Ebene: Wer im Gemüt von Ruhe und heiterer Gelassenheit erfüllt ist, kann diese innere Freiheit uneingeschränkt für sich und seine Mitmenschen schöpferisch nutzen. Von leidenschaftlichen Bindungen an Menschen oder Dinge ergriffen, wird er hingegen ängstlich, ärgerlich, unruhig, ungeduldig, fanatisch usw. Verbohrte Besessenheit versklavt die Gefühle des Menschen und engt seine Empfänglichkeit und Entfaltung in anderen Bereichen ein. Auch auf sektiererische Leidenschaften in Politik, Wissenschaft, Philosophie und Religion, deren Unduldsamkeit und Intensität oft an Fanatismus grenzt, trifft das zu. Jede übermäßige Leidenschaft macht den Menschen zum Sklaven, hindert ihn, Herr seiner selbst zu sein. Bei aller Begeisterung und allem Engagement gilt es, innere Demut und Ergebenheit zu bewahren, gegründet auf unerschütterliches Gottvertrauen.

Wir kommen damit zu folgender Definition: *Gesundheit auf der emotionalen Ebene ist ein Zustand der Freiheit von leidenschaftlicher Besessenheit, der sich ausdrückt in dynamischer innerer Ruhe und heiterer Gelassenheit.* Die Betonung liegt dabei auf dem Wort *»dynamisch«*. Nicht die intellektuelle Disziplinierung von Gefühlen ist hier gemeint, nicht gefühlskalt soll man werden oder sein Gefühlsleben verkümmern lassen, sondern ohne einseitige Fixierung offenbleiben für das volle Spektrum emotionaler Erlebnismöglichkeiten. Dies geht nur, wenn kein einzelner Gefühlsaspekt maßlos ausufert.

3. Körperliche Ebene: Jeder Schmerz, jedes Unwohlsein, jede Schwäche mindern unvermeidlich die Freiheit, die jemand vor Auftreten der Symptome besaß. Deshalb ist das Kranksein für unseren Körper ein Joch, eine Versklavung. Fast jeder hat in seinem Leben, zumindest für kurze Augenblicke, das Gefühl völligen Freiseins von körperlichen Beschwerden an sich erlebt — einen Zustand, in dem er sich seines Leibes auf keinerlei negative Weise bewußt war. Somit leuchtet die Definition körperlicher Gesundheit ohne weiteres ein: *Gesundheit des Körpers bedeutet Freisein von Unwohlsein und Schmerzen, uneingeschränktes körperliches Wohlbefinden.*

Definieren wir zusammenfassend die Gesundheit des ganzen Menschen: *Gesundheit ist Freiheit von falschen Zielsetzungen, insbesondere von Selbstsucht auf der Geistesebene, eine vollständige Orientierung an den wahren Werten; Freiheit von übergroßen Leidenschaften auf der emotionalen Ebene, ein Zustand dynamischer Ausgeglichenheit und heiterer Gelassenheit; Freisein von Unwohlsein und Schmerzen auf der körperlichen Ebene, ein Zustand körperlichen Wohlbefindens.*

Hier erhebt sich nun die Frage: Wie läßt sich der Gesundheitsgrad eines Patienten zu einem bestimmten Zeitpunkt konkret messen? Was ist der Maßstab, um festzustellen, ob jemand mit Primär Chronischer Polyarthritis gesünder oder kränker ist als ein Depressiver?

Der Maßstab ist letztlich die *Kreativität* dieses Menschen, seine freie Schaffenslust, die ihn und andere beglückt. In dem Maße, in dem seine Fähigkeiten zur Kreativität — seine schöpferische Entfaltung und Ausdrucksfähigkeit — eingeschränkt wird, können wir ihn als krank bezeichnen — vorausgesetzt freilich, daß die äußeren (sozialen) Bedingungen seiner Kreativität Spielraum gewähren. Ist der Polyarthritis-Patient durch seine schmerzhaften Gelenkversteifungen stärker behindert, schöpferisch tätig zu sein, als der Patient mit Depressionen, dann ist er kränker, auch wenn der Schwerpunkt seines Leidens auf einer niedrigeren Ebene der Hierarchie liegt. Mit der Kreativität als Richtschnur sind wir also stets in der Lage, den Gesundheitszustand eines Patienten zu einem gegebenen Zeitpunkt zu beurteilen.

Zusammenfassung des 2. Kapitels

Zusammenfassung des Abschnitts über die geistige Ebene

1. Die geistige Seinsebene ist für die Existenz des Menschen am bedeutsamsten. Sie ist in sich hierarchisch gegliedert, was uns ermöglicht, den gesundheitlichen Fortschritt eines Patienten leichter zu beurteilen.

2. Geistige Gesundheit zeichnet sich durch folgende Eigenschaften aus: Klarheit des Ausdrucks, Folgerichtigkeit der Gedanken und konstruktiver Gebrauch der geistigen Fähigkeiten. In dem Maße, wie eine oder alle drei Eigenschaften vermindert sind oder gar fehlen, ist der Mensch auf der geistigen Ebene erkrankt.

3. Völlige Verwirrtheit, Zusammenhangslosigkeit und Zerstreutheit sind die Merkmale eines geistig vollständig erkrankten Menschen.

4. Falsche Zielsetzungen, Egoismus und Gewinnsucht sind die Hauptfaktoren, die den Geist zerrütten. Ihre Überwindung führt auf natürliche Weise zu geistiger Gesundung.

Zusammenfassung des Abschnitts über die emotionale Ebene

1. Die emotionale Ebene ist nach der geistigen Ebene die nächstwichtige. Der Mensch ist hier insoweit krank, als er negative Gefühle in sich nährt, von ihnen beherrscht wird und ihnen Ausdruck verleiht — Gefühle wie Neid, Haß, Eifersucht, Angst, Fanatismus, Depressionen. Kann er sich von solchen »Leidenschaften« befreien, ist er emotional gesund.

2. Die derzeitige Verbreitung gefühlsmäßiger Labilität und mangelnder Belastbarkeit geht nicht zuletzt darauf zurück, daß unser westliches Bildungs- und Gesellschaftssystem den emotionalen Bereich nie systematisch gefördert hat; so ist er für gewöhnlich bis ins Erwachsenenalter schwach oder falsch entwickelt und leicht verletzbar.

3. Auch hier ermöglicht es die Symptomenhierarchie dieser Ebene, den therapeutischen Erfolg zu beurteilen.

Zusammenfassung des Abschnitts über die körperliche Ebene

1. Der physische Körper mit seinen Organsystemen ist die für das Menschsein am wenigsten wichtige Ebene. Auch hier gibt es eine hierarchische Gliederung gemäß der Bedeutung der einzelnen Organe und ihrer Funktionen für den Gesamtorganismus. Ein Hirninfarkt ist verhängnisvoller als ein Herzinfarkt, dieser wiederum schwerwiegender als der arterielle Verschluß eines Fingers.

2. Der Organismus versucht stets, Störungen von wichtigen Organen fernzuhalten.

3. Verlagert sich während der Behandlung eine Störung von weniger bedeutenden auf wichtigere Organe, zeigt dies eine Verschlechterung der Gesundheit an. Eine Verschiebung in entgegengesetzter Richtung weist auf eine günstige Entwicklung und eine Besserung der Gesundheit hin.

Zusammenfassung des Abschnitts über Definition und Maßstab der Gesundheit

1. Negativ ausgedrückt erkennen wir Gesundheit an dem Freisein von Leiden; diese sind

a) auf geistiger Ebene die Wirkungen egoistischer Zielsetzungen, insbesondere die Unfähigkeit, schöpferisch tätig sein zu können;

b) auf emotionaler Ebene die Folgen des Verlustes an existentiellem Urvertrauen (Gottvertrauen), nämlich gehemmte, verdrängte oder selbstzerstörerische Gefühle;

c) auf körperlicher Ebene Schmerz und Unwohlsein.

2. Positiv ausgedrückt ist Gesundheit die Freiheit zu einer uneingeschränkt kreativen, sich und andere beglückenden Lebensgestaltung.

3. Der Grad einer Erkrankung läßt sich daran messen, inwieweit ein Mensch in seiner freien schöpferischen Lebensgestaltung beeinträchtigt ist.

4. Der Schwerpunkt einer Erkrankung liegt auf der Ebene, wo diese Beeinträchtigung für den Patienten am schwerwiegendsten spürbar ist.

Kommentierte Bibliographie zu Kapitel 2

1. Jannssens, Paul, A., »*Paleopathology*«, John Baker, London 1970, S. 150: »Das Reagieren auf Krankheiten ist seit der Zeit, als die Vertebraten aufgetreten sind, unverändert geblieben. Das steht in völligem Gegensatz zu MacCallum's Meinung, daß spontane Abwehrreaktionen des Menschen sich über die Jahrhunderte entwickelt und verbessert hätten. Dies ist nicht der Fall: Der Mensch hat wohl zuwege gebracht, sich gegen Krankheit mehr durch äußere als durch innere Maßnahmen wie etwa durch eine verstärkte Immunität zu schützen. Letzteres hat sicherlich in früheren Zeiten funktioniert, ja mag damals sogar wirksamer gewesen sein: Je ursprünglicher ein Lebewesen ist, umso wirksamer scheinen seine Abwehr- und Wiederherstellungsmechanismen zu wirken.«

2. Lilienfeld und Gifford, Hrsg., »*Chronic Disease and Public Health*«, John Hopkins Press, Baltimore 1966. Zitiert eine ausgezeichnete Untersu-

chung in Baltimore, die auf verschiedenen Altersstufen den jeweiligen Prozentsatz von Menschen mit einem oder mehreren chronischen Krankheitszuständen zeigt. Die »wesentlichen chronischen Zustände« stiegen direkt mit dem Alter an, von 17,4 % in der Gruppe unter 15 Jahren auf 85,2 % für die Gruppe 65 Jahre und darüber.

3. Hinkle and Wolfe, »*The Nature of Man's Adaption to His Total Environment, and the Relation of This to Illness*«, Archives of Internal Medicine 99, 1957, S. 442. Eine aufschlußreiche Zusammenstellung dreier führender Untersuchungen über das Auftreten chronischer Krankheitssymptome in Bevölkerungsgruppen, die nicht entsprechend ihrer Beschwerden ausgewählt wurden. Psychosomatische Beziehungen wurden dabei besonders berücksichtigt. Insgesamt wurden 4500 Menschen erfaßt.

Folgerungen:

1. Angehörige von ansonsten homogenen Bevölkerungsgruppen sind unterschiedlich anfällig für Krankheit.
2. Jene mit großer Anfälligkeit sind für *alle* Arten von Krankheit anfällig. Bei ihnen sind mehr Organe betroffen, es treten mehr Unfälle auf, mehr Störungen der Stimmung, des Denkens und Verhaltens.
3. Krankheiten sind nicht wahllos über das Leben verteilt, sondern häufen sich periodisch in wenigen Jahren.
4. Häufungen treten dann auf, wenn die Person spürt, daß sie Schwierigkeiten hat, sich an die Umwelt anzupassen; ein sehr direkter Zusammenhang.
5. Anfälligkeit ist sowohl abhängig von Unterschieden in der Anpassungsfähigkeit, als auch von aktuellen Umweltsituationen.
6. Die *Art* der Anfälligkeit hat wenig zu tun mit dem sozialen Umfeld, dieses beeinflußt aber die Zeit, wann die Häufungen auftreten und ihren Verlauf.

Außerdem wird beschrieben, wie die typischen Lebensumstände zu spezifischen körperlichen Symptomen in Beziehung stehen. Dies wurde durch hypnotische Induktion der gewünschten Haltungen und spätere Beobachtungen physiologischer Veränderungen überprüft.

Krankheiten treten während des Lebens nicht zufällig auf, sondern zu bestimmten Konzentrationspunkten, bestimmt durch persönliches Verhalten und Umwelteinflüsse, besonders sozialer Einflüsse.

4. Simeons, A. T. W., »*Man's Presumptous Brain*«, Longmans, Green, London 1960. Eine ausgezeichnete Beschreibung psychosomatischer Persönlichkeitstypen.

5. Eastwood, M., »*The Relation Between Physical and Mental Illness*«, Uni-

versity of Toronto Press, Toronto 1975. Eine der gründlichsten neueren Übersichten des gesamten Feldes der psychosomatischen medizinischen Forschung. Sowohl physiologische als auch epidemiologische Studien werden in erschöpfender Ausführlichkeit wiedergegeben.
6. Bappert, Werner, *»Praktische Psychologie für Mediziner«*, Werk-Verlag, München, 4. Auflg. 1985.

3. Kapitel

Der Mensch — eine komplexe Ganzheit

Im zweiten Kapitel haben wir uns mit den drei Existenzebenen des Menschen befaßt. Wir haben den hierarchischen Aufbau ihrer Funktionen beschrieben und auch die Bedeutung, die dieser Aufbau für Gesundheit und Krankheit hat. Als nächstes wollen wir das Konzept der Ebenen daraufhin untersuchen, wie sie einander in dem komplexen System Mensch beeinflussen. Der Leser hat sich sicher schon gefragt, wie sich wohl die Interaktion der Ebenen in den Grenzbereichen abspielt. Ist z. B. ein Patient mit Gedächtnisschwäche (geistige Ebene) weniger gesund als einer mit Depressionen (emotionale Ebene)? Ist Reizbarkeit schwerwiegender als eine Hirnverletzung (körperliche Ebene)? Und wie steht es mit Patienten, die in ihren Beschwerden ständig von einer Ebene zur anderen wechseln? Ist die Hierarchie, wie wir sie dargestellt haben, generell anwendbar, oder gibt es in den Grenzbereichen der Ebenen Überschneidungen?

Der Einfachheit halber haben wir die Hierarchie zunächst linear dargestellt. Später haben wir auch schon auf die unterschiedliche Gewichtigkeit zentraler und peripherer Ebenen hingewiesen. In Wirklichkeit ist die Beziehung zwischen den Ebenen komplexer. Abbildung 3 zeigt die Ebenen als konzentrische Kegel: Der innere Kegel stellt die geistige, der äußere die körperliche Ebene dar. Das Bild vom Kegel läßt sich auch auf die hierarchische Gliederung jeder einzelnen Ebene anwenden: Im körperlichen Bereich beispielsweise zur Darstellung von Organsystemen, Organen, Geweben, der Zellhierarchie innerhalb eines Gewebes und sogar von Rangfolgen innerhalb der Zellen (DNS, RNS, Nucleus, zytoplasmatische Organellen und

Zellmembran — nach Wichtigkeit abgestuft). Ferner ist zu beachten, daß in unserem Diagramm jeder Kegel im Vergleich zum nächst peripheren etwas höher beginnt und aufhört, so daß die Kegel einander also nicht vollständig decken.

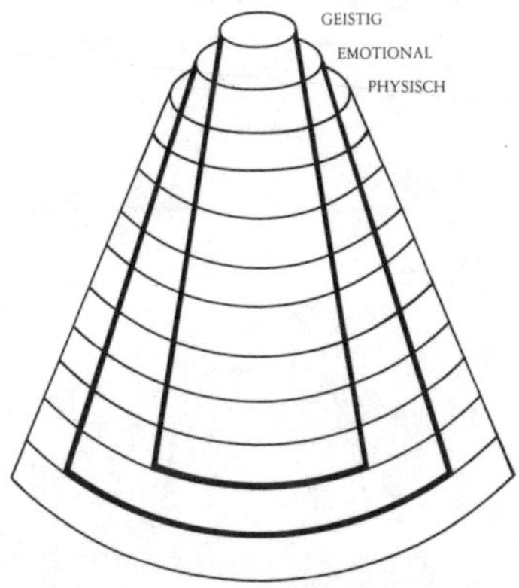

Abb. 3: Das Diagramm zeigt ein dreidimensionales Schema der Existenzebenen des Menschen. Der innerste Kegel ist die geistige Ebene, die emotionale folgt als mittlerer und die physische Ebene als äußerer Kegel. Zu beachten ist, daß Spitzen und Grundflächen der Kegel einander nicht decken.

Der Schwerpunkt der Symptomatik befindet sich jeweils an einer bestimmten Stelle. Er kann sich im Laufe der Zeit (entweder durch weitere krankmachende Einflüsse oder durch eine unterdrückende bzw. heilende Behandlung) verlagern. Im Diagramm würde sich diese Verschiebung der Symptomatik bei Verbleib in der gleichen Ebene nach oben oder nach unten vollziehen; bei Verlagerung auf eine zentralere und wichtigere Ebene nach innen; bei Besserung, d. h. Verlagerung auf eine unwichtigere Ebene, nach außen.

Wie Abbildung 3 zeigt, kann sich der Schwerpunkt einer Symptomatik grundsätzlich in zwei Richtungen bewegen: senkrecht (jeder Kegel hat seine eigene lineare Hierarchie) oder waagerecht (jede Ebene steht mit den beiden anderen in hierarchischer Beziehung). Bewegt sich die Symptomatik innerhalb eines Kegels nach oben, zeigt das an, daß die Krankheit weiter vordringt. Springt die Symptomatik von einer peripheren zu einer zentraleren Ebene über, bedeutet dies die fortschreitende Degeneration des Gesamtzustandes. Umgekehrt bedeutet ein senkrechter Verlauf von oben nach unten oder ein waagerechter Verlauf von innen nach außen eine gesundheitliche Besserung. Den für die menschliche Existenz wichtigsten Bereich bildet die Spitze des inneren, die geistige Ebene darstellenden Kegels: Hier gibt es keine Überschneidungen mit der emotionalen und körperlichen Ebene. Der »unwichtigste« Bereich befindet sich am Fuße des äußeren, den Körper darstellenden Kegels: Hier gibt es keine Überschneidungen mit der emotionalen und geistigen Ebene. Wir sehen: Jede Ebene steht weitgehend mit den beiden anderen in Beziehung, und jederzeit findet eine dynamische Wechselwirkung (Interaktion) zwischen ihnen statt. Jeder Reiz, jede Veränderung auf einer Ebene beeinflußt — je nach augenblicklichem Schwerpunkt der Störung — mehr oder weniger auch immer die anderen Ebenen.

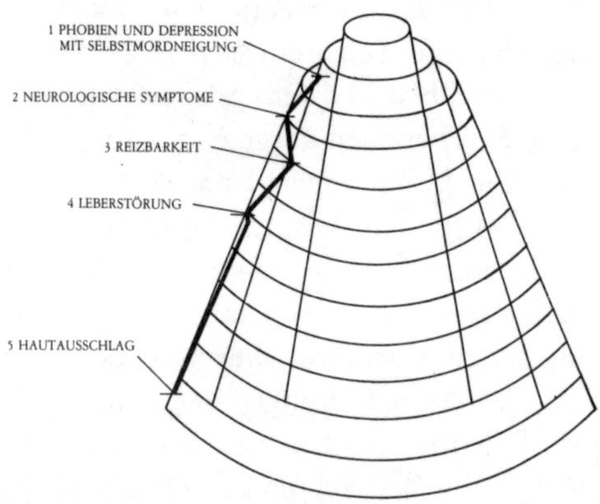

Abb. 4: Diese Skizze zeigt, wie der Schwerpunkt der Krankheit zwischen körperlicher und emotionaler Ebene wechseln kann. 1: Ein Patient weist eine Symptomatik auf, deren Schwerpunkt gänzlich auf der emotionalen Ebene liegt. 2: Nach erfolgreicher Behandlung verlagert sich der Schwerpunkt zunächst auf die körperliche Ebene. 3: Infolge weiterer Maßnahmen wechselt er wieder auf die emotionale Ebene, diesmal jedoch weiter abwärts im Diagramm. 4 und 5: Mit fortschreitender Genesung bewegt er sich wieder zur Peripherie hin und dort immer weiter abwärts, bis der Patient endgültig geheilt ist.

Hierzu ein Beispiel (Abb. 4): Angenommen, wir haben einen psychotischen Patienten mit vielerlei Ängsten, mit Depressionen und Selbstmordtendenz vor uns; das Schwergewicht seiner Krankheit befindet sich also offensichtlich auf der emotionalen Ebene. Bei der Fallaufnahme finden sich auch körperliche Symptome, die den Patienten allerdings in viel geringerem Maße beeinträchtigen. Nach erfolgreicher Behandlung kommt es zu auffallender Besserung seiner Psychose. Sechs bis neun Monate später jedoch treten neurologische Symptome auf: Doppeltsehen, Muskelzuckungen, Schwäche und Taubheit an verschiedenen Körperpartien. Auf einer detaillierten graphischen Darstellung würden wir sehen: Der Schwerpunkt der Störung hat sich zur Peripherie hin bewegt, nämlich zur körperlichen Ebene, wenn auch zu einer Stelle, die nur wenig unterhalb der vorherigen Symptomatik liegt. Nach weiteren Maßnahmen verschwinden die neurologischen Symptome; der Patient wird indes so reizbar, daß sich schwer mit ihm leben läßt. Der Schwerpunkt hat sich also wieder in Richtung Zentrum verlagert, doch ist die Psychose nicht zurückgekehrt; die Störung liegt zwar wieder auf der mittleren (emotionalen) Ebene, aber diesmal weiter unten. Im Laufe der Behandlung weicht die Reizbarkeit einer mäßigen Leberfunktionsstörung. Die Therapie wird fortgesetzt, das Leberleiden verschwindet schließlich, und ein Hautausschlag kommt zum Durchbruch, der aber nach einigen Monaten wieder abklingt. Solch ein Verlauf bestätigt dem Arzt, daß der Patient langfristig geheilt ist — sofern er nicht erneut extremen Belastungen oder ungeeigneten Therapien ausgesetzt wird.

Hätten wir uns nur auf die Abbildungen 1 und 2 des vorigen Kapitels gestützt, dann hätte uns bei diesem Beispiel die nach den körperlichen Symptomen auftretende Reizbarkeit leicht verwirren können; wir hätten sie womöglich als Schritt in die falsche Richtung aufgefaßt und drastische therapeutische Gegenmaßnahmen ergriffen. Mit Hilfe unseres erweiterten Modells (Abb. 3 und 4), das die Beziehungen der Ebenen untereinander berücksichtigt, wird jedoch deutlich, daß sich die Symptomatik des Patienten durchaus immer weiter zum Besseren entwickelt hat.

Zwar mag auch dieses Modell noch recht grob und roh erscheinen, und gewiß muß es noch durch weitere Erfahrungen von behandelnden Ärzten in aller Welt bestätigt und differenziert werden; bei der Beurteilung des einzelnen Falls kann es uns jedoch sehr nützen. Mit seiner Hilfe können wir die Menge scheinbar zufälliger und zusammenhangloser Symptome so weit ordnen, daß wir mit einiger Sicherheit beurteilen können, welchen Verlauf die gesundheitliche Entwicklung des Patienten nimmt. In den kommenden Jahrzehnten werden sich durch sorgfältige systematische Beobachtung die Details dieses Modells verfeinern lassen. Dem Arzt kann es damit zum zuverlässigen Handwerkszeug bei der Beurteilung des Heilungsprozesses werden — zu einem Instrument, das die Genauigkeit von Labortests noch übertrifft, obwohl es einzig und allein auf der Bewertung der Zeichen und Symptome beruht, die der Patient zeigt und berichtet.

Physiologie und Psychosomatik bestätigen einhellig, daß körperliche und emotionale Ebene miteinander in Beziehung stehen. EEG und Biofeedback-Untersuchungen zeigen z. B.: Intensive geistige Konzentration oder Meditation steigern die Blutzufuhr zum Gehirn und bewirken gleichzeitig Entspannung der Muskeln und Absinken des Blutdrucks. Ein Angstzustand ist von Herzklopfen, einem trockenen Mund, verlangsamter oder beschleunigter Darmtätigkeit, schwitzenden Handflächen, geweiteten Pupillen usw. begleitet. Eine angenehme Empfindung — z. B. Zuneigung zwischen zwei Menschen — erweitert die peripheren Blutgefäße, führt zu Erröten, Herzklopfen, seelischer und geistiger Angeregtheit. Jeder Reiz, jedes Gefühl, jeder Gedanke erzeugt sofort auf allen Ebenen des Organismus Wirkungen, die weitgehend voneinander abhängig sind.

In klinischer Hinsicht sind Beziehungen zwischen Körperreaktionen und Gefühlszuständen ganz besonders auffällig. Gedanken und Gefühle sind — oft individuell verschieden — vorzugsweise von Reaktionen bestimmter Körperstellen oder -funktionen begleitet und beeinflussen sie wechselseitig. So treten bei manchen Menschen Herzbeschwerden auf, wenn ihr Partner die für sie lebenswichtige Liebesbeziehung abbricht; bei anderen rufen geschäftliche Probleme ein Magen- oder Zwölffingerdarmgeschwür hervor. Negative Gedanken oder Gefühle schwächen die Funktionstüchtigkeit korrespondierender Organe, positive Gedanken und Gefühle stärken sie.

Auch hier sollen einige Fallbeispiele, wie sie jeder homöopathische Arzt aus der täglichen Praxis kennt, diese Wechselwirkung zwischen einander entsprechenden Bereichen der verschiedenen Ebenen veranschaulichen:

FALL 1: Eine Frau, von ihren prüden Eltern dazu erzogen, Sexualität, die sie insgeheim wünscht, als verabscheuungswürdig anzusehen und aus ihren Gedanken zu verdrängen, kommt zum Arzt und klagt über starken Haarwuchs an ungewöhnlichen Körperstellen wie Brust, Bauch und Rücken, während ihr Kopfhaar so stark ausfällt, daß sie fast eine Glatze trägt. Seit der spät aufgetretenen Menarche sind ihre Menstruationen stets schmerzhaft, unregelmäßig und oft verspätet. Nach ihrer Heirat treten zusätzlich schwere Migräneanfälle auf. Das Beispiel zeigt: Von der geistigen Ebene ausgehend, führt die verstandesmäßige Unterdrückung des Sexualtriebes bei gleichzeitiger unbewußter Bejahung zu einer Störung des Testosteron/Östrogengleichgewichts und dadurch zu maskulinem Haarwuchs. Ein weiteres Symptom, das auf der emotionalen Ebene künstlich erzeugt wurde — Abneigung gegen Sexualität —, wird nach der Heirat deutlich und zieht zusätzliche Belastungen nach sich. Sie verursachen auf den korrespondierenden Ebenen neue Symptome: Die Frau empfindet Widerwillen gegen ihre Ehe; gleichzeitig setzen — an Stelle des Haarausfalls — schwerste Kopfschmerzen ein. Wir sehen: Anfänglich war der Abwehrmechanismus noch in der Lage, das Gleichgewicht mühsam aufrechtzuerhalten, er beschränkte die Beschwerden auf den endokrinen Bereich. Die zusätzliche Belastung durch die Ehe genügte jedoch, dieses Gleichgewicht zu stören; der Abwehrmechanismus mußte versuchen, unter Inkaufnahme schwerwiegenderer Symptome weiter oberhalb in der Hierarchie derselben Ebene ein neues Gleichgewicht herzustellen.

FALL 2: Eine andere Frau, ebenfalls sehr prüde erzogen, bekommt Haarausfall. Mit 22 Jahren verliebt sie sich und entwickelt in der daraus resultierenden Ehe eine sehr positive emotionale Beziehung. Der Haarausfall hört auf, und die Patientin fühlt sich ausgesprochen wohl; ihr Kopfhaar ist allerdings dünn und spärlich geblieben. Wie im vorhergehenden Fall bewirkte auch hier der massive Zwiespalt zwischen verstandesmäßiger Verdrängung und unbewußten Wünschen eine hormonelle Störung. Der spätere positive emotionale Einfluß stärkte jedoch den Abwehrmechanismus so sehr, daß er ein günstigeres Gleichgewicht herstellen konnte. Die Voraussetzungen für ein unbeschwertes, glückliches und kreatives Leben waren nun weit günstiger. Zwar war ihr Haar nicht gerade voll und schön, doch sie konnte überzeugt werden, daß ihr Abwehrmechanismus ein akzeptables Gleichgewicht gefunden hatte, das man durch keine weitere Behandlung stören sollte.

FALL 3: Ein neunzehnjähriger junger Mann bekommt während der Vorbereitung auf das Abitur einen steifen Nacken. Wie sich herausstellt, hat er große Angst, es nicht zu bestehen. Verstand und Gefühl sind also schwer belastet. Nun wissen wir aber, daß zwei Zentren im Körper in besonders enger Beziehung zur emotionalen und geistigen Ebene des Menschen stehen, nämlich Herz und Gehirn. Hauptverbindungsweg zwischen beiden scheint im körperlichen Bereich der Nacken zu sein. Daher verursachte der Konflikt zwischen Wollen und Können in diesem Fall einen steifen Nacken.

Der Abwehrmechanismus ist, wie wir sehen, stets bemüht, einen sich in Zeichen und Symptomen äußernden *Schutzwall* zu errichten, *der so weit vom Zentrum entfernt und so nah an der Peripherie liegt wie möglich.* Wo sich dann jedoch der Schwerpunkt der Störung tatsächlich manifestiert, dafür sind drei Faktoren verantwortlich:

1. Die *erbbedingte Stärke bzw. Schwäche* des Abwehrmechanismus; dieser Hauptfaktor wird in den folgenden Kapiteln noch ausführlich besprochen. Ist der Abwehrmechanismus schwach, zeigt sich der Schwerpunkt im Diagramm rasch an den oberen und zentralgelegenen Punkten der Hierarchie; ist er stark, bleiben die Symptome meist auf die weniger wichtigen Ebenen und Organe beschränkt.

2. Die *Intensität der krankmachenden Einflüsse,* die auf der geistigen, emotionalen oder körperlichen Ebene wahrgenommen werden. Bei einem außergewöhnlich starken Schock ist bisweilen selbst der stärkste Abwehrmechanismus unfähig, das Gleichgewicht so aufrechtzuerhalten, daß die Symptomatik auf einen unbedeutenden Bereich beschränkt bleibt. Mit einem nur leicht krankmachenden Reiz, z. B. einem wenig virulenten Erkältungsvirus, wird dagegen auch ein konstitutionell schwacher Abwehrmechanismus ohne größere Störungen fertig.

3. Der Grad der *Beeinträchtigung durch Behandlungen,* die den Abwehrmechanismus nicht in seiner Gesamtheit stärken. Hat der Abwehrmechanismus in einem bestimmten Bereich ein Gleichgewicht hergestellt, treten hier Symptome von relativer Beständigkeit auf. Gibt man nun ein Komplexmittel oder ein allopathisches Mittel, um Schmerzen zu lindern oder einen Angstzustand zu dämpfen, so zwingt man durch Beseitigung der bisherigen Abwehrsymptome den Abwehrmechanismus, eine neue Verteidigungslinie zu errichten. Diese findet sich dann unweigerlich in einem zentraleren, für die Gesundheit des Organismus wichtigeren Bereich, denn das bisherige Gleichgewicht war das *bestmögliche,* das der Abwehrmechanismus hervorzubringen vermochte. *Alle* Therapien, die lediglich einzelne Symptome wegkurieren und dabei *das Gesamtbild außer acht lassen,* schwächen den Abwehrmechanismus, führen zu einer allgemeinen Degeneration der Gesundheit und schließlich zu immer ernsteren chronischen Krankheiten.

Diese drei Faktoren beeinflussen also die jederzeit optimale Abwehrtätigkeit des Organismus und die Richtung, in die der Schwerpunkt einer Störung sich bewegt. Verbinden sich die drei Faktoren auf ungünstige Weise, und verschlechtert sich hierdurch die Gesundheit, so kann sich der Schwerpunkt nach zwei Richtungen verlagern:

1. Er kann sich innerhalb der Hierarchie *linear* auf einer Ebene bewegen, wobei auf den anderen Ebenen nur minimale Veränderungen entstehen. Verschieben sich z. B. die Symptome innerhalb der körperlichen Ebene nach oben, so bedeutet das: Der Abwehrmechanismus ist im geistigen und seelischen Bereich stark genug, die Wirkung des krankmachenden Reizes auf die körperliche Ebene zu beschränken.

2. Der Schwerpunkt kann von einer peripheren auf eine zentralere Ebene *springen.* Dies kann geschehen bei einem schwachen Abwehrmechanismus, einem tiefgreifenden Schock oder einer stark unterdrückenden Therapie.

Allgemein gilt die Regel: Der Sprung zu zentraleren Ebenen ist ein ungünstigeres Zeichen für den Krankheitsverlauf als das lineare Fortschreiten auf einer Ebene.

Drei Fallbeispiele — sie handeln von Patienten mit Ekzemen — sollen diese Konzeption veranschaulichen:

1. Eine Frau leidet bereits jahrelang an einem Ekzem und bekommt seit drei Jahren Cortisonsalben verschrieben, die sie gewissenhaft anwendet. Solange sie die Salben benutzt, kann sie das Ekzem unter Kontrolle halten, doch merkt sie, wie sie allmählich immer mürrischer und reizbarer wird und eine zunehmende Abneigung gegen soziale Kontakte verspürt. Der Schwerpunkt hat sich hier von der körperlichen auf die seelische Ebene verlagert; die Therapie hat also die Störung in tiefere Bereiche verdrängt. Schließlich, nachdem sie angefangen hat zu meditieren, bessert sich das Befinden der Patientin; einige Monate später bekommt sie jedoch eine allergische Rhinitis. Damit vollzieht sich eine Rückverlagerung der Symptomatik auf die körperliche Ebene. Diesmal ist allerdings nicht die Haut betroffen, sondern die Schleimhaut — also ein wichtigerer und zentralerer Bereich. Zwar haben schlechte Laune und Reizbarkeit der Patientin nachgelassen; dafür leidet sie aber jetzt an einer lästigen Rhinitis mit gelegentlicher Entzündung der Nasennebenhöhlen. Wird nun der allergische Schnupfen mit Antihistaminika, Antibiotika oder gar intranasalen Cortisonsprays unterdrückt, wird es der Patientin entweder seelisch schlechter gehen als zuvor, oder sie muß mit dem Auftreten eines Bronchialasthmas rechnen — einer Verschlimmerung im körperlichen Bereich. Es kann also ein linearer Gesundheitsabfall auf der gleichen Ebene eintreten, oder der Schwerpunkt kann auf die seelische Ebene zurückspringen — für unsere Patientin ein noch ungünstigerer Verlauf.

2. Eine andere Frau, seit vielen Jahren von einem Ekzem geplagt, traut der palliativen Behandlung nicht und lehnt daher die Cortisonsalben ab. Das Ekzem besteht weiter, wird jedoch nicht schlimmer. Da verliert sie plötzlich durch einen Autounfall ihren Mann. Der Schock führt zu einer Schwächung auf der emotionalen Ebene; während das Ekzem verschwindet, beginnt sie unter Ängstlichkeit, Nervosität, Phobien und Wahnvorstellungen zu leiden. Erhält sie jetzt Beruhigungsmittel, so kommt — falls die Mittel bessernd wirken — das Ekzem wieder zum Vorschein, und die psychischen Symptome gehen zurück. Falls sie jedoch unterdrückend wirken, verschlimmert sich der Zustand der Patientin. Diese Verschlimmerung kann, je nach Stärke oder Schwäche des Abwehrmechanismus, zwei Richtungen einschlagen: Hat die Frau einen starken Abwehrmechanismus, wird sie möglicherweise eine allergische Rhinitis oder ein Bronchialasthma be-

kommen. Man sieht: Die Symptome kehren zwar in den körperlichen Bereich zurück, treten aber an einer zentraleren Stelle des Organismus auf. Sind ihre Abwehrkräfte zu schwach, um mit der unterdrückenden Wirkung der Psychopharmaka fertigzuwerden, wird sie in einem zentraleren Bereich der emotionalen oder sogar der geistigen Ebene erkranken.

3. Ein Patient mit langjährigem Ekzem läßt sich homöopathisch behandeln; sein Mittel wurde aufgrund der Gesamtheit seiner Symptome gewählt. Das Ekzem verlagert sich von Gesicht und Körper zu den Extremitäten hin und heilt schließlich vollkommen ab. Diese Richtung entspricht — unsere bisherigen Darlegungen bestätigen es — dem naturgemäßen Heilverlauf; auch auf lange Sicht besteht gesundheitlich eine sehr gute Prognose.

Auch an diesen Beispielen zeigt sich, wie körperlicher und seelischer Bereich miteinander in Beziehung stehen; zugleich sehen wir, daß die körperlichen Symptome in vorhersehbarer Reihenfolge auftreten: vom Ekzem über die allergische Rhinitis und Sinusitis zum Bronchialasthma. Jeder Patient entwickelt sich unterschiedlich, je nach Stärke und der Art der angewandten Therapie.

Die obigen Beobachtungen bestätigen auch, daß es relativ genau *vorhersehbare Verlaufsbahnen* gibt, die bei gesundheitlichem Rückschritt durchlaufen werden. Entlang dieser Bahnen befinden sich »Haltestationen«, die die — immer weiter innen liegenden — Verteidigungsbarrieren des Abwehrmechanismus markieren. Diese Haltestationen sind von größter Bedeutung; ohne sie könnte ein krankmachender Stimulus sehr schnell bis in die innersten Bereiche des Organismus vordringen und den Tod herbeiführen.

Auch der Schulmedizin ist seit langem bekannt, daß, zumindest auf der körperlichen Ebene, Krankheitsverläufe sich häufig nach einem bestimmten Muster abwickeln. Man weiß, daß Krebs zu ganz bestimmten Organen metastasiert: Brustkrebs zu den regionalen Lymphknoten, den Lungen, den Knochen und dem Gehirn; Prostatakrebs zum Lymphsystem, den Beckenknochen und der Wirbelsäule; Lungenkrebs zu den örtlichen Lymphknoten, zum Zentralnervensystem, den Röhrenknochen, den Nieren, Nebennieren und der Haut. Autoimmunkrankheiten befallen stets nur bestimmte Gewebe: Rheumatische Erkrankungen beginnen häufig mit einer Streptokokkenpharyngitis und führen nach der fieberhaften Gelenkentzündung zur Degeneration der Herzklappen, Glomerulonephritis, rheumatoider Arthritis usw., Lupus erythematodes verursacht charakteristische Hautausschläge, Nephritis, Colitis, Arthritis, Leber- und Milzvergrößerung und Perikarditis; der Morbus Reiter besteht aus Gonokokkenurethritis, monartikulärer Arthritis und Uveitis.

Darüber hinaus hat die psychosomatische Medizin bekanntlich unerwartete Zusammenhänge zwischen seelischen und körperlichen Leiden entdeckt: Melancholie tritt in Verbindung mit Leberfunktionsstörungen auf; unterdrückter Ärger verursacht Magen-Darm-Geschwüre; anal fixierte Persönlichkeitstypen tendieren zu Verstopfung und Haemorrhoiden; sogenannte »Typ A«-Konstitutionen haben eine bestimmte Blutgruppe, häufig hohen Blutdruck und frühzeitige Herzinfarkte; zwanghafte Persönlichkeiten mit unterdrücktem Ärger sind krebsanfällig.

Solche Zusammenhänge sind bekannt. Was aber bestimmt ihre Verlaufsbahnen? Man spekuliert in einigen Fällen, ob Nerven- oder Kreislaufsystem mögliche Metastasenbahnen bilden. Auch hat die chinesische Medizin aufgrund jahrhundertelanger Beobachtung Verbindungen zwischen Akupunkturpunkten und bestimmten Organen sowie zwischen Organen und geistig-seelischen Zuständen herausgefunden und u.a. in der Fünfelementenlehre formuliert. Die Ursprünge dieser Verbindungen werden aber damit nicht erklärt.

Eine andere Perspektive eröffnet uns die moderne *Embryologie.* Vielleicht werden künftige Forschungen zeigen, daß die Verlaufsbahnen ihren Ursprung in embryonalen Geweben haben. Jeder Mensch beginnt sein Leben als einzelne Zelle, die sich allmählich durch fortlaufende Zellteilung nach vorgegebenem Muster zu einer ungemeinen Vielfalt von Zellen entwickelt. Bei diesem Prozeß bilden sich drei unterschiedliche Zellschichten als Grundstruktur heraus; aus ihnen entwickelt sich der restliche Organismus. Man bezeichnet sie als Ektoderm, Mesoderm und Endoderm. Aus einem jeden dieser Gewebe erwachsen, wie wir sehen werden, bestimmte Organe und Organsysteme.

Ektoderm

Aus dieser Schicht bilden sich:

a) die Haut und ihre Anhangsgebilde: das Epithel der Haut, das Haar, die Nägel, die Epithelzellen der Schweiß-, Talg- und Milchdrüsen;

b) das Epithel am Anfang und Ende des Verdauungskanals: insbesondere Epithel und Drüsen der Lippen, der Backen, des Zahnfleisches, eines Teils des unteren und oberen Gaumens und der Schleimhäute von Nase und Nebenhöhlen sowie das Epithel des Afters und der Enden der Urogenitalöffnungen;

c) die Gewebe des Nervensystems: das gesamte Zentralnervensystem einschließlich der Retina, das periphere Nervensystem einschließlich der sympathischen Nervenzellen und -fasern, die Zellen der Nervenscheiden, das sensorische Epithel der Geruchs- und Gehörorgane und das Nebennierenmark;

d) der Hypophysenvorderlappen;

e) die Linse des Auges, die vordere Epithelschicht der Hornhaut, die Muskeln der Iris und die äußere Schicht des Trommelfells.

Endoderm

Aus dieser Schicht erwachsen:

a) das Epithel des Verdauungskanals (mit Ausnahme seiner Anfangs- und Endstücke) und das Parenchym der dazugehörigen Drüsen: Leber, Pankreas, Schilddrüse, Nebenschilddrüsen und Thymusdrüse;

b) die auskleidende Epithelschicht der Eustachischen Tuben und des Mittelohrs einschließlich der inneren Schicht des Trommelfells und der Auskleidung der mastoiden Luftzellen;

c) das auskleidende Epithel von Larynx, Trachea, Bronchien und Alveolen;

d) das Epithel der Blase, des größten Teils der weiblichen Urethra und eines Teils der männlichen Urethra mit den dazugehörigen Drüsen (z. B. der Prostata) und der untere Teil der Vagina.

Mesoderm

Diese Schicht erzeugt:

a) *Epithelabkömmlinge:*
die viszeralen und parietalen Auskleidungen des Peritoneums, der Pleura und des Perikards; die Nebennierenrinde.

b) *Mesenchymabkömmlinge:*
das Bindegewebe, die Knorpel und Knochen einschließlich des Zahnschmelzes; die Myokard- und Organmuskulatur einschließlich der Blutgefäße; das Endokard und das Endothel der Blutgefäße; die Lymphdrüsen und -gefäße sowie die Milz; die Blutkörperchen; die Bindegewebsscheiden von Muskeln, Sehnen und Nervenenden sowie die Synovia der Gelenkkapseln und Schleimbeutel.

Diese Zuordnung spricht dafür, daß die Affinität zwischen bestimmten Organen und Systemen auf ihrem gemeinsamen Ursprung in einer dieser embryonalen Gewebeschichten beruht. Vielleicht wird sich eines Tages erweisen, daß diese Verknüpfungen eine wichtige Rolle spielen, indem sie uns anzeigen, in welcher Richtung die Symptome bei Krankheit und Degeneration tiefer in den Organismus vordringen.

Zusammenfassung des 3. Kapitels

1. Der menschliche Organismus agiert immer als Einheit, ganz gleich, ob er nun seine normalen Funktionen wahrnimmt oder sich gegen krankmachende Reize wehrt.

2. Zeichen und Symptome eines krankmachenden Reizes äußern sich auf einer oder auf mehreren Existenzebenen.

3. Die drei Ebenen sind sowohl in sich als auch untereinander hierarchisch gegliedert. Ihre Relation läßt sich anhand eines dreidimensionalen Kegeldiagramms darstellen.

4. Der Abwehrmechanismus sorgt für das bestmögliche Gleichgewicht, indem er ununterbrochen versucht, die Symptomatik auf die periphersten Bereiche zu begrenzen.

5. Drei Faktoren können den Schwerpunkt der Symptomatik verlagern: die erbbedingte Schwäche oder Stärke des Abwehrmechanismus; die Intensität des krankmachenden Reizes; der Einfluß unterdrückender oder heilender Behandlung.

6. Der Schwerpunkt der Symptomatik kann sich, bildhaft im Sinne unseres Diagramms gesprochen, in zwei Richtungen bewegen: entweder linear innerhalb der Hierarchie einer Ebene nach oben oder unten oder sprunghaft von einer Ebene zur anderen, sei es nach innen oder außen.

7. Es gibt im Krankheitsverlauf vorhersehbare Wege, auf denen der Abwehrmechanismus »Haltestation« oder Verteidigungsbarrieren errichtet. Bei einer Abnahme der Gesundheit schreitet die Symptomatik auf diesen Verlaufsbahnen zum Zentrum hin fort. Möglicherweise besteht eine Beziehung zwischen diesen Bahnen und den uns bekannten embryonalen Grundgeweben.

Kommentierte Bibliographie zu Kapitel 3

1. Simeons, A. T. W., »*Man's Presumptuous Brain*«, Longmans, Green, London 1960. Eine gründliche Beschreibung der Beziehungen von Persönlichkeitsstruktur und körperlichen Beschwerden. Er bringt größtenteils für den Kliniker nützliche Persönlichkeitsbeschreibungen; seine Beobachtungen werden nicht durch eigene Forschungsergebnisse untermauert.

2. World Health Organization »*Psychosomatic Disorders*«, WHO Technical Report Serie Nr. 275, WHO, Geneva 1964. Ein Überblick über die Zusammenhänge seelischer und körperlicher Leiden.

3. Raven, R. W., Hrsg., »*Cancer*«, Band 4, Butterworth, London 1958. Beschreibt die Zielgerichtetheit von Metastasen für einzelne Krebsarten: S. 237 für Brustkrebs, S. 201 für Prostatakrebs und S. 308 für Lungenkrebs.

4. Hamer, Ryke Geerd, »*Krebs — Krankheit der Seele*«, Verlag Amici di Dirk, Rom, Paris, Bonn 1984. Zeigt den Zusammenhang von Konfliktinhalt und Krebslokalisation.

5. Hegglin, Robert, »*Differentialdiagnose innerer Krankheiten*«, Georg Thieme Verlag, Stuttgart.

6. Cann and Cann, Hrsg., »*Current Diagnosis*«, W. B. Saunders, Philadelphia 1971.

7. Hamilton, Boyd, and Mossman, »*Human Embryology*«, Williams and Wilkens, Baltimore 1972, Kap. 7, S. 162 ff.

8. Blechschmidt, Erich, »*Vom Ei zum Embryo*«, Rowohlt Verlag, Reinbek 1982.

4. Kapitel

Die Lebenskraft

In den vorangegangenen Kapiteln war bereits mehrfach vom Abwehrmechanismus die Rede. Sein Wirken erweist sich, wie wir gesehen haben, nicht nur an bekannten physiologischen Vorgängen wie etwa dem Immunsystem, Retikuloendothelialsystem, endokrinen Systemen sowie im sympathischen und parasympathischen Nervensystem oder anderen bekannten physisch-chemischen Mechanismen. Dies alles sind zwar wichtige, ihm zugehörige Funktionen, doch beschränkt sich sein Wirken nicht darauf. In ebenso geordneter und systematischer Form durchdringt er auch die emotionelle und die geistige Ebene.

Somit wirkt der Abwehrmechanismus als komplexes System, als geschlossenes Ganzes, jederzeit bereit, den ganzen Menschen so effektiv wie möglich zu verteidigen und nach Möglichkeit zu verhindern, daß Krankheiten in die inneren und höheren Bereiche des Menschen vordringen.

Nun sind dies lediglich Wirkungen des Abwehrmechanismus, nicht dieser geheimnisvolle Mechanismus selbst. Es stellt sich demnach die Frage nach seiner Herkunft und seinem eigentlichen Wesen.

Im Grunde ist das Thema »Gesundheit-Krankheit-Abwehrmechanismus« untrennbar mit dem Begriff »Leben« verknüpft; denn mit dem Tode hören alle jene wahrnehmbaren Wirkungen selbstverständlich auf.

Wollen wir also wissen: Was ist der Abwehrmechanismus?, so müssen wir uns Klarheit über das Wesen von Leben und Tod zu verschaffen suchen.

Bekanntlich haben sich Philosophen und Heilkundige aller Epochen mit dieser Thematik auseinandergesetzt, so daß wir an dieser Stelle nur einen kurzen historischen Überblick vermitteln können, wollen wir nicht den Rahmen dieses Buches sprengen; danach werden wir die homöopathische Deutung vorstellen und schließlich prüfen, was neueste naturwissenschaftliche Forschungsergebnisse zur Klärung dieser Frage beizutragen vermögen.

Es ist ein weitverbreiteter Irrtum zu glauben, im Laufe der Geschichte habe eine kontinuierliche geistige Entwicklung vom Spiritualistisch-Irrationalen zum Materialistisch-Rationalen, vom »Aberglauben« zur »Aufklärung« stattgefunden; vielmehr finden wir von der Antike bis zur Gegenwart beide gegensätzlichen Geisteshaltungen einschließlich zahlreicher Abstufungen und Mischformen parallel vor, freilich von Zeit zu Zeit wechselnd und einander ablösend in ihrer Macht über das »öffentliche Bewußtsein« und der Zahl ihrer Anhängerschaft. So lebten schon im klassischen Griechenland ebenso überzeugte Materialisten, wie es im Industriezeitalter immer noch Menschen gibt, die von geistigen Kräften jenseits alles sinnenhaft Wahrnehmbaren überzeugt sind.

Erst das ausgehende 18. und dann besonders das 19. Jahrhundert erhoben jene Verschiebungen im Bewußtsein breiter Bevölkerungsschichten zum »Naturgesetz« eines historischen »geistigen Fortschritts« mit dem Ziel, alle bisherigen Welträtsel, darunter vor allem die Frage nach Leben und Tod, endgültig zu lüften.

Dies hatte eine Reihe verständlicher Gründe. Teils handelte es sich um eine Gegenreaktion auf den Druck konservativer Kräfte in Staat und Kirche, um einen Befreiungsversuch des Menschen von körperlicher und geistiger Einschränkung und Bevormundung, teils um das Bemühen, übermächtige und bedrohliche Naturkräfte zu zähmen und zu nutzen, teils aber auch um wirtschaftliche Interessen: Ein materialistisches Bild vom Menschen und vom Leben bedeutete einerseits eine Aufwertung des Materiellen und damit der konsumierbaren Ware und machte andererseits die »Maschine Mensch« bedenkenlos manipulierbar. Daneben soll freilich nicht bestritten werden, daß der rasante Fortschritt von Naturwissenschaft und Technik die materialistische Weltsicht auf den ersten Blick in der Tat plausibel erscheinen ließ, so daß sie auch manch redlichem Denker und Wissenschaftler zur ehrlichen Überzeugung wurde.

Heute, da der euphorische Fortschrittsglaube der Jahrhundertwende durch zwei Weltkriege und die Gefahr eines (letzten) dritten sowie andere tödliche Auswirkungen technischen Fortschritts weitgehend erloschen ist, zeigt sich erneut eine allgemeine Technik- und Materialismusmüdigkeit und Hinwendung zu tragfähigeren Lebenskonzepten.

Dieser Hintergründe eingedenk, wollen wir uns nun dem »Leben« aus der Sicht verschiedener Weltanschauungen zuwenden.

Paracelsus vertrat wie die meisten Denker des vorindustriellen Zeitalters die Auffassung, es handle sich bei der »Lebenskraft« um ein unsichtbares, geistiges Ordnungsprinzip, dessen sinnvoll aufbauendes Wirken auf einen intelligenten Ursprung (Gott) zurückgehe. Nach ihm postulierte die Schule des sogenannten Vitalismus den gleichen Gedanken: Der Mensch ist mehr als die Summe seiner Teile, er lebt, weil und solange ihn die Lebenskraft durchdringt, die ihn mit dem höchsten Prinzip des Kosmos verbindet und beim Tode wieder verläßt.

Der Abwehrmechanismus wäre hierbei *ein Aspekt* jener Lebenskraft, und zwar derjenige ihrer Funktionen, der im Krankheitsfall auf allen drei Seinsebenen als helfendes Instrument wirkt.

Im Laufe der letzten 250 Jahre jedoch geriet der Vitalismus aus den oben beschriebenen Gründen immer mehr in Verruf; zwar hatte er stets Anhänger, aber sie konnten sich in der (naturwissenschaftlich inspirierten) geistigen Auseinandersetzung nicht durchsetzen; ihr Denken galt als naive und haltlose mystische Spekulation.

Viel einleuchtender schien der Vergleich des lebenden Organismus mit einer Maschine. Zahlreiche biologische Mechanismen waren bekannt geworden, der Rest schien eine Frage der Zeit — wo also blieb noch Platz für Geheimnisse? Wie ein ungeheures hochkompliziertes Uhrwerk schien in endloser Kausalkette ein Rädchen notwendig ins andere zu greifen.

Doch auch der Mechanismus mußte seine Entthronung erleben. Die Atomphysik des 20. Jahrhunderts wies nach, daß das Newtonsche Weltbild Beobachtungen im atomaren und subatomaren Bereich nicht erklären konnte. Feste Stoffe, leerer Raum erwiesen sich als vordergründig:

»Die moderne Physik revidierte nicht nur radikal die Vorstellung von festen, unzerstörbaren Teilchen, die sich im leeren Raum bewegen, sondern auch den klassischen Begriff der Leere. Diese Wandlung erfolgte in den sogenannten Feldtheorien. Sie begann, als Einstein die Gravitationsfelder zur Geometrie des Raumes in Beziehung setzte, und wurde noch deutlicher, als man die Quantentheorie mit der Relativitätstheorie kombinierte, um die Kraftfelder subatomarer Teilchen zu beschreiben. In diesen Quanten-Feldtheorien verliert die Grenze zwischen den Partikeln und dem sie umgebenden Raum ihre ursprüngliche Schärfe, und der leere Raum wird als dynamische Größe von überragender Bedeutung anerkannt.

Ein elektrisches Feld, als Begriff von Faraday und Maxwell in ihrer Beschreibung der Kräfte zwischen elektrischen Ladungen und Strömen eingeführt, ist eine »Kondition« im Raum um einen geladenen Körper, die eine Kraft in jeder anderen Ladung in diesem Raum hervorruft. Elektrische Felder werden somit von geladenen Körpern erzeugt, und ihre Wirkungen können nur von geladenen Körpern wahrgenommen werden. Magnetische Felder werden durch sich bewegende Ladungen erzeugt, d. h. durch elektrische Ströme, und die daraus resultierenden magnetischen Kräfte können von anderen sich bewegenden Ladungen wahrgenommen werden. In der klassischen Elektrodynamik nach Faraday und Maxwell sind die Felder primäre physikalische Größen, die ohne Bezug auf materielle Körper untersucht werden können. Schwingende elektrische und magnetische Felder können in Form von Radiowellen, Lichtwellen oder anderen Arten elektromagnetischer Strahlung durch den Raum wandern.

Die Relativitätstheorie gab der Elektrodynamik insofern eine Eleganz, als sie die Begriffe der Ladungen und Ströme und der elektrischen und magnetischen Felder vereinigte. Da alle Bewegung relativ ist, kann jede Ladung auch als Strom auftreten — in einem Bezugssystem, wo sie sich relativ zum Beobachter bewegt —, und folglich kann ihr elektrisches Feld auch als magnetisches Feld auftreten. In der relativistischen Formulierung der Elektrodynamik sind die beiden Felder somit zu einem einzigen elektromagnetischen Feld vereinigt …

Materie und leerer Raum — das Plenum und das Vakuum — waren die beiden grundsätzlich verschiedenen Begriffe, auf denen der Atomismus von Demokrit und Newton basierte. In der allgemeinen Relativität sind diese beiden Begriffe nicht länger zu trennen …

So zeigt uns die moderne Physik wieder einmal, und zwar diesmal im makroskopischen Bereich, daß materielle Objekte keine selbständigen Einheiten, sondern untrennbar mit ihrer Umgebung verkettet sind; daß ihre Eigenschaften nur als Wechselwirkung zwischen ihnen und der übrigen Welt verstanden werden können. Nach dem Machschen Prinzip reicht diese Wechselwirkung bis weit in das Universum hinaus, bis zu fernen Sternen und Spiralnebeln. Die grundsätzliche Einheit des Kosmos manifestiert sich daher nicht nur in der Welt des ganz Kleinen, sondern auch in der Welt des sehr Großen. Diese Tatsache wird in der modernen Astrophysik und Kosmologie immer mehr anerkannt, der Astronom Fred Hoyle bestätigt:

> *›Heutige Entwicklungen in der Kosmologie weisen beharrlich darauf hin, daß die jetzigen Zustände nicht fortbestehen könnten, gäbe es nicht die fernen Teile des Universums, daß alle unsere Vorstellungen von Raum und Geometrie restlos ungültig würden, wenn die fernen Teile des Universums verschwinden würden. Unsere tägliche*

Erfahrung, bis in die kleinsten Einzelheiten, »scheint so fest in das große Universum integriert zu sein, daß es so gut wie unmöglich ist, beide getrennt zu betrachten.‹[1]

Die Einheit und die Wechselbeziehung zwischen einem materiellen Objekt und seiner Umgebung, die sich im makroskopischen Maßstab in der allgemeinen Relativitätstheorie manifestiert, zeigt sich noch viel auffallender im subatomaren Bereich. Hier sind die Vorstellungen der klassischen Feldtheorie mit denen der Quantentheorie kombiniert, um die Wechselwirkungen zwischen subatomaren Teilchen zu beschreiben. Wegen der komplizierten mathematischen Form von Einsteins Gravitationstheorie war eine solche Kombination für die Gravitationswechselwirkungen noch nicht möglich, aber die andere klassische Feldtheorie, die Elektrodynamik, wurde mit der Quantentheorie zur »Quanten-Elektrodynamik« verschmolzen, die alle elektromagnetischen Wechselwirkungen zwischen subatomaren Teilchen beschreibt. Diese Theorie enthält die Quantentheorie und die Relativitätstheorie. Sie war das erste quanten-relativistische Modell der modernen Physik und ist immer noch das erfolgreichste.

Das auffallend Neue der Quanten-Elektrodynamik ergibt sich aus der Kombination von zwei Begriffen: dem des elektromagnetischen Feldes und dem des Photons als Teilchenaspekt elektromagnetischer Wellen. Da Photonen auch elektromagnetische Wellen und da diese Wellen vibrierende Felder sind, müssen die Photonen Manifestationen elektromagnetischer Felder sein. Daher kommt der Begriff »Quantenfeld«, d. h. ein Feld, das die Form von Quanten oder Teilchen annehmen kann. Dies ist tatsächlich ein völlig neuer Begriff, der auf die Beschreibung aller subatomaren Partikel und ihrer Wechselwirkungen ausgedehnt wurde, wobei jeder Teilchentyp einem anderen Feld entspricht. In diesen Quanten-Feldtheorien ist der klassische Gegensatz zwischen festen Teilchen und dem diese umgebenden Raum völlig überwunden. Das Quantenfeld wird als die fundamentale physikalische Einheit betrachtet, ein kontinuierliches Medium, das überall im Raum vorhanden ist, Teilchen sind lediglich eine örtliche Verdichtung des Feldes, eine Konzentration von Energie, die kommt und geht und dabei ihren individuellen Charakter verliert und sich im zugrundeliegenden Feld auflöst. Mit den Worten Albert Einsteins:

[1]Hoyle, Fred, »*Frontiers of Astronomy*«, Heinemann, London 1970, S. 304.

›Wir können daher Materie als den Bereich des Raumes betrachten, in dem das Feld extrem dicht ist ... in dieser neuen Physik ist kein Platz für beides, Feld und Materie, denn das Feld ist die einzige Realität.‹ [2]«[3]

Damit wurde der Begriff »Materie« von dem der »Energien« verdrängt. Selbst der lebende Organismus, der Mensch, so stellte sich heraus, ließ sich in Termini des elektrodynamischen Feldes fassen — er unterliegt nicht nur, wie bislang geglaubt, physikalischen und chemischen Gesetzen. Die Kirliansche Fotografie (wir werden noch darauf zu sprechen kommen) fördert die elektromagnetische »Aura« von Lebewesen sogar optisch zutage.

Der lebende Organismus nicht mehr als Maschine, sondern als Energiekonstellation! — War damit die Frage nach dem Leben geklärt? Und bedeutete dies nicht eine Hinwendung oder zumindest Annäherung an den Vitalismus, ein Abrücken vom Materialismus?

Weder das eine noch das andere; der Schein trügt. Auch der Forschungsgegenstand der modernen Atomphysik ist unter definierten Gegebenheiten meßbar und fügt sich in eine erweiterte Definition von »Materie« ein; über eine genauere Beschreibung des Wie von Teilzusammenhängen führen uns auch Feldtheorie und Quantenmechanik noch nicht hinaus.

Wie bei vielen anderen Phänomenen auch, haben Naturforscher und Philosophen häufig verschiedene Auffassungen darüber, was »erklären« bedeutet — verständlich, da ihre Fragestellung sich fachbedingt unterscheidet. »Was ist Leben?« heißt für den Philosophen das Wie und Warum des Ganzen, nicht eine Beschreibung äußerer Erscheinungen, die ihrerseits leicht als bloße Wirkungen und Begleiterscheinungen aufgefaßt werden können.

«Es ist so, weil es so ist« kann ebenfalls für einen philosophischen Geist keine befriedigende Antwort sein. Wenn Leben die Summe oder den Vektor aller Felder des Organismus bedeutet, was ist dann der Tod? Alles, was sich dazu sagen läßt, ist doch letztlich nur Wirkung unbekannter »Einwirkungen«.

Sehen wir uns zum derzeitigen Forschungsstand abschließend ein Zitat an, das verdeutlicht, wie geheimnisvoll und materialistisch unerklärbar (im philosophischen Sinne) die Frage nach dem Wesen des Lebens auch heute noch bleibt. Es stammt von einem der systematischsten Forscher auf dem Gebiet bioelektrischer Feldmessung, Harold S. Burr, M. D. von der Yale

[2]Zitiert in: Capek, M., *»The Philosophical Impact of Contemporary Physics«*, D. Van Nostrand, Princeton, New Jersey 1961, S. 319.

[3]Capra, Fritjof, *»Das Tao der Physik«*, Scherz Verlag, Bern, München, Wien 1985, 5. Auflage der Neuausgabe, S. 205—209.

University. Nach dreißigjährigen Untersuchungen faßt er zusammen:

»Es kann also folgende Theorie aufgestellt werden: Das Muster oder die Organisation eines biologischen Systems wird von einem komplexen elektrodynamischen Feld gebildet; dies Feld ist einesteils durch seine atomaren physio-chemischen Komponenten bestimmt, zum anderen Teil legt es selbst Verhalten und Orientierung dieser Komponenten fest. Physikalisch gesehen ist es ein elektrisches Feld und ordnet durch seine Eigenschaften die Komponenten (Größen) des biologischen Systems zu einem charakteristischen Muster; außerdem ist es selbst teilweise ein Resultat dieser Komponenten. Es bestimmt sie und wird durch sie bestimmt.

Es hat nicht nur die Aufgabe, ein Muster zu bilden, *sondern — was wichtiger ist — es hat dieses Muster innerhalb des physiochemischen Flußes aufrechtzuerhalten. Es muß daher ordnend und kontrollierend auf Organismen einwirken. Es muß zum Mechanismus werden, aus dessen Tätigkeit ein abgerundetes Ganzes, Organisation und Kontinuität hervorgehen.«*[4]

Die erstaunlichen Eigenschaften und Fähigkeiten, die hier dem »Feld« zugeschrieben werden, erinnern an die traditionelle Beschreibung von Lebenskraft und Abwehrmechanismus. Der entscheidende Unterschied ist jedoch: Für den Vitalisten ist das Feld Instrument und Wirkung eines dahinterstehenden geistigen Ordnungsprinzips, für den Materialisten dagegen besitzt das Feld selbst quasi schöpferische Intelligenz, so wie man zu Darwins und Haeckels Zeiten der »Materie« einen zweckgerichteten Drang zur Höherentwicklung und zum Leben zusprach, also eine Art intelligenten Willen des Atoms.

Wer verdient eher den Vorwurf der »Mystifizierung«: Der Vitalist mit dem Glauben an eine lenkende geistige Macht (Gott) oder der Materialist mit seinem Glauben an das lebenspendende und -erhaltende Feld? —

Zu welcher Deutung des Phänomens »Leben« die Homöopathie sich bekennt, dürfte bereits deutlich geworden sein. Kein Forschungsergebnis ist ihr unangenehm oder unbequem, alle Fakten fügen sich zwanglos der vitalistischen Sichtweise ein, und am Ende dieses Kapitels werden wir sehen, wie die neuesten wissenschaftlichen Erkenntnisse sogar einige lange von Gegnern bestrittene Aspekte untermauern.

Zuvor jedoch Hahnemanns klassische Formulierung zu unserer Frage: »Was ist Leben?«:

»Im gesunden Zustand des Menschen waltet die geistigartige, als Dynamis den materiellen Körper (Organismus) belebende Lebenskraft (Auto-

[4] Burr, Harald S., *»The Fields of Life«*, New York 1972, S. 29.

kratie) unumschränkt und hält alle seine Teile in bewundernswürdig harmonischem Lebensgange in Gefühlen und Tätigkeiten, so daß unser inwohnender, vernünftiger Geist sich dieses lebendigen, gesunden Werkzeugs frei zu dem höheren Zustand unseres Daseins bedienen kann.«[5]

Auf zeitlos aktuelle Weise erläutert James T. Kent im 8. Kapitel seiner *»Lectures on Homoeopathic Philosophy«* unter dem Begriff »Elementarsubstanz« diese Worte; er lehrte in den USA zur Zeit der Veröffentlichung von Einsteins Feldtheorien, und seine Worte dürfen gerade angesichts des heutigen Forschungsstandes als treffend gelten:

»Man kann vielleicht nach einigen seiner Ausdrücke die Harmonie selbst als die Lebenskraft auffassen, aber ich denke nicht, daß HAHNEMANN dies meinte. Das Lebensprinzip ist nicht einfach dasselbe wie die Harmonie, noch ist die Harmonie ein Prinzip. Das Prinzip ist etwas, was der Harmonie vorgeht. Die Harmonie ist das Produkt von Prinzipien oder Gesetzen …

Heute sprechen die führenden Physiker vom vierten Zustand der Materie, welcher durch die immaterielle Substanz dargestellt werde. Sie nehmen heute vier Zustände der Materie an: den festen, den flüssigen, den gasförmigen und den strahlenden. Substanz in ihrer ursprünglichen Form ist eine so positive Substanz wie Materie in konkreter Form.[6]

Und jetzt wollen wir die Frage studieren, welche die größte Aufmerksamkeit verdient und Objekt der heutigen Vorlesung ist: Die Frage der Lebenskraft oder, anders ausgedrückt, der Lebensenergie. Welches ist ihr Charakter, ihre Qualität, ihr Wesen? …

Seit Jahren diskutiert man schon über den Begriff Kraft als Kraft, ohne ihren Ursprung in Betracht zu ziehen. Man sieht sie einfach als Energie an, als formende Kraft. Aber der Begriff der Kraft ohne etwas, das ihr vorangeht, das vorher ist, ist eine für den menschlichen Geist gefährliche Konzeption. Soll der Mensch sich Energie als etwas Substantielles vorstellen, so gelingt ihm dies nicht leicht; er kann sich besser etwas Substantielles vorstellen, das Energie besitzt. Wenn er an etwas von bestimmter Natur denkt, an eine gegenwärtige Entität, so muß er dieses e s s e als lebende Realität auffassen, welche etwas Vorangehendes hat; ein Beginn, die Objektivierung, die materielle Existenz nimmt irgendwo ihren Anfang, hat ei-

[5] Hahnemann, Samuel, *»Organon der Heilkunst«*, 6. Auflage 1921, Paragraph 9, S. 68.
[6] Für KENT bedeutet das Wort Substanz, daß es sich um etwas Reelles handelt, zum Unterschied von Scheinbarem; sie ist die Grundlage jeder äußeren Manifestation, das dauernd vorhandene Subjekt der Ursache aller materiellen und spirituellen Phänomene. Sie ist nicht allein die Essenz von etwas Lebendem, Existierendem, sondern ist Essenz plus Existenz, das Wesentliche jedes Dings, das wichtigste Element jeglicher Existenz. Obwohl immateriell, muß man sie sich nicht als raumlos vorstellen, sondern als räumlichenergetisch (P. S.).

nen Ausgangsort, einen Ursprung, also eine Ursache; er muß eine Finalität und ein Ende annehmen ...

Was den Menschen betrifft, wissen wir, daß er existiert, da wir seinen physischen Körper sehen, aber bis heute haben wir noch nicht alle subtilen Strebungen seiner Existenz und ihre Finalität erfassen können.

Glauben, daß unser kurzes Erdenleben ohne Zweck und Ziel sei und nichts habe, das ihm voranging, verneinen, daß das lebende Wesen dauernd und stets von seinem Ausgangspunkt an diesem Influx unterliegt, dank dessen er weiterlebt, ist vollkommen irrational.

Wir haben mit unsern Sinnen noch nie den Beweis erbringen können, daß, was es auch sei, existieren könne, ohne dauernd wirkende Kraft zu enthalten, die dessen Dauer gewährleistet. Weshalb sollen wir deshalb, wenn wir in die immaterielle Welt vorstoßen, annehmen, daß die Energie das am Anfang Stehende ist? Wir werden durch ein vertieftes Studium der Frage der Elementarsubstanz zum Schluß kommen, daß wir mit einigem Recht sagen, daß Energie nicht einfach Energie sei, sondern eine sehr kräftige, intelligenzbegabte Substanz.

Will der Materialismus seinen Prinzipien treu bleiben, muß er Leben und substantiellen Gott negieren, denn die Energie, aus der er solch Wesen macht, bedeutet ihm im Grunde nichts. Er folgert, daß Gott nicht ist, daß es keinen gäbe. Wem aber Intelligenz und Verstand gegeben sind, der gelangt zur Erkenntnis, daß ein höchstes Wesen existiert, ein substantieller Gott, ein Gott, der Substanz ist, die erste aller Substanzen, die Quelle, aus der alle anderen hervorgehen ...

Der Zusammenhalt, die wahre und reale Einheit der vielen Elemente, welche unsere materielle Welt ausmachen, wird durch die Elementarsubstanz gewährleistet ...

Zwei Welten präsentieren sich dem Geist des Menschen, die Welt der Gedanken und die Welt der Materie: in anderen Worten, die Welt der immateriellen Substanz und die Welt der materiellen Substanz. In der letzteren herrschen Ordnung und Harmonie. Alles, was unsern Augen sichtbar ist, hat einen Ursprung. Lebende Wesen sowie Kristalle scheinen etwas gemeinsam zu haben: die spezifische Form. Diese ist harmonisch; jedes Metallsalz kristallisiert nach einer ganz bestimmten Ordnung. Sind die Formen des menschlichen Körpers, wie sie uns die Anatomie enthüllt, nicht ebenfalls harmonisch? Indessen sehen wir nichts in dieser materiellen Welt, was die Ursache dieser wunderbaren Ordnung sein könnte, wir erkennen nur, daß jedes Ding an seinem Platz gehalten wird durch einen kontinuierlichen Influx, der sich vom ersten bis zum letzten Kettenglied erstreckt, vom Prinzip, vom Ursprung bis zur Vollendung. Nirgends ein Bruch in der

Kette, nirgends ein Unterbrechen im Energiestrom, der vom Anfang bis zum Ende fließt. Nichts kann bestehen, ohne daß eine Ursache da ist, die sich stets erneuernd ausströmt. Sehen wir nicht, wie alles, was des Menschen Hand schafft, mit der Zeit nach und nach zerfällt, zur Ruine wird? Schaut aber das an, was sich durch einen lebendigen Influx erhält, schaut diese Ordnung, schaut diese Harmonie in Zeit und Ewigkeit, immer nach demselben Plan und derselben Ordnung arbeitend ...

Es gibt zwei Reiche oder — anders gesagt — zwei Welten: diejenige der Ursachen, der Ursprünge und diejenige der Konsequenzen, der Effekte. In dieser äußeren, physischen, subjektiven Welt können wir nur mit den Augen sehen, mit den Fingern fühlen, riechen nur mit der Nase und hören nur mit den Ohren. Das ist das Reich der Resultate. Das Reich der Ursachen ist unsichtbar, man kann es nicht mit seinen fünf Sinnen fassen; das ist die Welt der Gedanken, faßbar nur mit Verständnis und Intelligenz. Was wir um uns herum sehen, ist nur die Welt der Endresultate, der Endstadien; die kausale Welt, diejenige des Prinzips, der Quelle der Dinge, ist unsichtbar. Wir sind indessen fähig, die intime und tiefe Natur dessen zu verstehen, was existiert; es ist daher sehr wichtig, daß der Mensch alle Dinge dieser Welt von innen heraus zu kennen und zu verstehen trachtet, deren Wesen zu ergründen, den Ursachen nachzuspüren, statt daß er vom Äußeren, vom Materiellen aus ins Immaterielle vorzustoßen sucht.

Wer so vorgeht, wird das Gesetz erkennen können, seine Funktion und seine Inkraftsetzung erfassen. Die Homöopathie existiert als Gesetz, ihre Wurzeln tauchen ins Reich der Ursachen. Würde sie nicht im Reich der Ursprünge existieren, würde sie in dem der Resultate nicht bestehen können. Wir müssen unsere Blicke zum Reich der Quellen und Prinzipien wenden, um dort die Prämissen und die Grundlagen für das Studium der Homöopathie zu fassen.«[7]

Die Lebenskraft ist also nach wie vor nicht mit den empirisch meßbaren Phänomenen des lebendigen Organismus gleichzusetzen; nichtsdestoweniger erscheinen die Entdeckungen der modernen Naturwissenschaft für die Homöopathie durchaus relevant.

Die traditionelle Medizin behandelte den Menschen oft als bloße Summe seiner Teile bzw. Organe, später als Produkt verschiedener chemisch-physischer Mechanismen. Die Homöopathie dagegen hatte stets seine Ganzheit behauptet, seine einheitliche Gerichtetheit durch ein ihn durchdringendes ordnendes Prinzip, das alle drei Ebenen seiner Existenz umfaßt und belebt.

[7]Kent, J. T., »*Lectures on Homoeopathic Philosophy*«, nach der Übersetzung von Jost Künzli von Fimelsberg, Verlag Grundlagen und Praxis, 1973, S. 75 — 78, 87 — 88.

Diese Betrachtungsweise wird durch die Entdeckung des bioelektrischen Feldes gestützt.

»Die ... elektrischen Felder — unzählige Experimente haben es gezeigt — nehmen grundlegende Funktionen wahr, indem sie Wachstum, Gestalt (Morphogenese), Aufrechterhaltung und Erneuerung lebender Organismen steuern. Natürlich unterscheiden sie sich sowohl vom elektrischen Wechselstrom, den Gehirn und Herz abgeben, als auch vom (epiphänomenalen) Hautwiderstand, indem sie eine Art elektronischer Matrix bilden — ein Grundmuster, das die Körperform aufrechterhält.

Derartige Studien sind verständlicherweise eine kalte Dusche für die zur Zeit gängigen naturwissenschaftlichen Dogmen: Diese Dogmen behaupten immer noch, der besondere menschliche Körper sei in erster Linie ein chemisches Produkt, hervorgegangen aus der geheimnisvollen Tätigkeit des DNS-Moleküls. In der Chemie finden wir — manch einen mag dies beunruhigen — in Form von abwärtsfließender Energie eine Art Stufung, die einer richtungsweisenden Vektorkraft bedarf. Dr. Henry Margenau und Eugene Higgins, Professor für Physik und Philosophie der Naturwissenschaften an der Universität Yale, stellen fest: Von allen uns bekannten Kräften können nur die elektromagnetischen oder elektrodynamischen Felder eine richtungsweisende Funktion zur Steuerung der unaufhörlichen chemischen, metabolischen oder molekularen Umwandlungen innerhalb eines Systems übernehmen. Denn offenbar sichern diese Felder die Entwicklung einer Struktur noch vor dem Auftreten bekannter chemischer Reaktionen.«[8]

Wie wir uns diese Felder veranschaulichen können, und wie weitgehend sie mit Veränderungen des Organismus auf allen drei Ebenen (körperlich, emotional, geistig) korrelieren, demonstriert die schon erwähnte Kirliansche Fotografie, die sich allerdings bisher weder zur Diagnostik noch zu der äußerst schwierigen Findung des homöopathischen Mittels eignet. Eine lebendige Schilderung findet sich bei Ostrander und Schroeder:

»Die Fotografie mit elektrischen Hochfrequenzfeldern erfordert zunächst einmal einen speziell konstruierten Hochfrequenz-Funkengenerator oder Oszillator, der 75 000 bis 200 000 elektrische Schwingungen in der Sekunde erzeugt. Der Generator kann mit verschiedenen Klemmen, Platten, optischen Instrumenten, Mikroskopen oder Elektronenmikroskopen verbunden werden. Der zu untersuchende Gegenstand (Finger, Blatt usw.) wird zusammen mit dem Fotopapier zwischen die Klemmen eingeführt. Wenn der

[8]Burr, Harald S., »*The Fields of Life*«, a. a. O., S. 64.

Generator eingeschaltet wird, entsteht zwischen den Klemmen ein Hochfrequenzfeld, das das Objekt augenscheinlich veranlaßt, eine Art Biolumineszenz auf das Fotopapier auszustrahlen. Eine Kamera ist für diese Art des Fotografierens nicht nötig.

Ein von einem Baum abgerissenes Blatt zeigte, wenn es in das Feld eines Hochfrequenzstromes gelegt wurde, eine Myriade von Energiepunkten. Um die Ränder des Blattes waren türkisfarbene und rötliche Flammenmuster zu sehen, die aus spezifischen Kanälen des Blattes kamen. Ein menschlicher Finger, der in das Hochfrequenzfeld gebracht und »fotografiert« wurde, erschien im Bild wie eine komplizierte topographische Karte mit Linien, Punkten, Lichtkratern und Leuchtfeuern. Einige Teile des Fingers sahen wie eine von innen erleuchtete Kürbislaterne aus.

Die Fotografien gaben zunächst nur statische Bilder wieder. Bald aber hatten die Kirlians ein optisches Spezialinstrument entwickelt, mit dem sie das Phänomen in der Bewegung beobachten konnten. Kirlian hielt seine Hand unter die Linse und schaltete den Strom ein.

Die Hand sah wie die Milchstraße am nächtlichen Sternenhimmel aus. Vor einem Hintergrund von Blau und Gold fand in der Hand etwas statt, das einem Feuerwerk ähnelte. Vielfarbige Fackeln leuchteten auf, dann Funken, Blitze und Lichter. Einige Lichter glühten längere Zeit wie Leuchtkugeln, andere blitzten nur kurz auf.« [9]

Weitere interessante Entdeckungen folgten: Der Vergleich des Feldes gesunder und kranker Pflanzenblätter der gleichen Art zeigte deutliche Abweichungen des Musters. Solche Abweichungen waren sogar bereits bei Blättern, die erst auf dem Wege der Erkrankung waren, zu finden, d. h. noch bevor sich die herkömmlichen äußeren Krankheitssymptome feststellen ließen. Das gleiche war auch bei Menschen zu beobachten. Bei abgestorbenen Organismen fehlte die Eigenstrahlung ganz.

»Eine Erklärung für die von den Kirlians (1959) festgestellten Feldveränderungen entsprechend der jeweiligen psychischen Verfassung des Fotografierten (z. B. durch Abweichungen im Durchmesser, in den Farben und der Regelmäßigkeit) könnte Presmans Theorie (1970) geben, daß im lebenden Organismus Systeme, die Informationen weiterleiten, gewöhnlich gegen Beeinflussung durch externe elektromagnetische Felder geschützt sind, daß aber bei pathologischen Zuständen die Schranken fallen und die externen Kräfte einen größeren Einfluß ausüben (z. B. Sonnenflecken, Blitzent-

[9] Ostrander, Sheila und Schroeder, Lynn, *»Psi. Die wissenschaftliche Erforschung und praktische Nutzung übersinnlicher Kräfte des Geistes und der Seele im Ostblock«*, Scherz Verlag, Bern, München, Wien 1973, S. 165 ff.

ladungen, Erdstrahlen). Auch Lewin (1951) hat betont, daß die normalerweise wirksamen Schranken bei pathologischen Zuständen durchlässig werden können.

Man hat festgestellt, daß die Strahlungen eines verwelkten Blattes kaum flackern und die Wölkchen sich kaum bewegen. Wenn das Blatt allmählich stirbt, verringert sich seine Abstrahlung dementsprechend, bis das tote Blatt überhaupt keine Strahlung mehr abgibt. Und auch der Finger eines menschlichen Körpers, der mehrere Tage tot ist, besitzt keine nennenswerte Abstrahlung mehr. Die Aura lebender Dinge scheint in direktem Verhältnis zum Lebensprozeß des betreffenden Systems zu stehen.«[10]

Das elektrodynamische Feld eines Organismus steht also mit Veränderungen auf der körperlichen Ebene in übergreifendem Zusammenhang; daß sich dies auch von den beiden anderen Ebenen des Menschen sagen läßt, zeigen Untersuchungen in Hypnose sowie an Schizophrenen und Alkoholikern: Die Meßwerte in Trance- und Wachzustand bzw. vor und nach therapeutischer Behandlung waren signifikant verschieden.

Was läßt sich aus alledem folgern? Zunächst stützen diese Beobachtungen, wie gesagt, die homöopathische Auffassung vom einheitlichen Gerichtetsein des Organismus. Die biochemischen und physikalischen Prozesse der verschiedenen Organe bilden ein sehr komplexes elektrodynamisches Feld, das durch die dynamischen Felder der beiden anderen Ebenen modifiziert und vervollständigt wird; vielleicht ist dies das primäre Instrument der konstruktiv ordnenden Lebenskraft. Der Abwehrmechanismus jedenfalls ist der für die Abwehr der Person wirksame Teil dieser Kraft, der immer dann in Aktion tritt, wenn die Integrität der Person verletzt wird.

Auf diese Weise verstehen wir auch, daß der lebende Organismus weit feinerer Wechselwirkung mit seiner Umwelt fähig ist als bisher traditionell angenommen.

Auch für Lebewesen gilt natürlich die früher ungeahnte Feinheit und Differenziertheit ihrer Organisation, wie sie sich im subatomaren und submolekularen Bereich erweist, die Gesetzen unterliegt und Einwirkungen zugänglich ist, die man bislang nicht für möglich hielt. Dies wirft ein neues Licht auf manche rätselhaften Wahrnehmungsfähigkeiten z. B. von Vögeln, Insekten und Fischen, aber auch auf die Wirkung homöopathischer Hochpotenzen.

[10] Krippner, S. und Rubin, D., »*Lichtbilder der Seele*«, Scherz Verlag, Bern, München, Wien 1975, Seite 96 und 227.

Dieses Kernstück der klassischen Homöopathie war ja von jeher Hauptstein des Anstoßes. Im deutschsprachigen Raum hat sich Dr. Fritz-Albert Popp im Licht neuester Erkenntnisse der Physik intensiv auch mit dieser Frage auseinandergesetzt. Sein Aufsatz *»Homöopathie«* erschien im Rahmen seines Buches *»Neue Horizonte in der Medizin«*.[11]

Über den Begriff der »dissipativen Strukturen« weist Popp nach, daß im homöopathischen Lösungsmittel bei einer Potenzierung über die Loschmidtsche Zahl hinaus (also kein Molekül des Wirkstoffes mehr in dem Lösungsmittel nachweisbar) dennoch eine Informationsspeicherung stattfinden kann, die nach dem Prinzip der Bose-Kondensation im Organismus wirksam zu werden vermag. Das Wirkprinzip homöopathischer Potenzen entspräche dabei dem Resonanzprinzip. Daß derartige Wechselwirkungen noch nicht experimentell meßbar sind, kann laut Popp durchaus daran liegen, daß die enorm hohe Empfindlichkeit biologischer Systeme weit über der Sensitivität bisher entwickelter technischer Detektoren liegt. Popp kommt zu dem Schluß: *»Die Aussage, Substanzen könnten nicht (stoffspezifisch) wirken, wenn kein Molekül des Wirkstoffes mehr nachweisbar ist, läßt sich wissenschaftlich nicht begründen.«*[12]

Im übrigen ist auch dieser Autor keineswegs der Meinung, daß die Summe chemischer und elektromagnetischer Oszillationen eines biologischen Systems das Wesen des Lebens darstellt.

»Dissipative Strukturen bieten also ohne Zweifel ein solides Fundament zum Verständnis des Lebendigen. Keineswegs sollte man aber daraus die Vorstellung ableiten, daß man durch beliebige Energiezufuhr aus Chaos Ordnung erzeugen kann ...

Ein System, das Strukturen nicht bereits latent enthält oder/und durch Randbedingungen und die Art der Energiezufuhr aufgeprägt bekommt, kann auch keine raumzeitlichen Strukturen aufbauen. Durch chaotische Speisung allein entsteht keine Ordnung ...

Die Existenz dissipativer Strukturen lehrt uns, daß es stabile bevorzugte Träger der Information gibt. Die Natur scheint sich ihrer in unerschöpflichem Umfange zu bedienen ...«[13]

Auch hier also wird der Instrumentcharakter der festgestellten Phänomene sichtbar — sie sind bloße Werkzeuge der »Natur«, mögen sie auch in sich relativ selbständig funktionieren.

[11]Popp, Fritz-Albert, *»Neue Horizonte in der Medizin«*, Haug Verlag, Heidelberg 1983.
[12]Ders., ebd., S. 120.
[13]Ders., ebd., S. 41 f.

Wie die Lebenskraft (vielleicht primär mit Hilfe jener Werkzeuge) auf den Organismus wirkt, faßt James T. Kent so zusammen:

»A. *Die Elementarsubstanz besitzt formgebende Intelligenz, d. h. sie wirkt zielgerichtet und formt den Haushalt des gesamten Tier-, Pflanzen- und Mineralreichs ...*

Die Elementarsubstanz gibt allem seine eigene Lebensform, seine Bestimmung, seine Identität, durch die es sich von allem anderen unterscheidet ...

B. *Diese Substanz ist (in ihrer Wirkung) Veränderungen unterworfen; mit anderen Worten, sie kann sich als Ordnung oder Unordnung, Gesundheit oder Krankheit äußern ...*

C. *Sie durchdringt alle Körper und Stoffe, ohne sie zu desorganisieren oder zu verdrängen ...*

D. *Sie regiert und kontrolliert den von ihr besetzten Körper ... Sie wirkt nicht allein auf jedes materielle Objekt, sie ist auch die wahre Ursache des Zusammenwirkens aller Dinge ...*

E. *Die Elementarsubstanz kann sich in mehr oder weniger komplexer Form äußern ... Ein Denken in den Begriffen von Raum und Zeit ist bei ihr nicht angebracht ... Sie läßt sich nicht quantitativ, sondern nur qualitativ beschreiben in Feinheitsgraden.*

F. *Die Elementarsubstanz erweist sich auch als anpassungsfähig ... Ohne Frage können sich Lebewesen ihrer Umgebung anpassen ... Beim toten Organismus ist das nicht der Fall. Bei genauerem Nachdenken ist es die Elementarsubstanz, die sich anpaßt ... und so wird der menschliche Organismus im Zustand des Gleichgewichts erhalten bei Hitze und Kälte, Trockenheit und Feuchtigkeit und unter allen (sonstigen) Gegebenheiten.*

G. *Ferner sehen wir, daß diese Elementarsubstanz unter natürlichen Bedingungen konstruktiv wirkt; sie baut und erneuert den Organismus unablässig. Wenn dagegen die Lebenskraft aus irgendeinem Grund aus dem Organismus weicht, dann stellen wir fest, daß die Kräfte, die nunmehr ohne ordnendes Prinzip quasi »losgelassen« im Organismus tätig sind, zu Zersstörung und Auflösung führen.«*[14]

Fassen wir zusammen, so läßt sich feststellen: Es gibt eine geistartige Lebenskraft, die alle Ebenen des menschlichen Organismus belebt und

[14] Kent, J. T., »*Lectures on Homoeopathic Philosophy*«, 1900, Kap. VIII, S. 69 — 73, eigene Übersetzung.

durchdringt; sie äußert sich unter einem bestimmten Aspekt als Abwehrmechanismus. Als ihr primäres Instrument erscheint das von der modernen Biologie entdeckte biologisch-elektrodynamische Feld.

Zusammenfassung des 4. Kapitels

1. Der Abwehrmechanismus — eine spezifische Funktion der Lebenskraft — wirkt auf allen Ebenen des Organismus und schützt in optimaler Weise die inneren (geistigen und emotionalen) Bereiche des Menschen.

2. Die uns bekannten elektromagnetischen, physiologischen und chemischen Prozesse gehören — bildlich gesprochen — zum Handwerkszeug des Abwehrmechanismus.

3. Der menschliche Organismus ist mehr als die Summe seiner einzelnen Teile — eine Tatsache, die sich vor allem im Augenblick der Zeugung und des Todes eindrucksvoll offenbart. Sie führt zu der Annahme, daß es eine konstruktive ordnende »Lebenskraft« gibt, die den gesunden und kranken Organismus auf allen Ebenen belebt, leitet und im Gleichgewicht hält.

4. Der Abwehrmechanismus ist derjenige Aspekt der Lebenskraft, der vor allem bei Erkrankungen in Aktion tritt.

5. Die bio-elektromagnetische Feldforschung stützt die homöopathische Ganzheitsauffassung und bestätigt das Vorhandensein außerordentlich subtiler Wechselwirkungen zwischen Organismus und Umwelt, die möglicherweise das Wirken von Hochpotenzen erklären.

6. Nach James T. Kent lassen sich der Lebenskraft folgende spezifische Merkmale zuordnen: a) formgebende Intelligenz, b) veränderliche Erscheinungsformen, c) Durchdringung, ohne zu verändern oder zu ersetzen, d) Richtungsgebung, Kontrolle und Koordination aller Körperfunktionen, e) nur qualitativ (in Feinheitsgraden), nicht quantitativ beschreibbar, f) Anpassungsfähigkeit an wechselnde Bedingungen, g) Konstruktivität.

5. Kapitel

Das Wirken der Lebenskraft beim Erkranken des Organismus

Die Idee einer konstruktiven lebensspendenden Kraft, die den Organismus aufrechterhält — einer Lebenskraft, die sich in einem komplexen Feld manifestiert, das dem elektromagnetischen Feld ähnlich oder vergleichbar ist —, diese Idee eröffnet neue Möglichkeiten der Heilung, die durchaus zu einem Zeitalter der Energiemedizin führen könnten. Für Ärzte und Patienten ist es von großer praktischer Bedeutung, die Gesetze und Prinzipien zu verstehen, die mit einem solchen Konzept verknüpft sind. Lassen Sie uns im folgenden Kapitel von der Hypothese ausgehen, daß die Lebenskraft in einem dynamischen Feld wesentlich Ausdruck findet und möglicherweise gemäß der Feldtheorie der modernen Physik wirkt. Anschließend wollen wir dann untersuchen, welche Folgerungen sich aus dieser Erkenntnis für den therapeutischen Bereich ergeben.

Physikalische Grundbegriffe

Hierzu müssen wir einige der gebräuchlichen physikalischen Grundbegriffe erläutern. Wir werden sie hier nur kurz streifen und verweisen zur Klärung weiterer Einzelheiten auf die einschlägige Fachliteratur.

Wie im vorangegangenen Kapitel von Fritjof Capra beschrieben, sind Teilchen (Korpuskel) und Wellen im atomaren und subatomaren Bereich völlig miteinander austauschbar. Das elektromagnetische Feld manifestiert sich als Wechselwirkung von Teilchen, die sich durch ihre Ladung und Bewegung gegenseitig beeinflussen. Ihr wechselseitiges Verhältnis läßt sich anhand von Oszillationen oder Schwingungen definieren. Die Bewegung von Elektronen um einen Atomkern stellt sich beispielsweise für den Betrachter als »Welle« dar: Während das Elektron den Nukleus umkreist, scheint es sich in eine bestimmte Richtung zu bewegen und dann zu seinem Ausgangspunkt zurückzukehren. Abbildung 5 zeigt die typische Wellenform, bei der die Bewegung erst in die »positive«, dann in die »negative« Richtung verläuft. Eine vollständige Welle bezeichnet man als Periode.

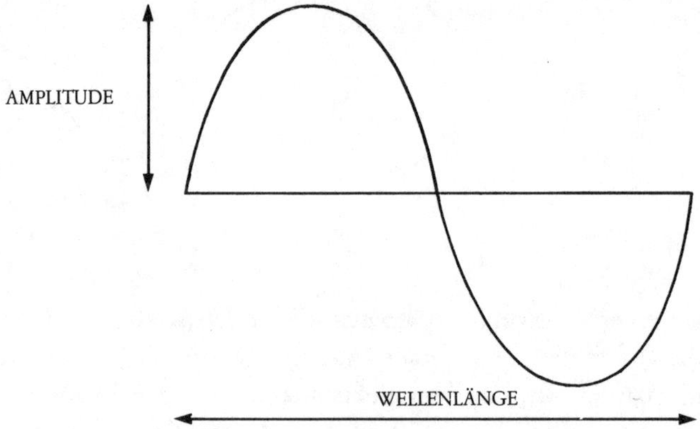

Abb. 5: Dies Diagramm zeigt eine vollständige Periode. Die Vertikale wird »Amplitude« genannt und ist einer der Maßstäbe für die Kraft der Welle (Wellenstärke). Die Horizontale bezeichnet man als »Wellenlänge«. Wenn die Fortpflanzungsgeschwindigkeit konstant ist, sind die Begriffe Wellenlänge und Frequenz austauschbar.

Der Begriff der Welle ist uns allen bekannt. Im Wasser entsteht sie durch eine Aufwärtsbewegung der Moleküle (zum Wellenkamm), eine Abwärtsbewegung (zum Wellental) und eine erneute Aufwärtsbewegung. Ein Papierschnitzel, das auf dem Wasser treibt, bleibt bei Wellengang an der gleichen Stelle, während die Welle selbst sich weiterbewegt. Ein Stein, der in einen Teich geworfen wird, überträgt Energie auf das Wasser, mit dem Ergebnis, daß sie sich dann vom Punkt des Aufpralls aus in einer Welle nach außen bewegt. Das Papierschnitzel bleibt an der gleichen Stelle, obwohl die Energie der Welle sich über den Teich ausbreitet. — Ein anderes Beispiel sind Schallwellen. Sie bringen Luftmoleküle in Form von Wellen zum Hin- und Herpendeln, wodurch die Stärke des Tones über eine bestimmte Entfernung hin übertragen wird. Auch elektromagnetische Wellen können Energie weiterleiten — sogar im luftleeren Raum und über große Entfernungen hinweg.

Die Fortpflanzungsgeschwindigkeit einer Welle hängt ab von dem Medium, in dem sie sich bewegt. Schallwellen auf Höhe des Meeresspiegels bewegen sich mit gleichbleibender Geschwindigkeit, der sogenannten Schallgeschwindigkeit. Elektromagnetische Wellen pflanzen sich mit Lichtgeschwindigkeit fort.

Die Form einer Welle wird durch drei grundlegende Faktoren bestimmt: Frequenz (meßbar in Perioden pro Sekunde), Wellenlänge (meßbar in mm, cm oder m) und Amplitude (meßbar in Intensitäts- oder Energieeinheiten).

»Frequenz« bedeutet Schwingungszahl, also die Anzahl der Wellen oder Perioden pro Zeiteinheit. Es gibt beispielsweise Frequenzen von einer Periode pro Sekunde und von einer Million Perioden pro Sekunde. Da die Fortpflanzungsgeschwindigkeit gleich bleibt, hat jede Frequenz eine entsprechende »Wellenlänge«, nämlich die tatsächliche Länge der einzelnen Welle. Physiker oder Elektroniker benutzen — wenn sie von Wellen sprechen, die sich fortpflanzen — die Begriffe »Frequenz« und »Wellenlänge« im gleichen Sinne.

Die Vorstellung unterschiedlicher Frequenzen ist uns von der Musik her geläufig: Jede Note hat eine bestimmte Tonhöhe, die gleichzeitig ihre Frequenz ist; ändert sich die Frequenz, so ändert sich auch der Ton. Frequenzen erstrecken sich von sehr niedrigen Werten (wenn z. B. eine Brücke bei einem Erdbeben rumpelt) bis zu sehr hohen Werten (bei Licht, Röntgenstrahlen, Mikrowellen usw.). Das menschliche Ohr nimmt einen begrenzten Frequenzbereich wahr, das Auge wieder einen anderen.

Die Höhe (Vertikale) einer Welle, die »Amplitude«, ist, wie erwähnt, einer der Maßstäbe für die Intensität der Welle (Wellenstärke). Je höher die Amplitude, desto mehr Energie, je niedriger die Amplitude, desto weniger Energie besitzt die Welle. Man sieht das, wenn man erst ein kleines Steinchen und dann einen Felsbrocken in einen Teich wirft: Es entstehen unterschiedliche Wellen. Der Felsbrocken überträgt mehr Energie auf das Wasser, und die Wellenamplitude ist entsprechend größer. Ähnlich ist es bei zwei elektromagnetischen Wellen gleicher Frequenz: Diejenige mit der größeren Amplitude besitzt und überträgt mehr Energie.

Betrachten wir dagegen zwei elektromagnetische Wellen *gleicher* Amplitude, so besitzt und überträgt diejenige mit höherer Frequenz mehr Energie. Deshalb sind Radiokurzwellen stärker als Langwellen von gleicher Amplitude. Vermindert man also die Wellenfrequenz (ohne die Amplitude zu verändern), so verringert sich die Energie der Welle; vermehrt man sie, vergrößert sich die Energie.

Jeder Körper hat eine charakteristische Frequenz oder einen Frequenzbereich (wo er am leichtesten in Schwingung gerät). Ein homogener Körper, z. B. ein Kristall oder eine Stimmgabel, beginnt nur in einer einzigen Frequenz stark zu schwingen, nämlich in seiner «Resonanzfrequenz«; in seinen Harmoniefrequenzen schwingt er zwar auch, doch weniger stark. Haben wir in einem Raum zwei Stimmgabeln mit der gleichen Frequenz — z. B. c' — und schlagen wir die eine an, so beginnt die andere in Resonanz mit der ersten mitzuschwingen. Haben wir Stimmgabeln ähnlicher Frequenz — z. B. c' und c'' — und schlagen wir eine davon an, so wird die andere zwar mitschwingen, doch mit verminderter Amplitude. Wir sehen: Schwingungen wirken über Entfernungen hin und sogar in verschiedenen Tonhöhen — allerdings ist die Wirkung nur harmonisch aufgrund des *Resonanzprinzips* (siehe Abb. 6). Resonanz liegt bekanntermaßen vor, wenn ein schwingender Körper einen zweiten Körper gleicher Eigenfrequenz zum Schwingen anregt.

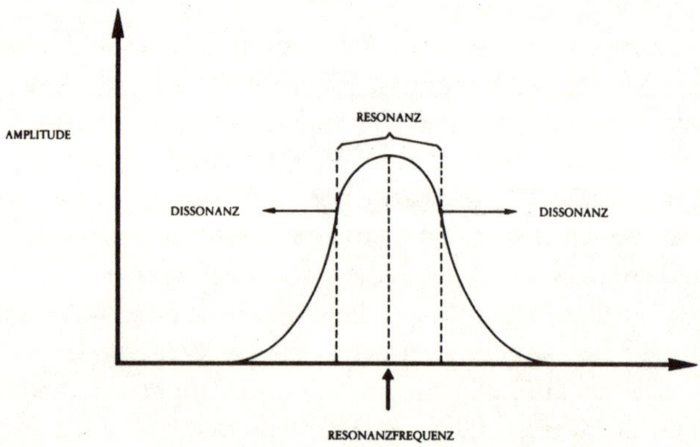

Abb. 6: Die graphische Darstellung zeigt Beziehungen zwischen Resonanzfrequenz und Harmonie. Bei der Resonanzfrequenz erreicht die Stärke oder Energie durch harmonischen Gleichklang ein Höchstmaß. Je weiter man sich von der Resonanzfrequenz entfernt, desto stärker wird die Dissonanz mit gleichzeitiger Energieverringerung.

Ist ein Material heterogen, wie z. B. ein Felsbrocken oder ein Organ des menschlichen Körpers, dann besitzt jede seiner Komponenten ihre eigene Resonanzfrequenz. Hierdurch entsteht ein Schwingungskonglomerat, das für unsere Sinne kaum mehr wahrnehmbar ist. Doch heißt das nicht, daß von außen kommende Schwingungen wirkungslos bleiben: Ihre Wirkung ist für uns lediglich nicht erkennbar.

Wenn wir nun unter dem Gesichtspunkt elektrodynamischer Schwingungen den lebendigen menschlichen Organismus betrachten, so ist klar, daß wir es hier mit einem außerordentlichen Grad an Komplexität zu tun haben. Die Gesamtschwingung eines solch komplizierten Gebildes ändert sich ständig, nicht nur in bestimmten Frequenzbereichen, sondern auch in der Regelmäßigkeit der Frequenzen und in ihren Amplituden. Aus diesem Grunde bezeichnen wir das komplexe Feld, durch das sich die Lebenskraft des menschlichen Organismus manifestiert, als sein *dynamisches Feld,* das alle Seinsebenen gleichzeitig, allerdings mit unterschiedlicher Qualität und Stärke durchdringt und erhält. Es ist dies ein komplexer, hochkomplizierter, fließender und flexibler energetischer Prozeß, der sowohl auf seine Umwelt einwirkt als auch auf sie reagiert. Doch gibt es bei aller Komplexität Gesetze und Prinzipien, welche die krankmachenden und heilenden Einflüsse, denen ein derartiges System unterliegt, steuern; Gesetze und Prinzipien, die auf Resonanz, Harmonie, Verstärkung und Interferenz beruhen. Der Gesamtorganismus und jede einzelne seiner Komponenten kann — je nach Intensität, Resonanz, Harmonie oder Dissonanz eines krankmachenden oder heilenden Reizes — entweder gestärkt oder geschwächt werden. Deshalb ist es für den Praktiker der »Energiemedizin« so wichtig, diese Gesetzmäßigkeiten genau zu kennen und zu verstehen.

Der Abwehrmechanismus

Ist der lebende Organismus einem Reiz ausgesetzt — gleichgültig, ob krankmachend oder heilend —, reagiert er zunächst mit einer Frequenzänderung des dynamischen Feldes. Dies macht sich bei den meisten gewöhnlichen Reizen — wir alle sind ihnen ständig ausgesetzt — auf der geistigen, emotionalen und physischen Ebene kaum bemerkbar.

Ist der Reiz jedoch stärker, so daß er die Lebenskraft nicht mehr positiv stimuliert, wird ein bestimmter Teil oder Aspekt von ihr, nämlich der Abwehrmechanismus, in Aktion gesetzt, um dem Reiz entgegenzuwirken. Ohne eine solche Möglichkeit wären wir jedem starken Reiz wehrlos ausgeliefert: Er könnte den Zustand unseres gesamten Organismus ändern und den Tod herbeiführen. Jeder Mensch besitzt eine individuelle Schwelle, bis wohin das dynamische Feld mit Reizen fertig wird, ohne daß äußerlich sichtbare Zeichen auftreten. Erst nach Überschreiten dieser Schwelle wird der Abwehrmechanismus auf eine Weise in Gang gesetzt, *daß wir seine Aktionen als Zeichen und Symptome auf einer oder mehreren Ebenen wahrnehmen.*

Dem Erscheinen dieser Symptome geht eine *Latenzzeit* voraus. Der Abwehrmechanismus versucht in dieser Zeit, sich dem Einfluß des Reizes anzupassen. Im dynamischen Feld ist natürlich sofort eine Veränderung eingetreten; auf der körperlichen, emotionalen und geistigen Ebene wird es dagegen unterschiedlich lang dauern, bis der Abwehrmechanismus Symptome spürbar werden läßt. Diese Latenzzeit kann Stunden, Tage, Wochen oder sogar Monate betragen. Bei akuten Krankheiten wird sie »Inkubationszeit« genannt. Sie dauert bei Grippe und bakteriellen Infektionen Stunden bis Tage, bei Malaria mehrere Wochen und bei Tollwut oder infektiöser Hepatitis bis zu drei Monaten.[1]

Weniger bekannt ist, daß auch chronische Krankheiten ihre Latenzzeiten haben. Wer einer starken seelischen Belastung ausgesetzt ist, kann Wochen, Monate oder Jahre später z. B. Asthma, Tuberkulose oder Krebs bekommen.

Die Frequenzänderung des Organismus unmittelbar nach einem starken Reiz verändert auch seine Empfänglichkeit gegenüber gleichartigen Krankheitseinflüssen. Wird z. B. jemand von einem Virus infiziert, ändert sich im selben Moment der Frequenzbereich seines Organismus, und er ist nun für andere ähnliche Viren mit ähnlicher Virulenz nicht mehr empfänglich. Obwohl sich in der Latenzzeit noch keine Symptome zeigen, ist er nun »immun« gegen ähnliche Infektionen. Dieses Phänomen hängt mit der Änderung der Resonanzfrequenz zusammen, die durch den Krankheitsreiz eingetreten ist. Durch die neue Resonanzfrequenz ist der Organismus lediglich für andere Arten von Krankheitseinflüssen empfänglich.

Die Empfänglichkeit eines Menschen ändert sich natürlich nicht nur durch die Infektion mit Viren und Bakterien, sondern sie kann ebenso aufgrund seelischer Belastungen, durch Schockerlebnisse, Temperaturunterschiede, Schwankungen der Luftfeuchtigkeit und vor allem durch die Behandlung mit allopathischen Medikamenten variieren.

Am besten läßt sich dies Prinzip am Beispiel eines Falles klarmachen, wie man ihn in der Praxis häufig erlebt: Ein Patient leidet unter einer Staphylokokkeninfektion der Lungen. Sobald die Infektion stattfindet, ändert sich seine Eigenfrequenz (»Resonanzfrequenz«): Er ist nun gegen ähnliche Organismen »immun«. Sein Abwehrmechanismus ruft die üblichen Reaktionen hervor: Fieber, Husten, Frösteln, Schwäche usw. Der Patient geht zum Arzt, Blutuntersuchungen ergeben einen erhöhten Anteil sowohl von Leukozyten als auch von Staphylokokkenantikörpern. Röntgenologisch ist ein Abszeß erkennbar. Die angelegte Kultur zeigt Staphylokokken, die auf

[1]Bei Infektionskrankheiten ließe sich einwenden, die Latenzzeit entstehe nur als Folge von Wachstum und Vermehrung der Mikroorganismen. Das stimmt zwar, ist aber eine oberflächliche Erklärung des Phänomens: Die Mikroben können nämlich überhaupt nur dann im Körper gedeihen, wenn dieser empfänglich für sie ist.

eine Reihe von Antibiotika ansprechen. Der Arzt verschreibt ein Antibiotikum. Prompt geht das Fieber zurück, die Schwäche läßt nach, der Auswurf normalisiert sich.

Besitzt der Patient einen starken Abwehrmechanismus, dann stellt dieser schließlich das Gleichgewicht wieder her und korrigiert die Schwingungsänderungen, die durch Bakterien und Antibiotika entstanden sind. Ein schwacher Abwehrmechanismus ist dazu jedoch nicht in der Lage; die Dinge nehmen einen anderen Verlauf: Die »Eigenfrequenz« normalisiert sich nicht, sondern ändert sich durch das Antibiotikum noch stärker. Eine Woche verstreicht, dann tritt eine Reaktion des Lungenfells mit Pleuraerguß auf. Der Arzt stellt fest: Eine »Komplikation« ist eingetreten! Man punktiert den Erguß und entdeckt nun in dem Exsudat eine neue Art von Bakterien — einen Proteusstamm, der auf eine geringere Auswahl von Antibiotika reagiert als die Staphylokokken. Wir kennen den Grund hierfür bereits: Die neue Eigenfrequenz hat den Patienten für andere, gefährlichere Erreger empfänglich gemacht.

Wieder wird ein Antibiotikum verabreicht, wieder verändert es die »Resonanzfrequenz« des Abwehrmechanismus. Der Patient fühlt sich langsam etwas besser, die Schmerzen lassen ein wenig nach, und es scheint, als sei er nun auf dem Wege der Genesung. Doch noch immer ist nichts unternommen worden, um den Abwehrmechanismus wirksam zu stärken! Im Gegenteil — er ist inzwischen durch zwei bakterielle Infektionen und zwei Antibiotikabehandlungen geschwächt. Kein Wunder also, daß der Erguß bald wieder zunimmt. Diesmal findet man im Exsudat einen noch weit gefährlicheren Erreger, den bazillus pyocyaneus, der auf die üblichen Antibiotika nicht mehr reagiert. Für den allopathischen Arzt heißt es nun: operative Drainage und möglicherweise Entfernung eines Lungenlappens. Der Fall gilt jetzt als äußerst ernst und der Patient als kaum mehr überlebensfähig.

Jeder Arzt kennt derartige Fälle zur Genüge; sie sind keine Seltenheit. Wer solch einen Patienten zum Spezialisten überweist, macht in der Regel die Anmerkung, daß mit »Komplikationen« zu rechnen sei. Bezeichnenderweise sprechen auch allopathische Ärzte in diesen Fällen von einer Konstitutionsschwäche und haben gelernt, sich auf das Schlimmste gefaßt zu machen.

Ursache der »Komplikationen« ist die Schwäche des Abwehrmechanismus — nicht irgendein Erreger. Deshalb können wir auch nicht erwarten, daß Antibiotika in solch einem Falle auf Dauer helfen. Im Gegenteil, sie sind ein zusätzlicher schädlicher Reiz, mit dem der ohnehin belastete Abwehrmechanismus fertigwerden muß. Dies versucht er dadurch, daß er seine Verteidigungsbarriere auf immer tiefere und wichtigere Gebiete des Organismus zurückverlagert. Daher muß statt der Antibiotika eine Behandlung durchgeführt werden, die das dynamische Feld des gesamten Organismus stärkt. Sobald das geschieht, kann der Abwehrmechanismus die Verteidigung wirksam aufnehmen, und der Fall durchläuft nun die vorherigen Frequenzbereiche in umgekehrter Reihenfolge: Die Kulturen zeigen bazillus pyocyaneus, dann proteus staphylococcus und schließlich keine Krankheitserreger mehr. Nun fühlt der Patient sich wohl und kann aus dem Krankenhaus entlassen werden. Dies ist die Erfahrung homöopathischer Ärzte, die klug genug sind, nicht jeden neuen Erreger mit Antibiotika zu behandeln. Sie ziehen es vor, den Abwehrmechanismus zu unterstützen, und erlauben ihm, den naturgemäßen Heilungsprozeß erfolgreich zu durchlaufen.

Wie bereits erwähnt, wird der Abwehrmechanismus durch unangemessene Therapien in seinen Bemühungen ständig unterdrückt und die Gesundheit immer größerer Teile unserer Bevölkerung dadurch geschwächt. Dies ist auch der Grund, warum Herzkrankheiten, neurologische Störungen, Krebs, Psychosen und ihre destruktiven Folgen in unserer Gesellschaft ständig zunehmen. Es ist ebenfalls der Grund für das Auftreten neuer Epidemien, die — wie z. B. die Legionärskrankheit, AIDS oder immer weiter um sich greifende Mykosen — auf herkömmliche Antibiotika oder Antimykotika nicht mehr so prompt ansprechen. Die Resistenz gegen Antibiotika entsteht nicht nur aufgrund bakterieller Mutationen: Der Abwehrmechanismus — durch unpassende und daher schädliche Therapien mehr und mehr geschwächt — kann seine Aufgaben nicht mehr bewältigen.

Das Resonanzprinzip schränkt die Empfänglichkeit des Organismus auf ein bestimmtes Krankheitenspektrum ein. In Abbildung 7 sehen wir ein vereinfachtes Diagramm, das eine Reihe verschiedener Resonanzfrequenzbereiche zeigt. Jede Stufe stellt die Empfänglichkeit für bestimmte Krankheiten dar. Nimmt beispielsweise ein Patient der Stufe C Antibiotika gegen seine Gonorrhoe zu sich, so ändert sich seine Eigenfrequenz und damit sein Resonanzbereich. Nach einer gewissen Zeit ist er nun beispielsweise empfänglich für Krankheiten der Stufe D. Solange er Symptome dieser Stufe hat, steckt er sich — selbst bei Kontakt mit Tripper — nicht an. (Auch Patienten mit langjährigen chronischen Krankheiten sind gegen eine Ansteckung gefeit.) Ließe unser Patient sich nun jedoch homöopathisch behandeln, würde sich sein Frequenzbereich auf dem Diagramm wieder nach unten verschieben, und er wäre dadurch im Kontaktfall erneut ansteckungsgefährdet. Der oberflächliche Betrachter könnte diese wiedergekehrte

Empfänglichkeit für ein Zeichen gesundheitlichen Rückschritts halten, in Wirklichkeit ist sie ein Schritt auf dem Wege zur Gesundheit.

»Immunität« gegen Krankheiten auf Stufe C kann demnach zweierlei Gründe haben: Entweder der Patient ist *zu krank*, um sich anzustecken, d. h. die Barriere seines Abwehrmechanismus liegt mit ihrem Frequenzbereich zentraler im Organismus, also weiter oben im Diagramm; oder er ist *zu gesund*, d. h. seine Verteidigungsbarriere befindet sich am untersten Ende des Diagramms.

Das Empfänglichkeitsprinzip erklärt auch ein anderes Phänomen, das Kliniker häufig feststellen: Schizophrene bekommen nur selten akute Krankheiten — selbst bei Kontakt mit hochvirulenten Erregern. Je tiefersitzender ihre Psychose, desto geringer ist die Ansteckungsgefahr. Die Verteidigungslinie ihres Abwehrmechanismus befindet sich tief innen auf der geistigen Ebene, und der Abwehrmechanismus hat nicht mehr die Kraft, in den Randbezirken des Organismus Barrieren aufzurichten. Patienten, die nur leicht psychotisch sind, können sich eher anstecken. Während einer akuten Erkrankung, so hat man beobachtet, gehen die psychotischen Symptome stark zurück; nach Genesung von der akuten Erkrankung kehren sie wieder. Dieses Phänomen hat die allopathische Medizin, obgleich sie es nicht erklären kann, zur Grundlage der Fieber-, der Insulinschock- und schließlich der Elektroschocktherapie von Psychosen gemacht. Erleidet ein stark psychotischer Patient ausnahmsweise einmal eine akute Infektion, ist sie in der Regel ungewöhnlich schwer und verläuft oft tödlich. Dies läßt sich, berücksichtigt man die Schwächung seines Abwehrmechanismus, durch das Resonanzprinzip leicht erklären. Wird ein psychotischer Patient schließlich homöopathisch behandelt, und ist die Behandlung erfolgreich, kann man beobachten, wie die Empfänglichkeit für akute Erkrankungen zurückkehrt. Zunächst kann es sein, daß diese Erkrankungen schwer verlaufen, doch wird er im Laufe der homöopathischen Behandlung immer widerstandsfähiger.

Hat eine Krankheit auf einer bestimmten Stufe Fuß gefaßt, ist der Organismus relativ unempfänglich gegenüber Krankheiten anderer Stufen. Reize auf der gleichen Resonanzstufe, z. B. Medikamente, seelische Belastung und Umwelteinflüsse können aber zu Frequenzänderungen führen; Voraussetzung hierfür ist, daß ihre Frequenz zum Frequenzbereich der Verteidigungsbarriere des Abwehrmechanismus dieses Organismus in Resonanz treten kann. Nehmen wir an, ein herzkranker Patient erfährt, daß sein Kind bei einem Unfall umgekommen ist — ein seelischer Schock, der bei diesem Patienten den Frequenzbereich beeinflußt, der mit dem Herzen

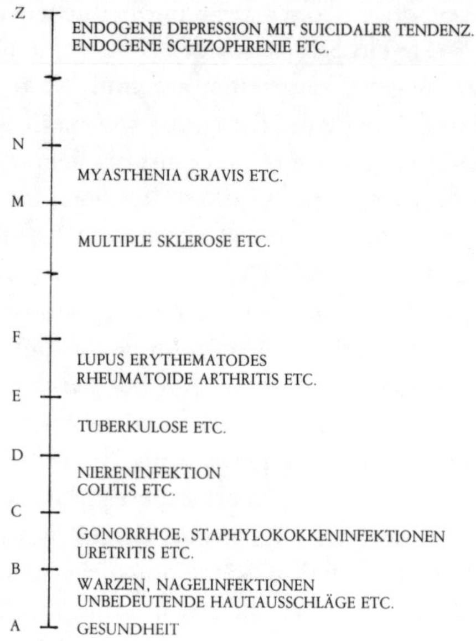

Abb. 7: Das Diagramm zeigt eine Skala verschiedener Frequenz- oder Empfänglichkeitsbereiche. Jede Stufe stellt einen Frequenzbereich dar, in dem Empfänglichkeit (Resonanz) für ein bestimmtes Krankheitsspektrum besteht. Die schwersten Krankheiten befinden sich am oberen Ende der Skala, die leichteren unten. Die aufgeführten Krankheitsgruppen haben hypothetischen Charakter und dienen lediglich der Veranschaulichung. Hat sich der Abwehrmechanismus eines Menschen mit seiner Verteidigungsbarriere auf einer bestimmten Stufe eingespielt, so ist der Betreffende relativ immun gegenüber Krankheiten entfernterer Stufen.

Innerhalb des Krankheitenspektrums einer Stufe kann die Empfänglichkeit infolge von Ermüdung, Diät, Wetter o. dergl. leicht variieren. Ein *Stufenwechsel* jedoch ist für den Organismus aus eigener Kraft nicht möglich; nur ein besonders starker Reiz, z. B. eine tiefgreifende Behandlung oder ein schwerer seelischer Schock, kann den Sprung von einer Stufe zur anderen bewirken.

korrespondiert. Ein solcher Patient könnte beispielsweise eine Psychose entwickeln; dabei würden die Symptome seines Herzleidens verschwinden. Das Gleiche kann passieren, wenn der Patient mit starken, auf den Bereich des Herzens wirkenden Medikamenten behandelt wird.

Im Gegensatz hierzu verschiebt ein heilender, der Resonanzfrequenz des Patienten entsprechender Reiz den Frequenzbereich des Abwehrmechanismus in Richtung größerer Gesundheit. Ein heilender Reiz kann theoretisch durch jede Behandlungsweise hervorgerufen werden. Meist geschieht das jedoch durch Zufall, denn man kennt nicht die Prinzipien, nach denen die Resonanzfrequenz des therapeutischen Agens und der Krankheit aufeinander abgestimmt werden, und man beachtet sie daher auch nicht. Die

Elektroschocktherapie beispielsweise hilft bestimmten psychotischen Depressionen nur eine Zeitlang und hat auf jeden Fall ihre eigene schädigende Wirkung auf das Nervensystem; in seltenen Fällen kommt jedoch eine Dauerheilung vor: Der Frequenzbereich des Elektroschocks und der des Patienten sind einander ähnlich genug, um den Abwehrmechanismus zu stärken. Doch die Ärzte, die solche Fälle behandeln, durchschauen meist nicht, was sich abspielt, und geben, sobald nun eine korrespondierende Krankheit auf der körperlichen Ebene auftritt, Medikamente zur Unterdrückung dieser neuen Symptome. Allzuoft erzielen sie auf diese Weise einen Rückfall des Patienten in die Psychose.

Wohl jede Therapie kann durch Zufall gelegentlich einen Kranken heilen. Psychotherapie oder Gruppendynamik z. B. wirken sich zu Zeiten, da der Patient dafür empfänglich ist, u. U. sehr positiv aus. Wird dann nicht störend eingegriffen, kann die Besserung lange Zeit anhalten. Leider geschieht es aber oft, daß der Psychotherapeut, anstatt sich mit den bereits erzielten Erfolgen zu begnügen, tiefer und tiefer in die Probleme einzudringen versucht. Gerät der Patient dann innerhalb seines neuen Frequenzbereiches in eine seelische Krise, schadet ihm das nicht nur, sondern er fällt vielleicht in seinen vorherigen oder gar in einen schlimmeren Zustand zurück. Ähnlich ist es auch bei Kräuterbehandlungen, Akupunktur, Polaritätsmassage usw: Sie alle können heilend wirken — vorausgesetzt, der therapeutische Reiz wird der Empfänglichkeit des Organismus angepaßt. Auch kann die Heilwirkung dauerhaft sein, wenn man dem Heilungsprozeß ungehindert seinen Lauf nehmen läßt, d. h. ihn auch dann nicht stört, wenn in mehr peripheren Bereichen neue Symptome auftauchen.

Erst in der Homöopathie finden wir ein durchschaubares System, das auf klaren Prinzipien aufbaut. Es zielt darauf ab, den Organismus genau im Bereich seiner Eigenfrequenz durch einen heilenden Reiz (Resonanz) zu unterstützen. Dieser Reiz stärkt den Abwehrmechanismus, der nun dafür sorgt, daß der Organismus die Stadien der Heilung gesetzmäßig durchläuft. In den folgenden Kapiteln werden wir sehen, daß jede homöopathische Mittelverordnung die Gesamtheit der Symptome und Zeichen berücksichtigen muß; auf diese Weise wird sie der »Resonanzfrequenz« des Patienten angepaßt. Wird in der Homöopathie irrtümlich ein falsches Mittel gegeben, das nur einen Teilaspekt der Symptomatik deckt, dann kann solch eine Verordnung die Verteidigungsbarriere des Abwehrmechanismus ebenfalls tiefer nach innen verschieben und die Gesundheit des Patienten beeinträchtigen. Es kann aber nicht dauerhaft schädigen. Der Organismus kommt bei homöopathischen Mitteln immer von selbst wieder zum Ausgangspunkt zurück, wenn man ihm Zeit läßt. Ähnlich ist es, wenn das homöopathische Mittel zu früh wiederholt oder ein weiteres »homöopathisches« Mittel gegeben wird, nachdem der Abwehrmechanismus bereits erfolgreich die heilende Richtung eingeschlagen hat: Das Mittel kann zu diesem Zeitpunkt den Heilungsprozeß unterbrechen und die Heilung unnötig verzögern.

Zusammenfassung des 5. Kapitels

Zusammenfassung des Abschnitts über physikalische Grundbegriffe

1. Es wird die Hypothese aufgestellt, daß die Lebenskraft sich primär im komplexen dynamischen Feld eines Organismus manifestiert oder sich dessen bedient und in diesem Aspekt die Prinzipien der modernen Feldtheorie auf sie angewandt werden können.
2. Materie und Energie sind im elektromagnetischen Feld austauschbar. Das Feld kann anhand seiner Wellenform, bestehend aus Frequenz, Wellenlänge und Amplitude, gemessen werden.
3. Die Kraft bzw. Energie der Welle oder des Feldes verhält sich proportional zu Amplitude und Frequenz.
4. Jeder Körper hat eine bestimmte Eigenfrequenz. Wird er von Wellen ähnlicher Frequenz (Resonanzfrequenzen) angeregt, beginnt er stärker zu schwingen. Die Resonanzfrequenz läßt sich bei einem homogenen Stoff leicht wahrnehmen und bestimmen; bei einem heterogenen Gebilde jedoch, etwa dem komplexen menschlichen Organismus, ist sie nur schwer festzustellen.
5. Das elektromagnetische Feld des menschlichen Körpers ist meßbarer Ausdruck seines »dynamischen Feldes« — ein Bereich unvorstellbarer Komplexität. Es gehorcht elektromagnetischen Gesetzen, die auf den Prinzipien der Resonanz, Harmonie, Verstärkung und Interferenz beruhen. Diese Prinzipien sind daher Grundlage einer neuen »Energiemedizin«.

Zusammenfassung des Abschnitts über den Abwehrmechanismus

1. Der Abwehrmechanismus als ein bestimmter Aspekt der Lebenskraft wird mit den meisten krankmachenden Reizen fertig, ohne daß besondere Symptome auftreten. Ist ein Krankheitsreiz stärker als die vom Abwehrmechanismus errichtete Verteidigungsbarriere, so reagiert der Organismus als erstes mit einer Änderung seiner »Resonanzfrequenz«.
2. Dem Auftreten von Symptomen geht eine Latenzzeit voraus, obgleich die »Resonanzfrequenz« des Organismus durch den Reiz unmittelbar verändert wird.

3. Mit der Änderung der »Resonanzfrequenz« ändert sich gleichzeitig die Krankheitsempfänglichkeit des Organismus. Der Patient ist nun für ein neues Krankheitenspektrum empfänglich. Dies erklärt, warum manche Patienten mehrere Infektionen nacheinander bekommen, wobei sich die Virulenz der Erreger von Mal zu Mal vergrößert, während Antibiotika immer weniger helfen.

4. Das Resonanzprinzip bewirkt, daß der Organismus jeweils nur für das Krankheitenspektrum einer Resonanzstufe empfänglich ist. Ein Patient kann also aus zweierlei Gründen gegen eine Krankheit »immun« sein: Entweder ist er für ihren Frequenzbereich zu gesund — oder zu krank.

5. Heilende Einflüsse unterliegen ebenfalls dem Resonanzprinzip. Wirkt eine Therapie heilend, so deshalb, weil sie in Resonanz mit dem Frequenzbereich des Abwehrmechanismus des Organismus schwingt. Echte Heilungen sind selten und für gewöhnlich ein Produkt des Zufalls, da die Gesetze und Prinzipien des Heilens meist unerkannt bleiben. Solche Zufallsheilungen werden häufig später durch unpassende therapeutische Maßnahmen wieder zunichte gemacht.

Kommentierte Bibliographie zu Kapitel 5

1. Beaty, N. N., and Peterdorf, R. G., »*Iatrogenic Factors in Infectious Disease*«, Annals of Internal Medicine 65, Okt. 1966, S. 641—656.

Ein ausführlicher Überblick über die schon damals vorhandene Literatur, beinhaltet 39 Quellenangaben. Untersucht das Überhandnehmen iatrogener Erkrankungen bei der im Krankenhaus behandelten Bevölkerung. Dabei wird besonders auf die Antibiotika-Therapie eingegangen. „*Wenn die Bakterienflora des Sputums des Patienten, der wegen Pneumonie behandelt wird, über den ganzen Behandlungszeitraum fortlaufend beobachtet wird, kann die Besiedlung durch einen gegen das angewendete Antibiotikum resistenten Keim häufig nachgewiesen werden. Gewöhnlich führt dies zu bakterieller Superinfektion ohne klinische Krankheit, aber bei einer bedeutenden Zahl von Fällen ist diese ökologische Veränderung der Mundflora von Krankheitszeichen und -symptomen begleitet. Diese Infektionen sind oft therapieresistent.*«

2. Tschäpe, Helmut u. Rische, Helmut, »*Ökologie und epidemiologische Bedeutung der infektiösen Chemotherapeutikaresistenz*«, Beiträge zur Hygiene und Epidemiologie, Bd. 22, VEB-Broschürendruck, Leipzig 1974. Bestätigt die o. g. Beobachtungen. Untersuchungen am Institut für experimentelle Epidemiologie, Wernigerode, mit pathogenen und apathogenen

Keimen. Apathogene Keime, die gegen bestimmte Chemotherapeutika resistent sind, können ihrerseits noch nicht resistente pathogene Keime, wenn sie mit ihnen in Kontakt kommen, gegen die gleichen Chemotherapeutika resistent machen. (Untersuchung an resistenten Colibakterien der Darmflora, von denen sich die Resistenz auf Shigellenstämme durch Zell-zu-Zell-Kontakt übertragen ließ.)

6. Kapitel

Das Gesetz der Heilung

Das *dynamische Feld* ist substantieller Ausdruck der Lebenskraft, essentielle Bedingung organischen Lebens. Hier haben sowohl Krankheiten als auch der Abwehrmechanismus ihren Ursprung. Man darf sich hier keineswegs eine gesonderte vierte Existenzebene vorstellen. Das dynamische Feld durchdringt vielmehr die drei Ebenen des Menschen und befindet sich mit ihnen in ständigem Austausch (Interaktion). Es steht im gleichen Verhältnis zum physischen Körper wie das elektromagnetische Feld zur Materie. Dies ist in Abbildung 8 (einer Vereinfachung des Diagramms aus dem 3. Kapitel) veranschaulicht. Die eingezeichnete Schattierung soll andeuten, wie weitgehend das dynamische Feld als »Instrument« der Lebenskraft die drei Existenzebenen aktiviert und miteinander abstimmt. Ist ein Organismus auf einer der drei Ebenen empfänglich für einen bestimmten Reiz, und läßt er diesen Reiz auf sich einwirken, so erfolgt zunächst eine Frequenzänderung des dynamischen Feldes. Dann wird die Wirkung — je nach Stärke des Reizes und der Widerstandskraft des Organismus — auf die drei Ebenen verteilt.

Die moderne Kybernetik zeigt ein Grundprinzip, das für den menschlichen Organismus ebenso gilt wie für andere Systeme: *Jedes hochorganisierte System reagiert auf eine Belastung (»Streß«) stets mit der bestmöglichen Antwort (»Response«), die zu diesem Zeitpunkt verfügbar ist.* Das bedeutet: Der Abwehrmechanismus reagiert unter den gegebenen Voraussetzungen — Gesundheitszustand und Ausmaß der Belastung — optimal auf einen krankmachenden Reiz.

Erkrankt ein Mensch, dann ist als erstes das elektrodynamische Feld sei-

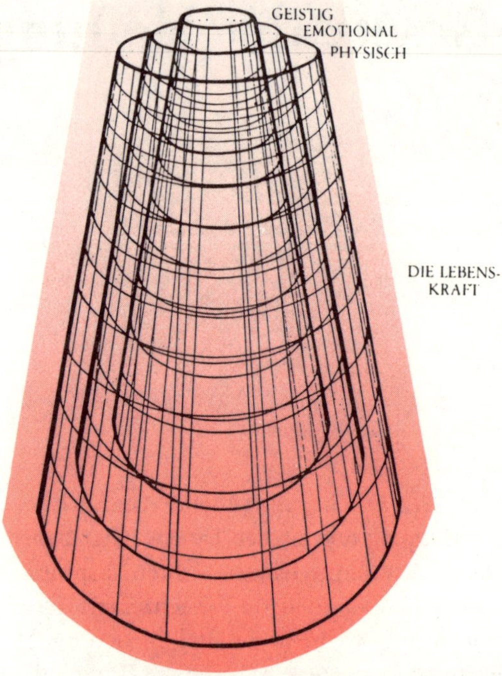

Abb. 8: Die Lebenskraft manifestiert sich in einem komplexen dynamischen Feld, ein besonderer Aspekt davon ist der Abwehrmechanismus. Das Diagramm veranschaulicht die von der Lebenskraft gesteuerte Interaktion der geistigen, emotionalen und der körperlichen Ebene. Das dynamische Feld durchdringt den Gesamtorganismus auf allen Ebenen, verbindet diese konstruktiv miteinander und ruft mit Hilfe des Abwehrmechanismus die bestmögliche Antwort des Gesamtorganismus hervor, sobald ein Reiz von einer der drei Ebenen aufgenommen wurde.

nes Körpers von der Störung betroffen; daraufhin tritt der Abwehrmechanismus in Aktion. Es war Samuel Hahnemann, deutscher Arzt des 19. Jahrhunderts und Begründer der Homöopathie, der diese Erkenntnis ahnungsvoll vorwegnahm und erstmals zur Grundlage der Therapie machte. In Paragraph 11 seines großartigen fundamentalen Werkes »*Organon der Heilkunst*«[1] schreibt er: »*Wenn der Mensch erkrankt, so ist ursprünglich nur diese geistartige, in seinem Organismus überall anwesende, selbsttätige Lebenskraft (Lebensprinzip) durch den, dem Leben feindlichen, dynamischen Einfluß eines krankmachenden Agens verstimmt ...*«

[1] 6. Auflage 1921, a. a. O., S. 69 f.

Soll eine Behandlung wirksam sein, so muß der Arzt offensichtlich diesen Prozeß unterstützen und darf in keiner Weise von ihm abweichen. Da der Abwehrmechanismus bereits optimal reagiert, muß jedes richtungsändernde Eingreifen in seine gerichtete Tätigkeit unvermeidlich negative Folgen haben. Daher können auch Heilverfahren, die auf theoretischen Spekulationen und einem bruchstückhaften Erfassen der Symptomatik basieren, den Heilprozeß behindern. Oft schaden sie dem Organismus noch zusätzlich durch Unterdrückung der Symptome.

Da die Tätigkeit des Abwehrmechanismus Ausdruck der Qualität des dynamischen Feldes ist, liegt der beste therapeutische Ansatz darin, das dynamische Feld zu unterstützen und zu stärken, um auf diese Weise die Effektivität des eigenen Heilungsprozesses des Organismus zu fördern. Dafür gibt es im allgemeinen zwei Möglichkeiten:

1. Das therapeutische Agens kann nur auf *einer* der drei Ebenen wirksam werden und beeinflußt durch Vermittlung des dynamischen Feldes *indirekt* auch die anderen. Diese Methode ist riskant: Sie konzentriert sich nur auf eine Teilresonanz, und ihre Resultate werden daher höchstwahrscheinlich unbefriedigend sein. Geschieht es aber durch Zufall, daß der Abwehrmechanismus insgesamt gestärkt wird, dann ist auch auf diese Weise eine vollständige Heilung zu erzielen.

2. Das therapeutische Agens kann *direkt* auf das dynamische Feld des Gesamtorganismus wirken und stärkt dadurch den Abwehrmechanismus unmittelbar. Das Ergebnis einer solchen Behandlung wird sehr befriedigend sein, denn wir überlassen die weitere Strategie der Heilung ganz der Intelligenz des Abwehrmechanismus. Wir können daher auch mit einem hohen Prozentsatz an Heilungen rechnen — Heilung nicht nur auf einer Ebene, sondern des Menschen in seiner Gesamtheit.

Von diesen beiden therapeutischen Möglichkeiten ist die zweite sicherlich vorzuziehen — selbst wenn es schwierig sein mag, Agentien zu finden, die das dynamische Feld unmittelbar zu beeinflussen vermögen. Unter den allgemein bekannten Behandlungsmethoden gibt es heutzutage nur drei, die fähig sind, das dynamische Feld unmittelbar zu beeinflussen. Eine davon ist die Akupunktur, die auch auf einem tieferen Verständnis der Prinzipien und Gesetze des Heilens beruht. Die alte Form der Akupunktur, von erfahrenen Meistern mit ganzer Hingabe ausgeübt, ist eine hochwirksame Heilmethode. Leider sind unter dem Einfluß technologisch-rationellen Denkens solche Meister selbst in China selten geworden. So wird heute Akupunktur, wenn auch auf der ganzen Welt populär, häufig auf eine oberflächliche Weise praktiziert, die nur noch entfernt der klassischen

Form ähnelt. Um die hervorragenden Erfolge zu erzielen, die tatsächlich möglich sind, bedarf es intensiver, langjähriger Ausbildung und reicher Erfahrung. Heutzutage jedoch wird die Akupunktur häufig schon nach ein- bis zweiwöchigen Seminaren oder bestenfalls nach zwei- bis dreijähriger Anleitung praktiziert. Die wirklichen Meister werden immer seltener, und es hat nicht den Anschein, als seien viele Praktiker bereit, die zu wirklicher Qualifikation notwendige Ausbildungszeit in Kauf zu nehmen.[2]

Das Heilen durch »Auflegen der Hände« — nur wenige, besonders begnadete Menschen sind dazu fähig — ist eine weitere Therapie, die offenbar unmittelbar auf das dynamische Feld einwirkt. Es ist hiermit jedoch nicht das übliche Heilen durch Energieübertragung (psychic healing) oder durch einen Glaubensakt gemeint, auch nicht bestimmte Formen der Massage; all das wirkt nur indirekt über eine der drei Ebenen auf die Lebenskraft. Das »Auflegen der Hände« durch eine sittlich überragende, begnadete Persönlichkeit, die zum Übermittler kosmischer Energien wird, kann unmittelbar stärkend auf die Lebenskraft wirken und einen Menschen dauerhaft heilen. Der Nachteil dieser Methode ist jedoch: Es gibt immer nur ganz wenige solcher Menschen, zu wenige, als daß sie den Gesundheitsproblemen unserer Zeit abhelfen könnten.

Das dritte Behandlungsverfahren, das direkt auf das dynamische Feld einwirkt, besteht in der Verabreichung des potenzierten homöopathischen Mittels. Die homöopathische Heilmethode, das zeigt sich in der Praxis immer wieder von neuem, ist tatsächlich in der Lage, einer großen Zahl von Menschen tiefgreifend und dauerhaft zu helfen. Das Günstige an ihr ist: Sie basiert auf leicht verständlichen Prinzipien und kann von einem Anwärter des Arztberufes in etwa der gleichen Zeit erlernt werden, die für ein allopathisches Medizinstudium erforderlich ist. Damit ist theoretisch die Möglichkeit gegeben, genügend qualifizierte Homöopathen auszubilden, um unserer Bevölkerung wirksam zur Gesundheit zu verhelfen.

[2]Vgl. Duke, M., »*Acupuncture*«, Constable, London 1973, S. 12: »*Seit die Regierung Chiang Kai-Shek die Prüfungsordnungen änderte, wurden die alten Traditionen verwässert. Die klassischen Lehr- und Prüfungsmethoden wurden vernichtet und demzufolge begann eine Fülle von Kurpfuschern in China zu praktizieren. Viele dieser Schulen des Halbwissens sind danach von China exportiert worden.*«

Die klassisch-chinesische Auffassung der Akupunkturphysiologie wird in Deutschland von der Societas sinensis (Prof. Manfred Porkert) in Zusammenarbeit mit der Schweizer Ärztegesellschaft für Akupunktur SAGA gelehrt, mit Dr. Guido Fisch als spiritus rector. Grundlage eines tieferen Verständnisses des bioenergetischen Zusammenspiels von Yin und Yang in den fünf Wandlungsphasen Wasser→Holz→Feuer→Erde→Metall→Wasser ist die Fünf-Elementen-Lehre.

Wenden wir uns nun der entscheidenden Frage zu: Wie finden wir in der Homöopathie als einem Heilverfahren, das unmittelbar auf das dynamische Feld wirken soll, das therapeutische Agens, dessen Frequenz mit der des Organismus so weitgehend übereinstimmt, daß Resonanz bewirkt wird? Unsere Technologie wird vermutlich noch Jahrzehnte brauchen, bevor sie imstande sein wird, diese Frequenz zu messen. Wie können wir daher vorgehen, um das Agens herauszufinden, das das dynamische Feld präzise genug anregen kann?

Erinnern wir uns: Bei relativ guter Gesundheit kommt uns die Tätigkeit des dynamischen Feldes gar nicht zu Bewußtsein; es bewirkt Ausgleich und Anpassung, ohne daß wir es merken. Bei Erkrankung hingegen tritt ab einer bestimmten Schwelle der Abwehrmechanismus spürbar in Aktion und manifestiert sein Wirken durch Zeichen und Symptome.

Nur an *solchen Befindensänderungen* können wir das Eingreifen des Abwehrmechanismus überhaupt wahrnehmen — ein Eingreifen, durch das er versucht, dem Organismus optimale Hilfestellung zu geben. Selbst die »krankhaftesten« und unangenehmsten Zeichen und Symptome sind daher im Grunde nichts anderes als der Versuch des Organismus, sich selbst zu helfen. Diese Vorstellung mag manchem Leser zunächst paradox erscheinen; aufgrund des bisher Gesagten ist sie jedoch logisch und einleuchtend.

Fieber, Unwohlsein, Appetitlosigkeit, Schmerz, gestörte Emotionen, geistige Verwirrung sowie subtilere individuelle Reaktionen eines Menschen sind keine isolierten, unabhängigen Probleme, sondern Versuche des Abwehrmechanismus, eine im dynamischen Feld gründende Störung auf die bestmögliche Art und Weise zu heilen. Wieder ist es Samuel Hahnemann, der dies in Paragraph 7 des *»Organon«*[3] als erster klar formuliert:

» ... so muß, mit einem Worte, die Gesamtheit der Symptome für den Heilkünstler das Hauptsächlichste, ja einzige sein, was er an jedem Krankheitsfalle zu erkennen und durch seine Kunst h i n w e g z u n e h m e n hat, damit die Krankheit geheilt und in Gesundheit verwandelt werde.«

Wollen wir unmittelbar auf das dynamische Feld einwirken, müssen wir eine Substanz finden, die seiner Frequenz ähnlich genug ist, um in Resonanz mit ihr zu schwingen. Wie aber können wir einen solchen Stoff finden? Die Antwort lautet: Auf mittelbare, indirekte Weise, mit Hilfe der einzigen, für uns sinnlich wahrnehmbaren Äußerung des Abwehrmechanismus: anhand der Zeichen und Symptome. Kann ein Stoff nämlich in einem gesunden menschlichen Organismus die gleiche oder ähnliche

[3] 6. Auflage 1921, a. a. O., S. 66 f.

Zeichen- und Symptomentotalität hervorbringen wie beim Symptombild eines kranken Menschen, so schwingt der Frequenzbereich dieses Stoffes offenbar in Resonanz mit dem dynamischen Feld des Kranken. Daraus folgt: Wir können mit diesem Stoff seinen Abwehrmechanismus aufgrund des Resonanzprinzips voraussichtlich wirksam stärken.

Diese Einsicht, *daß Ähnliches mit Ähnlichem geheilt werden muß,* ist der Grundpfeiler der homöopathischen Wissenschaft. Hahnemann prägte daher den Lehrsatz: *Similia similibus curentur. Jeder Stoff, der eine bestimmte Symptomatik bei einem Gesunden hervorbringt, ist imstande, einen Kranken mit dieser Symptomentotalität zu heilen.*

Dieser Denkansatz Hahnemanns war für viele überraschend. Seit jeher galten Symptome als ein Übel, das augenblicklich beseitigt werden muß — noch heute hat die Medizin ihr Augenmerk weitgehend darauf konzentriert, Mittel und Wege zur Bekämpfung von Symptomen und Syndromen zu finden. Schuld daran ist nicht zuletzt der ungeduldig sofortige Besserung verlangende Patient. Läuft die Nase, kauft man ein Nasenspray. Tut es irgendwo weh, muß ein Schmerzmittel her. Funktioniert die Verdauung nicht, ist ein Abführmittel die Rettung. Besteht Nervosität, wird ein Beruhigungsmittel verschrieben. Dieser Ansatz, der sich ausschließlich für das nach außen hin Sichtbare — die Symptome — interessiert, läßt die ursprüngliche und eigentliche Störung des dynamischen Feldes unbeachtet. Er erkennt im Symptom nicht einen Heilversuch des Organismus und unternimmt es folglich auch nicht, den Abwehrmechanismus zu stärken.

Die klassische Homöopathie (von griech. *homoios* = ähnlich, und *pathos* = Leiden) hingegen, die die Symptome als Versuch des Abwehrmechanismus erkannt hat, den Organismus auf die bestmögliche Art und Weise zu heilen, ist bemüht, ihn aufgrund des Ähnlichkeitsgesetzes nach einer Methode zu unterstützen, die auf dem Resonanzprinzip beruht. Wie das im einzelnen geschieht, wird im weiteren Verlauf dieses Buches behandelt. Wir wollen aber anhand eines vereinfachten Beispiels schon kurz vorwegnehmen, was gemeint ist.

Angenommen, ein gesundes, robustes Kind erkrankt plötzlich an hohem Fieber, sein Gesicht ist gerötet, die Augen sind glasig, die Pupillen erweitert, es verspürt, obgleich sein Mund trocken ist, keinen Durst, sein Hals ist trocken, roh und schmerzhaft, die submaxillaren Drüsen sind geschwollen und zwar stärker auf der rechten Seite, es befindet sich schließlich im Delirium und versucht, die Wände hinaufzuklettern. Der allopathische Arzt interpretiert diese Symptome und Zeichen als bakterielle oder Virusinfektion und legt nach einem Halsabstrich eine Kultur an, wobei er hofft, Bakterien zu finden, die auf Antibiotika ansprechen. Dieses Vorgehen beruht auf der Annahme, die Erreger seien die Ursache der Erkrankung. Der Homöopath dagegen interessiert sich nur wenig für diese Erreger. Er begreift die Symptome als Ausdruck einer Störung im dynamischen Bereich; davon läßt sich natürlich keine Kultur anlegen. Deshalb studiert er sorgfältig die Symptome selbst in ihrer Gesamtheit und richtet sein Augenmerk dabei besonders auf charakteristische, unverwechselbare Zeichen — denn sie vor allem sind Ausdruck der persönlichen »Resonanzfrequenz«, die er zur Heilung nutzen kann. Dann sucht er nach einem Stoff, der in seinem Arzneimittelprüfungsbild dem Symptomengesamtbild so weit wie möglich entspricht. In unserem Beispiel ist es *Belladonna.* Das Kind bekommt nun *Belladonna* in einer einzigen winzigen Dosis. Seine Temperatur geht darauf rasch zurück, und es fällt in einen friedlichen Schlaf. Am nächsten Morgen wacht es völlig gesund auf. Eine Kultur eines erneuten Rachenabstrichs wird häufig schon keine der anfänglichen Bakterien mehr zeigen. So unglaubwürdig es klingen mag — diese Geschichte kann jeder Homöopath durch zahlreiche ähnliche Fälle aus seiner täglichen Praxis bestätigen.

Zu beachten ist, daß die oben genannten Symptome nicht einfach allgemein »Fieber, Halsweh, Drüsenschwellung und Delirium« lauten. Denn für den Homöopathen sind, wie gesagt, die wichtigsten Symptome diejenigen, die für den Patienten charakteristisch sind. Von zehn Halsweh-Patienten hat, was die charakteristischen Symptome anbelangt, wahrscheinlich jeder sein für ihn spezifisches Symptombild und benötigt deshalb ein anderes, nämlich sein homöopathisches Mittel. Die wertvollsten Symptome sind in der Praxis oft die sogenannten *merkwürdigen, seltenen* und *eigentümlichen.* Erfahrungsgemäß können wir nur anhand solch feiner Schattierungen genau bestimmen, wo die zur Heilung notwendige Resonanzfrequenz liegt.

Das Resonanzprinzip ist auch der Grund, warum die klassische Homöopathie erst ein genaues *Gesamtbild* der Symptome verlangt, bevor sie ein Mittel wählt. Bleibt das Symptombild nämlich unvollständig, dann beschränkt sich die heilende Wirkung des Stoffes auf eine Teilfrequenz. Kommt zum Beispiel ein Patient mit Arthritis zum Homöopathen, und werden lediglich seine Gelenksymptome berücksichtigt, die übrigen Symptome der körperlichen, seelischen und geistigen Ebene aber unbeachtet gelassen, so wird das verordnete Mittel in der Regel nur auf die Gelenke wirken. Eine echte Heilung ist bei einem solchen Vorgehen kaum zu erwarten, dafür aber leicht eine gesundheitliche Schädigung tieferer Bereiche möglich.

Wie also müssen wir vorgehen, um die spezifische Eigenfrequenz des gesamten Organismus herauszufinden und das dynamische Feld dann insgesamt zu stärken? Wir müssen alle Abweichungen von der Norm auf allen drei Ebenen und mit allen charakteristischen Einzelheiten festhalten. Hier eine kleine Auswahl der vielen Aspekte, die der Homöopath bei der Befragung des Patienten berücksichtigen muß: Alle Einflüsse, die die Hauptbeschwerde des Patienten verändern; die Verträglichkeit von heißem und kaltem Wetter; die Wirkung von Feuchtigkeit und Wetteränderungen; die Tages- oder Nachtzeit, zu der sich der Patient insgesamt am schlechtesten fühlt; die Wirkung aller natürlichen Nahrungsmittel; starkes Verlangen nach oder Abneigung gegen bestimmte Speisen; das Befinden und die Lage während des Schlafes; alle Ängste und Phobien, unter denen der Patient leidet; ob Reizbarkeit besteht und bei welchen Anlässen; wie die geistigen Fähigkeiten in unterschiedlichen Situationen funktionieren usw. Diese und viele andere Fragen müssen bis ins Detail geklärt werden; nur so finden wir die Gesamtheit der individuellen Symptome und können feststellen, welche Richtung und Ausdrucksweise der Abwehrmechanismus als optimal gewählt hat.

Die für den Homöopathen wichtigsten Symptomenbereiche betreffen alle Grundfunktionen des täglichen Lebens: soziales Umfeld, Ernährung, Schlaf, Beziehungen zu geliebten Menschen, Sexualität, finanzielle Angelegenheiten, berufliche und häusliche Probleme. Dies sind die Bereiche, denen besondere Aufmerksamkeit geschenkt werden muß. Sie sind in der Homöopathie sogar weit wichtiger als die klinischen Details eines Herzleidens, eines Lupus erythematodes, einer Migräne usw. Wohl werden diese klinischen Befunde mit berücksichtigt, doch sehr viel weniger als in der Allopathie.

Samuel Hahnemann

An dieser Stelle wollen wir kurz auf das Leben Samuel Hahnemanns eingehen. Er war es ja, der auf so geniale Weise die grundlegenden Gesetze der Heilung entdeckt und zur systematischen Praxis entwickelt hat. Gesetze, die Gesundheit und Krankheit in eine völlig neue Perspektive rücken. Sein Leben ist eines der außergewöhnlichsten Schicksale in der Geschichte der Medizin.

Hahnemann selbst wies von Anfang an darauf hin, daß das Ähnlichkeitsgesetz im Laufe der abendländischen Geschichte mehrfach erwähnt wird — zu allererst von Hippokrates selbst. Doch wenn es auch Forscher gab, die sich Gedanken darüber gemacht hatten — niemand hatte bisher die ganze

Bedeutung und Tragweite dieses Gesetzes erkannt oder es gar systematisiert und zur Grundlage der therapeutischen Wissenschaft gemacht.

Samuel Hahnemann wurde am 10. April 1755 in Meißen geboren und fiel bereits in jungen Jahren durch ungewöhnliche Fähigkeiten auf. Sein Vater erkannte seine Begabung und lehrte ihn von klein auf Disziplin. Oft schloß er den jungen Samuel in ein abgedunkeltes Zimmer ein und gab ihm »Denkübungen« — Probleme, die dieser selbständig zu lösen hatte, denn, so sagte der Vater, »der Junge muß denken lernen«. Hahnemann war außerordentlich sprachbegabt, und schon mit 12 Jahren übertrug ihm sein Lehrer die Aufgabe, Mitschüler in der griechischen Sprache zu unterrichten.

Nach abgeschlossenem Medizinstudium an den Universitäten Leipzig, Wien und Erlangen promovierte Hahnemann 1779 und genoß durch seine Veröffentlichungen auf dem Gebiet der Medizin und Chemie in wissenschaftlichen Kreisen bald großes Ansehen. Die Unzulänglichkeit der damals üblichen Behandlungsmethoden — Aderlaß, Schröpfköpfe, Blutegel und toxische Chemikalien — bedrückte ihn jedoch sehr. Einem Freunde schrieb er:

»Es war für mich eine Qual, im dunkeln herumzutappen, als ich Kranke heilen sollte, indem nach dieser oder jener Krankheitshypothese Substanzen zu verordnen waren, die ihren Platz in der Materia Medica einer willkürlichen Entscheidung verdankten ... Bald nach meiner Heirat gab ich die Praxis der Medizin auf, damit ich nicht länger Gefahr lief, Unrecht zu tun; ich beschäftigte mich nun ausschließlich mit Chemie und literarischen Tätigkeiten. Dann wurde ich aber Vater, und ernste Krankheiten bedrohten meine geliebten Kinder ... Und als ich merkte, daß ich ihnen keine Erleichterung schaffen konnte, wurde ich von noch schlimmeren Skrupeln geplagt.«[4]

Während er sich zum Lebensunterhalt seiner Familie wieder Übersetzungsarbeiten zuwandte, war sein forschender Geist ständig auf der Suche nach allgemeingültigen Prinzipien, auf die er eine brauchbare Therapie gründen könnte. Der zündende Gedanke, der zu seiner Entdeckung führte, kam ihm, als er Cullen's Arzneimittellehre aus dem Englischen übersetzte. Cullen, Medizinprofessor an der Universität Edinburgh, hatte 20 Seiten seiner Materia Medica den therapeutischen Indikationen der Chinarinde gewidmet. Ihre Erfolge bei der Behandlung der Malaria schrieb er den Bitterstoffen der Rinde zu. Hahnemann, mit dieser Erklärung unzu-

[4]Bradford, Thomas Lindsley, M. D., »*Life and Letters of Dr. Samuel Hahnemann*«, Boericke & Tafel, Philadelphia 1895.

frieden, entschloß sich, die Wirkung der Rinde an sich selbst auszuprobieren — ein Schritt, der für die Anschauungen der damaligen Zeit äußerst ungewöhnlich war. Er schreibt darüber:

»Ich nahm des Versuchs halber etliche Tage zweimal täglich jedesmal vier Quentchen gute China ein; die Füße, die Fingerspitzen usw. wurden mir erst kalt, ich ward matt und schläfrig, dann fing mir das Herz an zu klopfen, mein Puls ward hart und geschwind, eine unleidliche Ängstlichkeit, ein Zittern (aber ohne Schauder), eine Abgeschlagenheit durch alle Glieder, dann Klopfen im Kopfe, Röte der Wangen, Durst, kurz alle mir sonst beim Wechselfieber gewöhnlichen Symptome erschienen nacheinander, doch ohne eigentlichen Fieberschauder. Mit kurzem: auch die mir bei Wechselfieber gewöhnlichen besonders charakteristischen Symptome, die Stumpfheit der Sinne, die Art von Steifigkeit in allen Gelenken, besonders aber die taube widrige Empfindung, welche in dem Periostium über allen Knochen des ganzen Körpers ihren Sitz zu haben scheint — alle erschienen. Dieser Paroxysmus dauerte zwei bis drei Stunden jedesmal und erneuerte sich, wenn ich diese Gabe wiederholte, sonst nicht.«[5]

Auf diese Weise erkannte Hahnemann das Naturgesetz der Heilung, daß nämlich eine Substanz, die bei einem gesunden Menschen Symptome hervorrufen kann, sie bei einem Kranken auch zu heilen vermag. Und, vielleicht noch wichtiger, er erkannte: Die heilenden Eigenschaften des therapeutischen Agens lassen sich nur durch Experimente *am Menschen* herausfinden.

Nach dieser Entdeckung begann er mit einigen ebenfalls interessierten Ärzten, systematisch eine Reihe von Stoffen einzunehmen und deren Wirkung bis ins kleinste Detail aufzuschreiben. Sechs Jahre lang dauerten diese Tests. Gleichzeitig stellte Hahnemann aus der internationalen medizinischen Literatur der Jahrhunderte einen umfangreichen Katalog sämtlicher Vergiftungen zusammen.

Dann begannen Hahnemann und seine Mitarbeiter das Ähnlichkeitsgesetz in der Praxis anzuwenden. Mit Erstaunen stellten sie fest, daß ihre Erfolge die der allopathischen Ärzte der damaligen Zeit bei weitem übertrafen. In Paragraph 19 des *»Organon«*[6] faßt Hahnemann — nach vieljähriger Erfahrung und inzwischen längst berühmt geworden — das Wesentliche seiner Entdeckung zusammen:

[5]Hahnemanns Anmerkungen zum 2. Band des Cullenschen Werkes, Abschnitt Chinarinde. Zitiert nach: Fritsche, Herbert, *»Samuel Hahnemann — Idee und Wirklichkeit der Homöopathie«*, 3. Auflage, Burgdorf Verlag für homöopathische Literatur, Göttingen 1982, S. 52.
[6]6. Auflage 1921, a. a. O., S. 76.

»Indem nun die Krankheiten nichts als Befindens- Veränderungen des Gesunden sind, die sich durch Krankheits-Zeichen ausdrücken, und die Heilung ebenfalls nur durch Befindensveränderung des Kranken in den gesunden Zustand möglich ist, so sieht man leicht, daß die Arzneien auf keine Weise Krankheiten würden heilen können, wenn sie nicht die Kraft besäßen, das auf Gefühlen und Tätigkeiten beruhende Menschenbefinden umzustimmen, ja, daß einzig auf dieser ihrer Kraft, Menschenbefinden umzuändern, ihre Heilkraft beruhen müsse.«

Nehmen gesunde Menschen vorschriftsmäßig einen Stoff ein, um durch das Auftreten von Symptomen seine Wirkung festzustellen, so spricht man von einer Arzneimittelprüfung. Hahnemann entwickelte eine bestimmte Methode, um homöopathische Mittel zu prüfen. Später werden wir auch auf Prüfungsmethoden eingehen, die den heutigen Bedingungen angepaßt sind. Seit Hahnemanns Zeiten hat man ständig weitere Prüfungen durchgeführt; dadurch ist es nun möglich, für jeden Patienten das richtige Mittel zu wählen. Denn wenn die Symptomatik eines Mittels genau bekannt ist, kann es gezielt mit dem Beschwerdebild eines Patienten in Deckung gebracht werden; der Abwehrmechanismus erfährt dann aufgrund des Resonanzprinzips durch das homöopathische Mittel die Anregung und Stärkung, deren er zur Heilung bedarf.

Die Arzneimittelprüfung

Bei einer Prüfung erhält der Organismus einen Stoff, der stark genug ist, eine Störung hervorzurufen und den Abwehrmechanismus zu mobilisieren. Der Abwehrmechanismus bringt nun auf allen drei Ebenen des Organismus Symptome hervor, die für die eigentümliche und einzigartige Wirkung des Stoffes charakteristisch sind. Ähnlich verhält es sich, wenn das dynamische Feld eines Patienten auf einen Krankheitsreiz reagiert, und wir die charakteristische Art und Weise dieser Reaktion durch Aufschreiben der Symptome festhalten. In beiden Fällen treten Symptome nur dann auf, wenn der auslösende Reiz stark genug ist, um den Abwehrmechanismus zu mobilisieren, oder wenn eine genügende Empfindlichkeit für den Frequenzbereich des Stoffes vorhanden ist.

Die so ermittelten Symptombilder der Substanzen stimmen erstaunlicherweise weitgehend mit den Symptombildern der uns bekannten Krankheiten und Krankheitsvariationen überein. Inzwischen gibt es Hunderte von Mitteln, die gut geprüft sind — es gibt also für nahezu jede Störung das passende Mittel.

Noch mehr Mittel sind allerdings erst unvollständig geprüft. Eine vollständige Prüfung setzt voraus, daß erstens das Mittel in toxischer, hypotoxischer und hochverdünnter, potenzierter Form (die Potenzierung wird im nächsten Kapitel besprochen) an einem Gesunden erprobt wird. Zweitens sind die auf allen drei Ebenen hervorgerufenen Symptome schriftlich festzuhalten. Drittens muß die Kenntnis der Mittelwirkung vervollständigt werden; dazu müssen bisher unbekannte Symptome, die nach Heilung durch das Mittel verschwunden sind, in das Symptombild aufgenommen werden.

Wurden nur die körperlichen Symptome bei einer Prüfung festgehalten, dann gilt sie noch als unvollständig. Die Symptome sind in dem Falle noch wie auch bei allen Vergiftungsprotokollen zu allgemein, es fehlen der Prüfung die individuellen Merkmale.

Im 10. Kapitel werden wir ausführlicher darlegen, wie eine Prüfung durchzuführen ist. Wir werden auch eine der Originalprüfungen Hahnemanns in Appendix A teilweise abdrucken, um zu zeigen, mit welcher Genauigkeit die Wirkung eines Stoffes aufgezeichnet werden muß.

Zusammenfassung des 6. Kapitels

1. Das dynamische Feld durchdringt alle Ebenen des Organismus so, wie das elektromagnetische Feld die Materie durchdringt. In Gesundheit und Krankheit ist es das Medium jeglicher Aktivität im Organismus. Der hochorganisierte menschliche Organismus reagiert auf Belastungen stets mit der bestmöglichen Antwort (Response), zu der er fähig ist.

2. Therapeutische Maßnahmen, die das dynamische Feld beeinflussen, können entweder indirekt über eine einzelne Ebene oder unmittelbar auf das dynamische Feld selbst wirken.

3. Die Homöopathie ist imstande, unmittelbar auf das dynamische Feld einzuwirken.

4. Das Ähnlichkeitsgesetz besagt, daß, wenn die Symptome des Kranken und die Symptome, die ein Stoff in einem gesunden Menschen hervorruft, einander entsprechen, eine Resonanz zwischen Patient und Medikament auftritt.

5. Das Ähnlichkeitsgesetz ist ein Naturgesetz. Es lautet: Jede Substanz, die imstande ist, eine Symptomengesamtheit bei einem gesunden Menschen hervorzurufen, vermag sie bei einem Kranken zu heilen.

6. Das Ähnlichkeitsgesetz ist die bedeutendste Entdeckung Samuel Hahnemanns, eines deutschen Arztes, der sich mit den grobschlächtigen Behandlungsmethoden seiner Zeit nicht abfinden konnte. Hahnemann schuf die Voraussetzung für die praktische Anwendung dieses Gesetzes durch die sogenannten Arzneimittelprüfungen.

7. Eine Prüfung — soll sie vollständig sein — muß mit genügend unterschiedlichen Dosierungen bzw. Potenzierungen vorgenommen werden; außerdem müssen die Symptome aller drei Ebenen Berücksichtigung finden, einschließlich derjenigen, die nach Verabreichung des Mittels bei kranken Menschen geheilt worden sind.

7. Kapitel

Die therapeutische Wirkung auf das dynamische Feld

Wir kennen nun das Konzept des dynamischen Feldes und ebenso kennen wir das Ähnlichkeitsgesetz, wodurch wir in die Lage versetzt werden, das dynamische Feld mit Hilfe des Resonanzprinzips zu stimulieren. Als nächster Schritt liegt nahe, therapeutische Agentien zu entwickeln, die sich selbst in energetischer Form befinden und dadurch imstande sind, direkt auf das dynamische Feld einzuwirken. In diesem Kapitel werden wir sehen, wie die Homöopathie dies durch Hahnemanns Methode der *Potenzierung* erreicht hat.

Vorausgesetzt, jeder Stoff — von einfachen Organismen bis hin zu unserem gesamten Planeten — besitzt ein elektromagnetisches Feld, so kann der Stoff, wenn ein Mensch ihn einnimmt, in zweierlei Weise auf den Organismus wirken. Einerseits kann er eine *chemische* Wirkung haben, wie wir es bei Lebensmitteln, Vitaminen, Medikamenten, Tabak, Kaffee usw. sehen. Andererseits kann sein elektromagnetisches Feld unmittelbar auf das *elektromagnetische* Feld des Körpers wirken. Letzteres tritt ein, wenn die Frequenzbereiche nahe genug beieinander liegen, um in Resonanz miteinander zu schwingen. Gewöhnlich ist die elektrodynamische Wirkung eines Rohstoffes zu schwach, als daß man sie wahrnehmen könnte, obgleich sie in manchen Fällen eine Rolle spielen kann, wie z. B. bei Mineralbädern, Seebädern, Packungen usw.

Stoffe lassen sich im Zusammenhang mit dem menschlichen Organismus danach einteilen, ob sie biologisch aktiv oder inaktiv sind. Biologisch *inaktive* Stoffe, wie Platin, Gold, Eisen, Sand (Kieselsäure), Zellulose usw. können chemisch und energetisch mit dem Körper keine Verbindung eingehen. Sie verursachen beim Passieren des Verdauungskanals höchstens einen mechanischen Reiz. Auch ihr elektromagnetischer Einfluß auf den Organismus ist zu gering, als daß man ihn wahrnehmen könnte.

Ein biologisch *aktiver* Stoff dagegen besitzt chemische oder andere Kräfte, die mit dem Körper in Aktion treten können: Es besteht eine chemische Affinität zwischen beiden. Nimmt man beispielsweise ein Nahrungsmittel, eine Vitamin- oder Aspirintablette zu sich, beginnen augenblicklich komplizierte chemische Reaktionen, die sich auf viele Organe des Körpers auswirken. Biologisch aktive Stoffe — z. B. Nahrungsmittel — können heilsam wirken oder auch toxisch, wie z. B. entsprechende Mengen Arsen, Quecksilber oder allopathische Medikamente. Toxische Stoffe haben auf jeden, der sie zu sich nimmt, einen Effekt, doch ist die Giftwirkung einer bestimmten Dosis von Mensch zu Mensch unterschiedlich. Wer besonders empfindlich ist oder eine »Affinität« für eine bestimmte Substanz besitzt, kann eine starke, ja sogar tödliche Reaktion erleiden; wer nur wenig empfindlich ist, reagiert mitunter auf die gleiche Stoffmenge nur gering. Hahnemann stellte bei seinen Studien zur Vergiftungssymptomatologie fest: Gerade die Empfindlichkeit für eine bestimmte Substanz kann bedeuten, daß sich der Organismus mit der Substanz in Resonanz befindet. Diese Resonanz macht sich die Homöopathie als therapeutisches Prinzip zunutze.

Es kann sogar eine Heilung durch ein biologisch aktives Agens im Rohzustand eintreten, wenn die Resonanz oder Affinität des Frequenzbereiches eines Menschen und einer bestimmten Substanz eng genug beieinander liegen. Die Heilwirkung, die Mineralbäder auf manche Menschen haben, läßt sich wahrscheinlich so erklären. Deshalb erfährt natürlich auch nicht jeder diese Wirkung: Einigen Patienten geht es nach solch einem Bad sogar schlechter, die meisten spüren kaum etwas, und nur vielleicht 15—20 % merken, daß sich ihre Symptome bessern und ihre Spannkraft zunimmt. Wahrscheinlich haben diejenigen, denen es danach besser geht (aber auch die, denen es schlechter geht), einen Frequenzbereich, der dem eines Minerals der Quelle ähnlich ist. Der Heilerfolg hält unter Umständen sechs bis neun Monate an; dann kommt ein Rückfall. Wiederholt der Patient die Badekur, so zeigt sich, daß die Wirkung nun kürzere Zeit — vielleicht drei Monate — andauert. Beim dritten oder vierten Mal ist möglicherweise keine Besserung mehr spürbar. Der Reiz, den das Rohmineral auf das dynamische Feld des Patienten ausübt, ist inzwischen zu schwach geworden, um den Abwehrmechanismus des Patienten zu beeinflussen.

Ähnliches beobachten wir gewöhnlich bei der Behandlung mit Kräutern. Befindet sich in der Kräutermischung eine Pflanze, deren Frequenz derjenigen des dynamischen Feldes des Patienten gleicht, kann für längere Zeit eine Besserung eintreten. Hat aber der Patient einen schwachen Abwehrmechanismus, kommt es bald zum Rückfall. Eine weitere Verordnung der gleichen Kräuter zeigt dann eine geringere oder weniger lange anhaltende Wirkung als beim ersten Mal. Das hat folgenden Grund: Der dynamische Reiz der Pflanze wurde nicht vestärkt, während der Abwehrmechanismus inzwischen vielleicht noch schwächer geworden ist. Ähnliche Beobachtungen können bei Zufallsheilungen durch allopathische Medikamente und andere Therapien gemacht werden.

Eine dauerhafte Heilung ist nur möglich, wenn das elektrodynamische Feld des therapeutischen Agens nach und nach verstärkt wird. Die in einem Stoff enthaltene spezifische Energie ist auf eine Weise freizulegen, daß sie für eine Wirkung auf das dynamische Feld des Organismus verfügbar wird. Die Lösung dieses Problems war Samuel Hahnemanns zweiter genialer Beitrag auf dem Gebiet der Medizin: Er fand die Methode der *Potenzierung*. Immer noch ist es ein Geheimnis, auf welche Art Hahnemann diese Methode entdeckte, ob aufgrund seiner chemischen Kenntnisse oder durch intuitive Eingebung. Wie dem auch sei: Er entwickelte eine einfache Methode, die Heilkraft einer Substanz freizulegen, ohne dabei deren Frequenz zu verändern. So entstand die »dynamisierte Arznei«, eine Form von intensivierter spezifischer Energie. Sie wird ebenfalls nach dem Resonanzprinzip, entsprechend dem Ähnlichkeitsgesetz verabreicht, besitzt jedoch eine gesteigerte Fähigkeit (Kraft), auf das dynamische Feld einzuwirken, und ermöglicht deshalb eine dauerhafte Heilung des ganzen Organismus.

Hahnemanns erste große Entdeckung bestand, wie im vorangehenden Kapitel beschrieben, darin, daß man die vollständige Symptomatik eines Stoffes nur dadurch erhält, daß man den Stoff am gesunden Menschen prüft. Nun sind aber die meisten potentiell heilkräftigen Substanzen schon in geringer Dosierung hochtoxisch in ihrer biologischen Aktivität, z. B. Arsen, Merkur, Belladonna, Schlangengifte usw. Vergiftungsfälle lieferten Hahnemann zwar gewisse Informationen, doch war ihre Symptomatik nicht detailliert genug, als daß er sie für homöopathische Verschreibungen hätte verwenden können. Die Auseinandersetzung mit diesem Problem bereitete den Weg dafür, daß er schließlich auf das Potenzieren verfiel.

Zunächst versuchte Hahnemann, die Substanzen einfach zu verdünnen. Dadurch verringerte sich natürlich ihre Giftwirkung, aber leider auch ihre Heilkraft. Schließlich fand er heraus, daß es möglich war, den Verdünnungen durch Verreiben und Verschütteln kinetische Energie zuzufügen. Die

Verbindung von Verschütteln oder Verreiben und fortlaufender Verdünnung nannte er »Dynamisieren« oder »Potenzieren«. Das Wesentliche bei dieser Entdeckung war: *Je mehr eine Substanz verschüttelt und verdünnt wird, desto spezifischer wird ihre Heilwirkung und desto geringer ihre toxische Wirkung.*

Wie stellen nun homöopathische Arzneibetriebe ihre Mittel her? Eine ausführliche Beschreibung findet sich in Kapitel 11; hier geben wir im voraus einen kurzen Überblick, um dem Leser das Verständnis zu erleichtern. Als erstes wird die Substanz auf die chemisch oder botanisch übliche Weise in Alkohol und Wasser gelöst. Ein Tropfen dieser »Urtinktur« wird dann mit 9 bzw. 99 Tropfen 40%iger Alkohol-Wasserlösung verdünnt. Diese Verdünnung wird 100mal kräftig verschüttelt. Wieder wird ein Tropfen hiervon mit 9 bzw. 99 Tropfen der Alkohol-Wasserlösung vermischt. Wieder wird 100mal kräftig verschüttelt und dann erneut verdünnt. Dieser Vorgang kann beliebig oft wiederholt werden, wobei die Heilkraft immer mehr zunimmt, die toxischen Eigenschaften aber mehr und mehr schwinden.

In der Homöopathie gibt es eine bestimmte Nomenklatur für jede »Potenz«. Wird die fortlaufende Reihe im Verhältnis 1/10 verdünnt und verschüttelt, so spricht man von Dezimalpotenzen; die Zahl der Potenzen wird in diesem Fall mit einem D oder x gekennzeichnet. So heißt etwa die erste Potenzierung von 1:10 »D 1« oder »1 x«, die zweite »D 2« oder »2 x«, die dreißigste »D 30« oder »30 x«. Wird im Verhältnis 1/100 verdünnt und verschüttelt, so spricht man von Centesimalpotenzen und kennzeichnet sie mit einem C. Die erste Potenz von 1:100 wird »C 1« genannt, die dreißigste »C 30« und die tausendste »C 1000«.

Chemisch gesehen lassen sich Verdünnungen nur bis zu einem bestimmten Punkt sinnvoll fortführen; danach ist die ursprüngliche Substanz nicht mehr nachweisbar. Diesen Grenzpunkt nennt man »Avogadrosche« oder »Loschmidtsche Zahl«. Jede Potenz, die über D 24 oder C 12 hinausgeht, besitzt kein einziges Molekül mehr von der ursprünglichen Substanz. Man könnte also annehmen, weiteres Potenzieren sei sinnlos; in Wirklichkeit steigert sich aber die Wirksamkeit der Potenzen weit über diese »Grenze« hinaus. Bisher ist überhaupt noch keine Grenze bekannt — Homöopathen verabreichen oft mit Erfolg Potenzen über C 100 000! Um dem Leser eine Vorstellung von der außerordentlichen Verdünnung einer solchen Potenz zu geben, wollen wir sie als numerischen Bruch darstellen. Die Avogadrosche Zahl entspricht in etwa einer Verdünnung von 1/1000 ... — an diese Stelle treten insgesamt 24 Nullen. Eine Potenz von C 100000 entspricht

1/100000 ..., insgesamt 100000 Nullen, eine Verdünnung, unvorstellbar weit über den Punkt hinaus, wo noch ein Molekül der ursprünglichen Substanz vorhanden ist!

Woher wissen wir aber nun mit Sicherheit, daß die Heilkraft der Potenzen tatsächlich mit zunehmender Verdünnung und Verschüttelung wächst? Wir wissen es aufgrund der klinischen Beobachtungen aller Homöopathen und Patienten, die den Erfolg immer wieder bestätigen. Ist das richtige homöopathische Mittel nach dem Ähnlichkeitsgesetz gefunden, wirkt es sogar in roher, unpotenzierter Form. Ein Patient, der unter Belladonnafieber leidet mit all den charakteristischen Symptomen, die aus der Prüfung von Belladonna bekannt sind, reagiert auch auf einen Tropfen Belladonna-Urtinktur, doch ist das Resultat wahrscheinlich minimal und hält nicht lange an, von einer starken Erstverschlimmerung ganz abgesehen. Erhält er Belladonna in der Potenz D 12, wird die Erleichterung vermutlich deutlicher sein. Verabreichen wir gar eine C 10000, verschwinden voraussichtlich sämtliche Symptome innerhalb weniger Stunden, ohne daß ein Rückfall eintritt.

Es gibt auch Fälle, in denen die unpotenzierte, rohe Substanz und die Potenzen unter C 30 überhaupt nicht wirken. Wird jedoch die genau passende Potenz erreicht, dann folgt, auch bei einer Hochpotenz von C 100000, eine eindrucksvolle und dauerhafte Heilung.

Die Behauptung, man könne durch bloßes Verschütteln und reihenweise Verdünnung die Heilkraft eines Stoffes unbegrenzt vermehren und dabei zugleich seine toxische Wirkung aufheben, läuft freilich dem herkömmlichen Verständnis chemischer und physikalischer Prozesse völlig zuwider. Tatsächlich benutzen aber Homöopathen auf der ganzen Welt mit unbezweifelbarem Erfolg Potenzen, die über die Avogadrosche Zahl weit hinausgehen. Was also geht beim Potenzieren eigentlich vor sich?

Wir wissen, daß die Verdünnung allein dieses Phänomen der Heilung nicht hervorbringt. Entscheidend ist das Verschütteln, das der Lösung kinetische Energie zuführt. Schüttelt man andererseits eine Lösung, ohne sie weiter zu verdünnen, steigt die Potenz nur um einen Grad, gleichgültig, wie oft man schüttelt. Schütteln und Verdünnen gehören also zusammen. Wir wissen weiterhin: Die Heilkraft wird umso größer, je mehr man verschüttelt und verdünnt —, selbst nachdem kein einziges Molekül der ursprünglichen Substanz mehr vorhanden ist.

Ungeachtet der neuesten Entdeckungen im Bereich des bioelektrischen und elektromagnetischen Feldes haben Physik und Chemie bisher noch keine endgültige Erklärung für dieses Phänomen gefunden. Theoretisch hat G. Behnisch mit seinen Ausführungen über die Molekularresonanz (Athen 1976) die Übertragung der spezifischen Energie über die energetische Struktur des Lösungsmittels erklärt. Resch und Gutmann[1] haben nun aufgrund der erst heute geklärten Grundlagen der physikalischen Eigenschaften des Wassers diese Frage auch experimentell einen Schritt weitergeführt, wie auch Fritz-Albert Popp in seinem Arbeitskreis in Kaiserslautern grundsätzliche Aussagen zu diesem Thema gemacht hat (siehe Kapitel 4, S. 64).

Für den Nichtphysiker ausreichend scheint uns die Kenntnis des besonderen Stoffes Wasser, das nicht nur in seinem festen Aggregatzustand zur Kristallisation in ganz besonderem Formenreichtum befähigt ist (Eisblumen, Schneeflocken etc.), sondern auch als Flüssigkeit keineswegs nur eine amorphe Ansammlung von H_2O-Molekülen darstellt. Das flüssige Wasser besteht vielmehr aus einer komplexen »Spiral«-struktur, in der die Moleküle entsprechend ihrer elektromagnetischen Felder angeordnet sind. Durch den Potenzierungsvorgang werden diese Felder nun zu Trägern der durch Resonanz aufgeprägten spezifischen Frequenz des potenzierten Stoffes.

Das homöopathische Mittel, mit dem behandelt wird, ist also der Träger oder Überträger der spezifischen Arzneienergie in Form einer Resonanzfrequenz, die das dynamische Feld des Patienten nur dann umfassend beeinflussen kann, wenn sie in seinem Feld eine Resonanz zu erzeugen vermag. Das als Potenz verabreichte Mittel ist streng genommen nur dann homöopathisch, wenn es dazu imstande ist.

Nur auf diese Weise wird die Heilung des Patienten herbeigeführt, ja eine dauerhafte Heilung überhaupt erst möglich, wie wir schon im einzelnen ausgeführt haben.

Interessant ist, daß aufgrund der Erfahrung homöopathischer Ärzte bekannt ist, daß potenzierte Mittel, den Schneekristallen vergleichbar, eine große Empfindlichkeit gegenüber Sonnenbestrahlung und Erwärmung über 45° C besitzen. Ein Mittel, das der Sonne direkt ausgesetzt oder über 45° C erhitzt wird, verliert seine Wirksamkeit. Einige Homöopathen berichten außerdem, daß bestimmte Mittel durch stark aromatische Substanzen, vor allem durch Kampfer, aber auch Pfefferminz und Bohnenkaffee, unwirksam werden. Warum diese Einflüsse die Wirksamkeit der Mittel zerstören, ist bisher noch nicht vollständig geklärt, doch sind diese Erfahrungen Hinweise, die eines Tages helfen können, die exakte Beschaffenheit dieses Überträgermechanismus weiter zu erhellen.

Die Homöopathie findet wegen ihrer erstaunlichen Erfolge bei akuten

[1]Resch, G. und Gutmann, V., »*Wissenschaftliche Grundlagen der Homöopathie*«, O-Verlag, Berg 1986.

und chronischen Krankheiten aller Art zunehmende Beachtung; wir können deshalb damit rechnen, daß sich immer mehr Wissenschaftler mit der Beschaffenheit der homöopathischen Mittel auseinandersetzen werden. Wissen wir dann mehr über ihre Eigenschaften, können wir Mittel und Potenzen noch genauer als bisher auf die einzelnen Patienten abstimmen. Auch dies mag ein Anreiz für angehende Ärzte sein, sich dem Studium und der Praxis der Homöopathie ernsthaft zuzuwenden.

Zusammenfassung des 7. Kapitels

1. Jeder Stoff, ob biologisch aktiv oder inaktiv, besitzt ein elektromagnetisches Feld.
2. Stoffe können den menschlichen Organismus auf zweierlei Weise beeinflussen: Durch ihre chemische Wirkung oder durch Interaktion elektromagnetischer Felder, falls die Frequenzen ähnlich genug sind, um in Resonanz miteinander zu treten.
3. Biologisch inaktive Stoffe können chemisch und energetisch mit dem menschlichen Körper nicht in Wechselwirkung treten.
4. Biologisch aktive Stoffe haben eine chemische Wirkung auf die Körpergewebe. Wie der Organismus auf einen Stoff reagiert, hängt ab von seiner Affinität oder Empfindlichkeit für diesen Stoff.
5. Ist die Affinität groß, kann ein Stoff sogar im Rohzustand (in nicht potenzierter Form) heilend wirken; diese Wirkung ist jedoch meist nicht von Dauer.
6. Für eine dauerhafte Heilung muß das elektromagnetische Feld des Stoffes verstärkt werden. Dies geschieht durch Potenzieren, d. h. durch Verdünnen in Verbindung mit Verschütteln. Weder Verschütteln noch Verdünnen allein ist wirksam.
7. Das Potenzieren kann beliebig fortgesetzt werden, selbst wenn die Avogadrosche Zahl überschritten ist und sich kein Molekül des ursprünglichen Stoffes mehr in dem Lösungsmittel befindet.
8. Dieses Phänomen als solches ist — auch wenn die bisherigen Erklärungen noch nicht ausreichen — eine unumstößliche Tatsache. Die spezifische elektromagnetische Energie der Ausgangssubstanz wird offenbar durch das Potenzieren dem elektromagnetischen Feld des Lösungsmittels »aufgeprägt«; ihre spezifische Eigenfrequenz bleibt dabei nicht nur erhalten, sondern wird noch verstärkt.
9. Die Mittel werden durch direkte Sonnenbestrahlung, durch Hitze über 45° C und möglicherweise auch durch aromatische Substanzen inaktiviert. Bei richtiger Lagerung sind sie »unbegrenzt« haltbar.

8. Kapitel

Dynamische Wechselwirkung von Krankheiten:

Akute Krankheiten
Unterdrückende Therapien
Impfungen

Wie wir gesehen haben, ist der menschliche Organismus ein einheitliches Ganzes, das auf Krankheitsreize von außen zunächst durch eine Frequenzänderung des dynamischen Feldes reagiert.

Bei einem schwachen Abwehrmechanismus oder einem im Verhältnis zum Abwehrmechanismus sehr starken Reiz bleibt die Frequenzänderung bestehen, und der Organismus ist nicht fähig, aus eigener Kraft zu seinem vorherigen Zustand zurückzukehren. In diesem Fall potenziert man einen Stoff, der stärkend auf das dynamische Feld wirken kann, und verschreibt ihn entsprechend dem Ähnlichkeitsgesetz, d. h. gemäß der Resonanz zwischen therapeutischem Agens und erkranktem Organismus.

Sowohl schwache Reize (z. B. Veränderungen des Luftdrucks oder der Luftfeuchtigkeit) als auch starke Reize (z. B. ein schwerer seelischer Schock oder langandauernder Streß) können die Eigenfrequenz des Organismus ändern.

In diesem Kapitel beschäftigen wir uns mit einigen der vorrangigen Einflüsse, die eine tiefgreifende und *nachhaltige* Veränderung der Gesundheit hervorrufen können. Nach homöopathischer Erfahrung gibt es vor allem drei tiefgreifende negative Einflüsse auf den Gesundheitszustand: schwer verlaufende akute Krankheiten, unterdrückende Therapien und Impfungen. Alle drei können bei einem schwachen Organismus und entsprechender Empfänglichkeit (siehe Abb. 7) eine gesundheitliche Wende im Leben eines Menschen herbeiführen.

Akute Krankheiten

In der Einleitung wurde bereits erwähnt, daß heute so gut wie jedem Menschen die Tendenz zu bestimmten chronischen Erkrankungen innewohnt und daß diese Tendenz seine Gesundheit während des ganzen Lebens beeinflußt. Der eine hat eine relativ starke, der andere eine schwache Konstitution. Ohne Heilbehandlungen oder größere Schocks verändert sich die Eigenfrequenz eines Menschen nur innerhalb eines bestimmten Empfänglichkeitsspektrums. Abhängig von Ernährung, Ruhe, Schlaf, emotionalen Belastungen, Umwelteinflüssen usw. gibt es stündliche und tägliche Variationen innerhalb dieses vorgegebenen Empfänglichkeitsbereiches; bei Einwirkung eines besonders starken Reizes jedoch verschiebt sich dieser Bereich so weit, daß er *größere* Stufen (siehe Abb. 7) hinauf- oder hinabwechselt.

Die Empfänglichkeit für Erkältungen, unbedeutende Hautausschläge und vorübergehende Verstimmungen mag bei einem Patienten variieren: aber es ist sehr unwahrscheinlich, daß er plötzlich auf eine andere Stufe wechselt und z. B. psychotisch wird. Ebensowenig ist zu erwarten, daß eine psychotische Person plötzlich geistig und seelisch gesundet und nur noch Symptome der peripheren Ebene aufweist.

Akute Krankheiten sind einer der Hauptfaktoren, die die Gesundheit ungünstig beeinflussen können. Jeder erfahrene Kliniker kennt Patienten mit langjährigem Gelenkrheuma, das nach einer schweren Grippe auftrat, oder andere, die nach einer schweren Lungenentzündung chronische Bronchitis bekamen oder aber nach einer Mononukleose bzw. Hepatitis nie wieder ihre frühere Vitalität zurückerlangten. Solche größeren gesundheitlichen Veränderungen entstehen nicht durch leichte Infekte, die auf einer vorübergehenden Empfänglichkeit des Patienten beruhen; wenn jedoch der Gesamtorganismus auf einer bestimmten Empfänglichkeitsstufe systematisch geschwächt wird, kann es zu einem solch tiefgreifenden Stufenwechsel kommen, daß der Betreffende nicht mehr ohne Hilfestellung auf die vorherige Stufe zurückkehren kann. Dies sind die Fälle, in denen die Homöopathie besonders eindrucksvolle Erfolge vorzuweisen hat.

Samuel Hahnemann beobachtete mit großem Interesse, wie unterschiedliche Krankheiten einander beeinflussen können. Angenommen, es leidet jemand an einer chronischen Krankheit und bekommt dazu noch eine weitere Krankheit, die innerhalb seiner Empfänglichkeitsspanne liegt: Wie wirkt sich das auf die Gesundheit dieses Menschen aus? Hahnemann beschreibt die möglichen Auswirkungen in den folgenden Paragraphen des *»Organon«:*[1]

Paragraph 36: *»I. Entweder sind beide, sich unähnliche, im Menschen*

[1] 6. Auflage 1921, a. a. O., S. 86 ff.

zusammentreffende Krankheiten von gleicher Stärke, oder ist etwa die ältere stärker, so wird die neue durch die alte vom Körper abgehalten. Ein schon an einer schweren chronischen Krankheit Leidender wird von einer Herbstruhr oder einer anderen mäßigen Seuche nicht angesteckt ... Geschwürig Lungensüchtige werden von nicht allzu heftigen epidemischen Fiebern nicht angesteckt ...«

Paragraph 38: »*II. Oder die neue unähnliche Krankheit ist stärker.*

Hier wird die, woran der Kranke bisher litt, als die schwächere, von der stärkeren hinzutretenden Krankheit so lange aufgeschoben und suspendiert, bis die neue wieder verflossen oder geheilt ist, dann kommt die alte ungeheilt wieder hervor. Zwei mit einer Art Fallsucht behaftete Kinder blieben nach Ansteckung mit dem Grindkopfe (tinea) von epileptischen Anfällen frei; sobald aber der Kopfausschlag wieder verging, war die Fallsucht eben so wieder da, wie zuvor ... So stand die geschwürige Lungensucht still, wie der Kranke von einem heftigen Typhus ergriffen ward, ging aber nach dessen Verlaufe wieder ihren Gang fort. —

Tritt eine Manie zur Lungensucht, so wird diese mit allen ihren Symptomen von ersterer hinweg genommen; vergeht aber der Wahnsinn, so kehrt die Lungensucht gleich zurück und tötet ...

Und so suspendieren sich alle, einander unähnliche Krankheiten, die stärkere die schwächere (wo sie sich nicht, wie bei akuten selten geschieht, komplizieren), heilen einander aber nie.«

Paragraph 40: »*III. Oder die neue Krankheit tritt nach langer Einwirkung auf den Organismus, endlich zu der alten, ihr unähnlichen, und bildet mit dieser eine komplizierte Krankheit, so daß jede von ihnen eine eigene Gegend im Organismus, d. i. die ihr besonders angemessenen Organe und gleichsam nur den ihr eigentümlich gehörigen Platz einnimmt, den übrigen aber, der ihr unähnlichen Krankheit überläßt ... Als zwei sich unähnliche Krankheiten können sie aber einander nicht aufheben, nicht heilen ...*

Beim Zusammentreffen einander unähnlicher akuter Ansteckungskrankheiten, z. B. der Menschenpocken und Masern, suspendiert gewöhnlich, wie vorhin angeführt worden, eine die andere; doch gab es auch heftige Epidemien, wo sich in seltenen Fällen zwei sich unähnliche akute Krankheiten dieser Art in einem und demselben Körper einfanden und so gleichsam auf kurze Zeit komplizierten.«

Paragraph 44: »*Zwei so ähnliche Krankheiten können, (wie von den unähnlichen in I. gesagt ist) einander weder abhalten, noch (wie bei der Bedingung II. von den unähnlichen gezeigt ward) einander suspendie-*

ren, so daß die alte nach Verlauf der neuen wiederkäme, und eben so wenig können die beiden ähnlichen (wie bei III. von den unähnlichen gezeigt worden), in demselben Organismus neben einander bestehen, oder eine doppelte, komplizierte Krankheit bilden.«

Paragraph 45: *»Nein, stets und überall vernichten sich zwei, der Art nach zwar verschiedene, aber in ihren Äußerungen und Wirkungen wie durch die, von jeder derselben verursachten Leiden und Symptomen einander sehr ähnliche Krankheiten, sobald sie im Organismus zusammentreffen, nämlich die stärkere Krankheit die schwächere, und zwar aus der nicht schwer zu erratenden Ursache, weil die stärkere hinzukommende Krankheitspotenz, ihrer Wirkungs-Ähnlichkeit wegen, dieselben Teile im Organismus, und zwar vorzugsweise in Anspruch nimmt, die von dem schwächeren Krankheits-Reiz bisher affiziert waren, welcher folglich nun nicht mehr einwirken kann, sondern erlischt, oder mit anderen Worten, weil, sobald die neue ähnliche, aber stärkere Krankheitspotenz sich des Gefühls des Kranken bemeistert, das Lebensprinzip, seiner Einheit wegen, die schwächere ähnliche nicht mehr fühlen kann; sie ist erloschen, sie existiert nicht mehr, denn sie ist nie etwas Materielles, sondern nur eine dynamische, (geistartige) Affektion. Nur von der neuen, ähnlichen aber stärkeren Krankheitspotenz des Arzneimittels bleibt nun das Lebensprinzip affiziert, doch nur überhingehend.«*

Wir können Hahnemanns Ausführungen leicht verstehen anhand des Modells, wie wir es in diesem Buch entwickelt haben (siehe 5. Kapitel). Wenn er von zwei »unähnlichen Krankheiten« spricht, meint er solche, die ungefähr dem gleichen Krankheitsspektrum (d. h. der gleichen Stufe) angehören; sie sind zwar ähnlich genug, um mit dem Organismus in Resonanz zu treten, doch nicht ähnlich genug, um einander aufzuheben. In diesem Fall ist die *Stärke* der Krankheit der entscheidende Faktor. Zwei Krankheiten, die einander sehr ähnlich sind, also eine beinah identische Frequenz besitzen, beeinflussen den Abwehrmechanismus so, daß sie sich gegenseitig fast vollständig aufheben; in diesem Fall spielt nicht ihre Stärke, sondern ihre Ähnlichkeit die entscheidende Rolle. Wer dagegen mit einer Krankheit in Kontakt kommt, die ihm völlig unähnlich ist, also einer ganz anderen Resonanzstufe angehört, dessen Organismus reagiert überhaupt nicht. Wir alle sind täglich den verschiedensten krankmachenden Reizen ausgesetzt; krank werden wir hingegen nur selten, entsprechend der Empfänglichkeit unseres Frequenzbereiches und der jeweiligen Schwäche unseres Abwehrmechanismus.

Im nächsten Kapitel werden wir sehen, welche wichtigen Konsequenzen sich aus der gegenseitigen Beeinflussung von Krankheiten ergeben. Macht ein Mensch häufiger schwere Krankheiten durch, wird sein Abwehrmechanismus im Laufe der Zeit fortschreitend »schichtweise« geschwächt. Diese *Anfälligkeitsschichten oder Prädispositionen* werden in der Homöopathie »Miasmen« genannt. Sie sind für jeden Praktiker, der sich mit chronischen Krankheiten befaßt, von großer Bedeutung.

Unterdrückende Therapien

Ich habe in diesem Buch immer wieder darauf hingewiesen, daß es gefährlich ist, Heilmittel aufgrund lokaler Symptome, d. h. ohne Berücksichtigung der Gesamtsymptomatik zu verschreiben. Vor allem die allopathische Medizin hat eine therapeutische Methodologie entwickelt, die auf der Auffassung beruht, man müsse einzelnen Symptomen und Syndromen entgegenwirken. Dabei können allopathische Medikamente selbst bereits ein derartiger Schock für den Organismus sein, daß das Abwehrsystem in Aktion treten muß. Die dadurch entstehenden Symptome werden in der Allopathie »Nebenwirkungen« genannt. Tatsächlich aber sind sie Ausdruck der Empfindlichkeit des Organismus; sie stellen die bestmögliche Reaktion dar, mit der der Abwehrmechanismus dem krankmachenden Reiz der Medikamente entgegenwirkt. In diesem Sinne können medikamentöse Einflüsse selbst Krankheiten verursachen, die den gleichen Regeln gehorchen, die Hahnemann in den oben zitierten Paragraphen formuliert hat.

In Paragraph 76 des *»Organon«*[2] geht er zudem ausdrücklich auf die Wirkung allopathischer Medikamente ein:

»Nur gegen natürliche Krankheiten hat uns der Allgütige Hilfe durch die Homöopathie geschenkt — aber jene, durch falsche Kunst schonungslos erzwungenen, oft jahrelangen Schwächungen (durch Blut-Verschwenden, Abmergelung durch Haarseile und Fontanelle) so wie die Verhunzungen und Verkrüppelungen des menschlichen Organismus im Innern und Äußern durch schädliche Arzneien und zweckwidrige Behandlungen, müßte (bei übrigens zweckmäßiger Hilfe, gegen ein vielleicht noch im Hintergrunde liegendes, chronisches Miasma) die Lebenskraft selbst wieder zurücknehmen, wenn sie nicht schon zu sehr durch solche Untaten geschwächt worden und mehrere Jahre auf dieses ungeheure Geschäft ungestört verwenden könnte. Eine menschliche Heilkunst, zur Normalisierung jener unzähligen, von der allopathischen Unheilkunst so oft angerichteten Innormalitäten, gibt es nicht und kann es nicht geben.«

[2] 6. Auflage 1921, a. a. O., S. 131.

Und noch prägnanter bemerkt Hahnemann in Paragraph 75:[3]

»Diese, durch die allopathische Unheilkunst, (am schlimmsten in den neueren Zeiten) hervorgebrachten Verhunzungen des menschlichen Befindens, sind unter allen chronischen Krankheiten die traurigsten, die unheilbarsten und ich bedauere, daß, wenn sie zu einiger Höhe getrieben worden sind, wohl nie Heilmittel für sie scheinen erfunden oder erdacht werden zu können.«

War dies bereits zu Hahnemanns Zeiten der Fall, um wieviel mehr trifft es heute zu; hat doch die pharmazeutische Industrie inzwischen noch weitaus wirksamere Chemikalien entwickelt. Medikamente sind immer mehr oder weniger schädigend, doch die meiner Erfahrung nach schädlichsten sind Antibiotika, Tranquilizer und andere Psychopharmaka, Kontrazeptiva, Cortison- und andere Hormonpräparate. Es kann aber *jedes* Medikament oder jede körperfremde Substanz Schaden anrichten, *wenn der Betreffende empfänglich dafür ist.* So gibt es Menschen, die an einem anaphylaktischen Schock sterben, der durch sehr geringe Dosen von Penicillin, Aspirin oder andere sog. unschädliche Medikamente ausgelöst werden kann.

Da allopathische Medikamente nie nach dem Ähnlichkeitsgesetz verordnet werden, belasten sie den Organismus mit einer zusätzlichen Arzneimittelkrankheit, gegen die er nun anzukämpfen hat. Hinzu kommt: Nachdem ein Medikament die Symptome in den Außenbezirken des Organismus erfolgreich beseitigt hat, ist der Abwehrmechanismus gezwungen, ein neues Gleichgewicht auf einer zentraleren Verteidigungslinie aufzubauen. Der Frequenzbereich des Organismus wird also zweifach gestört und geschwächt: 1. durch das Arzneimittel selbst, 2. indem die bestmögliche Verteidigungslinie des Abwehrmechanismus unterbrochen wird. Durch ein stark wirkendes Medikament oder durch eine über längere Zeit durchgeführte Medikamenteneinnahme kann somit die Krankheitsempfänglichkeit auf eine ungünstigere Stufe springen, d. h. zu einer zentraleren Ebene des Organismus vordringen. Das Tragische hierbei ist: Der Abwehrmechanismus kann dann aus eigener Kraft das ursprüngliche Gleichgewicht nicht mehr herstellen; und selbst bei der besten homöopathischen Behandlung dauert es manchmal Jahre, bevor die vorherige Stufe wieder erreicht ist — von einer Heilung der ursprünglichen chronischen Krankheit ganz zu schweigen.

Andererseits ist es ein bemerkenswertes Kuriosum, daß Menschen, die durch große Mengen allopathischer Medikamente geschwächt sind, vor bestimmten Infektionen und Epidemien einen gewissen »Schutz« genießen.

[3] Ebd., S. 131.

Das kommt daher, daß der Schwerpunkt der Empfänglichkeit in zentralere Bereiche des Organismus vorgerückt ist, die Empfänglichkeit in den Randzonen folglich zu gering ist, als daß noch Symptome hervorgerufen werden könnten. In solch einem Fall ist die »Immunität« kein Zeichen erworbener Gesundheit, sondern fortgeschrittener Degeneration.

Nehmen wir zum Beispiel an, jemand leide an Tonsillitis purulenta. Auf seinen Mandeln erscheinen Eiterstippchen, die zehn Tage mit Penicillin behandelt werden und auch rasch verschwinden. Der Patient gilt als geheilt, sobald keine Entzündungszeichen mehr im Blut nachgewiesen werden. Solche unterdrückten Anginen wiederholen sich häufig, solange der Abwehrmechanismus noch kräftig genug zu reagieren vermag. Schließlich aber bricht die Verteidigungslinie zusammen; es kommt zur bakteriellen Streuung. Eine Endocarditis lenta kann nun die Folge sein, ein akutes Rheumatisches Fieber oder eine bakterielle Nephritis oder Meningitis: Ernstere Erkrankungen, die in der Schulmedizin nun hohe Dosen eines gezielten Antibiotikums erfordern. Werden dagegen die Mandeln entfernt, dann reagiert der Appendix oder die Nasennebenhöhlen in späteren Jahren. Bei weiterer suppressiver Therapie stellt sich Heuschnupfen und schließlich Asthma bronchiale oder eine andere Allergie der Schleimhäute ein. Solange sich nun der Organismus mit einer solchen Behandlung auseinandersetzt, besteht für andere Infektionen eine scheinbare »Immunität«, die natürlich kein Zeichen verbesserter Gesundheit ist. Vielmehr haben wir es hier, homöopathisch gesehen, mit einer Unterdrückung zu tun: Der Organismus in seiner Gesamtheit ist durch die Behandlung viel stärker in Mitleidenschaft gezogen als im Anfangsstadium der eitrigen Mandelentzündung, d. h. die Verteidigungsbarrieren des Abwehrmechanismus mußten weiter nach zentral verlagert werden.

Da die unterdrückende Wirkung von Medikamenten derart stark sein kann, daß über Jahre symptomenarme Zustände bestehen, ist es für jeden Arzt ratsam, sich gründlich über die vorangegangenen Behandlungen seines Patienten zu informieren. Es läßt sich auf diese Weise feststellen, ob *Arzneimittelkrankheiten* vorliegen und welche Unterdrückungseinflüsse im Leben des Patienten am stärksten waren.

Überhaupt ist es wichtig zu erkennen, welche Wirkungen solch massive und systematische Unterdrückungstherapien auf breite Bevölkerungsschichten haben. Wie von Ivan Illich in »*Die Enteignung der Gesundheit*«[4] und

[4]Illich, Ivan, »*Die Enteignung der Gesundheit*«, Medical Nemesis, Bantam, New York 1976. Er weist eindeutig nach, daß Verbesserungen der sanitären Einrichtungen und öffentliche Gesundheitsmaßnahmen die primäre Auswirkung auf die Gesundheit der Bevölkerung gehabt haben, während die allopathische Medizin eine geringe, oft sogar eine schädigende Wirkung hatte.

Allen Klass in *»There's Gold in Them Thar Pills«*[5] ausgezeichnet beschrieben, ist die Schulmedizin aufgrund ihrer Struktur gezwungen, das derzeitige Modell von Krankheit und Therapie aufrechtzuerhalten. Statistiken zeigen deutlich: Zwar haben bedrohliche akute Krankheiten in diesem Jahrhundert deutlich abgenommen — wenn auch nicht durch wirksamere Therapien —, doch sind gleichzeitig schwere chronische Krankheiten[6] entsprechend häufiger geworden, z. B. Krebs, Herzleiden[7], Schlaganfälle[6], neurologische Erkrankungen, Epilepsie[8], emotionale Störungen und Geisteskrankheiten[9]. Daran zeigen sich *die unausweichlichen Folgen, wenn man die naturgesetzlichen Prozesse außer acht läßt.* Würde man versuchen, diese Prozesse zu unterstützen, so würden die Statistiken ein Absinken der erwähnten Leiden zeigen. Durch das vermehrte Interesse der Öffentlichkeit an Gewichtsabnahme, natürlicher Ernährung und sportlicher Betätigung ist beispielsweise in den letzten Jahren in den USA zum ersten Mal seit Jahrzehnten ein leichter Rückgang an Herzleiden und Schlaganfällen zu verzeichnen. Diese positive Entwicklung wird stärker zunehmen, sobald sich mehr und mehr Menschen homöopathisch behandeln lassen.

Impfungen

Impfungen gelten häufig als Beispiel für die allopathische Anwendung des Ähnlichkeitsgesetzes; oberflächlich betrachtet mag das wohl so aussehen, denn Impfstoffe sind geringe Mengen eines Materials, das gesunde Menschen krank machen kann. Wer jedoch alle in diesem Buch behandelten Prinzipien im Blick hat, wird feststellen, daß es doch grundlegende Unterschiede gibt. Mit Impfstoffen werden ganze Bevölkerungsteile ohne Rücksicht auf individuelle Unterschiede behandelt. Die ganz spezifische Empfindlichkeit, die ein Mensch für einen bestimmten Impfstoff hat, wird dabei völlig außer acht gelassen. Von daher steht das Konzept der Impfung sogar im Widerspruch zu den homöopathischen Prinzipien.

[5]Klass, Allen, *»There's Gold in Them Thar Pills«*, Penguin, Baltimore 1975.
[6]Lilienfeld und Gifford, Hrsg., *»Chronic Disease and Public Health«*, John Hopkins Press, Baltimore 1966, S. 8: Haupttodesursachen und ihre Häufigkeitsverteilung zwischen 1900—1960. Eine Studie von Baltimore zeigt den Anstieg chronischer Krankheiten mit dem Alter.
[7]Curriel et al., *»Trend in the Study of Morbidity and Mortality«*, Public Health Papers No. 27, WHO, Geneva 1965. Zeigt den Anstieg der Sterberaten für Herzkrankheiten, Apoplexie und Diabetes mellitus.
[8]Ferguson, M., *»Brain Revolution«*, Traplinger, New York 1973.
[9]Jackson, Donald, Hrsg., *»The Etiology of Schizophrenia«*, Publisher's Basic Books, New York 1960.

Was geschieht eigentlich im Organismus, wenn ein Impfstoff verabreicht wird? Neuere immunologische Untersuchungen können sehr genau nachweisen, welche chemischen und zellulären Reaktionen hervorgerufen werden, doch fragt sich weiter: Was geschieht im dynamischen Feld des einzelnen Menschen, wenn ein Impfstoff gegeben wird?

Die Erfahrungen hervorragender Homöopathen haben überzeugend nachgewiesen, daß durch Impfung nicht nur tiefgreifende Schäden entstehen können, sondern vor allem auch chronische Krankheiten gefördert werden.[10] Die Impfung kann den Frequenzbereich des Organismus auf die gleiche Weise verändern wie eine schwere akute Erkrankung oder allopathische Medikamente. Je nach der gesundheitlichen Verfassung eines Menschen kann nach einer Impfung im wesentlichen zweierlei passieren:

1. Die Impfung erzeugt keinerlei Reaktion,
2. die Impfung »geht an«, d. h. der Organismus reagiert mit bestimmten Symptomen.

Das Fehlen einer Reaktion kann bedeuten, daß der Organismus entweder sehr gesund oder aber konstitutionell stark geschwächt ist. Diese Situation ähnelt der im Kapitel 5 geschilderten, wo es im Beispiel um die Empfänglichkeit für die Gonorrhoe ging. Ist die Gesundheit eines Menschen außergewöhnlich stabil — d. h. befindet sie sich am unteren Ende der Skala in Abbildung 7 —, so ist der Organismus einfach nicht empfänglich genug für den Impfstoff; es entsteht keine Resonanz und daher auch keine Reaktion. Ist der Organismus andererseits sehr geschwächt, d. h. liegt seine Verteidigungsbarriere in seinem Zentrum, dann ist der Abwehrmechanismus unfähig, auf den Impfstoff zu reagieren. Natürlich bestünde dann auch bei einer Epidemie keine Ansteckungsgefahr, denn in beiden Fällen besitzt der Organismus eine Frequenz, die sich erheblich von der der Krankheit unterscheidet.

Reagiert der Organismus hingegen auf die Impfung, so bedeutet dies, daß der Frequenzbereich des Impfstoffes dem des Patienten ähnlich genug ist, um eine Resonanz zu erzeugen. Die Reaktion ist dann ein Zeichen, daß der Abwehrmechanismus sich mit dem krankmachenden Einfluß des Impfstoffes auseinandersetzt. Es gibt nun im wesentlichen wiederum drei Reaktionsmöglichkeiten:

1. Eine leichte Reaktion,
2. eine starke Reaktion mit Fieber und anderen Abwehrsymptomen,
3. eine sehr starke Reaktion mit Komplikationen, z. B. Meningitis, Enzephalitis, Lähmungen o. dergl.

[10] Burnett, J. Compton, »*Vaccinosis*«, Homoeopathic Publishing Co., London 1884.

Wir wollen kurz der Reihe nach die Bedeutung jeder einzelnen Reaktion untersuchen.

Die am häufigsten auftretende leichte Reaktion (1.) zeigt die Empfänglichkeit des Patienten für die Krankheit, gegen die er geimpft worden ist; folglich erzeugt der Abwehrmechanismus eine lokale Entzündung, Jucken oder Schmerz und vielleicht ein wenig Eiter. Die leichte Reaktion bedeutet jedoch auch, daß der Abwehrmechanismus nicht stark genug ist, die Wirkung des Impfstoffes vollständig aufzuheben. So bleibt also der krankmachende Einfluß im Körper, und der Frequenzbereich des gesamten Organismus wird proportional zur Stärke des Impfstoffes verändert. Bei einem sehr starken Impfstoff (z. B. bei Pockenimpfung), für dessen Frequenz der Patient empfindlich ist, besteht die Möglichkeit, daß die Eigenfrequenz des Betreffenden auf eine neue Stufe wechselt und ohne die Hilfe homöopathischer Behandlung nicht mehr auf die ursprüngliche Stufe zurückkehren kann. Dieser Wechsel zeigt sich auch daran, daß der Patient auf spätere Impfungen mit dem gleichen Impfstoff nicht mehr reagiert.

Erzeugt der Impfstoff deutliche Abwehrsymptome (2.) — Fieber, Unwohlsein, Appetitlosigkeit, Muskelschmerz u. dergl. —, dann ist der Abwehrmechanismus kräftiger und kann den Krankheitseinfluß des Impfstoffes möglicherweise erfolgreich bekämpfen. Eine solche Reaktion sehen wir meist bei Kindern, deren Abwehrsystem durch äußere Krankheitseinflüsse noch nicht ernsthaft geschwächt ist. Nach einer solchen Abwehrreaktion besitzt der Betreffende mehr oder weniger lange einen Impfschutz gegen die Krankheit. Während ein außergewöhnlich gesunder Mensch weder für die Erreger noch für den Impfstoff empfänglich ist, besteht bei einer starken Abwehrreaktion für beide eine Affinität, und der Betreffende kann im Kontaktfall, wenn rechtzeitig geimpft wurde, nicht erkranken, solange sich der Organismus mit der Impfkrankheit auseinandersetzt (Immuntiter). Solche Fälle sind relativ selten, denn heutzutage sind wenige Menschen derartig gesund; daher zeigen die Statistiken auch, daß die »Wirksamkeit« von Impfungen je nach Art der Impfung bei 10 bis 15 Prozent der geimpften Bevölkerungsgruppe liegt.[11] [12] Leider sind solche Statistiken in Wirklichkeit weniger ein Maßstab für die Impfeffektivität als für die schlechte Gesundheit der Bevölkerung.

Schließlich ist eine sehr starke Reaktion möglich, verbunden mit Komplikationen (3.). Auch in diesem Fall besitzt der Organismus große Empfänglichkeit für die Krankheit, doch ist sein Abwehrmechanismus zu

[11] Tudor, V. und Stratt, I., *»Smallpox: Cholera«,* Abacus Press, Turnbridge Wells, Kent 1877, S. 133.

[12] Wright, P. et al., *»Safety and Antigenicity of Influenza A/Hong Kong/68-ts-1 (E) (H3N3) Vaccine in Young Seronegative Children«,* Journal of Pediatrics 87, Dez. 1975, S. 1109—1116.

schwach, den Krankheitsreiz des Impfstoffes zu bekämpfen; es entsteht eine schwere Krankheit. Dieser Fall ist der wohl tragischste. Überlebt der Patient die Komplikationen, ist seine Gesundheit auf lange Zeit schwer geschädigt. Es sind dies die Fälle, bei denen schwere chronische Krankheiten sich bis auf den Zeitpunkt der Impfung zurückverfolgen lassen. Der Abwehrmechanismus ist bei solchen Patienten u. U. so geschwächt, daß auch bei sorgfältiger homöopathischer Therapie eine Besserung Jahre braucht. Natürlich ist es richtig, daß jemand mit so großer Empfindlichkeit im Falle einer Epidemie die gleichen Komplikationen bekommen würde; doch wie will man wissen, ob alle die Impfgeschädigten je mit der Krankheit in Kontakt gekommen wären?

Chronische Leiden, die sich auf eine Impfung zurückführen lassen, werden in der Homöopathie als *Vaccinosis* bezeichnet. J. Compton Burnett zeigt in seinen sehr ausführlichen Fallbeschreibungen, daß Impfungen bei entsprechend empfänglichen Menschen schwere gesundheitliche Dauerschäden verursachen können. Seine Beschreibungen bezogen sich auf die Folgen von Pockenimpfungen, doch sehen Homöopathen heutzutage ähnliche Fälle von Vaccinosis auch nach Impfungen gegen Tollwut, Masern, Polio, Grippe, Typhus, Paratyphus und sogar Tetanus.

Daß die Vaccinosis tatsächlich Folge der Impfung und kein bloßer Zufall ist, zeigt sich daran, daß solchen Menschen durch Verabreichung des potenzierten Impfstoffes oft sehr wirksam geholfen werden kann. Angenommen, eine Patientin hat seit einer viele Jahre zurückliegenden Pockenimpfung, auf die sie leicht reagierte, eine chronische Sinusitis. In solch einem Fall kann *Variolinum 1 M* (d. h. die C 1000 des Impfstoffes selbst) die Impf-Folge-Symptomatik vollständig aufheben. Oder aber es gibt Patienten, die auch auf gut gewählte homöopathische Mittel einfach nicht reagieren. Stellt man dann fest, womit sie geimpft wurden, und gibt man ihnen den Impfstoff in potenzierter Form, dann wirken die angezeigten Mittel plötzlich sehr gut.

Ich erinnere mich an den eindrucksvollen Fall einer 50jährigen Frau, die seit Jahren unter Heuschnupfen litt. Nach der homöopathischen Behandlung war sie für über zwei Jahre von ihrem Heuschnupfen geheilt. Dann stand eine Auslandsreise bevor, und sie wurde gegen Pocken geimpft. Obgleich sie mit nur leichter lokaler Rötung reagierte und keine Abwehrsymptome bekam, trat ihr Heufieber augenblicklich wieder auf. Diesmal war die homöopathische Behandlung jedoch sehr viel schwieriger. Obwohl die gleichen Mittel wie zuvor angezeigt waren, wirkten sie nicht mehr zufriedenstellend. *Variolinum* stellte die Ordnung im Organismus wieder her, und die angezeigten Mittel halfen der Patientin von neuem.

Jeder Homöopath, der sich die Mühe macht, seine Krankengeschichte vollständig aufzunehmen, kann viele solcher Fälle zitieren. Man sieht: Auch Praktiken, die so populär und weitverbreitet sind wie das Impfen — bekanntlich einer der großen »Erfolge« der heutigen Medizin —, können einen wesentlichen Faktor für die gesundheitliche Degeneration unserer Bevölkerung bilden. Ein eindrucksvolles Beispiel in jüngerer Zeit war das Bemühen der US-Regierung, die gesamte Bevölkerung gegen eine erwartete Grippeepidemie zu impfen; man nahm an, sie würde so schwer werden wie diejenige von 1918. Es stellte sich dann heraus, daß der Impfstoff nicht rasch genug produziert werden konnte; das Vorhaben ließ sich daher nur teilweise durchführen, doch trat die Grippe dann gar nicht auf. Von den 50 Millionen Amerikanern, die geimpft wurden, erkrankten 581 am sogenannten Guillain-Barré-Syndrom, einem von Lähmungen begleiteten Nervenleiden. Damit wurde durch die Impfung die Häufigkeit dieser Krankheit innerhalb der Gesamtbevölkerung um das siebenfache erhöht. Man könnte Verunreinigungen des Präparats oder andere Ursachen dafür verantwortlich machen, doch vom homöopathischen Standpunkt aus sind derartige Folgen durchaus zu erwarten, wenn eine große Zahl von Menschen ohne Rücksicht auf ihre individuelle Empfänglichkeit mit einer körperfremden Substanz infiziert wird.

Zusammenfassung des 8. Kapitels

Zusammenfassung des Abschnitts über akute Krankheiten

1. Fast jeder Mensch trägt heutzutage in sich eine mehr oder weniger ausgeprägte Veranlagung zu chronischen Krankheiten.
2. Niemand kann aus eigener Kraft von einer der beschriebenen Empfänglichkeitsstufen zur anderen wechseln; nur starke äußere Einflüsse wie z. B. eine schwere akute Krankheit können solche Frequenzänderungen bewirken.
3. Bei zwei einander unähnlichen Krankheiten unterdrückt die stärkere die schwächere, doch können sie einander niemals heilen.
4. In seltenen Fällen können zwei unähnliche Krankheiten sich zu einem Krankheitskomplex verbinden, ohne daß eine der beiden geheilt wird.
5. Zwei ähnliche Krankheiten heilen einander. Die Ähnlichkeit ist in diesem Fall ein wichtigerer Faktor als die Stärke der Krankheit.
6. Durch häufige schwere akute Erkrankungen können in der Konstitution eines Menschen chronische Krankheitsveranlagungen entstehen, die dann mitunter ein ganzes Leben hindurch und bis in nachfolgende Generationen hinein fortdauern.

Zusammenfassung des Abschnitts über unterdrückende Therapien

1. Allopathische Medikamente sind für den menschlichen Körper Krankheitsreize.

2. »Nebenwirkungen« sind in Wirklichkeit Zeichen, mit denen der Abwehrmechanismus auf den krankmachenden Einfluß reagiert.

3. Starker Medikamentenkonsum kann den Abwehrmechanismus so sehr schädigen, daß das Leiden des Patienten unheilbar wird.

4. Da allopathische Medikamente nicht nach dem Ähnlichkeitsgesetz verschrieben werden, pfropfen sie dem Organismus unweigerlich neue Arzneimittelkrankheiten auf.

5. Allopathisch verordnete Medikamente können zweierlei Wirkung haben: a) einen unmittelbar krankmachenden Einfluß und b) einen unterdrückenden Einfluß, indem sie die optimale Verteidigungsbarriere des Abwehrmechanismus durchbrechen.

6. Unterdrückung durch Medikamente ist ein Hauptfaktor für die alarmierende Zunahme chronischer Krankheiten in der westlichen Zivilisation.

Zusammenfassung des Abschnitts über Impfungen

1. Impfungen sind kein echtes Beispiel für homöopathische Behandlung, denn die Bevölkerung wird wahllos und ohne Rücksicht auf den Einzelfall mit einem bestimmten Stoff infiziert.

2. Die Impfung ist ein krankmachender Reiz, der die Eigenfrequenz des Abwehrmechanismus verändert.

3. Wer auf eine Impfung nicht reagiert, ist entweder außerordentlich gesund oder konstitutionell sehr geschwächt; in beiden Fällen erlaubt das Eigenfrequenzspektrum keine Reaktion. Kommt es zu einer Epidemie, sind solche Menschen auch ohne Impfung immun.

4. Eine leichte — lokal entzündliche — Reaktion zeigt, daß der Abwehrmechanismus relativ schwach ist; die veränderte »Resonanzfrequenz« kann lange Zeit andauern und später zu chronischer Krankheit führen. In solchen Fällen reagiert der Patient meist nicht auf weitere Impfungen, was bestätigt, daß eine Frequenzänderung eingetreten ist.

5. Eine Abwehrreaktion mit Fieber, Unwohlsein usw. zeigt, daß der Abwehrmechanismus stark genug ist und den Krankheitseinfluß der Impfung vermutlich erfolgreich bekämpfen, d. h. restlos beseitigen kann. Danach behält der Patient dann mehr oder weniger lange einen Impfschutz gegen die Krankheit (ca. 10—15% der Geimpften).

6. Eine Abwehrreaktion mit Komplikationen wie Enzephalitis, neurologische Störungen o. dergl. ist die schlimmste Auswirkung, die eine Impfung hervorrufen kann; die Gesundheit wird hierbei auf lange Zeit schwer beeinträchtigt.

7. In chronischen Fällen von Vaccinosis (Patienten aus 4. und 6.) ist oft die passende Nosode* sehr hilfreich.

Kommentierte Bibliographie zu Kapitel 8

1. Thomas, E. W., *»Syphilis: Its Course and Management«*, Macmillan, New York 1949, S. 10:
»Innerhalb von zwei Jahren nach der Infektion führt unbehandelte Syphilis zu Immunveränderungen bei dem Infizierten, die mit seltenen Ausnahmen dauerhaft sind und es für die Gewebe unmöglich machen, auf eine wiedererfolgende Infektion mit der Entwicklung primärer syphilitischer Läsionen zu reagieren.« Bei seinen Untersuchungen fand der Verfasser nur eine Ausnahme bei 2000 untersuchten Fällen.

2. International Agency for Research on Cancer and John E. Fogarty International Center of the National Institutes of Health, USA, *»Host Environment Interactions in the Etiology of Cancer in Man«*, International Agency for Research on Cancer, Lyons 1973, S. 50.
Bei Menschen aus Krebsfamilien findet sich ein um 300% erhöhtes Auftreten von Krebs, verglichen mit der durchschnittlichen Bevölkerung. Leukämie bei Kindern zeigt eine familiäre Häufung von 400%, verglichen mit der übrigen Bevölkerung. Es besteht auch ein deutlicher Zusammenhang zwischen Menschen mit Krebs und dem Vorkommen von Krankheiten durch Chromosomen-Defekte in ihren Familien. Bei eineiigen Zwillingen, von denen einer Leukämie hat, besteht in 20% der Fälle ebenfalls eine Erkrankung bei dem anderen Zwilling.

**Nosoden* sind potenzierte Krankheitsstoffe (Sputum, Eiter, Impfseren etc.).

9. Kapitel

Die Prädisposition zu erkranken

Vergegenwärtigen wir uns noch einmal: Krankheit ist das Ergebnis eines schädlichen Reizes, dessen Frequenz zur jeweiligen Empfänglichkeitsstufe eines Organismus in Resonanz tritt. Ein solcher Reiz ist die *auslösende Ursache* der Krankheit; es kann dies ein Mikroorganismus, ein chemischer Fremdstoff, ein seelischer Schock, ein allopathisches Medikament, eine Impfung oder irgendein anderer Einfluß wie etwa Staub, Duftstoffe, Pollen, ein Nahrungsmittel, ja sogar die Muttermilch sein. Damit es zur Erkrankung kommt, ist eine deutliche Empfänglichkeit für das auslösende Agens notwendig; diese Prädisposition oder Anfälligkeit wird *bestehende oder konstitutionelle Ursache* genannt, denn es ist die Schwäche des Abwehrmechanismus, die die schlechte gesundheitliche Verfassung unterhält, und nicht etwa eine Folge auslösender Ursachen. In diesem Kapitel wollen wir nun genauer untersuchen, was konstitutionell bedingte Anfälligkeit oder Prädisposition eigentlich bedeutet. Worin besteht sie, wie wird sie übertragen und welche Bedeutung kommt ihr bei der Behandlung zu.

In Kapitel 5 wurde gezeigt, daß die Empfänglichkeit eines Menschen sich innerhalb eines eng begrenzten Krankheitsspektrums manifestiert. Während seines ganzen Lebens bleibt der einzelne auf einer bestimmten Empfänglichkeitsstufe, es sei denn, ein besonders starker Einfluß (wie in Kapitel 8 besprochen) führt zu einem Stufenwechsel; dann verbleibt der Organismus — solange er nicht homöopathisch behandelt wird — auf dieser neuen Stufe. *Innerhalb* des Krankheitenspektrums einer Stufe sind Variationen möglich; sie hängen ab von Faktoren wie Schlaflänge, Ernährungsart, Hygiene, Streß usw. Doch ist der Organismus *unfähig*, aus eigener Kraft *von einer Stufe zur anderen* zu wechseln.

Wie wird ein Mensch überhaupt konstitutionell anfällig und für Krankheiten prädisponiert? Wie kommt es zur Schwäche in einem bestimmten Bereich? Wir wissen, daß schwere akute Krankheiten, allopathische Medikamente und Impfungen eine entscheidende Rolle spielen, aber es ist auch offenkundig, daß ein beträchtlicher Teil der Anfälligkeit erblich bedingt ist. Bekanntlich liegen Veranlagungen zu bestimmten Krankheiten in der Familie: Herzleiden, Krebs, Diabetes mellitus, Huntington'sche Chorea, Tuberkulose, Alkoholismus, Schizophrenie und viele andere. Jeder Kliniker hat auch die Beobachtung gemacht, daß in manchen Familien eine Anfälligkeit *per se* für schwere Krankheiten besteht. Es kann z. B. ein Patient in jungem Alter Colitis ulcerosa bekommen, obgleich niemand in seiner Familie je genau dieses Leiden hatte; eine sorgfältige Familienanamnese zeigt jedoch, daß Eltern und Großeltern ihr Leben lang an den verschiedensten Krankheiten gelitten haben. Hingegen ist eine schwere chronische Krankheit in jungen Jahren bei einem Patienten, dessen Vorfahren bis ins hohe Alter gesund waren, sehr ungewöhnlich.

Bekanntlich spielen bei der Vererbung der Konstitution genetische Faktoren im Aufbau der Desoxyribonukleinsäure eine Rolle. Doch das ist nicht alles. Wie wir sehen werden, kann ein Elternteil sich während seines Lebens ein Leiden zuziehen und dessen Einfluß an seine Kinder weitergeben, obgleich dies Leiden seine genetische Struktur, soweit man das feststellen kann, in keiner Weise verändert hat. Im Hinblick auf das dynamische Feld ist es nicht schwer, sich vorzustellen, wie das geschehen kann: Ist die Lebenskraft der Eltern stark geschwächt, so übernimmt im Augenblick der Zeugung möglicherweise auch das elektrodynamische Feld des Kindes diese Schwäche.

Klinisch wird die »konstitutionelle Ursache« der Krankheit deutlich, wenn ein Patient immer wieder wegen der gleichen oder einer ähnlichen Beschwerde zu uns kommt, obgleich ihm die homöopathischen Mittel in der akuten Krise jedesmal helfen. Offenbar beeinflussen sie den Abwehrmechanismus in solchen Fällen zu oberflächlich. Unzufrieden mit derartigen Teilerfolgen, verbrachte Hahnemann Jahrzehnte seines Lebens mit der Suche nach den Ursachen solch tiefer, konstitutionell bedingter Anfälligkeit. Diese Untersuchungen führten schließlich zu seinem dritten großen Beitrag in der Medizin: zur Psoralehre, der Theorie über die Miasmen (Miasma = griech. »Verunreinigung«).

In Paragraph 72 des »*Organon*«[1] beschreibt Hahnemann seine ersten Beobachtungen hinsichtlich dieses Problems:

»*Die Krankheiten der Menschen, sind teils schnelle Erkrankungs-Prozesse des innormal verstimmten Lebensprinzips, welche ihren Verlauf in mäßiger, mehr oder weniger kurzen Zeit zu beendigen geeignet sind — man nennt sie akute Krankheiten —; teils sind es solche Krankheiten, welche bei kleinen, oft unbemerkten Anfängen den lebenden Organismus, jede auf ihre eigene Weise, dynamisch verstimmen und ihn allmählich so vom gesunden Zustande entfernen, daß die zur Erhaltung der Gesundheit bestimmte, automatische Lebens-Energie, Lebenskraft (Lebensprinzip) genannt, ihnen beim Anfange, wie bei ihrem Fortgange, nur unvollkommenen, unzweckmäßigen, unnützen Widerstand entgegensetzen, sie aber, durch eigene Kraft, nicht in sich selbst auslöschen kann, sondern unmächtig dieselbe fortwuchern und sich selbst immer innormaler umstimmen lassen muß, bis zur endlichen Zerstörung des Organismus; man nennt sie chronische Krankheiten. Sie entstehen von dynamischer Ansteckung durch ein chronisches Miasma.*«

Zwölf Jahre dauerten Hahnemanns Nachforschungen zu dieser Thematik; mit unermüdlicher Ausdauer führte er bei jedem Patienten eine systematische Befragung durch und erkundigte sich dabei eingehend nach den Leiden der Eltern und Großeltern, um den Ursprung der Rückfälligkeiten zu klären. In der zweiten Auflage (1835 — 39) seiner »*Chronischen Krankheiten*«[2] berichtet er über diese Nachforschungen. Seine Ausführungen sind so klar und beantworten so viele Fragen, die sich der Leser inzwischen sicherlich gestellt hat, daß hier ein längerer Auszug daraus folgen soll:

»*Das chronische Siechtum selbst bei tadelloser Lebensweise des Kranken und bei pünktlicher Folgsamkeit desselben — ließ sich durch alle Erleichterungsmittel im Grunde nur wenig in seinem Fortgang vom homöopathischen Arzte aufhalten und verschlimmerte sich dennoch von Jahre zu Jahre ... Ihr Anfang war erfreulich, die Fortsetzung minder günstig, der Ausgang hoffnungslos ... Und dennoch war die Lehre selbst auf die unumstößlichsten Pfeiler der Wahrheit gestützt und wird es ewig sein ... Die Homöopathie lehrte allein und zuerst wie die großen, in sich abgeschlossenen Krankheiten ... durch wenige kleine Gaben richtig homöopathisch gewählter Arznei sich sehr bald von ihr in Gesundheit verwandeln lassen.*

Woher also jener weniger günstige, jener ungünstige Erfolg von fortge-

[1]6. Auflage 1921, a. a. O., S. 126.

[2]Hahnemann, Samuel, »*Die chronischen Krankheiten, ihre eigenthümliche Natur und homöopathische Heilung*«, 2. Auflage, Arnoldische Buchhandlung, Dresden und Leipzig 1835—1839, Nachdruck Haug Verlag 1956, Band I, Natur der chronischen Krankheiten, S. 5—8.

setzter Behandlung der unvenerischen chronischen Krankheiten selbst durch die Homöopathie? Woran lag es bei den Tausenden fehlgeschlagener Bemühungen, die übrigen Krankheitsfälle langwieriger Art so zu heilen, daß dauerhafte Genesung davon erwüchse?

Vielleicht an der noch zu geringen Zahl der auf ihre reinen Wirkungen ausgeprüften, homöopathischen Heilwerkzeuge!

Hiermit trösteten sich bisher die Schüler der Homöopathie; aber dem Gründer derselben genügte diese Ausflucht oder dieser sogenannte Trost nie — auch schon deshalb nicht, weil auch der von Jahr zu Jahr sich mehrende, neue Zuwachs an geprüften, kräftigen Arzneimitteln die Heilung der chronischen (unvenerischen) Krankheiten um keinen Schritt weiter brachte, zumal da doch akute (nicht schon beim Beginn den unvermeidlichen, nahen Tod verheißende) Krankheiten bei richtig angebrachtem homöopathischen Arzneigebrauch nicht nur erträglich beseitigt, sondern mit Hilfe der nie ruhenden Lebenserhaltungskraft in unserem Organismus bald und völlig hergestellt zu werden pflegte!

Warum kann nun diese, durch homöopathische Arznei wirksam affizierte, zur Herstellung der Integrität des Organismus erschaffene und unermüdet zur Vollendung der Genesung bei selbst schweren akuten Krankheiten tätige, erfolgreiche Lebenskraft in jenen chronischen Übeln, selbst mit Hilfe der die gegenwärtigen Symptome bestens deckenden homöopathischen Arzneien, keine wahre, dauernde Genesung zu Stande bringen? Was hält sie davon ab? …

Den Grund also auszufinden, warum alle die von der Homöopathie gekannten Arzneien keine wahre Heilung in gedachten Krankheiten bringen … beschäftigte mich seit den Jahren 1816, 1817 bei Tag und Nacht und, siehe! der Geber alles Guten ließ mich allmählich in diesem Zeitraume durch unablässiges Nachdenken, unermüdete Forschungen, treue Beobachtungen und die genauesten Versuche das erhabene Rätsel zum Wohle der Menschheit lösen.

Die durchgängig sich wiederholende Tatsache, daß die auch auf die beste Weise mit den bis dahin ausgeprüften Arzneien homöopathisch behandelten, unvenerischen chronischen Übel nach ihrer wiederholten Beseitigung dennoch, und zwar immer in einer mehr oder weniger abgeänderten Gestalt und mit neuen Symptomen ausgestattet wiederkehrten, ja alle Jahre mit einem Zuwachs an Beschwerden wiederkehrten, gab mir den ersten Aufschluß: daß der homöopathische Arzt bei dieser Art chronischer Übel, ja bei allen (unvenerischen) chronischen Krankheitsfällen es nicht allein mit der eben vor Augen liegenden Krankheitserscheinung zu tun habe, sie nicht für eine in sich abgeschlossene Krankheit anzusehen und zu heilen habe — welche sonst in kurzer Zeit und auf immer homöopathisch getilgt und geheilt worden sein müßte ..., sondern daß er es immer nur mit einem abgesonderten Teil eines tief liegenden Urübels zu tun habe ..., daß er folglich möglichst den ganzen Umfang aller der dem unbekannten Urübel eigenen Zufälle und Symptome erst kennen müsse, ehe er sich Hoffnung machen könne, eine oder mehrere, das ganze Grundübel mittels ihrer eigentümlichen Symptome homöopathisch deckende Arzneien auszufinden ...

Daß aber das gesuchte Urübel noch überdies miasmatisch[3] *chronischer Natur sein müsse, zeigte sich mir klar in dem Umstande, weil es nie, sobald es bis zu einiger Höhe gediehen und entwickelt war, durch die Kraft einer robusten Konstitution aufgehoben, nie durch die gesundeste Diät und Lebensordnung besiegt wird oder von selbst erlischt ...*

So weit war ich, als ich bei meinen Forschungen und Beobachtungen an solchen (unvenerischen) chronischen Kranken gleich anfänglich schon wahrnahm, daß die Verhinderung der Heilung der (täuschend als eigene und in sich abgeschlossene Krankheit erscheinenden) mancherlei Krankheitsfälle auf homöopathischem Wege mit den bis dahin ausgeprüften Arzneien, in den meisten Fällen, in einem, nicht selten geständigen, vormaligen Krätzeausschlag nur gar zu oft zu liegen schien. Auch datierte sich gewöhnlich der Anfang aller ihrer nachgängigen Leiden von dieser Zeit her. Zudem hatte sich bei ähnlich chronischen Kranken, welche eine solche Ansteckung nicht gestanden, auch wohl, was noch häufiger war, aus Unachtsamkeit nicht bemerkt hatten, oder sich derselben wenigstens nicht erinnern konnten, nach meiner sorgfältigen Nachforschung dennoch gemeiniglich ausgewiesen, daß sich kleine Spuren davon (einzelne Krätzbläschen, Flechten usw.) bei ihnen von Zeit zu Zeit, wenn auch selten, gezeigt hatten, als untrügliche Zeichen der ehemaligen Ansteckung dieser Art.

Diese Umstände, in Verbindung mit der Tatsache, daß unzählige Beobachtungen der Ärzte, so wie nicht selten meine eigenen Erfahrungen gelehrt hatten, wie auf durch böse Kunst unterdrückten oder durch andere Ereignisse von der Haut verschwundenen Krätzeausschlag chronische Leiden mit leichten oder ähnlichen Symptomen, bei sonst gesunden Menschen, augenscheinlich gefolgt waren, konnten mir keinen Zweifel übrig

[3] *Miasma:* Dieser Begriff hat in der Homöopathie eine besondere Bedeutung; er beschreibt die eigenartige Empfindlichkeit und Empfänglichkeit eines Patienten für bestimmte Symptomabläufe, eine tiefliegende Unordnung oder Disharmonie, die alle Reaktionen, aber auch Funktionen des Organismus beeinträchtigt oder färbt.

lassen über den inneren Feind, mit welchem ich es bei ihrer ärztlichen Behandlung zu tun hatte.«

Heutzutage mag vielen von uns dieses Konzept etwas zu vereinfachend erscheinen. Dennoch — es entspricht dem, was bisher über die Unterdrückung von Symptomen von der peripheren zu einer tieferen Ebene gesagt wurde. Es ist ein gutes Beispiel dafür, wie die Frequenz des Organismus verändert wird und dadurch eine Empfänglichkeit für schwerere Krankheiten entstehen kann. In den *»Chronischen Krankheiten«* zitiert Hahnemann aus der alten Literatur eine lange Reihe von Fällen, die dieses Prinzip überzeugend darstellen:

»Ein dreizehnjähriger Knabe, von Kindheit an mit Kopfgrind (Tinea capitis) beladen, ließ sich ihn von seiner Mutter vertreiben, worauf er binnen acht bis zehn Tagen an Engbrüstigkeit (Asthma), heftigen Glieder-, Rücken- und Knieschmerzen sehr krank ward und nicht eher genas, als bis nach einem Monat der Krätzeausschlag über den ganzen Körper ausbrach (Pelargus, Storch, *Obs. clin.*, Jg. 1722, S. 435 — 438).

Durch Purganzen und andere innere Arzneien ward ein Grindkopf bei einem kleinen Mädchen vertrieben; aber das Kind bekam Beängstigungen auf der Brust, Husten und große Mattigkeit, bloß als nach Aussetzung der Arzneien der Grindkopf wieder ausbrach, ward das Kind, und zwar schnell, wieder munter (Breslauer Sammlung vom Jahre 1727, S. 293).

Ein dreijähriges Mädchen hatte einige Wochen lang die Krätze, die durch Salbe vertrieben ward, worauf Tags darauf das Kind von einem Stickflusse ergriffen ward mit Schnarchen, Stummheit und Kälte des ganzen Körpers, wovon sie nicht eher genas, als bis die Krätze wieder zum Vorschein kam (Erstickungs-Katarrh, Ehrenfr. Hagendorn, *hist. med. phys. Cent. I,* hist. 8. 9).

*Ein fünfjähriger Knabe litt lange Zeit an Krätze, die durch eine Salbe vertrieben, eine heftige Schwermütigkeit mit Husten zurückließ (*Riedlin, der Vater, *Obs. Cent. II,* obs. 90. Augsburg 1691).

Einem Mädchen von 12 Jahren ward ihre häufige Krätze durch eine Salbe von der Haut vertrieben, worauf sie in ein hitziges Fieber verfiel mit Stickhusten, Engbrüstigkeit und Geschwulst, nachgehends auch Seitenstechen. Sechs Tage hernach kam auf eine innere Arznei, welche Schwefel enthielt, die Krätze wieder zum Vorscheine und die Übel (die Geschwulst ausgenommen) verschwanden; aber nach 24 Tagen vertrocknete die Krätze abermals unter Entstehung einer neuen Brustentzündung mit Seitenstechen und Erbrechen. (Pelargus, a. a. O., Jg. 1723. S. 15.)

Von äußerlich vertriebener Krätze entstand Amaurose, die, als der Ausschlag wieder auf der Haut erschien, verging (Schwarzer Staar, Northof, *Diss. de scabie,* Gotting. 1792, S. 10).

Ein Mann, der einen oft wiederkehrenden Krätzeausschlag mit einer Salbe vertrieben hatte, fiel in epileptische Zuckungen, welche nach Zurückkehrung des Ausschlags auf die Haut wieder vergingen (Fallsucht, J. C. Carl in *Act. Nat. Cur. VI,* obs. 16).

Zwei Kinder wurden durch Ausbruch nässenden Grindkopfes von der Fallsucht befreit, welche jedoch heftig wiederkam, als man den Grindkopf unvorsichtiger Weise vertrieben hatte (Th. Thompson, *Medic. Rathpflege,* Leipzig 1799, S. 107, 108).«[4]

Schließlich kam Hahnemann zu dem Schluß, daß die zugrundeliegende Ursache der chronischen Krankheiten in drei Miasmen zu sehen ist. Jeder Patient kann ein einzelnes oder eine beliebige Kombination dieser Miasmen aufweisen. Das erste Miasma, das Hahnemann beschrieb, war das *Psorische Miasma* (griech. Psora = Juckreiz). Seiner Ansicht nach ist es in der Menschheitsgeschichte am frühesten aufgetreten und daher die tiefste Schicht konstitutioneller Schwächung, über die sich später weitere Schichten gelagert haben. Die Krankheiten, die Hahnemann auf die Psora zurückführt, umfassen sowohl praktisch alle körperlichen Leiden einschließlich Krebs, Diabetes, Arthritis usw. als auch schwere Geisteskrankheiten wie Epilepsie, Schizophrenie und Imbezillität.

Das *Syphilitische Miasma* ist laut Hahnemann das zweite, das die Menschheit befiel. In der akuten Syphilis-Erkrankung sieht er eine Manifestation dieser Konstitutionsschwäche (Prädisposition), doch gibt es deren noch vielerlei andere, die wir auch in den Spätstadien der anderen Miasmen beobachten können. Hahnemann zufolge wird das syphilitische Miasma durch direkte Ansteckung erworben — also durch die akute Erkrankung — oder von einem daran erkrankten Vorfahren ererbt. Diese Veranlagung wird dann von Generation zu Generation weitergegeben.

Das *Sycotische Miasma* (griech. syco = Feige) steht an dritter Stelle. Diese konstitutionelle Schwächung fand Hahnemann bei Patienten, die selbst oder deren Vorfahren eine Gonorrhoe durchgemacht hatten.

Es sollte also klar sein, daß Hahnemann nicht die Erreger — Spirochäten oder Gonokokken — für die eigentliche Ursache der venerischen Miasmen hielt. Wie jedes krankmachende Agens bewirken auch sie eine Frequenzän-

[4]Hahnemann, Samuel, »*Die chronischen Krankheiten*«, a. a. O., Band I, Natur der chronischen Krankheiten, S. 24 — 38.

derung des dynamischen Feldes. Ein Patient, der schon einen durch das psorische Miasma geschwächten Abwehrmechanismus besitzt und sich dann durch wahllosen Sexualverkehr eine Geschlechtskrankheit zuzieht, leidet nun nicht nur an der akuten Krankheit, sondern seine Konstitution kann im Sinne des entsprechenden Miasmas bleibend geschwächt werden. Doch nicht jeder, der sich einen Tripper holt, leidet danach am sycotischen Miasma; es entwickelt sich nur bei einem Teil akut Erkrankter. Ist der Abwehrmechanismus nämlich nicht in der Lage, die Folgen der akuten Erkrankung zu beschränken, dann entsteht eine dauerhafte Schwächung des dynamischen Feldes, die von Generation zu Generation weitergegeben wird. Ein häufiges Mißverständnis hinsichtlich der Miasmenlehre besteht darin, daß spezifische pathologische Befunde auf die Wirkung eines bestimmten Miasmas zurückzuführen seien. So hört man z. B. oft, Ekzeme seien eine psorische Krankheit, Geschwüre seien syphilitisch und Krebs, Psoriasis und anderes eine Kombination der drei Miasmen. In Wirklichkeit können aber alle drei Miasmen jede Art pathologischer Veränderungen hervorrufen. Krebs, Diabetes, Geisteskrankheit, Imbezillität usw. können im Endstadium eines jeden Miasmas oder auch einer jeden Kombination von Miasmen auftreten.

Inwieweit der Abwehrmechanismus eines Menschen chronisch geschwächt ist, hängt von der Intensität der miasmatischen Einflüsse ab. Vergleichen wir beispielsweise zwei Patienten mit Leukämie, so ist das Alter, in dem die Leukämie auftritt, ein Anhaltspunkt für die Anzahl der vorhandenen Miasmen. Entsteht die Krankheit im Alter von 70 Jahren, in denen der Patient gesund war, so ist wahrscheinlich nur das psorische Miasma vorhanden. Tritt sie dagegen schon in der Kindheit auf, so sind höchstwahrscheinlich mehrere Miasmen daran beteiligt. Bei der Beurteilung eines Falles ist es daher prognostisch wichtig, die Zahl der vorhandenen Miasmen festzustellen; je mehr miasmatische Belastungen vorliegen, desto langsamer reagiert der Organismus auf die Behandlung.

Seit Hahnemanns Zeiten ist die Miasmenlehre vielfach mißverstanden und mißbraucht worden. Viele Homöopathen ignorierten sie einfach: Man fand, sie sei zu kompliziert und ohne praktischen Wert. Oder aber man akzeptierte sie kritiklos im Vertrauen auf den großen Meister Samuel Hahnemann, dessen Erkenntnisse zweifellos genial sind. Leider hat aber solch blinder Glaube nicht nur ein echtes Verständnis der miasmatischen Idee verhindert, sondern auch ihre praktische Weiterentwicklung gehemmt. Innerhalb der Homöopathie gibt es somit zur Zeit zwei unterschiedliche Richtungen hinsichtlich der Miasmenlehre. Die eine Richtung ignoriert sie völlig; die andere übernimmt sie gedankenlos und verschreibt routinemäßig bestimmte Mittel zur »miasmatischen Klärung« des Falles (Eugenische Kur etc.). Angesichts dieser und anderer Mißverständnisse über das miasmatische Konzept soll in diesem Buch anstatt »Miasma« der Begriff *Prädisposition* verwendet werden. Auch werden wir nicht die zu jedem Miasma gehörigen, vielfältigen klinischen Zeichen und Symptome aufzählen (sie können leicht im 1. Band der *»Chronischen Krankheiten«* nachgeschlagen werden); sie könnten den Leser irreführen, so daß er womöglich anfängt, allein aufgrund der Miasmen zu verschreiben.

Ein weiteres seit Hahnemanns Zeiten bestehendes Mißverständnis ist die Vorstellung *zusammengesetzter* Miasmen, Miasmen also, die sich aus einer Kombination von zwei oder mehr der ursprünglichen drei Miasmen gebildet haben. Das bekannteste Beispiel hierfür ist das sogenannte Tuberkulosemiasma, das manche für eine Verkettung von Psora und Syphilis halten. Die geschichtliche Entwicklung der Krankheiten widerspricht dieser Theorie aber ganz eindeutig: Die Tuberkulose, eine der ältesten uns bekannten Krankheiten, wurde bereits an prähistorischen Skelettfunden festgestellt. Die Syphilis hingegen war in Europa unbekannt, bis sie von Kolumbus aus Nordamerika eingeschleppt wurde.[5]

Das Wesentliche an Hahnemanns Miasmenlehre ist die Erkenntnis der Veranlagungs- oder Prädispositionsschichten, die die Grundlage für das wiederholte Auftreten zeitlich begrenzter Krankheiten bilden. Wem es darum geht, seine Patienten wirklich zu heilen, der darf diese Schichten nicht unbeachtet lassen. Sind bei einem Patienten viele dieser Schichten vorhanden, wird die Heilung relativ viel Zeit brauchen. In dem Fall muß der Homöopath systematisch eine Schicht nach der anderen abtragen, indem er sorgfältig jedes Mittel aufgrund der *augenblicklichen Gesamtsymptomatik* wählt (siehe Abb. 9). Eine solche Schicht ist immer das Resultat von noch vorhandenen tieferliegenden Schichten, die in einer ganz bestimmten Anordnung aufeinander folgen. Wird ein Mittel nicht aufgrund der *vorliegenden* Symptomatik des Patienten, sondern routinemäßig aufgrund früherer Ereignisse in der Krankengeschichte oder Familienanamnese verschrieben, so kann es den Heilverlauf stören und aufhalten. Schlimmer noch: Es kann den Abwehrmechanismus so sehr in Unordnung bringen, daß das Bild des richtigen Mittels nun viel schwieriger erkennbar ist.

Großen praktischen Wert hat das Konzept der Veranlagung in Form von Prädispositionsschichten besonders bei chronisch kranken Patienten, bei

[5]Henschen, Folke, *»The History of Diseases«*, Longmans, Green, London 1966.

denen es zu wiederholten Rückfällen kommt. Wenn z. B. jemand wegen chronischer, durch Unterkühlung entstandener furchtbarer Kopfschmerzen in der Praxis als sein homöopathisches Mittel *Belladonna* erhält und die Kopfschmerzen auf dramatische Weise verschwinden, so bleibt er möglicherweise lange Zeit gesund, wenn er eine starke Konstitution besitzt. Die meisten Patienten sind jedoch durch Erbeinflüsse, Medikamente oder Impfungen derart geschwächt, daß sich mehrere Prädispositionsschichten herausgebildet haben. Wenn der erwähnte Patient den homöopathischen Arzt erstmals aufsucht, zeigt seine Gesamtsymptomatik nämlich *nur die oberste Schicht* konstitutioneller Anlageschwäche. Im Laufe der Zeit kommt dann die nächste Schicht zum Vorschein, und der Patient weist *neue* Symptome auf, z. B. ständiges Frieren bei verstärkter Infektanfälligkeit, großes Verlangen nach Süßigkeiten und weichgekochten Eiern, Schwindel an hochgelegenen Orten und Brennen der Fußsohlen im Bett. Der Homöopath stellt fest, daß die neuen Symptome weniger schwerwiegend sind, als es die Kopfschmerzen waren, aber immer noch die Entfaltungsfreiheit des Patienten einschränken. Er verschreibt aufgrund der veränderten Gesamtsym-

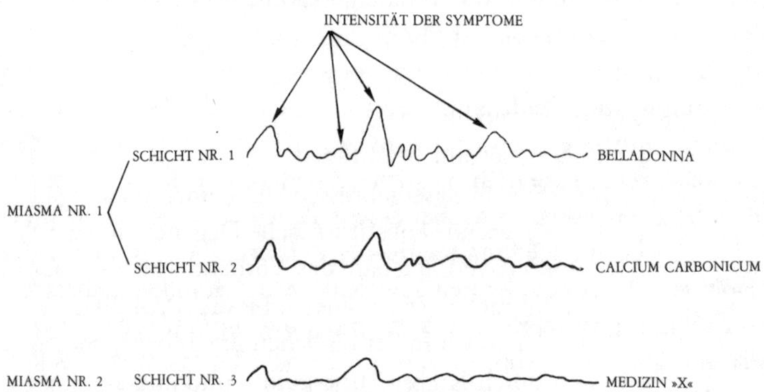

Abb. 9: Das Diagramm zeigt die miasmatischen Schichten. Der Einfluß des jeweiligen Miasmas prägt ein bestimmtes Symptombild, in dem jedes Symptom seine besondere Intensität hat. Um eine Schicht abzutragen, muß genau dasjenige Mittel verabreicht werden, dessen Frequenz mit dem von der betreffenden Schicht modulierten Abwehrmechanismus Resonanz erzeugen kann. Im Laufe der Zeit kommt die nächste Schicht in Form eines neuen Symptombildes zum Vorschein; die mag ein ähnliches, aber durch charakteristische neue Symptome verändertes Bild sein. Ein neues homöopathisches Mittel wird für die nun oberste Schicht verschrieben. Dieser Prozeß setzt sich fort, bis der Patient nach Beseitigung sämtlicher stärkerer miasmatischer Prädispositionsbelastungen allmählich einen Zustand dauerhafter Heilung erreicht.

Auf jeden Fall muß immer *die oberste Schicht als erste* entfernt werden. Wird ein Mittel gegeben, das einer tieferliegenden Schicht entspricht, hat es keine durchgreifende Heilwirkung. Es kann hingegen die Symptombilder der darüberliegenden Schichten so verändern, daß die eigentlich angezeigten Mittel nicht mehr klar erkennbar sind.

ptomatik *Calcium carbonicum,* und ohne daß die Kopfschmerzen wieder auftreten, bessert sich die Gesundheit des Patienten deutlich.

Diese zweite tiefergelegene Schicht hat nach Hahnemann ihren Ursprung im Einfluß des psorischen Miasmas.

Wir sehen also, wie sehr Hahnemann recht hat, wenn er sagt, die homöopathische Behandlung sei so lange fortzusetzen, bis alle Prädispositionsschichten getilgt sind. Geben Patient und Homöopath sich schon vorher zufrieden, so kann der unbehandelte Restzustand im Laufe der Zeit zu einem irreversiblen pathologischen Prozeß ausarten — vor allem, wenn weitere auslösende Ursachen auftreten.

Jede Schicht zeigt sich zu Anfang in einigen scheinbar unbedeutenden Symptomen, die mitunter nur schwer erkennbar sind. Manchmal dauert es Jahre, bis das Bild klarer wird und das angezeigte Mittel verschrieben werden kann. Es kommt in schwierigen Fällen vor, daß bis zur völligen Heilung an die zwanzig Jahre sorgfältiger und geduldiger Behandlung notwendig sind.

Am nachhaltigsten wird die Veranlagungsschwäche des Abwehrmechanismus — die Prädisposition — beeinflußt von drei Hauptfaktoren:

1. Erbeinflüsse,
2. schwere Infektionskrankheiten,
3. frühere Behandlungen und Impfungen.

Abgesehen von den Forschungsergebnissen Hahnemanns kann jeder Homöopath, der die fortschreitende konstitutionelle Degeneration der Patienten über eine längere Zeit verfolgt hat, das Vorhandensein einer ganzen Reihe von »Miasmen« bezeugen. Zweifellos sind Psora, Syphilis und Sycosis wesentliche Einflüsse, denen wir in der täglichen Praxis begegnen, darüber hinaus werden jedoch durch Krebs, Tuberkulose und andere schwere Systemerkrankungen weitere charakteristische »Krankheitsbahnungen« (über das Gametoplasma laufende Erbeinflüsse?), die nicht unbedingt mit der Krankheit selbst identisch sind, von einer Generation zur anderen weitergegeben. Ein Kind z. B., dessen Mutter oder Vater Tuberkulose hat, braucht selbst nicht etwa Tuberkulose zu bekommen, wird aber wahrscheinlich an Bronchialasthma, Heuschnupfen, Sinusitis, Gewichtsverlust, Nachtschweiß, Unruhe oder Angst vor Hunden leiden. All dies sind Symptomenbilder, die bei der Prüfung von *Tuberkulinum* — der aus Eiter eines Tuberkelabszesses hergestellten, potenzierten »Nosode« — auftreten. Ein anderer Asthmapatient, in dessen Familie eine Häufung von Krebsfällen vorkommt, spricht vielleicht auf die aus karzinösem Gewebe hergestellte Nosode *Carzinosin* an.

Auch durch schwere Infektionskrankheiten kann man eine Prädisposition zu chronischem Kranksein erwerben und sie sogar an nachfolgende Generationen weitervererben. So erleben wir Fälle, in denen gut gewählte Mittel nicht richtig wirken, sich dann aber herausstellt, daß der Patient oder ein Elternteil eine schwere Grippe durchgemacht hat. Man wird dann häufig feststellen, daß *Influenzinum* (die Nosode aus verschiedenen Grippeviren) die Blockade beseitigt.

Auch allopathische Medikamente oder Impfungen können im Organismus die Prädisposition für eine bestimmte individuell gefärbte Symptomatologie erzeugen. Pocken-, Tollwut- und Polioimpfungen, Cortison, Antibiotika, Beruhigungsmittel usw. — sie alle können den Abwehrmechanismus so sehr schwächen, daß sich die verschiedensten chronischen Krankheiten zeigen. Bisher gibt es erst wenige Arzneimittelprüfungen von potenzierten Impfstoffen und pharmazeutisch entwickelten Medikamenten, so daß man gelegentlich gezwungen ist, eine Nosode nur auf vage Anzeichen hin zu verordnen. Dennoch haben Nosoden — z. B. potenziertes *Variolinum* (Nosode des Pockenimpfstoffes), *Hydrophobinum,* auch *Lyssinum* genannt, (die bereits geprüfte Tollwutnosode) und die *Penicillin-* oder *Cortison-Nosode* — manchmal eine ausgezeichnete Wirkung, und zwar wenn die Krankengeschichte des Patienten oder seiner Familie zeigt, daß nach einem dieser starken, krankmachenden Einflüsse eine auffallende Veranlagung zu chronischer Erkrankung entstanden ist. Es sei aber nochmals eindringlich darauf hingewiesen, daß man sich als verantwortungsbewußter Homöopath vor dem *routinemäßigen* Verordnen von Nosoden hüten sollte. Denn wer wahllos Mittel gibt, ohne daß die entsprechende Schicht ein deutlich erkennbares Symptomenbild hervorgebracht hat oder die auslösende Ursache offensichtlich ist, kann den Fall sehr verwirren.

Aufgrund der bisherigen Ausführungen läßt sich nun folgende Definition formulieren: *Ein Miasma ist eine Prädisposition zu chronischer Erkrankung, die dem jeweiligen akuten Erkranken zugrundeliegt. Sie ist 1. von einer Generation zur anderen übertragbar und kann 2. günstig beeinflußt werden durch die passende, d. h. homöopathisch angezeigte Nosode, die entweder aus dem erkrankten Gewebe oder dem entsprechenden Medikament bzw. Impfstoff hergestellt worden ist.* Aus dieser Definition wird deutlich, daß es vielerlei Miasmen gibt und daß ihre Zahl durch die immer ausgeklügelteren unterdrückenden Therapien ständig zunimmt.

An einem klinischen Beispiel wollen wir nun zeigen, welchen Einfluß ererbte Prädispositionen haben und wie dies Konzept in der Praxis zu verwenden ist.

Nehmen wir an, ein junger Mann leidet seit Jahren unter Asthmaanfällen. Bei jedem Anfall bekommt er ein homöopathisches Mittel: *Bryonia, Gelsemium,* nochmals *Bryonia, Eupatorium perfoliatum* und schließlich *Kalium carbonicum.* Jedesmal geht der Anfall rasch vorüber, doch nach ein, zwei Jahren steht fest: Die Veranlagung, durch die es zu den Anfällen kommt, besteht unverändert fort.

Wir studieren nochmals die Symptome des gesamten Behandlungszeitraumes, bemerken einige Zeichen, die auf *Tuberkulinum* hindeuten, und forschen nach, ob ein Familienmitglied je Tuberkulose hatte. Tatsächlich stellt sich heraus, daß die Mutter daran litt; beim Sohn waren dergleichen Symptome jedoch nie aufgetreten. Da wir nun diesen relevanten Aspekt der Familiengeschichte kennen *und* Symptome des Patienten gleichzeitig der Arzneimittelprüfung von Tuberkulinum entsprechen, geben wir die Nosode in Hochpotenz. Tatsächlich lassen die Asthmaanfälle rasch an Stärke und Häufigkeit nach und verschwinden schließlich ganz.

Nach einigen Jahren sucht derselbe Patient mit einer Periarthritis der rechten Schulter den Arzt auf; sie wird mit *Sanguinaria* erfolgreich behandelt. Etwas später entwickelt sich Arthritis in der linken Schulter und dann im rechten Knie. Er erhält *Rhus toxicodendron* (bzw. *Agaricus*). Wieder zeigt sich eine zugrundeliegende Prädispositionsschicht, zwar weniger gefährlich als die erste, doch auch diesmal mit den im akuten Anfall verordneten Mitteln nicht ausheilbar.

Die Fallgeschichte des Vorjahres wird nochmals rekapituliert, und wir finden Hinweise auf *Calcarea carbonica;* der Patient bekommt das Mittel und ist daraufhin wieder mehrere Jahre beschwerdefrei.

Wir können diese zweite Prädispositionsschicht als psorisches Miasma bezeichnen. Dennoch wird hier nicht *Psorinum* (potenziertes Sekret des Krätzebläschens) gegeben; die *Symptome* deuten nämlich auf *Calcium carbonicum* hin, und die klinisch nachweisbare Besserung bestätigt, daß die Frequenz des Mittels mit dem Frequenzbereich der zweiten Schicht in Resonanz getreten ist.

Das Beispiel verdeutlich die Grundprinzipien, die es zu beachten gilt: Jedesmal wird das Mittel verordnet aufgrund der Gesamtsymptomatik, die sich zum entsprechenden Zeitpunkt ermitteln läßt, wenn auch während der akuten Attacken Symptome verhältnismäßig oberflächlich wirkende Mittel erfordern. Wie der praktische Teil dieses Buches zeigen wird, läßt sich nur selten ein Mittel finden, das zu jedem einzelnen Symptom eines Patienten paßt. Daher gibt es immer einige weniger wichtige Symptome, die bei der Mittelwahl nicht berücksichtigt werden. Stellen wir jedoch nach einer Weile fest, daß wir die Prädispositionsschicht außer acht gelassen haben, so überprüfen wir den ganzen Fall noch einmal. Vermutlich werden wir dann »verborgene« Symptome entdecken, die uns zu dem tiefer wirkenden konstitutionellen Mittel führen. Es ist also wichtig, den Patienten auch dann wieder zu bestellen, wenn er nicht unter akuten Anfällen leidet; häufig werden die feinen Symptome in diesen relativ ruhigen Zeiten am leichtesten gefunden.

Hier stellt sich die Frage: Hätte *Calcium carbonicum* nicht gleich zu Beginn der Behandlung gegeben werden können? Die Antwort lautet: Vermutlich wäre es gar nicht möglich gewesen, das Bild von Calcium carbonicum eingangs zu erkennen, denn die oberste Schicht war ja noch nicht entfernt. Hätte man aber auf gut Glück doch *Calcium carbonicum* gegeben, so wäre es höchstwahrscheinlich ohne Wirkung geblieben; seine Frequenz hätte zu dem Zeitpunkt keine Resonanz erzeugen können. Selbst wenn sie ähnlich genug gewesen wäre, um einige Änderungen zu bewirken, so hätten diese nicht zur Heilung geführt, sondern lediglich das Symptombild verfälscht und dadurch die Wahl weiterer Mittel erschwert. Derartige Fehler können einen Fall vollständig verwirren und dadurch die Heilung gefährden.

Einige Homöopathen beginnen die Behandlung, indem sie *routinemäßig* verschiedene Nosoden verordnen, die zur Anamnese und Familiengeschichte des Patienten passen. Sie sind der Auffassung, das chronische Mittel könne erst gegeben werden, nachdem man die Miasmen entfernt hat. Also verordnen sie die Nosoden z. B. einmal wöchentlich oder monatlich in einer bestimmten Reihenfolge. Dann erst folgt die konstitutionelle Aufnahme des Falles. Solche Routineverordnungen sind nicht nur äußerst gedankenlos, sie sind auch gefährlich. Wie will man wissen, welche der vergangenen Krankheiten ein Miasma hervorgerufen hat? Und wie will man die genaue Reihenfolge der Schichten feststellen? Natürlich kann eine Nosode gelegentlich helfen; doch wenn man sie nicht lange genug wirken läßt, wird ihre Heilwirkung durch die nachfolgenden Mittel wieder zerstört. Es ist *in jedem Fall* notwendig, eine Anamnese der gesamten Symptomatik aufzunehmen und erst dann zu verschreiben, wenn man aufgrund der dargelegten Prinzipien sorgfältig überlegt hat, welches das ähnlichste Mittel, die wirksamste Potenz und der richtige Einnahmezeitpunkt ist.

Die genaue Kenntnis der Miasmen kann zuweilen von großem prognostischem Wert sein und damit eine überzeugende Bestätigung unserer Theorie. Eine zwanzigjährige Frau wurde von ihrem Vater zur Praxis gebracht, weil sie seit Jahren unter schweren chronischen Kopfschmerzen litt. Nach der Fallaufnahme zeigte die Gesamtheit der Symptome, daß das indizierte Mittel *Medorrhinum* war — eine sehr gut geprüfte, aus Trippersekret hergestellte Nosode. Der Vater der Patientin war ein einflußreicher und angesehener Politiker. Vom äußeren Eindruck her schien es unwahrscheinlich, daß er je Gonorrhoe gehabt haben sollte. Doch in ein Nebenzimmer geführt und gefragt: »Haben Sie in Ihrer Jugend vielleicht einmal Tripper gehabt?«, war seine Antwort: »Wer hat ihn schon nicht gehabt!« Die Patientin erhielt Medorrhinum und war bald geheilt.

Der Fall zeigt, daß es wichtig ist zu unterscheiden: Die Tochter selbst hatte keine Gonorrhoe gehabt, es ist sogar möglich, daß ihr Abwehrmechanismus zu schwach war, als daß sie sich zum damaligen Zeitpunkt überhaupt hätte anstecken können (obgleich ihr Abwehrmechanismus *nach* der Behandlung vielleicht genügend gestärkt war, um sie empfänglich zu machen). Trotzdem zeigte sich der miasmatische Einfluß in einer spezifischen Symptomatologie, die nicht auf die bekannte venerische Pathologie beschränkt war. Besäßen wir wie in diesem Fall Prüfungen von den Nosoden aller bekannten Miasmen, so wäre das Verschreiben sicher viel leichter.

In Abbildung 10 sehen wir eine schematische Darstellung mehrerer Prädispositionsschichten. Die Grundfläche einer Schicht bedeutet die größtmögliche Gesundheit innerhalb dieser Schicht, die Deckfläche dagegen die größtmögliche Schwächung des Abwehrmechanismus. Befindet sich nun die Gesundheit der Mutter und des Vaters an den im Diagramm eingezeichneten Stellen, so liegt die Prädisposition des Kindes irgendwo dazwischen; ihre genaue Lage hängt davon ab, wie sehr die Eltern miasmatisch belastet sind. Vor allem spielt eine entscheidende Rolle, in welcher gesundheitlichen Verfassung sie sich zum *Zeitpunkt der Zeugung* befanden.

Im weiteren Sinne hängt die Gesundheit der Eltern natürlich ebenfalls von ihrer konstitutionellen Veranlagung ab. Innerhalb eines begrenzten Spielraumes bestehen jedoch Variationsmöglichkeiten durch Faktoren wie Entspannung, psychischer Streß, Medikamente und Alkoholkonsum usw. Ehepartner, die sich ein Kind wünschen, sollten daher alles in ihren Kräften stehende tun, um gesundheitlich auf der Höhe zu sein — nicht nur nach Beginn der Schwangerschaft, sondern auch schon vor und während der Zeugung. Die Schwankungen, denen ihre Gesundheit unterliegt, erklären das häufig zu beobachtende Phänomen, daß Kinder derselben Eltern unterschiedlich gesund sind. Ehepartner, die während der Jahre, in denen sie Kinder zeugen, sorgfältig auf ihre Gesundheit achten, können ihre Kinder vor großen gesundheitlichen Problemen bewahren.

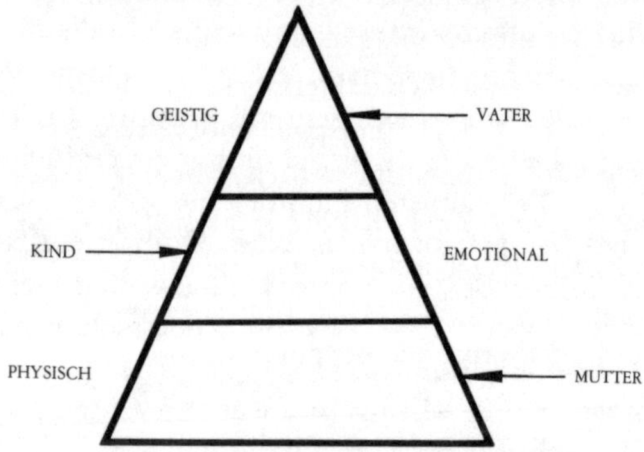

Abb. 10: Das Diagramm zeigt drei miasmatische Schichten in Form eines Dreiecks. Die miasmatische Prädisposition eines Kindes befindet sich zwischen derjenigen seiner Eltern; wo genau, das hängt von bestimmten Faktoren ab, die die Eltern beeinflussen können: Schlaf, Ernährung, körperliche Bewegung, Alkohol-, Zigaretten-, Medikamentenkonsum u. a.

Zusammenfassung des 9. Kapitels

1. Krankheit ist das Ergebnis einer »auslösenden Ursache« und einer »konstitutionellen Ursache«. Letztere ist die ererbte chronische Krankheitsveranlagung — Prädisposition — oder das »Miasma«.

2. Die miasmatische Prädisposition wird nicht nur über die DNS weitergegeben; man kann auch den Einfluß von Krankheiten (Krankheitsbahnung), die man sich im Laufe seines Lebens zuzieht, an nachfolgende Generationen weitergeben.

3. Chronische Krankheitsveranlagungen sind der Hauptgrund, warum es in einigen Fällen trotz der angezeigten Mittel immer wieder zu Rückfällen kommt.

4. Hahnemanns miasmatische Theorien sind weitgehend mißverstanden oder ignoriert bzw. gedankenlos als Routinetherapie zur Beseitigung von Miasmen angewendet worden (Eugenische Kur etc.).

5. Prädispositionen können ausgemerzt werden, indem man eine Schicht nach der anderen abträgt. Wird ein Mittel zum falschen Zeitpunkt verabreicht, so hat es entweder keine Wirkung oder es richtet Schaden an, indem es die Heilung beeinträchtigt oder den Abwehrmechanismus so sehr durcheinanderbringt, daß kein klares Symptombild mehr erkennbar ist.

6. Ererbte miasmatische Veranlagungen sind nicht nur auf einfache pathologisch definierte Konstitutionsmerkmale (Ekzeme, Geschwüre, War-

zen etc.) zu begrenzen, sondern umfassen ein bestimmtes, dem Einfluß des Miasmas entsprechendes Krankheitsbild.

7. Ein Miasma ist dadurch charakterisiert, daß es über Generationen weitervererbt wird und durch die entsprechende Nosode oder ein chronisch-homöopathisches Mittel beseitigt werden kann.

8. Die Prädisposition eines Kindes setzt sich aus den elterlichen Prädispositionen zusammen. Diese sind das Ergebnis sowohl ihrer allgemeinen konstitutionellen Veranlagung als auch ihrer besonderen gesundheitlichen Verfassung zum Zeitpunkt der Zeugung.

Kommentierte Bibliographie zu Kapitel 9

1. Jackson, Don, Hrsg., »*The Etiology of Schizophrenia*«, Publisher's Basic Books, New York 1960. Das erste Kapitel behandelt die Genetik der Schizophrenie. Das Risiko, an Schizophrenie zu erkranken, liegt bei 7—15%, wenn ein Elternteil schizophren ist. Wenn beide Eltern daran leiden, beträgt das Risiko 40%. Zwillingsuntersuchungen zeigen bei eineiigen Zwillingen, daß, wenn sie bei einem Zwilling auftritt, in 76—91% der Fälle auch der andere erkrankt, während das bei zweieiigen Zwillingen nur in 10—17% der Fall ist. Seite 413: Untersuchungen zeigen ein häufigeres Vorkommen verschiedener Krankheiten in den Familien von Schizophrenen, nämlich Adipositas, Diabetes mellitus, Colitis ulcerosa, peptisches Ulcus, Asthma, Sklerodermie, Arthritis rheumatica, Hypertonie und längere Rekonvaleszenz nach Verletzung oder Operation, aber auch akute Leukämie und Carcinome.

2. Dubos, René and Jean, »*The White Plaque: Tuberculosis, Man and Society*«, Little Brown, Boston 1953, S. 33 — 43, S. 124 — 125. Es werden Tuberkulose-Familien beschrieben; entschieden häufigeres Vorkommen bei Zwillingen, selbst wenn sie in Pflegeheimen voneinander getrennt leben.

3. Diel, K. u. Verschuer, O. v., »*Zwillingstuberkulose*«, Gustav Fischer, Jena 1933, und »*Der Erbeinfluß bei der Tuberkulose*«, Gustav Fischer, Jena 1936.

Teil II

Die praktische Anwendung der Prinzipien der Homöopathie

Einleitung

Wie schon im ersten Teil dieses Buches dargelegt, unterliegen Gesundheit und Krankheit natürlichen Gesetzmäßigkeiten, die sich unserem Verstand auf der Grundlage praktischer Erfahrung erschließen. Obwohl diese Gesetzmäßigkeiten schon seit Jahrhunderten bekannt waren, gelang es erst in neuerer Zeit dem genialen Arzt Samuel Hahnemann, sie in der homöopathischen Heilungslehre systematisch zu formulieren. Gerade so, wie sich die Physik der Newtonschen Ära allmählich zur modernen Quantentheorie der Atomphysik gewandelt hat, steht auch die Medizin im Begriff, die energetischen Bereiche des menschlichen Organismus zu erforschen.

Die in Teil I entwickelte Konzeption ist sicherlich interessant und plausibel, doch bleibt sie fruchtlose Theorie, solange sie nicht auf dem Felde klinischer Erfahrung erprobt und bewährt ist. Erst durch die praktische Anwendung werden die fundamentalen Erkenntnisse der Homöopathie mit Sinn und Leben erfüllt. Wer dieses Buch sowie andere Werke über die theoretischen Grundlagen der Homöopathie gelesen hat, mag genau wissen, was es mit dem Ähnlichkeitsgesetz, den Gesetzmäßigkeiten der Heilung, der Potenzierung und den Hintergründen für die Empfänglichkeit von Krankheiten auf sich hat. Von diesem rein theoretischen Wissen jedoch bis hin zur praktischen Anwendung ist es ein weiter Weg. Konkret gefragt, wie läßt sich beispielsweise die Gesamtheit der Symptome eines Patienten ermitteln, so daß ein klares Bild von der Tätigkeit des Abwehrmechanismus entsteht? Oder wie gewinnt man genau das Symptombild, das durch homöopathische Mittel hervorgerufen wird? Welche Schlüsse soll man in der Praxis aus dem Vergleich beider Symptombilder ziehen, wenn man dem konkreten Fall gegenübersteht? Wie zeigen sich die theoretischen Grundlagen nach der Verschreibung eines Mittels? Und schließlich: Menschen passen bekanntlich nur sehr selten in fest vorgegebene Kategorien, in einfache, saubere Schemata; wie also läßt sich die Homöopathie auf komplexe Fälle anwenden, bei denen sich viele komplizierte Faktoren überschneiden?

Die homöopathische Therapie beruht ausschließlich auf der Anregung und Stärkung des energetischen Bereichs im Menschen; deshalb ist es für den Homöopathen so wichtig, die Gesetzmäßigkeiten, denen dieser Bereich unterliegt, gründlich zu verstehen, bevor er eine praktische Behandlung durchführt. Erst nach der theoretischen Vorarbeit jedoch beginnt die eigentliche Kunst der Homöopathie. Jeder Patient ist ein unverwechselbares Einzelwesen. Von daher muß sich auch der jeweilige genaue Ansatzpunkt individuell unterscheiden. Zwar mag man versuchen, analytisch Schritt für Schritt die Grundregeln auf den konkreten Patienten anzuwenden, doch erfordert die eigentliche Verschreibung eines Mittels dann doch ein gewisses Maß an künstlerischem Einfühlungsvermögen. Gestützt auf das Verständnis der Gesetzmäßigkeiten wächst der Arzt hinein in die Kunst, den Patienten in seinem Wesen zu erfassen, die Besonderheit seines Leidens in klaren Umrissen zu erkennen und schließlich genau das Mittel und die Potenz zu wählen, die gerade dieser Patient braucht. Damit kommt ein Prozeß in Gang, der den Abwehrmechanismus stimuliert und gegebenenfalls zu neuen Entscheidungen führt, je nachdem, ob und wie das Mittel gewirkt hat. Dann muß die nächste Potenz, das nächste Mittel gewählt werden, und der Prozeß geht weiter. Immer wieder sei es betont: Jede einzelne Entscheidung verlangt ein umfassendes Verständnis der zugrundeliegenden Gesetze und Prinzipien, doch muß dieses Wissen immer wieder neu auf den Einzelfall bezogen und angewendet werden, wie es der konkrete Patient erfordert.

Die Begegnung zwischen Patient und Arzt verlangt von beiden ein hohes Maß an menschlicher Öffnung und Zuwendung. Der Patient soll aufrichtig und ausführlich über alle möglichen Aspekte seines Lebens zu sprechen bereit sein, mitunter bis in intimste Bereiche. Dabei darf sich der Arzt jedoch nicht als bloß passiver Zuhörer hinter einem Schutzwall sogenannter Objektivität verschanzen; vielmehr stellt für den Homöopathen jeder Patient eine Herausforderung an das eigene Mensch-Sein dar. Es liegt in der Natur der Sache, daß er innerlich am Leben des Patienten teilnimmt, mit jedem Aspekt eng vertraut wird, um sich nicht nur als objektiv und aufmerksam, sondern ebenso als wahrhaft wohlwollend und einfühlsam zu erweisen. So wird für den Arzt jeder Tag zu einem existentiellen Erlebnis, und rasch sammelt er Erfahrungen selbst über die tiefsten Schichten menschlichen Seins. Wer mit solchem Engagement Homöopath ist, profitiert innerlich nicht weniger von seinem Dienst als der Patient.

Mit jedem neuen Fall sieht sich der Homöopath einer weiteren Variante der vielen Möglichkeiten gegenüber, wie die Grundprinzipien auf einzelne Menschen anzuwenden sind. Wenn jedoch auch feststeht, daß die Einmaligkeit eines jeden Einzelfalls es buchstäblich unmöglich macht, ein Lehrbuch zu verfassen, aus dem man bestimmte Behandlungsweisen unverändert wortwörtlich in die Praxis übernehmen könnte, so gibt es doch durchaus übergreifende Fallmuster, wie sie sich aufgrund homöopathischer Erfahrung herausgebildet haben — ebenso, wie es ja auch, unbeschadet der Einmaligkeit des Individuums, bestimmte Menschentypen gibt. Um diese übergreifenden Muster aus der klinischen Praxis geht es in Teil II dieses Buches. Es werden dem Arzt Richtlinien und Anhaltspunkte geboten, mit deren Hilfe die Erkenntnisse aus Teil I in die Praxis umgesetzt werden können.

Der angehende Homöopath muß sich jedoch darüber im klaren sein, daß die Kunst praktischer Anwendung nicht allein aus Büchern zu erlernen ist. Bücher können den generellen Rahmen vermitteln, nicht aber die Fähigkeit, den konkreten Einzelfall zu lösen. Unerläßlich ist vielmehr die persönliche Anleitung durch einen erfahrenen Homöopathen. Eine solche Anleitung schult den Neuling darin, jeden Fall für sich einzeln zu beurteilen, eine notwendige Voraussetzung für die richtige Entscheidung. Anfangs sind Fehler unvermeidlich, aber mit Hilfe eines erfahrenen Homöopathen wird der Anwärter daraus lernen; vor allem entwickelt er die unabdingbare Eigenschaft der Vorsicht, d. h. er wird seine Maßnahmen trotz geradliniger Entschlußkraft stets innerlich überprüfen und in Frage zu stellen bereit sein. Dazu bedarf es vieler Übung, wie ja auch anderswo erst diese den Meister macht.

Das vorliegende Buch setzt beim Leser ein gewisses Maß an medizinischem Grundwissen voraus. Um die gesundheitliche Situation eines Patienten zu einem gegebenen Zeitpunkt angemessen zu erfassen, sind hinreichende Kenntnisse über Anatomie, Physiologie, Diagnostik, Laborarbeit, die zahlreichen herkömmlichen Krankheitsbezeichnungen sowie die üblichen Behandlungsmethoden dieser traditionellen Krankheitskategorien erforderlich. Zwar sind die Begriffe, mit denen die traditionelle Medizin Krankheiten bezeichnet, niemals Grundlage zur Wahl eines homöopathischen Mittels, doch ist der genaue pathophysiologische Zustand eines Patienten für eine akkurate Prognose in jedem Fall durchaus von Bedeutung.

Insofern sind Mediziner, die sich der Homöopathie zuwenden, gegenüber anderen Interessenten zweifellos im Vorteil. Sie sind in der Regel befähigt, sich ohne zusätzliche Vorbereitung direkt in die spezifisch homöopathische Materie zu vertiefen, wie sie in diesem Buch dargeboten wird. Die Erfahrung zeigt jedoch, daß aus praktischen und ideologischen Gründen professionelle Mediziner nicht in dem Maße zur Homöopathie überwechseln, wie die Nachfrage seitens der Öffentlichkeit dies erheischt. Deshalb steht zu erwarten, daß eine beträchtliche Zahl von Nichtmedizinern den Wagemut sowie die Disziplin und Ausdauer aufzubringen bereit sein wird, die zum Studium der Homöopathie nötig sind. Ihnen besonders sei eindringlich gesagt: Wenn man auch nicht gerade zum großen Experten auf dem Gebiet der traditionellen Medizin werden muß, um sich als guter Homöopath zu erweisen, so sollte man doch unbedingt *gut mit ihr vertraut* sein; andernfalls wird man seiner Verantwortung gegenüber dem Patienten nicht gerecht.

In diesem zweiten Teil des Buches werden wir stark ins Detail gehen, was die verschiedenen technischen Aspekte homöopathischer Verschreibung anbelangt. In jedem Kapitel werden die in Teil I beschriebenen Grundsätze, soweit es irgend geht, in die Praxis übertragen. Hierin liegt auch der Grund, warum beide Teile zu einem Band vereinigt wurden — es sind zwei Wege, ein und dieselben Gesetzmäßigkeiten zu beschreiben.

10. Kapitel

Die Entstehung eines homöopathischen Mittels

Nachdem wir die theoretischen Grundlagen der Homöopathie kennengelernt haben, gilt unser Interesse nun dem homöopathischen Mittel selbst — dem Medium, durch das der Heilprozeß in Gang gebracht wird. Soll es wirksam sein, so muß es sehr sorgfältig hergestellt und dann genau geprüft werden.

Es gibt genaue Richtlinien, nach denen exakte und gründliche Prüfungen durchgeführt werden können. Bislang existieren bereits Hunderte von Mitteln, hergestellt aus Mineralien, Pflanzen, Tieren und krankem Gewebe (Nosoden), die über Jahrzehnte sorgfältig geprüft wurden. Ihre charakteristischen Zeichen und Symptome sind inzwischen bis ins kleinste Detail bekannt. Tausende weiterer Mittel sind zumindest teilweise geprüft. Je mehr sich aber die Homöopathie verbreitet, desto notwendiger wird es, zusätzlich neue Mittel zu prüfen und dadurch die Möglichkeit homöopathischer Behandlung zu erweitern.

Samuel Hahnemann hat als erster die theoretischen Grundlagen für das Prüfen von Arzneimitteln an gesunden Menschen ausgearbeitet. In Paragraph 21 der 6. Auflage des »*Organon*«[1] schreibt er über das zugrundeliegende Prinzip: »*Da nun, was niemand leugnen kann, das heilende Wesen in Arzneien nicht an sich erkennbar ist und bei reinen Versuchen, selbst vom scharfsinnigsten Beobachter, an Arzneien sonst nichts, was sie zu Arzneien oder Heilmitteln machen könnte, wahrgenommen werden kann, als jene Kraft, im menschlichen Körper deutliche Veränderungen seines Befindens hervorzubringen, besonders aber den gesunden Menschen in sei-*

[1] A. a. O., S. 77.

nem Befinden umzustimmen und mehrere, bestimmte Krankheitssymptome in und an demselben zu erregen, so folgt: daß wenn die Arzneien als Heilmittel wirken, sie ebenfalls nur durch diese ihre Kraft Menschenbefinden mittels Erzeugung eigentümlicher Symptome umzustimmen, ihr Heilvermögen in Ausübung bringen können, und daß wir uns daher nur an die krankhaften Zufälle, die die Arzneien im gesunden Körper erzeugen, als an die einzig mögliche Offenbarung ihrer inwohnenden Heilkraft, zu halten haben, um zu erfahren, welche Krankheits-Erzeugungskraft jede einzelne Arznei, das ist zugleich, welche Krankheits-Heilungskraft jede besitze.«

Wir sehen: Zweck einer Arzneiprüfung ist es, *die Gesamtheit krankhafter Symptome aufzuzeichnen, die eine Substanz beim gesunden Menschen hervorrufen kann.* Diese Gesamtsymptomatik liefert dann die Indikationen, nach denen das heilende Mittel für den kranken Menschen gewählt wird.

Wahrscheinlich ist es für viele Leser neu, daß buchstäblich *jede* Substanz ein weites Spektrum ausgesprochen individueller Symptome besitzt. Da es möglich ist, einen Stoff in unterschiedlicher Dosierung, ja Potenzierung zu verabreichen, können seine Symptome durch sorgfältige Prüfungen hervorgelockt werden. Diese Tatsache, daß Substanzen tatsächlich spezifische Reaktionen hervorrufen, stellte Hahnemann in Paragraph 30 des »*Organon*«[2] eindeutig fest: »*Der menschliche Körper scheint sich in seinem Befinden durch Arzneien (auch deshalb, weil die Einrichtung der Gabe derselben in unserer Macht steht) wirksamer umstimmen zu lassen, als durch natürliche Krankheits-Reize — denn natürliche Krankheiten werden durch angemessene Arznei geheilt und überwunden.*«

So ist es möglich, einen Organismus mit jeder beliebigen Substanz zugrundezurichten, wenn sie in hinreichend großer Menge verabreicht wird, gleichgültig, ob es sich dabei um ein »echtes« Gift oder ein Nahrungsmittel handelt. Selbst gewöhnliches Kochsalz kann, wenn über längere Zeit täglich in großen Dosen eingenommen, bei relativ gesunden Menschen eine Vielzahl von Symptomen hervorrufen. *Geben wir einen Stoff in ausreichender Menge, dann wird die Lebenskraft dadurch so stark bedrängt, daß sie den Abwehrmechanismus mobilisiert; dessen Tätigkeit ruft nun eine Anzahl von Symptomen hervor, die ausschließlich für diesen bestimmten Stoff charakteristisch sind.*

Notieren wir die auftretenden Symptome, so halten wir damit die ganz spezifischen Manifestationen des Abwehrmechanismus im Hinblick auf

[2] 6. Aufl. 1921, a. a. O., S. 83 f.

dieses Mittel fest. Das bietet uns die Möglichkeit, die Resonanzfrequenz eines Mittels ausfindig zu machen. Analog verhält sich, wenn wir die Symptome eines *Patienten* notieren; auch dann halten wir die besondere Art und Weise fest, in der sich die augenblickliche Frequenz des Abwehrmechanismus ausdrückt. Nun gilt es, zu dem Symptombild des Patienten das passende Mittel mit ähnlichem Symptombild zu finden. Auf diese Weise stimmen wir die Frequenz des Organismus durch Resonanz mit der Arzneimittelfrequenz und bewirken so die Heilung des Patienten, indem wir den Abwehrmechanismus an seiner schwächsten Stelle unterstützen.

Auf größere Mengen eines toxisch wirkenden Stoffes reagiert jeder Organismus — allerdings mit Symptomen, die für homöopathische Zwecke zu allgemein bzw. zu grob sind, nämlich mit Reaktionen wie Koma, Krämpfe, Erbrechen oder Durchfall; feine Abstufungen lassen sich dabei kaum feststellen. Benutzen wir jedoch sehr kleine oder sogar homöopathisch potenzierte Dosen, so erhalten wir — vor allem auch im geistigen und emotionalen Bereich — eine Vielzahl fein unterschiedener, charakteristischer Symptome. (Übrigens liegt hierin der Grund, warum es in der Homöopathie unerläßlich ist, daß die Stoffe an möglichst gesunden Menschen geprüft werden: Nur sie sind fähig, subtile Befindensänderungen genau zu beschreiben. In der Allopathie dagegen werden Medikamente zuerst an Tieren und dann an Kranken getestet. Tierversuche sind, wenn eine echte Heilung erzielt werden soll, schon deshalb unbrauchbar, weil nur die allgemeinsten körperlichen Symptome festgehalten werden können. Auch Prüfungen an kranken Menschen sind für homöopathische Zwecke wenig geeignet, da die Symptome der Krankheit selbst leicht mit denjenigen, die das Mittel hervorruft, verwechselt werden können. Abgesehen davon haben wir bereits darauf hingewiesen, daß allopathische Medikamente letztlich nur getestet werden, um bestimmte Symptome oder Syndrome zu lindern oder zu unterdrücken, nicht aber, um die Gesundheit des Patienten insgesamt wieder herzustellen.)

Erhält der Organismus einen bestimmten Stoff, so lassen sich zwei Reaktionsphasen unterscheiden: In der ersten tritt der *Primäreffekt* auf; es handelt sich um eine »Erregungsphase« von wenigen Stunden oder Tagen, die dramatisch verlaufen kann. In der zweiten Phase reagiert der Organismus, bemüht, das Gleichgewicht wiederherzustellen, mit einem *Sekundäreffekt.* Dieser tritt meist nach einer Zeitspanne auf, die doppelt so lang ist wie die Dauer des Primäreffektes. Es können dabei Symptome auftreten, die denen der ersten Phase genau entgegengesetzt sind. Bei jeder Prüfung müssen die Symptome beider Phasen aufgezeichnet werden, auch wenn sie widersprüchlich erscheinen mögen. Beide Reaktionskomplexe sind charakteristisch für das Wirken des Abwehrmechanismus und verdienen daher gleichermaßen Beachtung.

Homöopathische Mittel werden genau nach Vorschrift aus Pflanzen, Mineralien, Tieren oder Krankheitsprodukten (evtl. auch aus allopathischen Medikamenten) hergestellt. Zur Qualitätssicherung geht man nach detaillierten homöopathischen Arzneimittelhandbüchern mit einheitlichen, international anerkannten Richtlinien vor, wie sie in der deutschen homöopathischen Pharmakopoe niedergelegt sind.

Die Prüfung selbst muß sorgfältig, umfassend, genau und einheitlich durchgeführt werden. Stammt die Pflanze für ein homöopathisches Mittel beispielsweise aus einer bestimmten geographischen Region und ist dort geprüft worden, so dürfen Homöopathen, die ihre Mittelwahl auf die Symptome dieser Prüfung stützen, nur dieses spezifische Präparat verwenden. So muß beispielsweise das von allen Homöopathen verwendete Mittel *Pulsatilla pratense* genau derselben Art angehören, die in der ursprünglichen Prüfung verwendet worden ist; verabreichte man ohne neuerliche Prüfung eine andere Art dieser Pflanze, so wäre ihre Symptomatik wahrscheinlich so unterschiedlich, daß man die gewünschte Wirkung nicht erzielen könnte. Wird ein Mittel in Indien hergestellt und geprüft, dann muß auf der ganzen Welt genau dieses Präparat benutzt werden. Nur wenn wir uns an diese Bestimmungen halten, können wir mit der Genauigkeit verordnen, die für die in der Homöopathie möglichen zuverlässigen Resultate Voraussetzung ist.

Damit der Abwehrmechanismus überhaupt Symptome hervorbringt, muß sein »Schwellenwert« erreicht oder übertroffen werden. Das ist auf zweierlei Weise möglich: Entweder die Dosierung des Stoffes muß hoch genug sein, um den Abwehrmechanismus zur Reaktion zu zwingen, oder der Organismus muß für die Schwingungen der Substanz besonders empfindlich, d. h. leicht in Resonanz zu versetzen sein. In Abbildung 11 finden wir dies schematisch veranschaulicht. Die Darstellung zeigt die Empfindlichkeiten bzw. Frequenzbereiche einer Reihe von Prüflingen. Die Frequenz der Testsubstanz ist in der Mitte eingezeichnet. Bei Prüflingen, deren Frequenzbereich dem des Mittels sehr unähnlich ist, muß eine starke, kaum verdünnte (vielleicht sogar toxische) Dosis gegeben werden, damit Symptome entstehen, mitunter sogar mehrmals; erwartungsgemäß bleiben diese Symptome dann ziemlich undifferenziert und zeigen sich hauptsächlich auf der körperlichen Ebene. Würden dagegen Prüflinge mit großer Empfindlichkeit für die Substanz eine derart hohe Dosis erhalten, so könnten starke, ja sogar schädigende Symptome auftreten. Nehmen sie jedoch eine winzige, potenzierte Gabe davon ein, so entstehen ganz spezifische und eigentümliche Symptome, wie der Homöopath sie braucht: Sie sind differenziert, individuell und charakteristisch, vor allem auf der geistig-emotionalen Ebene.

Wenn zufällig der Frequenzbereich des nicht vollgesunden Prüflings *genau* mit dem der Substanz übereinstimmt, so werden alle Symptome, die vor dem Experiment als Leiden des Patienten vorhanden waren, in eindrucksvoller Weise und auf Dauer geheilt. Weil die Arzneimittelprüfungen wie auch die Heilungen dem Resonanzprinzip folgen, stammen die brauchbarsten Symptome von denjenigen Prüflingen, die die größte Empfindlichkeit gegenüber dem Teststoff besitzen.

Mancher mag nun fragen: Ist es ethisch vertretbar, mehr oder weniger gesunden Menschen Stoffe zu verabreichen, die potentiell giftig sind? Dazu sei hier klargestellt: Prüfungen sollen *nie* mit toxischen Gaben durchgeführt werden; um echte Vergiftungssymptome kennenzulernen, müssen wir uns ausschließlich auf Berichte über Zufallsvergiftungen stützen, wie sie in Fülle in der toxikologischen Literatur zu finden sind. — Ferner wird die Verabreichung einer Testsubstanz eingestellt, sobald sich die ersten Symptome zeigen. Prüflinge, deren Empfindlichkeit für die Substanz gering ist, weisen leichte oder gar keine Symptome auf, ihre Gesundheit wird also in keiner Weise in Mitleidenschaft gezogen. Prüflinge gar, die empfindlich auf die Substanz reagieren, spüren häufig schon während des Experiments und auch danach einen merklichen gesundheitlichen Aufschwung. Je größer die Empfindlichkeit eines Prüflings, desto spürbarer ist auch die positive Wirkung auf seine Gesundheit. Hahnemann selbst beobachtete dies bei seinen häufigen Prüfungen und forderte jeden an seiner Gesundheit Interessierten auf, daran teilzunehmen.

Im wesentlichen gibt es drei Kriterien, die darüber entscheiden, ob ein Mittel als vollständig geprüft gelten kann:

1. Seine Symptome müssen anhand der Prüfung an gesunden Menschen aufgezeichnet werden, und zwar nach Einnahme toxischer (siehe Vergiftungsberichte), hypotoxischer (d. h. niedrig potenzierter) und hochpotenzierter Dosen.

2. Die Symptome müssen von allen drei Ebenen des Organismus stammen — der geistigen, emotionalen und körperlichen.

3. Die Symptomatik eines Mittels muß durch diejenigen Symptome vervollständigt werden, die im Laufe einer ganzheitlich wirkenden Behandlung mit diesem Mittel geheilt worden sind.

Mittel, deren Prüfung sich nur auf physische Symptome erstreckt, sind für homöopathische Zwecke unzureichend. Auch die allopathische Toxiko-

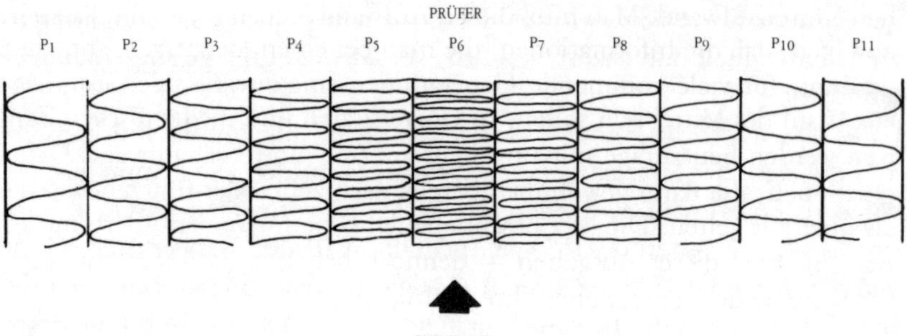

Abb. 11: Der Frequenzbereich eines jeden Prüflings ist etwas unterschiedlich. Bei einigen ist er dem des Mittels sehr ähnlich; diese Prüflinge reagieren auf den Stoff mit der größten Empfindlichkeit. Am zuverlässigsten sind die Symptome von Prüflingen, deren Frequenzbereich durch den des Mittels in Resonanz versetzt wird; bei ihnen kommt es zu einer Heilung des gesamten Organismus. Ist das Mittel wohl ähnlich, aber nicht das ähnlichste, treten eine Reihe brauchbarer, oft sogar geistig-emotionaler Symptome auf. Ist das Mittel weit vom Frequenzbereich des Prüfers entfernt (z. B. Prüfer 1 und 11), können nur toxische Gaben Symptome hervorrufen, und auch diese bleiben ungenau und im körperlichen Bereich.

logie, so gründlich und genau sie in ihrer Art auch sein mag, kann unseren Anforderungen *nicht* gerecht werden, weil sie hauptsächlich auf Tierversuchen beruht. Hinzu kommt, daß toxikologische Studien nicht die Möglichkeiten unterschiedlicher Potenzierung berücksichtigen. Berichte über Vergiftungen von Menschen allein sind gleichfalls unzureichend, da sie gewöhnlich die Symptome zu allgemein beschreiben; ruft beispielsweise eine Vergiftung »Wahnsinn« hervor, so findet man in der allopathischen Literatur selten eine Beschreibung, welche Art von Wahnsinn für jeden einzelnen der Vergiftungsfälle typisch ist.

Beschreibungen, die die geheilten Symptome nicht mit berücksichtigen, geben ebenfalls ein unvollständiges Bild der Mittelwirkung. Letztlich geht es ja darum, mit dem homöopathischen Mittel zu heilen. Deshalb besitzen Symptome, die bei der Gesundung des ganzen Menschen mitgeheilt worden sind, die größte Zuverlässigkeit überhaupt: Sie zeigen, daß die Empfindlichkeit für das Mittel ungewöhnlich groß ist.[3]

Die Strenge der konkreten Bedingungen einer Prüfung wird manchen Leser sicherlich überraschen: Zunächst einmal sind für die Prüfung eine ganze Reihe von Versuchspersonen notwendig, sodann eine Zeitdauer von etwa 2 1/2 Jahren, und das alles mit einem kaum vermeidbaren, relativ ho-

[3] Das Verschwinden eines Einzelsymptoms *ohne* gleichzeitige Gesundung des ganzen Menschen kann dagegen nicht als zuverlässig eingestuft werden.

hen Kostenaufwand. Man muß diesen Aufwand jedoch gegen die Tatsache abwägen, daß die Informationen, die man bei einem derartigen Vorgehen gewinnt, für viele kommende Generationen eine zuverlässige Grundlage zur Wahl des Mittel sein sollen. In Universitäten und medizinischen Zentren werden heutzutage mit ungeheurem Zeit- und Geldaufwand Daten gesammelt, die dann gewöhnlich bereits nach zehn oder fünfzehn Jahren als überholt gelten. Die hier beschriebenen Experimente erfordern nur einen Bruchteil dieser Ausgaben — dennoch behalten die Ergebnisse auch für kommende Generationen ihre Gültigkeit.

Vorbereitungen für eine Arzneiprüfung

Wer als Testperson an einer Prüfung teilnehmen will, muß folgende Voraussetzungen erfüllen:

1. Der Prüfling muß mit der homöopathischen Methodologie hinreichend vertraut sein und vor allem die Symptomatik der homöopathischen Materia Medica gut kennen. Dies ist notwendig, damit er (oder sie) richtig einzuschätzen weiß, welche Abweichungen vom Normalzustand während des Experiments entstehen können.
2. Der Prüfling muß zwischen 18 und 45 Jahren alt sein, damit der altersbedingte körperliche Abbau nicht übermäßig ins Gewicht fällt. Er sollte nach allgemeinmedizinischen Maßstäben relativ gesund sein.
3. Der Teilnehmer darf weder zu Hysterie noch zu Überängstlichkeit neigen, da solche Personen besonders häufig einen sogenannten »Plazebo-Effekt« zeigen, d. h. die bloße Einnahme einer medizinischen Substanz genügt bereits, um bei ihnen Symptome hervorzurufen.
4. Der Teilnehmer muß den zu diesem Experiment erforderlichen Ernst besitzen.
5. Der Prüfling muß in der Lage sein, während des Experiments ein möglichst »normales« Leben zu führen, d. h. seine Lebensumstände müssen einen geregelten Rhythmus für Schlaf, Spaziergänge und Essen erlauben sowie eine Ernährung ohne verfeinerte Lebensmittel, chemische Zusätze, Gewürze und Stimulantien. Er muß in seinen beruflichen, familiären und freundschaftlichen Beziehungen und ganz allgemein in Geist und Gemüt relativ ausgeglichen sein. Kurzum: Er muß während des Experiments ein gemäßigtes Leben führen und Exzesse vermeiden.

Dem Experiment geht eine mindestens einmonatige Vorbereitungszeit voraus. Während dieser Zeit führt der Prüfling genau Tagebuch über alle Symptome bzw. jegliches Unbehagen, das er *ohne das Mittel* auf der körperlichen, seelischen und geistigen Ebene an sich bemerkt. Die Eintragungen sind mindestens dreimal täglich vorzunehmen, um auch die kleinsten Gedächtnislücken zu vermeiden. Der Prüfling muß sich bei diesen Beobachtungen der besonderen Bedeutung des Experiments vollständig bewußt sein. Auch die unscheinbarsten Abweichungen von der Norm werden bei den Eintragungen festgehalten. Jedes Symptom wird ausführlich in bildhafter, anschaulicher Sprache geschildert — seine Intensität, seine Dauer und alle Modalitäten, die es verschlimmern oder bessern. Außerdem werden mögliche »auslösende Ursachen« notiert, die dabei helfen, die Bedeutung des Symptoms angemessen zu beurteilen.

So könnte eine Eintragung z. B. lauten: »Leichter stechender Schmerz hinter dem linken Auge, zur linken Schläfe ausstrahlend; begann um 21 Uhr abends, nachdem Ehefrau schimpfte, weil ich vergessen hatte, Milch mitzubringen; dauerte 40 Minuten, schlimmer durch plötzliche Bewegung und Lärm, besser durch Druck und kalte Umschläge.« Ein anderes Beispiel wäre: »Reizbarkeit durch zu viele Umwelteindrücke und Lärm, dabei gleichzeitig Hungergefühl; trat um 15.30 Uhr auf; keine Besserung durch Spaziergang oder frische Luft, aber Besserung durch Essen.«

Wurden mindestens einen Monat lang alle diese Einzelheiten über seinen »Normalzustand« vom Prüfling notiert, so genügt das als Grundlage, um mit dem eigentlichen Experiment anzufangen.

Vor Beginn überprüft der Prüfungsausschuß, der das Experiment durchführt, die Aufzeichnungen aller beteiligten Prüflinge und entscheidet, wer zur weiteren Teilnahme geeignet ist. Folgende Anwärter sollten von vornherein vom Experiment ausgeschlossen werden:

1. Bewerber mit vielen geistigen oder emotionalen Symptomen. Zu viele Symptome auf diesen Ebenen vermindern die Zuverlässigkeit der endgültigen Ergebnisse.

2. Bewerber, die ganz offensichtlich vergessen haben, Symptome aufzuschreiben, oder deren Eintragungen zu oberflächlich sind. Ihnen mangelt es entweder an geistiger Klarheit und sprachlicher Ausdrucksfähigkeit oder an Aufrichtigkeit.

3. Bewerber, die an Überempfindlichkeiten leiden: an Asthma, Heufieber, Allergien, Nahrungsmittelunverträglichkeiten usw.

Die geeignete Umgebung

Im Idealfall müßten eigentlich jeweils drei parallele Experimente durchgeführt werden, und jedes in einer anderen Gegend mit Prüflingen verschiedener Nationalität. Da die Prüfungsreaktionen durch die Umgebung unterschiedlich beeinflußt werden, müßten die Prüfungen in den Bergen, im Flachland und an der See stattfinden.

Dies wären ideale Bedingungen, die eine Prüfung absolut zuverlässig machen. Einstweilen sind jedoch solch komplizierte Parallelexperimente kaum durchführbar. Als Kompromißlösung wird daher vorgeschlagen, das Experiment auf dem Lande in einer Höhenlage von 500 m und bei geringer Luft- und Wasserverschmutzung durchzuführen. Die Umgebung sollte möglichst ruhig sein, fern von Hektik und Streß der Stadt.

Zweck einer solchen Umgebung ist es, die Teilnehmer vor Beginn des Experiments gesundheitlich so weit wie möglich zu stabilisieren. Etwa 15 Tage auf dem Lande sollten hierzu ausreichen; danach sind die vom Teilnehmer beschriebenen Symptome wahrscheinlich Ausdruck seiner tatsächlichen Konstitution. Sobald diese Symptome sich dann in der ländlichen Umgebung stabilisiert haben, kann das eigentliche Experiment beginnen.

Das Experiment

Die experimentelle Prüfung eines neuen Arzneimittels muß immer im Doppel-blind-Verfahren durchgeführt werden, d. h. weder der Prüfungsausschuß noch die Teilnehmer dürfen das zu prüfende Mittel kennen (Abb. 12). Der Prüfungsleiter bestimmt die Prüfsubstanz und wacht darüber, daß die beim Experiment angewandten Methoden genau den Richtlinien entsprechen. Er entscheidet auch nach einem Zufallsauswahlverfahren darüber, welche Prüflinge die Testsubstanz und welche Plazebos bekommen. Etwa 25% der Teilnehmer erhalten ein Plazebo, die übrigen Teststoff. Teststoff und Plazebos müssen identisch verpackt sein und der Code, der die »echten« Prüflinge von den Plazeboprüflingen unterscheidet, darf weder dem Prüfungsausschuß noch den Prüflingen bekannt sein. Alle Prüflinge erhalten strengste Anweisung, unter keinen Umständen miteinander über ihre Symptome zu sprechen.

Das Experiment beginnt damit, daß die Versuchspersonen den Teststoff in hypotoxischer Dosierung erhalten. Die Potenz sollte etwa zwischen D 1 und D 8 liegen — D 1 bei relativ ungiftigen Stoffen (z. B. eßbaren Pflanzen) und D 8 bis D 12 bei giftigeren Stoffen (z. B. *Hydrozyansäure).* Die Gaben werden einen Monat lang oder bis zum Auftreten von Symptomen dreimal täglich verabreicht. Die Prüflinge erhalten genaue Anweisung, daß sie, sobald deutliche, von der Norm abweichende Symptome auftreten, das Mittel abzusetzen haben. Die Tagebucheintragungen werden jedoch nach Absetzen des Mittels weiterhin gewissenhaft dreimal täglich durchgeführt. Auch nach der einmonatigen Einnahme des Mittels werden die Eintragungen noch drei Monate lang fortgesetzt oder zumindest solange, bis feststeht, daß keinerlei neue Symptome mehr auftreten.

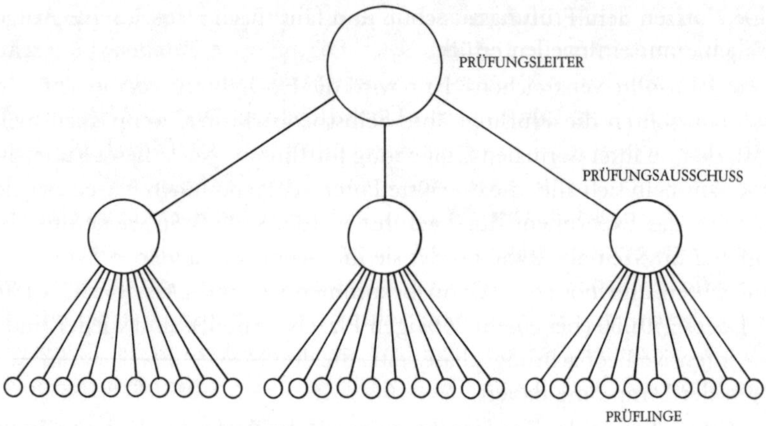

Abb. 12: Der Prüfungsleiter beginnt das Experiment. Er ist der einzige, der sowohl das Testmittel kennt als auch den Code, nach dem »echte« Prüflinge und Plazeboprüflinge ausgewählt werden. Der Prüfungsausschuß überwacht die Reaktionen der Prüflinge und befragt jeden einzelnen genau über die von ihm notierten Symptome. Die Prüflinge schreiben alles sorgfältig auf und führen ein maßvoll geregeltes Leben, um möglichst zuverlässige Symptome zu erhalten.

Obwohl etwa 50 bis 100 Prüflinge an dem Experiment teilnehmen, kommt es nur ganz selten vor, daß jemand von Symptomen, die er schon vorher aufwies, geheilt wird. Einige Teilnehmer bekommen in den ersten paar Tagen neue Symptome, eine größere Anzahl erst nach dem 20. Tag, der größte Teil jedoch während der gesamten Beobachtungszeit nur wenige oder gar keine. Diese Streuung unterschiedlicher Reaktionen ist nach der Empfindlichkeitsskala in Abbildung 11 durchaus zu erwarten. Die Prüflinge, die sofort Symptome bekommen, sind für das Mittel am empfindlichsten; sie sind es, an denen das Experiment später in seiner wichtigsten Phase mit Hochpotenzen fortgesetzt wird.

Nachdem so viel Zeit verstrichen ist, daß mit Sicherheit keine neuen Symptome der ersten Prüfungsphase mehr auftreten, bekommen diejenigen Teilnehmer, die sehr rasch auf die hypotoxischen Gaben reagiert haben, das gleiche Mittel in der 30sten Potenz; wieder erhalten nach dem Zufallsauswahlverfahren 25% ein Plazebo. Zwei Wochen lang nehmen alle einmal täglich eine Gabe. Die nachfolgende Beobachtungszeit dauert mindestens drei Monate bzw. solange, bis ganz offensichtlich keine Symptome mehr auftreten. Auch diesmal wird das Mittel abgesetzt, sobald Symptome erscheinen, und die Aufzeichnungen solange fortgesetzt, bis keine Symptome mehr vorhanden sind. Daraufhin übergibt der Prüfling seine Notizen dem Prüfungsausschuß und fährt nach Hause. Seine Aufgabe ist hiermit einstweilen erfüllt.

Ein Jahr sollte verstreichen, dann wird die Hochpotenz verabreicht. Unterdessen sollten die Prüflinge ihre Selbstbeobachtung, wenn auch mehr inoffiziell, in ihrer normalen Umgebung fortführen. Nach dieser Ruhepause versammeln sich alle, die die 30ste Potenz eingenommen hatten, wieder dort, wo das Experiment durchgeführt wurde; sie warten wiederum eine Vorbereitungszeit ab, während der sie ihre schon vorhandenen Symptome beobachten und notieren. Dann bekommen sie eine Dosis der C 10 000 oder der C 50 000 (bei einem 25%igen Plazebo-Anteil), und wieder findet eine intensive Beobachtungsphase statt, die drei Monate bzw. bis zum Aufhören der Symptome dauert.

Bei Beendigung des Experiments sammelt der Prüfungsausschuß alle Tagebücher ein und notiert der Reihe nach jedes Symptom, das vom Normalzustand der Versuchsperson abweicht. Die Mitglieder des Ausschusses besprechen dann mit jedem Prüfling alle Symptome so eingehend wie möglich und klären die Begleitumstände ab: die auslösenden Ursachen, die Zeitangaben und die Modalitäten. Erst jetzt wird den Prüflingen das Mittel bekanntgegeben. Die Symptome der Plazeboprüflinge werden eliminiert — es sei denn, ihre Häufigkeit und Intensität sei ungewöhnlich auffällig. Der Forschungsausschuß vergleicht alle übriggebliebenen Symptome und gibt sie zur Veröffentlichung frei.

Die Arzneimittellehre (Materia Medica)

Bei der Geburt und Entwicklung eines homöopathischen Mittels sind die eben beschriebenen Experimente der erste Schritt. Gemeinsam mit den Informationen aus der toxikologischen Literatur liefern sie das Rohmaterial, die Grundlage zur Verwendung des Mittels. Doch so genau und detailliert diese Informationen auch sein mögen — solange sie nicht klinisch geprüft sind, bleiben sie *unvollständig*. Zuverlässige Homöopathen verwenden nun erstmals das Mittel bei der Behandlung kranker Menschen, und zwar solcher Patienten, bei denen die Beschwerden genau den Symptomen entsprechen, die aus der Prüfung bekannt sind. Im Zuge dieser klinischen Erprobung werden sorgfältig diejenigen Symptome notiert, die bei der Heilung des ganzen Menschen (auf allen drei Seinsebenen) ausgeheilt werden. Symptome dieser Art sind von besonderem Wert. Symptome dagegen, die mehr zufällig und ohne ganzheitliche Heilung verschwinden, bleiben unberücksichtigt.

Aus diesen drei Quellen — den Prüfungen, der toxikologischen Literatur und der klinischen Beobachtung — entsteht allmählich ein abgerundetes Bild des Mittels, das nun in eine umfassende Arzneimittellehre aufgenommen werden kann. Ein Homöopath, der das Mittel kennt, kann jetzt die Symptome nach ihrer Wertigkeit einstufen — nach der Bedeutung, die ihnen als Ausdruck des Charakters oder der »Idee« des Mittels zukommt. Allerdings ist eine solche Stufung natürlicherweise sehr subjektiv, und bei jedem Homöopathen wird sie etwas unterschiedlich ausfallen; dennoch wollen wir ein ungefähres Beispiel geben, wie Symptome eingestuft werden können — von den besonders zuverlässigen hin zu den weniger zuverlässigen.

Folgende Faktoren sind wichtig, um die *Zuverlässigkeit* eines Symptoms zu beurteilen:

1. Heilung: Symptome, die als Teil einer vollständigen Heilung während des Experiments oder einer Behandlung ausgeheilt wurden.

2. Häufigkeit: Symptome, die bei den Prüflingen am häufigsten auftraten.

3. Intensität: Symptome, die bei den Prüflingen mit besonderer Stärke auftraten.

4. Potenz: Symptome, die während der Prüfung mit Hochpotenzen auftraten; sie sind zuverlässiger als Symptome, die bei unpotenzierten Stoffen auftreten.

5. Zeit: Symptome, die bei einem Prüfling unmittelbar nach Einnahme des Mittels — vor allem der Hochpotenz — auftraten; sie sind von größerer Bedeutung als relativ spät auftretende Symptome.

Am wertvollsten sind also Symptome, die im Laufe der ganzheitlichen Gesundung geheilt werden, die bei einer Reihe von Probanden besonders intensiv und rasch auftreten und selbst nach Einnahme einer Hochpotenz erscheinen. Am wenigsten zuverlässig sind Symptome, die nur schwach und nur bei wenigen Prüflingen bzw. erst spät im Verlauf der Prüfung auftreten und solche, die nur bei Vergiftungen entstehen oder nur zufällig und ohne allgemeine gesundheitliche Besserung geheilt werden.

Indem die Symptome so eingestuft und an behandelten Patienten beobachtet werden, entsteht nach und nach *das Charakterbild,* die »Essenz« oder »Idee« der geprüften Substanzen. So wie wir einen Menschen nicht als Summe losgelöster Teile — Haarfarbe, Körperbau, Gesten, Benehmen usw. — sehen, sondern als Persönlichkeit mit zentralem Wesenskern, so wenig können wir auch die Ausdrucksformen eines Mittels isoliert betrachten. Besitzen wir erst einmal die Gesamtheit seiner Zeichen und Symptome, so müssen wir sie als einheitliches Ganzes zu erfassen und zu verstehen suchen, vor allem, wenn wir erlebt haben, wie Kranke durch das Mittel geheilt worden sind. Auf diese Weise entwickeln wir allmählich einen Sinn für die »Idee«, den Charakter des Mittels. Sein endgültiges, vollständiges Bild kann letztlich mit bloßen Worten kaum beschrieben werden; es ist durch eigene Prüfung oder aus der Erfahrung heraus auf lebendige Weise »bekannt« und vertraut wie ein alter Freund.

Das Symptombild eines Mittels wird in Abbildung 13 als Diagramm veranschaulicht. Die Gesamtheit der Symptome zeigt sich in dieser Darstellung als zusammenhängende »Form« oder »Gestalt«. Jeder Gipfel steht für ein bestimmtes Symptom. Der Umriß oder »Habitus«, den die Krankheit eines Patienten annimmt, ähnelt im Idealfalle weitgehend dem des passenden Mittels; hier sind die Gipfel größer dargestellt als die des Mittels, um zu zeigen, welche Intensität der krankmachende Einfluß auf den Patienten hat. Die Gestalt von Krankheit und Mittel verkörpert, wie früher besprochen, deren übereinstimmende »Resonanzfrequenz« und besteht bei Kranken und Prüflingen in einer ganz bestimmten Anordnung von Symptomen. Will nun der Homöopath ein Arzneimittel verordnen, dann ist es seine Hauptaufgabe herauszufinden, welche Symptombilder zueinander passen.

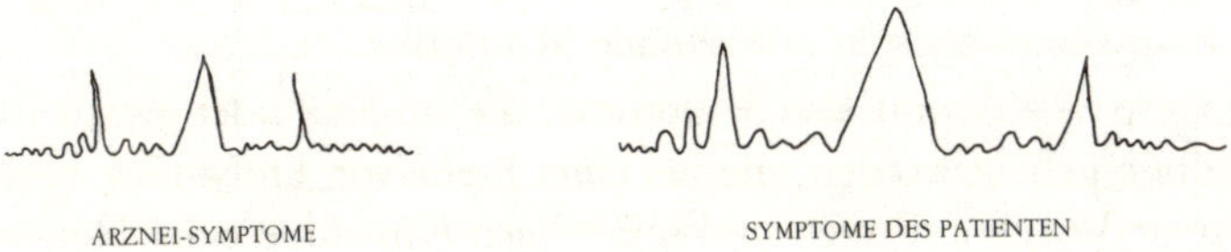

Abb. 13: Jeder Gipfel steht für ein bestimmtes Symptom bei Patient oder Prüfling. Das Symptombild des Patienten ist hier größer dargestellt als das des Mittels, weil die Symptome des Patienten häufig stärker sind. Beim Verschreiben versucht man, eine möglichst große Übereinstimmung der *Symptommuster* zu erreichen.

In der homöopathischen Literatur gibt es nicht nur *eine* Arzneimittellehre oder *Materia Medica,* in der die Mittel beschrieben werden. Das »Wachstum« in der Beschreibung eines Mittels zeigt sich vielmehr am deutlichsten, wenn wir seine Entwicklung durch verschiedene Arzneimittellehren hindurch verfolgen. Nehmen wir z. B. eines der bekanntesten homöopathischen Mittel, *Arsenicum album*. Zunächst finden wir in der reichhaltigen Toxikologie und in den Daten der ursprünglichen Arzneimittelprüfung das Rohmaterial. Der Prüfungsbericht von Arsen findet sich in Hahnemanns »*Chronischen Krankheiten*« und gilt als einer der klassischen Meilensteine in der homöopathischen Literatur. Er ist beispielhaft für die Gründlichkeit, mit der Hahnemann vorging, und für die Aufmerksamkeit, die er bei seiner Arbeit auch den kleinen Details widmete, so daß wir ihn in Anhang A auszugsweise wiedergeben.

Die Ergebnisse solcher Arzneimittelprüfungen werden dann in vielbändigen Arzneimittellehren — wie Allens zehnbändiger »*Encyclopedia of Pure Materia Medica*« oder Herings zehnbändigen »*Guiding Symptoms*« gesammelt. Herings zweibändige Zusammenfassung ist in deutscher Übersetzung von Friedrich Gisevius im Burgdorf-Verlag wieder erschienen. Für einen Homöopathen stellen sie wichtige Nachschlagewerke dar: Die Symptome sind darin nicht nur detailliert aufgezeichnet, sondern auch mit Hilfe einer bestimmten Symbolik eingestuft.

Clarkes »*Dictionary of Practical Materia Medica*« ist das Beispiel einer Arzneimittellehre, in der die Prüfungsdaten kompakt zusammengefaßt und nach anatomischen Gesichtspunkten geordnet sind. Es ist ein wertvolles Nachschlagewerk, weil detailliert und dabei doch handlich. Außerdem wird jedes Mittel eingeleitet mit einer genauen Beschreibung der klinischen Hauptmerkmale und mit Beispielen geheilter Fälle.

Seit einigen Jahren hat Georg von Keller mit großem Fleiß und einfühlsamer Genauigkeit in einer Monographie für bisher zwölf bearbeitete Mittel sämtliche Symptome und ihre Quellen zusammengetragen und im Haug Verlag veröffentlicht. Außerdem sind die wertvollen vollständigen deutschen Arzneimittellehren aus der Mitte des vorigen Jahrhunderts, wie das »*Handbuch der homöopathischen Arzneimittellehre*« von Noack, Trinks und Müller und die Arzneimittellehre von A. Possart, durch neue Veröffentlichungen des Burgdorf-Verlags wieder zugänglich.

Schließlich haben wir noch Kent's »*Arzneimittelbilder*« — das beste Beispiel einer Arzneimittellehre, in der die »Idee«, der »Charakter« des Mittels dargestellt wird. Dieses großartige Werk, das bisher nur ganz unzureichend ins Deutsche übertragen wurde, sollte jeder praktizierende Homöopath sein Leben lang immer wieder von neuem aufmerksam durcharbeiten. Kent versucht nicht, eine vollständige Auflistung aller Symptome zu liefern; es geht ihm darum, das Mittel in seinem Wesen zu erfassen und darzustellen. Kent's besondere klinische Beobachtungsgabe verleiht seinem Wissen und seinen Erfahrungen unschätzbaren Wert und macht seine »*Materia Medica*« ganz besonders zuverlässig.

11. Kapitel

Die Herstellung eines Mittels

Soll eine therapeutische Methode überprüfbare Resultate bringen, so kommt es auch auf die technischen Verfahren zur Herstellung der Heilstoffe an. Für Material und Verarbeitung müssen genaue Maßstäbe festgelegt und befolgt werden. Dies gilt für die Homöopathie ebenso wie für alle anderen Wissenschaften.

Die technischen Aspekte der Arzneimittelherstellung sind in erster Linie Sache der homöopathischen Pharmazeuten. In Anbetracht der winzigen Dosen, die ein Patient bekommt, kann man sich leicht vorstellen, wie schwierig es für sie ist, beim Verkauf einen angemessenen Gewinn damit zu erzielen. Dennoch haben sie bisher bewundernswerte Arbeit geleistet und Homöopathen auf der ganzen Welt mit ausgezeichneten, zuverlässigen Mitteln versorgt. Um dieses Niveau aufrechtzuerhalten, muß jeder Homöopath die pharmazeutischen Firmen und Apotheker, die unsere wertvollen Mittel herstellen und verkaufen, nach Kräften unterstützen. Es reicht nicht, sich einfach einen Vorrat an Mitteln in der eigenen Praxis anzulegen und darauf zu hoffen, daß Nachschub jederzeit verfügbar sein wird. Wir müssen die Nachfrage so organisieren, daß die Apotheker ebenso viel Gewinn durch unsere Verordnungen haben wie unsere Patienten und wir selber. Andernfalls werden unsere Mittel bald weniger zuverlässig, schwer erhältlich und eines Tages womöglich gar nicht mehr zu bekommen sein; dies kann die Homöopathie sicherlich ebenso zu Fall bringen wie der Widerstand der Lobby orthodoxer Ärzteverbände in einzelnen Ländern.

Hinsichtlich des Herstellungsvorgangs wollen wir uns zunächst ansehen, wie Pflanze, Tier, Mineral oder Nosode nach den Anweisungen Hahnemanns im »*Organon*«, Paragraph 26 ff [1] in potenzierbare Form gebracht werden. Danach befassen wir uns mit den Potenzierungsvorschriften und schließlich — in Kapitel 19 — mit der Lagerung, Behandlung und Verabreichung der Mittel.

Herkunft und Bearbeitung der Rohstoffe

In der Natur finden wir viele Stoffe mit medizinischen Eigenschaften. Einige davon sind, chemisch gesehen, einer Potenzierung leicht zugänglich, andere bedürfen hierzu besonderer Vorbereitung.

Bekanntlich wird in der Homöopathie u. a. eine Vielzahl verschiedener Pflanzen verwendet. Der erste Schritt hierbei ist natürlich, die jeweils richtige Art auszuwählen und darauf zu achten, daß sie unter optimalen Bedingungen gewachsen ist und zum bestmöglichen Zeitpunkt gesammelt wird. Dazu gehören hervorragende botanische Kenntnisse. Ist eine bestimmte Pflanzenart einmal in einer Prüfung verwendet worden, müssen, wie bereits erwähnt, alle Bedingungen, unter denen die Pflanze gesammelt und bearbeitet wurde, bei späteren medizinischen Präparaten identisch sein.

Es ist aber nicht nur wichtig, auf die korrekte Art zu achten, sondern auch auf den Standort der Pflanze und auf minimale Boden-, Wasser- und Luftverschmutzung. Beispielsweise eignet sich eine Pflanze, die auf einer Anhöhe mit viel Sonne, Regen und weit weg von Schädlingsvertilgungsmitteln wächst, besser als eine, die im Tal am Rande einer vielbefahrenen Straße inmitten häufig mit Chemikalien gespritzter Nutzpflanzen steht.

Der Zeitpunkt, zu dem die Pflanze gesammelt wird, kann eine Rolle spielen, denn ihre Kraft ist oft — abweichend von anderen Pflanzen — zu einer bestimmten Jahreszeit am größten. Deshalb sollte sie möglichst zur gleichen Zeit gepflückt werden wie bei der ursprünglichen Prüfung; unter idealen Voraussetzungen ist ihre Vitalität dann am größten. Die günstigste Jahreszeit ist meist der Frühling, seltener der Sommer, bei manchen Arten auch ein anderer Zeitpunkt. Am besten wird die Pflanze an einem sonnigen Tag nach vorausgegangenem Regen gepflückt; wahrscheinlich ist die Verunreinigung dann am geringsten. Natürlich muß die Pflanze selbst gesund und frei von Schimmel und Insektenbefall sein.

Bei Pflanzenprüfungen wird in einigen Fällen die ganze Pflanze, in anderen auch nur ein bestimmter Teil davon verwendet. Auch hier muß man genau Bescheid wissen, womit die ursprüngliche Prüfung gemacht worden

[1] 6. Aufl. 1921, a. a. O., S. 81 ff.

ist. Ist nur die reife Blüte geprüft worden und nicht die Pflanze insgesamt, dann darf auch jetzt nur die Blüte benutzt werden.

Es ist natürlich für den Homöopathen unmöglich, die technischen Daten Hunderter von Pflanzen zu kennen. Daher hat schon Hahnemann in der 1. Ausgabe des Homöopathischen Arzneibuches (HAB) begonnen, diese Einzelheiten zusammenzutragen. Verdienstvolle Apotheker wie Gruner und Wilhelm Schwabe d. Ä. haben seit 1866 die homöopathische Pharmacopoe fortgesetzt. Heute wird das HAB 1 (1978) als erste amtliche Ausgabe eines homöopathischen Arzneibuchs benutzt, das laufend ergänzt und auf den neuesten Stand gebracht wird. Da hier *Pulsatilla* noch nicht in neubearbeiteter Form vorliegt, zitieren wir aus dem HAB 34 (3. Auflage 1958) die Monographie dieses Mittels, um zu zeigen, wieviele Einzelheiten zu beachten sind, um aus einer Pflanze ein homöopathisches Mittel herzustellen:

PULSATILLA pratense, die Küchenschelle
Stammpflanze: Pulsatilla pratensis Miller Fam. nat.: Ranunculaceae.
Vorkommen: Verbreitet auf trockenen Heiden von Dänemark durch Deutschland und Rußland bis Konstantinopel und westlich bis Frankreich.
Angewandter Pflanzenteil: Frische, zur Zeit der Blüte gesammelte ganze Pflanze.
Beschreibung der Pflanze: Wurzelstock vielköpfig, holzig, stielrund, verzweigt, nach oben bis 20 cm hohe Stengel, ebenso lange Wurzelblätter treibend, diese doppelt fiederspaltig mit linealen Fiederblättchen, jedoch zur Zeit der Blüte noch nicht voll entwickelt. Stengel je eine schwarzviolette, glockenförmige, während des Blühens nickende Blüte tragend, vor dem Aufblühen von drei in einem Wirtel gestellten, zerschlitzten oder fiederteiligen Hüllblättern bedeckt. Hüllblätter zur Zeit der Blüte etwa in der Mitte des Blütenschaftes stehend. Blumenkronenblätter eiförmig, an der Spitze zurückgerollt, außen seidig weichhaarig. Ganze Pflanze weich, seidig behaart, geruchlos. Geschmack brennend scharf.
Bereitung der Arzneiform: Zur Essenz nach Paragraph 3.
Charakteristik der Arzneiformen: Die Essenz ist von grünlichbrauner Farbe, ohne besonderen Geruch und von schwach brennendem Geschmack. Mit einem gleichen Raumteil Wasser mischt sie sich trübe. Eisenchlorid-Lsg. färbt sie dunkelgrün, Fehlingsche Lösung wird reduziert. Die 1. und 2. Dezimal-Potenz sind in 1 cm dicker Schicht grünlich-braun bis gelblich gefärbt.

Kapillarbild der Essenz: Steigh.: 12,5 cm bei 56% rel. F., 17 °C. Obert.: 7 cm wäßrige Zone, blaß-hellbraun, schwach durchscheinend; 0,5 cm Wölbung, farblos. Untert.: 0,5 cm schwach-bräunliche Zone, undurchlässig; 0,2 cm hellgrüner Streifen, 0,5 cm schmutzig-grüne Zone, undurchlässig;

1,5 cm grüne Zone, schwach durchlässig; 1 cm hellgrüne Zone; Fußende farblos. Lumineszenz: Oberteil stark und rein blau, Unterteil dunkelblau mit rotem bis dunklem, mitunter auch grünlichem Belag.

Arzneigehalt der Essenz: 1/3.

Aufbewahrung: Urtinktur, 1., 2. und 3. Dezimal-Potenz vorsichtig.

Literatur: Hahnemann, R. A. M. L. II, 1816, pag. 232; Buchner, Hom. Arzneibereitungsl., 1840, pag. 155.

Nachdem eine Pflanze (oder ein Teil von ihr) auf die vorgeschriebene Weise gesammelt wurde, wird sie für das übliche Potenzierungsverfahren präpariert. Das geschieht normalerweise, indem man eine Urtinktur daraus herstellt — ein Verfahren, das Botanikern und Pflanzenkennern geläufig ist, doch für unsere Zwecke eigens von Hahnemann in Paragraph 267 des »*Organon*«[2] beschrieben wird:

»*Der Kräfte der einheimischen und frisch zu bekommenden Pflanzen bemächtigt man sich am vollständigsten und gewißesten, wenn ihr ganz frisch ausgepreßter Saft unverzüglich mit gleichen Teilen Schwamm-zündenden Weingeistes wohl gemischt wird. Von dem nach Tag und Nacht in verstopften Gläsern abgesetzten Faser und Eiweiß-Stoffe wird dann das Helle abgegossen, zum Verwahren für den arzneilichen Gebrauch. Von dem zugemischten Weingeiste wird alle Gährung des Pflanzensaftes augenblicklich gehemmt und auch für die Folge unmöglich gemacht, und die ganze Arzneikraft des Pflanzensaftes erhält sich so (vollständig und unverdorben) auf immer, in wohl verstopften, an der Mündung mit geschmolzenem Wachse gegen alle Verdunstung des Inhaltes wohl verdichteten und vor dem Sonnenlichte verwahrten Gläsern.*«

Tiere, Mineralien und Nosoden werden ebenfalls genau nach Vorschrift präpariert. Nosoden gewinnt man aus Krankheitsprodukten, z. B. dem Tripperausfluß (Medorrhinum), dem syphilitischen Schanker (Syphilinum = Luesinum), dem tuberkulösen Herd (Tuberculinum), dem Grippevirus (Influenzinum), dem Tollwutspeichel (Hydrophobinum = Lyssinum) o. dergl., außerdem aus Medikamenten wie Valium, Penicillin, Cortison usw. Hierbei ist auf Reinheit, Einfachheit und chemische Aufschließbarkeit besonders zu achten.

Viele Mineralien sowie einige Pflanzen sind in ihrer chemischen Form dem Potenzierungsprozeß nicht zugänglich; sie müssen zunächst vorbereitet werden. Je nach Art des Stoffes geschieht dies auf unterschiedliche Wei-

[2] 6. Aufl. 1921, a. a. O., S. 240 f.

se. Bereits geprüfte Stoffe müssen genau wie bei der ursprünglichen Prüfung präpariert werden, auch wenn inzwischen längst einfachere Methoden entwickelt worden sind. Hahnemann selbst ist eine unserer besten Quellen für die optimale Zubereitung bestimmter Stoffe. Als versierter Chemiker kannte er sich auch in der Alchemie seiner Zeit aus und wußte daher über die arzneiliche Zubereitung bestimmter Mineralien genau Bescheid. Am Ende dieses Kapitels werden wir seine Beschreibung der Herstellung von *Causticum* bringen — ein Beispiel für die einzelnen Schritte, die bei der Bearbeitung eines mineralischen Stoffes erforderlich sind. Es zeigt, mit welch unglaublicher Genauigkeit Hahnemann Stoffe sowohl auf ihre biologische Wirkung als auch auf ihre chemischen Eigenschaften hin untersuchte.

Der nächste Schritt bei der Zubereitung eines Mittels ist die Herstellung der millionsten Verdünnung — der D 6- oder C 3-Potenzen. Wenn das vorhandene Präparat oder die Tinktur in Alkohol löslich ist, wird bis hierher auf die übliche, weiter unten beschriebene Weise potenziert. Ist die Substanz jedoch nicht löslich, so kommt man durch eine bestimmte Art der Zerreibung zur millionsten, in Alkohol löslichen Verdünnung, und zwar wird der Stoff zusammen mit einem vorgeschriebenen Anteil Milchzucker drei Stunden lang in einem Mörser zerstoßen. An dieser spezifischen Methode hat sich seit Hahnemanns erster Beschreibung (siehe Anhang am Ende des Kapitels) nichts geändert.

Wie wir wissen, kann diese erste Zubereitungsstufe das Energiepotential eines Stoffes freisetzen, doch entstehen dabei auch rein chemische Wirkungen, die nur schwer erklärbar sind. Hahnemann schreibt hierüber:

»Nicht bloß, wie ich schon anderswo lehrte, entwickeln diese Stoffe ihre Arzneikraft dadurch in einem unermeßlichen Grade, sondern sie verändern auch ihr physisch - chemisches Verhalten dergestalt, daß, wenn man in ihrer rohen Stoff-Gestalt nie eine Auflösbarkeit derselben in Wasser und Weingeist wahrnehmen konnte, sie nach dieser besondern Umwandlung doch gänzlich sowohl in Wasser als in Weingeist auflöslich werden — eine für die Heilkunst unschätzbare Entdeckung ...

Was kann ich von den gediegenen und den geschwefelten Metallen anderes sagen, als daß sie, ohne Ausnahme, sämtlich durch diese Behandlung in Wasser und Weingeist gleich auflösbar werden und die, jedem eigentümliche Arzneikraft auf die reinste, einfachste Weise in unglaublich hohem Grade entwickeln?«[3]

[3] *»Die chronischen Krankheiten«*, a. a. O., Bd. I, S. 180 f.

Die standardisierte Arzneimittelzubereitung

Nachdem das Mittel als C 3 oder D 6 in löslicher Form vorliegt, wird auf die übliche, in Kapitel 7 beschriebene Weise weiterpotenziert: Man gibt einen Tropfen dieser Potenz in eine bestimmte Menge (entweder 9 oder 99 Tropfen) Lösungsmittel und schüttelt diese Lösung kräftig mit einer bestimmten Anzahl von Schlägen. Wieder wird dann ein Tropfen davon verdünnt und geschüttelt; dies wiederholt man, bis die verordnete Potenzstufe erreicht ist. (Für die 50000 - Potenzen werden jedesmal Globuli zwischengeschaltet. Siehe § 270 des *»Organon«.)*

Verdünnung und Verschüttelung können von Hand oder maschinell erfolgen. Zwar ist das maschinelle Vorgehen einfacher, rascher und müheloser, doch selbst dabei kann die Herstellung einer Hochpotenz bis zu drei Monaten dauern. Zur Verschüttelung hat man die verschiedensten Geräte entwickelt. Wichtig ist dabei eine festgesetzte Anzahl von Verschüttelungsschlägen; die Erfahrung hat gezeigt, daß für eine Potenz zwischen zehn und 100 Verschüttelungsschläge nötig sind. Die Kraft, mit der geschüttelt wird, sollte mindestens so groß sein, als würde man mit dem Fläschchen in der Hand gegen eine feste Oberfläche schlagen (z. B., wie Hahnemann vorschlägt, gegen einen ledernen Bucheinband). Bei der Benutzung von Maschinen müssen Zahl und Stoßkraft der Verschüttelung sorgfältig überwacht werden, damit keine technischen Fehler die Mittel beeinträchtigen.

Die Praktik gewisser skrupelloser Arzneimittelhersteller, nur nach jeder 5. oder 10. Verdünnung zu verschütteln, ist sinnlos und muß schärfstens zurückgewiesen werden. Auch jüngere Versuche, kinetische Energie auf unkonventionelle Weise zu übertragen (etwa durch Ultraschall, durch Einspritzen von Lösungsmittel in einen wirbelnden Bottich u. dergl.), sind abzulehnen. Physikalisch gesehen mag man von solchen abweichenden Herstellungsverfahren die gleiche Wirkung erwarten, doch die umfangreichen homöopathischen Erfahrungen stützen sich ausnahmslos auf Mittel, die in der traditionellen, oben beschriebenen Weise hergestellt sind; bei größeren Änderungen sind die damit erzielten Resultate jedenfalls nicht mehr sicher zu interpretieren. Jedes abweichende Vorgehen muß experimentell auf seine Zuverlässigkeit hin lange und gründlich geprüft werden, bevor wir uns darauf verlassen können. Als verantwortungsbewußter Homöopath sollte man die Art und Weise, in der die Mittel hergestellt werden, persönlich in Augenschein nehmen und sie nur von Firmen beziehen, die sie nach streng klassischen Maßstäben herstellen.

Zur Zeit existieren zwei gleich brauchbare Methoden der Verdünnung. Eine davon ist die Methode Hahnemanns, jeweils einen Tropfen der vorangegangenen Potenz in Alkohol zu lösen und zu verschütteln, wobei das alte Glasfläschchen nach Herstellung der neuen Potenz jedesmal weggeworfen wird. Bei der anderen Methode nach Korsakoff wird die Lösung der vorangegangenen Potenz weggeschüttet; es bleibt nur ein (genau berechneter) Tropfen davon an den Wänden des Gläschens zurück, und man schüttet nun das Lösungsmittel für die nächste Potenz hinzu. Auf diese Weise kann für jede Potenz das gleiche Fläschchen benutzt werden. Natürlich wird man auch bei dieser Methode von Zeit zu Zeit Zwischenpotenzen zur Aufbewahrung abzweigen wollen und braucht deshalb für eine C oder D 200 vielleicht 6 bis 8 Fläschchen; nach Hahnemanns Methode sind hingegen 200 erforderlich.

Gegen die Korsakoffsche Methode wird bisweilen eingewendet, sie könne zu einer Vermischung der Potenzen führen. Mir scheint diese Befürchtung unbegründet, denn durch die Verdünnung und Verschüttelung hat man schließlich die gesamte Lösung des Fläschchens auf eine neue Frequenzstufe gehoben. So ist es schwer vorstellbar, daß ein Teil der Lösung von dieser Frequenzänderung ausgeschlossen bleibt. Eine Kontamination von einer Potenz zur anderen ist undenkbar.

Die Frage, welche Methode zu bevorzugen sei, ist nicht nur von theoretischem Interesse; für homöopathische Arzneimittelhersteller hat sie durchaus praktische Bedeutung. Für Hahnemanns Verfahren wird eine große Anzahl von Fläschchen gebraucht, die man nur nach starker Erhitzung wiederverwenden kann. Das ist natürlich kostspielig. Deshalb ist sowohl im Interesse unserer homöopathischen Arzneimittelhersteller als auch zur Sicherung ihres Niveaus die Methode nach Korsakoff zumindest in den sehr hohen Potenzen vorzuziehen.

Hahnemanns ursprüngliche Potenzen wurden mit Alkohol hergestellt. Auch dies ist — vor allem bei Hochpotenzen — für die Arzneimittelproduzenten eine starke wirtschaftliche Belastung. Da Alkohol nicht wiederverwendet werden kann, sind zur Herstellung einer Hochpotenz enorme Mengen davon erforderlich. Um beispielsweise eine C 10000 zu produzieren, braucht man 50 Liter Alkohol — eine kostspielige Sache! Desto erfreulicher, daß es offenbar nichts ausmacht, ob man hochprozentigen Alkohol oder Wasser verwendet: Beide sind in der Vergangenheit erfolgreich benutzt worden, wobei anscheinend jedesmal die Struktur des Wassers, sein modulierbares elektromagnetisches Feld der Überträger der spezifischen Arzneifrequenzen ist, der Alkoholanteil aber konservierend wirkt. Es liegt daher nahe, für die Zwischenpotenzen doppelt destilliertes Wasser zu benutzen. Potenzen jedoch, die als Arzneimittel zur Aufbewahrung bestimmt sind, sollten in 90%igem Alkohol konserviert werden. Wasser ist dazu weniger geeignet, da sich im Laufe der Zeit Mikroorganismen darin vermehren, die die Wirkung des Mittels beeinträchtigen könnten. Alkohol dagegen ist ein von Hahnemann entdecktes ausgezeichnetes Konservierungsmittel und verbürgt die unbegrenzte Haltbarkeit der Potenzen.

Auf jeden Fall ist darauf zu achten, daß alle Materialien, die bei diesem überaus subtilen Prozeß verwendet werden, von makelloser Beschaffenheit sind; denn selbst die geringsten Verunreinigungen können durch die Potenzierung erhebliche Ausmaße annehmen. Deshalb muß die Umgebung der Potenzierungsgeräte möglichst frei von Staub, chemischen Gerüchen, Sonnenlicht usw. sein. Phiolen, Wasser und Alkohol, die zur Herstellung der Mittel verwendet werden, sollten den höchsten chemischen Ansprüchen genügen; außerdem sollte das Wasser zwecks größerer Reinheit doppelt destilliert sein. Zum Verschluß der Fläschchen eignet sich hochwertiger Kork oder zumindest ein Stöpsel mit einer Korkschicht. Auch beim Milchzucker, der zur Verreibung verwendet und als Mittel verabreicht wird, ist auf besondere Qualität zu achten. Schließlich sollte man noch Mörser und Stößel vor Herstellung eines jeden Mittels entsprechend hoch erhitzen.

Nomenklatur

Die Terminologie zur Benennung von Potenzen verschiedener Reihen hat sich erst im Laufe der Zeit entwickelt. Dabei haben sich Bezeichnungen herausgebildet, die für den Anfänger oft etwas verwirrend sind.

Die *Dezimalreihe* basiert auf dem Verdünnungsverhältnis von 1/10. Die erste Potenz oder D 1 (bzw. im englischsprachigen Raum »1 x«) ist die Verdünnung der Urtinktur 1/10 mit Alkohol oder die Urtinktur eines Mittels selbst. Die zweite Verdünnung (1/10 mal 1/10 = 1/100) wird D 2 (bzw. »2 x«) genannt. Nach diesem Prinzip wird z. B. die achte Dezimalverdünnung (1/10 mal 1/10 mal 1/10 mal 1/10 mal 1/10 mal 1/10 mal 1/10 mal 1/10 = $1/10^8$ = 1/100000000) D 8 (englisch »8 x«) genannt. Eine Potenz der Dezimalreihe zeigt also die Zahl der Nullen im Nenner der endgültigen Verdünnung an.

Die *Zentesimalreihe* wird in der klassischen Homöopathie am häufigsten verwendet. Sie ist auf der reihenweisen Verdünnung im Verhältnis von 1/100 aufgebaut. Deshalb besitzt eine Zentesimalpotenz eine doppelt so starke Verdünnung wie eine Dezimalpotenz. Eine C 30 entspricht im Hinblick auf ihre *Verdünnung* einer D 60.

Schließlich gibt es noch die *50-Millesimalreihe,* deren Verdünnung bei jedem Schritt 1/50000 beträgt. Ihre Potenzen werden als Q- oder fälschlich

LM-Potenzen bezeichnet (englisch m-Potenzen). Nach dem Experimentieren mit verschiedenen Verdünnungen und Verschüttelungen schlug Hahnemann gegen Ende seines Lebens die Verwendung dieser besonderen Verdünnungsform vor. Die Verdünnung von 1/50000 wird als Q 1 (bzw. 1. LM), die von 1/125000000000000 (1/50000 mal 1/50000 mal 1/50000) als Q 3 (bzw. 3. LM) bezeichnet.

Äußerst wichtig ist, daß *Verdünnung* und *Verschüttelung* für das Herstellen einer bestimmten, klinisch wirksamen Potenzstufe unabdingbar notwendig sind. Jede Potenzstufe erfordert eine vorgeschriebene Anzahl von Verschüttelungsschlägen und die ihrer Reihe entsprechende Verdünnung. Aus Abb. 14 ist zu entnehmen, wie sich numerisch gleiche Potenzen unterschiedlicher Reihen hinsichtlich ihrer Verdünnungen und der Anzahl ihrer Verschüttelungsschläge (bei durchschnittlich 100 Verschüttelungsschlägen auf jeder Potenzstufe) unterscheiden.

Da beide Faktoren bei der Potenzierung eine Rolle spielen, ist es nicht statthaft, Potenzen nur auf ihre Verschüttelung oder nur auf ihre Verdünnung hin zu vergleichen. Nehmen wir z. B. die C 30 und die D 30; die Anzahl der Verschüttelungen (= 3000) ist bei beiden gleich, die der Verdünnungen jedoch unterschiedlich: Die D 30 ist 30mal 1/10 verdünnt, die C 30 dagegen 30mal 1/100, d. h. 60mal 1/10; die C 30 verkörpert also eine höhere Potenz. Wenn wir andererseits zwei Mittel gleicher Verdünnung vergleichen, z. B. eine C 30 mit einer D 60, so ist die D 60 eine höhere Potenz: sie ist, wenn bei jedem Verdünnungsschritt 100mal geschüttelt wurde, 6000mal verschüttelt worden, die C 30 jedoch nur 3000mal. (In Deutschland wird nach Hahnemanns Angaben nur jeweils zehnmal geschüttelt.)

Gelegentlich taucht in der Praxis die Frage auf, welche Potenz einer Reihe in ihrer Wirkung der einer anderen Reihe entspricht. Nehmen wir beispielsweise an, die C 30 hat bei einem Patienten eine gewisse Wirkung erzielt; das gleiche Mittel ist immer noch angezeigt, wir möchten aber zur Q-Reihe überwechseln. Welche Q-Potenz entspricht nun der C 30-Potenz? Ist z. B. die Q IX eine höhere Potenz, ist sie eine niedrigere Potenz, weil sie seltener verschüttelt worden ist? Bisher weiß man darauf noch keine Antwort; gewiß eignet sich diese Fragestellung gut für ein zukünftiges Forschungsprojekt. Eines Tages gelingt es vielleicht, eine Formel für den Vergleich von Potenzreihen zu entwickeln; bisher ist das wegen zu vieler unbekannter Faktoren noch nicht möglich. Sind Verschüttelung und Verdünnung beispielsweise gleich wichtig oder kommt einer von beiden größere Bedeutung zu? Oder ist die eine Behandlungsform vielleicht wichtiger bei den niedrigen, die andere bei den hohen Potenzen? Hat eine bestimmte Anzahl von Verschüttelungen die gleiche oder eine anders geartete Wirkung auf unterschiedliche Verdünnungen? Ist die Wirkung unterhalb der Avogadroschen Zahl — vor allem, wenn noch ein großer Teil der ursprünglichen Substanz vorhanden ist — eine andere, oder ist das Verhältnis zwischen ursprünglicher Substanz und Lösungsmittel irrelevant? Bisher sind alle diese Fragen noch offen und lassen sich z. Zt. nur durch aufmerksame Beobachtung und klinische Erfahrung einer Antwort näherbringen.

Ebenfalls aufgrund praktischer Erfahrung hat sich im Laufe der Zeit der häufige Gebrauch bestimmter Potenzen eingebürgert: Der D 2, D 6, D 12, C 30, C 200, C 1000, C 10000, C 50000 und der C 100000. (Der Einfachheit halber wird das C bei der Benennung von Potenzen über C 30 ausgelassen. Man sagt einfach »200ste Potenz« anstatt C 200. Außerdem benutzt man zur Abkürzung römische Ziffern: C 1000 heißt »1 M«, C 10000 »10 M«, C 50000 »50 M«, C 100000 »CM« usw. (Das M schreiben wir hier groß, um es von dem m, das die Q-Potenzen im englischen Sprachgebrauch kennzeichnet, zu unterscheiden.) Sogenannte Ultrahochpotenzen gehen sogar bis zur MM (C 1000000), 50 MM (C 50000000), CMM (C 100000000), MMM (C 1000000000) usw. Ab und zu kommt es auch vor, daß ein Homöopath aus bestimmten Gründen eine ungewöhnliche Potenz verschreibt, z. B. eine D 18, eine C 500 o. dergl.

Wie schon erwähnt, wird die Avogadrosche Zahl verdünnungsmäßig bei D 24 bzw. bei C 12 oder zwischen der Q 5 und 6 (englisch zwischen 5 m und 6 m) unterschritten, d. h. über diesen Punkt hinaus ist wahrscheinlich kein Molekül des ursprünglichen Stoffes mehr vorhanden. Potenzen wie 10 M oder MMM gehen also astronomisch weit über eine chemische Wirksamkeit des Stoffes hinaus. Vielmehr wird die Energie oder der Frequenzbereich der ursprünglichen Substanz, wie in Kapitel 7 besprochen, auf die energetische Struktur des Lösungsmittels übertragen.

Als Chemiker war Hahnemann die Avogadrosche Zahl (1811) bekannt, und es spricht für seine geistige Offenheit sowie für die Bedeutung, die er der empirischen Beobachtung beimaß, daß er dennoch darüber hinausging und Potenzen benutzte, die jenseits dieser Grenze lagen. Er stellte fest, daß ihre Wirksamkeit erstaunlicherweise ständig zunahm, während die Erstreaktionen häufig geringer ausfielen als bei den niedrigen Potenzen. Viele von Hahnemanns Anhängern konnten ihm jedoch bis hierhin nicht mehr folgen. Ihre Ideen waren zu sehr geprägt vom physikalisch-chemischen Weltbild, das zur damaligen Zeit um sich griff, und so fanden sie es unglaubhaft, daß Mittel jenseits der stofflichen Dimension noch eine

Centesimal			Dezimal			Quinquagintamillesimal		
Potenz	Dilution	Zahl der Schüttelschläge	Potenz	Dilution	Zahl der Schüttelschläge	Potenz	Dilution	Zahl der Schüttelschläge
C 1	$\frac{1}{10^2}$	100	D 1	$\frac{1}{10}$	100	Q 1	$\frac{1}{50 \times 10^4}$	100
C 2	$\frac{1}{10^4}$	200	D 2	$\frac{1}{10^2}$	200	Q 2	$\frac{1}{2{,}5 \times 10^9}$	200
C 3	$\frac{1}{10^6}$	300	D 3	$\frac{1}{10^3}$	300	Q 3	$\frac{1}{25 \times 10^{14}}$	300
C 6	$\frac{1}{10^{12}}$	600	D 6	$\frac{1}{10^6}$	600	Q 6	$\frac{1}{1{,}5 \times 10^{28}}$	600
C 30	$\frac{1}{10^{60}}$	3000	D 30	$\frac{1}{10^{30}}$	3000	Q 30	$\frac{1}{9 \times 10^{136}}$	3000
C 200	$\frac{1}{10^{400}}$	20000	D 200	$\frac{1}{10^{200}}$	20000	Q 200	$\frac{1}{9 \times 10^{919}}$	20000

Abb. 14: Diese Tabelle enthält Verdünnungen und Verschüttelungen von Potenzen aller drei Reihen. Sie läßt sich auf zweierlei Art benutzen: Einmal kann man eine bestimmte Anzahl von Verschüttelungen (z. B. 20000) mit den sehr unterschiedlichen Verdünnungen verschiedener Reihen vergleichen; zum andern läßt sich feststellen, welche Potenzen in etwa gleich stark verdünnt, jedoch unterschiedlich oft verschüttelt sind.

Wirkung haben sollten. Dies führte zu einer Spaltung, aus der schließlich zwei Lager entstanden: Auf der einen Seite das der *Niedrigpotenzler,* auf der anderen das der *Hochpotenzler.* Mittel, die unterhalb der Avogadroschen Zahl liegen, bezeichnet man gewöhnlich als Niedrigpotenzen, Mittel, die darüber hinausgehen, als Hochpotenzen.

Es trifft jedoch nicht den Kern der Sache, wollte man diese Spaltung einzig unter dem Gesichtspunkt der Potenz sehen. Diejenigen Homöopathen, die von Hahnemann abfielen, lehnten nämlich nicht nur die Verwendung von Hochpotenzen ab, sondern verwarfen auch viele andere seiner Prinzipien. Beispielsweise begannen sie, verschiedene Mittel zu »Komplexmitteln« zu vermischen, verabreichten mehrere Potenzen auf einmal, wiederholten eine Dosis oft tage- oder wochenlang, verschrieben ihr Mittel isoliert für ein einzelnes erkranktes Organ oder aufgrund einer »klinischen Diagnose«, gaben Drainagemittel usw. — kurzum, sie benutzten die Mittel weitgehend auf allopathische Art und Weise. Diese Pseudo-Homöopathie ist auch heutzutage noch weit verbreitet und raubt in vielen Fällen dem Patienten die Möglichkeit, wirklich gesund zu werden.

Irreführend ist es aber auch, klassische Homöopathen, die in Hahnemanns Sinne wirken, als Hochpotenzler zu bezeichnen. Wer sich als Arzt oder Heilpraktiker streng an die Gesetze der Homöopathie hält, wird *jede* Potenz benutzen — je nachdem, was der einzelne Patient benötigt. Zwar geben die Anhänger Hahnemanns in den meisten Fällen wohl Potenzen jenseits der Avogadroschen Zahl, weil sie erfahrungsgemäß rascher und tiefgreifender wirken, doch gibt es auch immer wieder Umstände, unter denen eine D 6 verschrieben werden muß. Die Spaltung hat also in Wirklichkeit weniger mit den Potenzgraden als mit den theoretischen Grundlagen und der Art und Weise der Mittelwahl zu tun.

Anhang zu Kapitel 11

1. Hahnemanns Beschreibung von Causticum:

»Die Kalkerde, im Zustande des Marmors, verdankt ihre Unlösbarkeit im Wasser und ihre milde Beschaffenheit einer mit ihr verbundenen Säure von der niedrigsten Ordnung, die der Marmor im Glühe-Feuer als Gas entweichen läßt und indess, als gebrannter Kalk, (außer gebundenem Hitzestoffe) eine andere Substanz *in seine Zusammensetzung aufgenommen hat, welche, ungekannt von der Chemie, ihm seine ätzende Beschaffenheit erteilt so wie seine Auflösbarkeit in Wasser zu Kalkwasser. Diese* Substanz, *obgleich selbst nicht Säure, verleiht ihm die kaustische Kraft und läßt sich durch Zusatz einer flüssigen (feuerbeständigen) Säure, die sich mit der Erde durch nähere Verwandtschaft verbindet, in der Destillation abscheiden, als* wässeriges Causticum *(Hydras Caustici?).*

Man nimmt ein Stück frisch gebrannten Kalk von etwa zwei Pfunden, taucht dieses Stück in ein Gefäß voll destillierten Wassers, eine Minute lang, legt es dann in einen trockenen Napf, wo es bald, unter Entwicklung vieler Hitze und dem eignen Geruche, Kalk-Dunst genannt, in Pulver zerfällt. Von diesem feinen Pulver nimmt man zwei Unzen, mischt damit in der (erwärmten) porcellänenen Reibeschale eine Auflösung von zwei Unzen bis zum Glühen erhitztem und geschmolzenem, dann, wieder erkühlt, gepülvertem, doppelsaurem schwefelsaurem Kali (bisulphas kalicus) *in zwei Unzen siedend heißem Wasser, trägt dies dickliche Magma in einen kleinen gläsernen Kolben, klebt mit nasser Blase den Helm auf und an die Röhre des letzteren die halb in Wasser liegende Vorlage und destilliert unter allmählicher Annäherung eines Kohlenfeuers von unten, das ist, bei gehörig starker Hitze, alle Flüssigkeit bis zur Trockenheit ab. Dieses etwas über anderthalb Unzen betragende Destillat, von Wasser-Helle, enthält in konzentrierter Gestalt jene erwähnte Substanz, das Causticum, riecht wie Ätz-Kali-Lauge und schmeckt hinten auf der Zunge schrumpfend und ungemein brennend im Halse, gefriert nur bei tieferen Kälte-Graden als das Wasser und befördert sehr die Fäulnis hinein gelegter tierischer Substanzen; auf Zusatz von salzsaurem Baryt läßt es keine Spur Schwefelsäure und auf Zusatz von Oxal-Ammonium keine Spur von Kalkerde wahrnehmen.«*[4]

[4] *»Die chronischen Krankheiten«*, a. a. O., Bd. III., S. 84 f.

2. Hahnemanns Beschreibung der Verreibung:

»In dieser der Homöopathie eignen Z u b e r e i t u n g nimmt man von irgend einer, sowohl der in den sechs Bänden der reinen Arzneimittellehre abgehandelten, als insbesondere der hierunten folgenden antipsorischen Arznei-Substanzen: von Kieselerde, kohlensaurer Baryterde, kohlensaurer Kalkerde, kohlensaurem Natrum und Ammoniaksalz, kohlensaurer Magnesia, Holzkohle, Tierkohle, Graphit, Schwefel, rohem Spießglanz-Metall, Gold, Platina, Eisen, Zink, Kupfer, Silber, Zinn (die starren, noch nicht in Blättchen verdünnten Metalle auf einem feinen, harten Abzieh-Steine unter Wasser, auch wohl unter Weingeist (wie beim Eisen zerrieben) einen Gran in Pulver (von Quecksilber in laufender Gestalt einen Gran, von Bergöl, statt eines Grans, einen Tropfen) u.s.w., tut ihn zuerst auf ein ungefähres Drittel von 100 Gran Milchzucker-Pulver in der unglasurten (oder mit nassem Sande auf dem Boden matt gerieben) porcellänenen Reibeschale, rührt Arzneistoff und Milchzucker einen Augenblick mit dem porcellänenen Spatel unter einander und reibt das Gemisch, mit einiger Kraft, 6 Minuten lang, scharrt dann, binnen vier Minuten, das Geriebene auf von dem Boden der Reibeschale und von der (ebenfalls matt geriebenen oder unglasurten) porcellänenen Reibekeule (damit das Geriebene gleichartig unter einander komme), und reibt dies Aufgescharrte, ohne Zusatz, nochmals (zum zweiten Male) 6 Minuten lang mit gleicher Kraft. Zu dem nun wiederum binnen 4 Minuten rein auf- und abgescharrten Pulver (wozu das erste Drittel der 100 Grane verwendet worden) wird nun das zweite Drittel Milchzucker getragen, beides mit dem Spatel einen Augenblick zusammen gerührt, wieder 6 Minuten mit gleicher Kraft gerieben, das dann binnen 4 Minuten Aufgescharrte (ohne Zusatz) zum zweiten Male 6 Minuten lang kräftig gerieben und, wenn es in etwa 4 Minuten rein aufgescharrt worden, mit dem letzten Drittel Milchzucker-Pulver durch Umrühren mit dem Spatel vereinigt, um so das ganze Gemisch nach sechsminütlichem, kräftigen Reiben, und vierminütlichem Wiederaufscharren, zum letzten (zweiten) Male von 6 Minuten zu reiben und dann rein aufzuscharren — ein Pulver, welches in einem verstöpselten Glase aufbewahrt wird, mit dem Namen der Substanz und der Signatur /100 bezeichnet, weil sie hundertfach potenziert darin enthalten ist.

Um die Substanz nun bis zu /10 000 zu potenzieren, wird ein Gran von dem, wie gedacht, bereiteten Pulver /100 zu einem Drittel von 100 Gran frischem Milchzucker-Pulver getan, in der Reibeschale mit dem Spatel umgerührt und eben so verfahren, daß jedes solches Drittel zweimal 6 Minuten kräftig gerieben und nach jedem sechsminütlichen Reiben wohl (et-

wa 4 Minuten über) aufgescharrt wird, ehe das zweite Drittel, und (nachdem dies eben so behandelt und wieder aufgescharrt worden) ehe das letzte Drittel Milchzucker darunter gerührt, und eben so zweimal 6 Minuten gerieben wird, um es dann aufgescharrt in ein zu verstopfendes Glas zu tun mit der Signatur /10000, als den Arzneistoff zu hunderttausendfacher Verdünnung potenziert enthaltend.«[5]

[5] Ebd., Bd. I, S. 182—184.

12. Kapitel

Die Fallaufnahme

Die Homöopathie ist eine wissenschaftliche Disziplin, fest gegründet auf verifizierbare Gesetze, Methoden und Prinzipien. Bei ihrer Anwendung auf den einzelnen Patienten jedoch wird sie auch zu einer Kunst; nirgends wird dies so deutlich wie bei der Fallaufnahme. Obgleich es allgemeine Orientierungshilfen zur homöopathischen Anamnesetechnik gibt, so ist doch jede Befragung in ihrer Art einmalig und einzigartig. Sie verlangt vom Homöopathen großes menschliches Einfühlungsvermögen, denn der Zugang zum Patienten muß jeweils auf ganz individuelle Weise gefunden werden. Es ist dies ein lebendiges, von der Eigenart der Begegnung und von in diesem Augenblick gerade Zufallendem geprägtes Zusammenwirken, dessen Ergebnisse dennoch wissenschaftlich fundierte Schlußfolgerungen erlauben.

In chronischen Fällen (die Aufnahme des akuten Falles wird am Ende des Kapitels besprochen) erfordert die Fallaufnahme zunächst gründliche Anleitung und Erfahrung; aus Büchern läßt sie sich kaum erlernen. Gewiß können Lehrbücher die Grundlagen der Zielsetzung einer guten homöopathischen Befragung vermitteln; der Nachteil ist jedoch, daß der Leser leicht dazu verleitet wird, sich den Befragungsprozeß anhand fester Regeln vorzustellen. Der Autor eines Buches sieht sich meist genötigt, seine Erfahrungen und Beispiele zu verallgemeinern und zu systematisieren; dadurch bildet sich der Leser oft eine Vorstellung, die zu schematisch ist, zu wenig differenziert und flexibel.

Die einzig zuverlässige Art, die Kunst der Fallaufnahme zu lernen, besteht darin, daß man bei einem erfahrenen und erfolgreichen Homöopathen in die Lehre geht. Das mag am Anfang so aussehen, daß man einfach dabeisitzt und beobachtet, wie er die Befragung durchführt und anschließend die Eindrücke bespricht. Ideal wäre dafür eine Praxis mit durchsichtigem Spiegel oder Videokamera: Das Interview kann in aller Diskretion stattfinden, während der Student im Nebenzimmer hinter dem Spiegel oder am Fernsehschirm sitzt und sich Notizen macht. Später kann dann der Lehrer diese Notizen durchsehen und sich zu den Nuancen und Besonderheiten des Falles äußern. Dieses Feed-back zur Aufnahme der Symptome und zur Interpretation des Patientenverhaltens wird anfangs sehr wichtig sein: Der Student lernt dadurch, das nötige Feingefühl für einen Patienten zu entwickeln und dessen Ausdrucksweise in homöopathisch brauchbare Terminologie zu übersetzen.

Später soll der Student die Befragung selbständig durchführen. Er muß versuchen, subjektive Fehlerquellen zu erkennen und zu vermeiden, und eine gewisse Selbstdisziplin lernen, wie sie aufgrund der Befragungssituation notwendig ist. Außerdem muß er lernen, verschiedenen Erfordernissen gleichzeitig zu entsprechen: Er muß exakte, objektive Informationen zusammentragen, ein Gespür dafür entwickeln, was der Patient *wirklich* ausdrücken will, und einen persönlichen Kontakt herstellen, durch den der Patient sich ermutig fühlt, seine innersten Empfindungen auszusprechen. Auch dieser Schritt sollte möglichst unter Leitung eines erfahrenen Homöopathen erlernt werden, so daß der Anfänger seine Befragungstechnik stetig verbessern kann. Jeder Interviewer hat seine eigene Persönlichkeitsausstrahlung und seinen individuellen Befragungsstil, zugleich muß dieser aber auf jeden Patienten adäquat zugeschnitten werden. So ist es wichtig, die Geschicklichkeit beim Interview immer mehr zu verfeinern, so daß die Auskünfte, die man schließlich zu Papier bringt, eine zuverlässige Grundlage für weitere Nachforschungen bilden.

Die Informationen, die bei der homöopathischen Befragung gesammelt werden, stellen schon den halben Weg zur Heilung dar. Man kann einen gut aufgenommenen Fall, der in die Tiefe geht und ein lebendiges Bild vom Patienten vermittelt, stundenlang mit Gewinn studieren — nicht nur auf der Suche nach dem passenden Mittel, sondern auch, um zu einem tieferen Verständnis über die Zusammenhänge zwischen Gesundheit und Krankheit zu gelangen. Für den Patienten ist eine gut durchgeführte Befragung ebenfalls eine bereichernde Erfahrung: Sie bietet ihm Gelegenheit, sich in Selbsterkenntnis die bedeutsamsten und persönlichsten Bereiche seines Lebens bewußtzumachen.

Ein schlecht aufgenommener Fall kann hingegen zur Quelle endloser Frustration werden: Je länger man ihn studiert, desto unklarer wird der eigentliche Gesamtzusammenhang; die Wahl des Mittels anhand derartiger Informationen bleibt ein Ratespiel. Werden die Auskünfte nicht durch Folgebefragungen korrigiert und vervollständigt, so kann ein derartiger Fall sich u. U. jahrelang hinziehen: Immer wieder wird das Bild aufs neue verunklärt, weil die Mittel aufs Geratewohl verordnet wurden — bis der Fall schließlich unheilbar ist. Derartiges erlebt jeder Homöopath während seiner ersten Jahre, in denen er noch Erfahrungen sammelt; der Schaden, den er anrichtet, kann jedoch durch praktische, fachkundige Beaufsichtigung zumindest sehr verringert werden.

Zweck des homöopathischen Interviews ist es, die Gesamtheit der Symptome, die für den Patienten auf allen drei Ebenen von Bedeutung sind, genau festzuhalten. In dieser Gesamtsymptomatik äußert sich, wie schon früher dargelegt, die im dynamischen Feld vorliegende pathologische Störung, und nur indem alle Symptome genau und vollständig ermittelt werden, ist es möglich, jene zu begreifen. Erst in der Gesamtheit der Symptome drückt sich die charakteristische Frequenz einer Krankheit aus. Bei der Befragung werden daher *nicht* einfach Einzeldaten gesammelt, die man später schematisch oder mittels eines Computers analysieren kann; vielmehr ist ihre Gesamtheit lebendiger Ausdruck von Störungen der persönlichsten Bereiche im Leben des Patienten, und der Befrager muß daher den Kranken behutsam zur Äußerung über diesen inneren Zustand ermutigen.

In diesem Sinne läßt sich die homöopathische Fallaufnahme, wie gesagt, als eine Kunst bezeichnen. Der Befrager gleicht einem Maler, der mit vielen gezielten Pinselstrichen nach und nach ein Bild schafft, das in seiner wesentlichen Aussage einen bestimmten Aspekt der Wirklichkeit wiedergibt. Ein Gemälde ändert, nachdem der Künstler an irgendeiner Stelle angesetzt hat, allmählich seine Gestalt; es entwickelt sich zuweilen in unvorhersehbarer Weise und nimmt immer klarere Formen an. Ebenso ist es mit dem homöopathischen Interview. Zu Beginn deuten die Aussagen des Patienten vielleicht auf ein bestimmtes Mittel hin, die Entwicklung seines Krankheitsbildes stellt sich in einer bestimmten Weise dar; doch kann sich das durch weitere Aussagen im Laufe des Interviews vollständig ändern. So sind denn die Informationen, die die homöopathische Befragung liefert, verifizierbar wie alle wissenschaftlichen Daten; die Art jedoch, in der sie gewonnen werden, ist eine Kunst.

Der Rahmen

Auch der Rahmen, in dem das Interview stattfindet, ist von Bedeutung: Ein ruhiger Raum, einfach, aber harmonisch und geschmackvoll ausgestattet. Starke optische und akustische Reize sind soweit wie möglich auszuschalten, ebenso Hektik und Unruhe, denn der Befragte darf sich nicht unter Zeitdruck fühlen.

Am besten ist, wenn der Patient ohne allzuviel Vorwissen, d. h. möglichst unvoreingenommen zur Befragung kommt. Wohl können ein paar Hinweise gegeben werden — etwa, daß die homöopathische Fallaufnahme den Menschen als Ganzes einbezieht und sich nicht auf körperliche Beschwerden beschränkt. Eine ausführliche Erläuterung der gewünschten Informationen und vor allem die Benutzung von Fragebögen sollte jedoch vermieden werden. Allzuleicht wird der Patient dadurch veranlaßt, unbedeutenden Einzelheiten besondere Beachtung zu schenken, anstatt sich auf die Dinge zu konzentrieren, die für sein Leben tatsächlich wichtig sind.

Natürlich ist auch das Verhalten des Homöopathen ein bedeutsamer Faktor; es kann sich günstig oder ungünstig auf den Erfolg der Befragung auswirken. Ausschlaggebend ist jedoch, daß der *Arzt oder Heilpraktiker echte Anteilnahme am Wohlergehen seines Patienten hat.* Diese Anteilnahme sollte, während der Kranke erzählt, durch hin und wieder eingeworfene, unaufdringliche Fragen zum Ausdruck kommen; vor allem aber zeigt sie sich dem Patienten am konzentrierten, aufmerksamen Hinhören. Spürt der Befragte beim Homöopathen echtes Interesse, wird er bereit sein, alle gewünschten Informationen zu geben.

Der Homöopath sollte sich während des Interviews völlig jeden Urteils enthalten und die vom Patienten geäußerten Symptome mit Interesse, aber ohne Wertung anhören. Er sollte weder Ratschläge noch moralische Hinweise geben. Fühlt der Patient sich nämlich *beurteilt,* dann besteht die Gefahr, daß er sich innerlich zurückzieht bzw. bestimmte Erwartungen erfüllen will und genau die Informationen verweigert, die am wichtigsten sind.

Unvoreingenommenheit ist nicht nur notwendig, damit sich der Patient wohlfühlt und offen äußert, sondern auch, damit der Homöopath selbst das Problem erkennen kann. Häufig neigt man dazu, Symptome aufgrund von früheren Erfahrungen oder Kenntnissen der *Materia Medica* zu interpretieren. Vielleicht läßt sich das nicht völlig vermeiden, doch sollte man sich sehr davor hüten, die Äußerungen eines Patienten bewußt oder unbewußt in vorgefaßte Kategorien zu zwängen.

Damit ist der empirische Ansatz der Befragung im wesentlichen umrissen. Schon Hahnemann warnt in Paragraph 100 des »*Organon*«[1] vor übereilten Schlüssen:

»Bei Erforschung des Symptomen-Inbegriffs ... ist es sehr gleichgültig, ob schon ehedem etwas Ähnliches unter diesem oder jenem Namen in der Welt vorgekommen sei. Die Neuheit oder Besonderheit einer solchen Seuche macht keinen Unterschied weder in ihrer Untersuchung noch Heilung, da der Arzt ohnehin das reine Bild jeder gegenwärtig herrschenden Krankheit als neu und unbekannt voraussetzen und es von Grunde aus für sich erforschen muß, wenn er ein echter, gründlicher Heilkünstler sein will, der nie Vermutung an die Stelle der Wahrnehmung setzen, nie einen, ihm zur Behandlung aufgetragenen Krankheitsfall weder ganz noch zum Teile für bekannt annehmen darf, ohne ihn sorgfältig nach allen seinen Äußerungen auszuspähen; ...«

J. T. Kent, einer der größten Homöopathen, die je gelebt haben, bekennt in aller Bescheidenheit, wie leicht sich Vorurteile in diesen Prozeß einschleichen können und kommentiert obigen Paragraphen Hahnemanns folgendermaßen:

»Halten sie sich dies (den Paragraph 100) immer vor Augen, unterstreichen sie es ein halbes Dutzend mal rot, schreiben sie es sich an die Wand, setzen sie den Zeigefinger darauf. Es gehört zum Wichtigsten, sich bei der Prüfung eines Falles jeden anderen Fall, der scheinbar ähnlich war, aus dem Kopf zu schlagen; andernfalls schleicht sich, allen guten Vorsätzen zum Trotz, Voreingenommenheit ein. Ich selbst muß das bei jedem neuen Fall, den ich bearbeite, in mir bekämpfen. *Es kostet mich Mühe, nicht an Parallelen aus meiner ärztlichen Erfahrung zu denken; dies aber würde mich zu Vorurteilen verleiten.«*[2]

Der Homöopath muß dem Patienten mit wachem Einfühlungsvermögen und lebendiger Vorstellungskraft zuhören. Er muß die Fähigkeit entwickeln, die Erfahrungen seines Patienten *mitzuerleben;* das bedeutet nicht bloß, *sich selbst* in sein Gegenüber hineinzuversetzen, sondern auch, dessen Erfahrungen jeweils innerhalb *ihres Bezugsrahmens* zu sehen. Natürlich kann ein Homöopath nicht all das erlebt haben, was Patienten im Laufe eines Praxistages berichten; er muß daher versuchen, alle persönlichen Vorurteile aufzugeben und sich mit Hilfe seiner Vorstellungskraft in die Situation des anderen hineinzuversetzen, um dessen Erfahrungen wenigstens einen Moment lang nachzuempfinden.

Ein Patient berichtet beispielsweise, er bekomme in einer Menschenmenge Angst. Wer als Homöopath dieses Symptom persönlich nie erlebt

[1] 6. Aufl. 1921, a. a. O., S. 148.
[2] Kent, J. T., »*Lectures on Homoeopathic Philosophy*«, a. a. O., Kap. XXVI, S. 128.

hat, wird sich nun fragen: Was ist damit eigentlich gemeint? Ein Gefühl der Beklemmung oder Erstickung, als ob man eingeschlossen ist und keine Luft bekommt? Oder die Angst vor körperlicher Verletzung? Oder der Gedanke, nicht wegzukönnen, falls irgend etwas passieren sollte? Oder eine emotionale Empfindsamkeit für das Leiden der anderen Menschen in der Menge? Oder das Gefühl, in der Masse seine Identität zu verlieren? Aus dergleichen Überlegungen heraus kann der Homöopath dann Fragen formulieren, die dem Patienten die genaue Beschaffenheit dieses Symptoms klarer zu Bewußtsein bringen. Indem er sich so in ein Symptom hineinversetzt, vermittelt der Arzt dem Patienten das Gefühl echten Interesses und zeigt, daß er imstande ist, dessen innerstes Erleben und Denken zu verstehen.

Für den homöopathischen Neuling findet bei der Befragung der gleiche Prozeß statt, den er auch beim Studium der Arzneimittellehre erlebt: Zunächst ist er außerordentlich frustriert angesichts der überwältigenden Masse von scheinbar unzusammenhängenden Daten. Beginnt er jedoch, über jedes einzelne Symptom in der oben beschriebenen Weise nachzudenken, wird er das Mittel allmählich als lebendige Einheit kennenlernen. Alle Symptome sind mit Ernst und Interesse aufzunehmen und müssen mit Hilfe der Vorstellungskraft zum eigenen Erlebnis werden. Dabei ist stets zu fragen: Welche Empfindung ruft dies Symptom wohl hervor? In welcher Beziehung steht es zu den anderen Symptomen? Wer sich derart eingehend in die Bedeutung der Symptome und ihr Verhältnis untereinander vertieft, erwirbt sich allmählich ein gründliches Verständnis des Mittels — ganz so, wie er später durch diesen Prozeß ein besseres Verständnis des Patienten gewinnt. Fühlt ein Patient, daß man sich um ihn kümmert und ihn zu verstehen sucht, anstatt über ihn zu Gericht zu sitzen, so wird er schließlich auch sein Innerstes auftun. Und geradeso enthüllt am Ende auch ein Mittel sein innerstes Wesen, seine »Idee«, wenn es der Homöopath mit Interesse, Verständnis und ohne Vorurteil aufnimmt. Diese beiden lebendigen Bilder oder »Ideen« (Patient und Mittel) aufeinander abzustimmen — darin besteht ja letztlich die Hauptaufgabe in der Homöopathie.

Das Ermitteln der Symptome

Während des Interviews spricht der Homöopath verhältnismäßig wenig; nur von Zeit zu Zeit stellt er die eine oder andere Frage, um irgendeinen Punkt zu klären bzw. dem Patienten sein Interesse zu zeigen oder um den Bericht auf wichtigere Aspekte hinzulenken. Es ist ein behutsames, klärendes Vorgehen, kein ödes, mechanisches Anhäufen von Fakten. Der Homöopath nimmt lebendigen inneren Anteil an dem, was der Patient erzählt — ein Prozeß, der sich weit vom Gebrauch von Fragebögen unterscheidet. Es geht nicht darum, möglichst viele Daten zusammenzutragen, sondern *ein lebendiges Bild* des eigentlichen, inneren Leidens des Patienten zu erhalten.

Gewöhnlich beginnt man das Gespräch, indem man den Patienten erst einmal all seine augenblicklichen Probleme erzählen läßt. Meist fängt er dann an, in allgemeinen Begriffen über seine körperlichen Symptome zu berichten und sich auf Dinge zu konzentrieren, die in erster Linie für den Allopathen von Interesse sind: Laboruntersuchungen, Diagnosen anderer Ärzte usw. Man läßt ihn in Ruhe ausreden, bis ihm für den Augenblick nichts mehr einfällt.

Die allopathische Information ist auch für den Homöopathen wichtig — nicht weil sie ihm hilft, das passende Mittel zu finden, sondern weil sich danach beurteilen läßt, wie schwerwiegend das derzeitige Leiden des Patienten ist und welche Prognose für die Zukunft gestellt werden kann. Deshalb ist es durchaus sinnvoll, allopathische Unterlagen und Laborberichte durchzugehen. Ist der pathologische Zustand dann immer noch unklar, sollten vielleicht weitere Labor- und Röntgenuntersuchungen stattfinden oder gar die Diagnose eines Spezialisten hinzugezogen werden.

Nachdem der Patient ausgeredet hat, kann der Homöopath fragen: »Und was sonst noch?« Damit deutet er an, daß nicht nur körperliche Beschwerden von Bedeutung sind. Überhaupt kann er kurz darauf aufmerksam machen, daß für ihn die *Gesamtheit* der Symptome wichtig ist.

Der nächste Schritt besteht meist darin, den Bericht noch einmal durchzugehen, um *die genaue Beschaffenheit jedes einzelnen Symptoms zu klären* und die für die Homöopathie so wichtigen Einzelheiten zu erfahren. Man fragt nach der exakten *Lokalisation* des Symptoms und der *Empfindung,* die damit verbunden ist; *wann* es normalerweise schlimmer wird, und wann es zum ersten Mal aufgetreten ist, d. h. vor wieviel Monaten oder Jahren; außerdem fragt man nach den *Modalitäten,* durch die es besser oder schlimmer wird: Kälte, Wärme, Wetteränderungen, Bewegung, Ruhe, Lage, Massage, Druck usw. Da diese Symptome die Hauptbeschwerden des Patienten sind, sollte ausführlich darauf eingegangen werden, selbst wenn sich schließlich herausstellt, daß sie für die Wahl des Mittels weniger wichtig sind. Auch die nötigen körperlichen Untersuchungen sollten durchgeführt werden; sie liefern zusätzlich objektive Informationen und vergewissern den Patienten, daß sein Problem gründlich untersucht wird.

Hieran anschließend ergibt sich die Frage: Wie hat sich der derzeitige Krankheitszustand des Patienten *entwickelt?* Dazu sollte nicht nur die Vorgeschichte ermittelt werden, sondern vor allem auch die *genaue Reihenfolge,* in der die derzeitigen Symptome aufgetreten sind. Wann wurden sie zum ersten Mal bemerkt? Fallen irgendwelche bedeutsamen Ereignisse im Leben des Patienten ungefähr mit dem Auftreten der Symptome zusammen? Welche *»auslösenden Ursachen«* könnten bei ihrem Entstehen eine Rolle gespielt haben? Im Zusammenhang mit der Entwicklung der Krankheit sind ganz besonders folgende Faktoren zu berücksichtigen:

1. Alle Ereignisse, die beim Patienten einen geistigen oder seelischen Schock ausgelöst haben könnten, z. B. Kummer, größere Besitzverluste, Trennung von geliebten Menschen, Identitätskrisen und andere Belastungen.

2. Alle Erkrankungen, die sich möglicherweise nachhaltig auf die gesundheitliche Verfassung des Patienten ausgewirkt haben; vor allem Geschlechtskrankheiten, langandauernde Infektionskrankheiten, Nervenzusammenbrüche oder geistig-seelische Gleichgewichtsstörungen.

3. Alle Behandlungen, die der Patient im Laufe seines Lebens erhalten hat. Behandlungen haben häufig eine unterdrückende Wirkung, können also dazu beitragen, die Krankheitserscheinungen in zentralere Bereiche des Organismus zu verdrängen. Das gilt u. a. für medikamentöse Behandlungen, Operationen, Psychotherapie, Naturheilverfahren und sogar Meditationstechniken. Vor allem muß gefragt werden nach Cortison, Antikonzeptiva, Schilddrüsenhormonen, Beruhigungsmitteln und Antibiotika. Häufig hilft dem Patienten diesbezügliches Nachfragen, sich an irgendein weiteres wichtiges Ereignis in der Vergangenheit zu erinnern.

4. Alle Impfungen und die damit zusammenhängenden Reaktionen des Patienten.

All dies Material ist in chronologischer Reihenfolge zu ordnen, so daß sich die Entwicklungsstadien der derzeitigen Pathologie überblicken lassen. Oft ist die Befragung auch für den Patienten sehr aufschlußreich, denn für gewöhnlich hat er sich über manche dieser Faktoren im Zusammenhang mit seiner Gesundheit bisher keine Gedanken gemacht.

Ist die Befragung soweit fortgeschritten, dürfte die Erkrankung und ihre Entwicklung im wesentlichen geklärt sein. Der Arzt kann sich nun der für die Homöopathie typischen Symptomatik zuwenden — Lebensbereichen, die der Patient wahrscheinlich für medizinisch unwichtig gehalten hat und die daher — abgesehen von dem Aufschluß, den sie dem Homöopathen geben — auch für ihn wiederum instruktiv sind. Diese Fragen sollten ausführlich behandelt werden, allerdings mit dem Schwergewicht auf den Bereichen, die im täglichen Leben des Patienten von Bedeutung sind:

1. Verträglichkeit von Temperaturen, Feuchtigkeit, Wetteränderungen, Sonne, Mond, Nebel, Wind, Zugluft, geschlossenen Räumen usw.

2. Änderungen des Wohlbefindens zu bestimmten Tages- oder Nachtzeiten bzw. während bestimmter Jahreszeiten.

3. Schlaf: ruhiger oder unruhiger Schlaf, Lage beim Schlafen, Zeiten und Gründe des Aufwachens bzw. der Schlaflosigkeit, Bedürfnis nach viel oder wenig Decken und welche Körperteile zugedeckt werden; geöffnetes oder geschlossenes Fenster usw. Häufig auftretende Träume, Somnambulismus, eigentümliche Äußerungen oder Gebärden während des Schlafens usw.

4. Appetit, Hunger, Durst, Verlangen nach oder Abneigung gegen bzw. Verschlimmerung durch bestimmte Nahrungsmittel.

5. Sexuelles Bedürfnis, sexuelle Befriedigung und besondere sexuelle Hemmungen oder Zwänge.

6. Funktionen der verschiedenen Körpersysteme: des endokrinen, Kreislauf-, Magen-Darm-, Urogenital- und Atmungssystems, der Haut usw. Bei Frauen Menstruation und Geburtenanamnese.

7. Allgemeine Vitalität: im täglichen Leben und unter besonderen Belastungen.

8. Seelische Probleme, die die Lebensfreude einschränken: besondere Ängstlichkeit, Furcht oder Phobien, Depressionen, Apathie, Mangel an Selbstbewußtsein, Reizbarkeit usw.

9. Beziehungen innerhalb der Familie, zu geliebten Menschen, zu Freunden und Kollegen.

10. Geistige Symptome wie Gedächtnisschwäche, Konzentrations- oder Begriffsschwäche, Wahnvorstellungen, Verfolgungswahn.

Dieser Symptomenkatalog ist lediglich ein Beispiel; welche Fragen im Einzelfall gestellt werden, richtet sich nach der Art der Krankheit selbst. Wichtig ist, daß der Homöopath bei der Befragung flexibel bleibt, damit der Patient, nachdem er einmal erkannt hat, worum es geht, einen möglichst großen Spielraum zu persönlichem Ausdruck behält.

Bei jedem Symptom, das der Patient äußert, ist zu prüfen, wie genau und konkret es ist. Berichtet er beispielsweise, er leide unter »Depressionen«, so muß geklärt werden, was er eigentlich meint. Denn seit die Psychologie in Mode gekommen ist, wird dieser Begriff von jedermann benutzt; seine Bedeutung bleibt daher verschwommen und allgemein. Der eine Patient versteht darunter Selbstmordtendenzen, ein anderer Hoffnungslosigkeit, Entmutigung, Mangel an Selbstachtung, Ängstlichkeit,

Pessimismus, Apathie, geistige Lethargie usw. Das Symptom muß also mit allen seinen Modalitäten genau abgeklärt werden.

Wesentlich ist, daß aus diesen Symptomen ein *lebendiges Bild* entsteht, aus dem hervorgeht, welchen Stellenwert sie im Leben des Patienten haben. Liefert der Patient eine sehr allgemeine Darstellung, kann der Homöopath z. B. fragen: »Wie meinen Sie das?« oder »Können Sie ein konkretes Beispiel dazu geben?« Auf diese Weise wird die Schilderung lebendig, und der Arzt kann den Wert und die Besonderheit des Symptoms genauer einschätzen. Sich stets um ein lebendiges Gesamtbild zu bemühen, ist von prinzipieller Bedeutung; wer nur trockene Fakten sammelt, hat am Ende keinen wirklichen »Fall« und kann daher auch das richtige Mittel oft nicht finden.

Wenn man alle körperlichen Symptome gesammelt hat, ist die Beziehung zum Patienten in der Regel entspannt genug, um nun Fragen zu Gemütsproblemen zu erlauben. Diese Leiden nehmen in der Homöopathie den wichtigsten Rang ein und sollten daher ganz besonders sorgfältig ermittelt werden. Oft verbirgt der Patient im geistig-seelischen Bereich seine tiefsten Geheimnisse, und sie hervorzulocken, erfordert außerordentlich viel Takt und Einfühlungsvermögen.

Vor allem chronische Patienten hegen oft im tiefsten Inneren Gedanken oder Gefühle, die sie verunsichern und deren sie sich schämen. Sie glauben, diese Regungen seien für andere unzumutbar und zu schockierend, als daß sie sie jemandem anvertrauen könnten. Nach christlichem Verständnis sind es mitunter schwere Sünden, die man um jeden Preis unterdrücken möchte. Doch gerade diese versteckten Vorstellungen, Gefühle und Ängste sind für den Homöopathen von größter Bedeutung; in ihnen zeigt sich, auf welche Weise der Abwehrmechanismus im tiefsten Inneren des Organismus wirkt. Bringt der Patient solche Symptome zum Ausdruck — vielleicht sogar mit starker Gemütsbewegung —, dann kann der Homöopath sicher sein, daß sich ihm nun die Krankheit in ihrem ganzen Umfang enthüllt. Dann — und nur dann — kann ein Mittel gefunden werden, das tatsächlich bis an die Basis der Verteidigungsbarriere des Abwehrmechanismus vordringt und eine Heilung bewirkt.

Diese tiefverborgenen Symptome hervorzulocken, ist eine heikle Sache. Der erste Hinweis auf ihr Vorhandensein ist vielleicht bloß eine gewisse Anspannung, ein Zögern, eine Geste oder eine Änderung des Tonfalls beim Patienten. Seit langem hat er einen Schutzwall um diese wunden Stellen errichtet, und auch jetzt wird er versuchen, rasch darüber hinwegzugehen, um auf weniger schmerzliche Dinge zurückzukommen. Der Befrager muß viel Fingerspitzengefühl für diese Phase des Gesprächs entwickeln. Innerhalb unseres sozialen Bezugsrahmens existieren unzählige subtile Signale — verbaler und nichtverbaler Art —, durch die wir andere davor warnen, in unsere »Privatsphäre« einzudringen. Das geschieht oft mehr oder weniger unbewußt. Als Homöopath muß man die Fähigkeit entwickeln, diese Signale aufzufangen. Der einfachste Zugang besteht vielleicht darin, daß wir uns der Spannungen, die in uns selber aufkommen, bewußt werden. Haben wir während der Befragung an irgendeiner Stelle ein ungutes Gefühl, sollten wir versuchen, vorsichtig und einfühlend, aber dennoch bestimmt weiter in dieses Gebiet vorzudringen — vorausgesetzt, es handelt sich dabei nicht bloß um einen wunden Punkt bei uns selber.

Homöopathen sind Menschen wie andere auch und wollen natürlich von ihren Patienten gemocht und respektiert werden. Das mag für manchen Grund genug sein, nicht in Bereiche vorzudringen, die für den Kranken problematisch sind. Stößt man als Homöopath jedoch auf solch einen wunden Punkt, ist es unumgänglich, daß man — unter Enthaltung jedes eigenen Urteils — den Patienten behutsam dazu bringt, offen über das betreffende Symptom zu sprechen. Häufig genügt bereits ein kleiner Anstoß, daß er seine Verschlossenheit aufgibt: Er beginnt zu weinen oder reagiert erregt und zornig. Solche Gefühlsausbrüche im Zusammenhang mit bestimmten Symptomen erleichtern den Patienten und sind für den Arzt von großem Wert. Der Schutzwall des Kranken ist in diesem Augenblick durchbrochen; was immer er auch vorbringt — es kommt aus seinem tiefsten Inneren und ist für das Erkennen der Idee des Patienten von Bedeutung.

Manch einen mag dieses Vorgehen an die Techniken der Psychoanalyse erinnern. Formal betrachtet hat das homöopathische Interview tatsächlich eine gewisse Ähnlichkeit mit der Psychoanalyse; der Zweck der homöopathischen Befragung ist jedoch ein völlig anderer. Die Ermittlung der Symptome dient in der Homöopathie dazu, einen tieferen Einblick in die Art der Erkrankung, in das Wirken des Abwehrmechanismus zu gewinnen, weil nur so das heilende Mittel gefunden werden kann. Trifft der Psychoanalytiker auf einen wichtigen Gedanken, ein Gefühl oder eine Erfahrung, so arbeitet er in analytischer Weise daran weiter. Der Homöopath hingegen ist zufrieden, sobald er ein Symptom festgestellt hat, und geht zum nächsten über.

Das Aufschreiben der Symptome

Natürlich wäre es wünschenswert, wenn man die homöopathische Befragung durchführen könnte, ohne durch das Aufschreiben von Symptomen unterbrechen zu müssen. Leider ist das jedoch nicht möglich, denn die schriftlichen Unterlagen sind für die Behandlung des Patienten unumgänglich. Sie dienen dem Arzt nicht nur als Gedächtnisstütze bei Folgeterminen, sondern ermöglichen auch, falls eine Überweisung des Patienten zu einem anderen Homöopathen notwendig ist, eine kontinuierliche Behandlung. Formal geht es bei der schriftlichen Fixierung der homöopathischen Anamnese darum, alle wichtigen Fakten so präzise wie möglich festzuhalten und gleichzeitig zu erkennen, welche Informationen irrelevant und daher auszulassen sind. Außerdem ist *die Intensität* der Symptome anzugeben.

Soweit möglich, sollte man die wörtlichen Formulierungen des Patienten notieren. Ganz bewußt werden in der gesamten homöopathischen Literatur die bildhaften Begriffe der Alltagssprache verwendet. Bei allen Prüfungen werden die Symptome soweit wie möglich in der spontanen Ausdrucksweise der Prüflinge festgehalten. Zwar können gelegentlich Ausdrücke der Alltagssprache durch Fachbegriffe ersetzt werden; Hahnemann schlägt beispielsweise vor, einen Ausdruck wie »Periode«, »Regel«, »Monatsblutung« durch »Menstruation« zu ersetzen. Solche Umformulierungen sind aber nur bei körperlichen Symptomen mitunter kein Problem, bei seelischen und geistigen Symptomen dagegen ist wegen Verfälschungsgefahr Vorsicht geboten. Auf jeden Fall muß der Patient angehalten werden, seine Symptome sehr präzise zu beschreiben, so daß die genaue Begriffsentsprechung in der homöopathischen Terminologie gefunden werden kann. Am besten ist aber, wie gesagt, man hält sich soweit wie möglich an die ursprüngliche Formulierung des Patienten.

Wichtig ist auch, dem Patienten *keine Worte in den Mund zu legen.* Die Fragen sollten so gestellt werden, daß er keine Antworten geben kann, von denen er annimmt, sie würden von ihm erwartet. Man könnte z. B. fragen: »Wie vertragen Sie Wetteränderungen?« Diese Frage läßt sich unterschiedlich beantwortet, und der Patient wird veranlaßt, über diesbezügliche Erfahrungen nachzudenken. Oder man könnte die Frage stellen: »Haben Sie ein starkes Verlangen nach bzw. eine starke Abneigung gegen irgendwelche Nahrungsmittel?«, anstatt etwa zu fragen: »Haben Sie starkes Verlangen nach Süßigkeiten?«

Entscheidungsfragen (wie z. B. auf Fragebögen), die mit Ja oder Nein beantwortet werden können, sind möglichst zu vermeiden. Bejaht ein Patient beispielsweise die Frage: »Haben Sie starkes Verlangen nach Süßigkeiten?«, so braucht die Antwort gar nicht erst notiert zu werden. Um festzustellen, ob es sich hier tatsächlich um ein pathologisches Symptom handelt, wären weitere Informationen nötig, die die Zuverlässigkeit dieser Antwort bestätigen: »Wie stark ist das Verlangen?«, »Wie häufig tritt es auf?«, »Wie schwer fällt es Ihnen, auf Süßigkeiten zu verzichten?«, »Können Sie ein Beispiel dafür geben, wann Ihr Heißhunger danach am stärksten ist?«

Auch hypothetische Fragestellungen sollte man vermeiden. »Stellen Sie sich vor, Sie hätten sich zu einem Termin verspätet, weil Ihr Wagen nicht anspringen wollte, nachdem Sie unvorhergesehen lange an einem Bahnübergang gewartet hatten, während die Kinder auf dem Rücksitz zankten und schrien. Wären Sie in dieser Situation reizbar?« Solch eine Frage ergäbe keinerlei Informationen, in der das Wirken des Abwehrmechanismus zum Ausdruck käme.

Manchmal weiß der Patient auf eine absichtlich allgemein gehaltene Frage nichts zu antworten. Der Arzt fragt z. B.: »Haben Sie irgendwelche Ängste?« Der Patient antwortet: »Nein, nicht daß ich wüßte.« Nun interessiert es den Arzt aber wegen der bisher ermittelten Gesamtheit der Symptome, ob sein Gegenüber Höhenangst kennt. Falsch wäre es, jetzt zu fragen: »Haben Sie Angst an hochgelegenen Orten?«, denn der Patient nimmt dann vielleicht an, daß eine bejahende Antwort von ihm erwartet wird. Stattdessen könnte der Fragesteller eine Reihe von Möglichkeiten anbieten, um dem Gedächtnis des Befragten auf die Sprünge zu helfen, beispielsweise: »Haben Sie Angst vor der Dunkelheit, vor dem Alleinsein, vor Höhen, Gewitter, Hunden oder irgend etwas anderem?« Der Patient ruft aus: »Oh ja! Ich hatte schon immer große Angst an hochgelegenen Plätzen! Ich vermeide sie nach Möglichkeit.« Solch einer Antwort kann man trauen, denn sie wurde gegeben, nachdem mit gleichmäßiger Betonung eine Reihe von Möglichkeiten aufgezählt worden waren.

Wichtigen Symptomen sollte man nicht leichtfertig Glauben schenken, sondern stets nachprüfen, ob sie auch wirklich stimmen. Wird ein Patient beispielsweise gefragt: »Sind Sie sehr ordentlich oder eher unordentlich?«, so antwortet er vielleicht: »Ich bin eigentlich ziemlich unordentlich.« Fragt man jedoch weiter: »Was haben andere denn für einen Eindruck von Ihnen?«, so lautet die Antwort vielleicht: »Die finden mich sehr ordentlich!« Ein übergenauer Patient ist niemals ganz mit sich zufrieden und hält sich deshalb für unordentlich. Auch der umgekehrte Fall ist denkbar.

Wenn der Patient ein Symptom vorbringt, schreibt man es auf und läßt darunter möglichst etwas Platz frei. Man sollte ihn nicht gleich unterbrechen, nur um klärende Zusätze zu erfragen. Besser ist es, Platz zu lassen und die Informationen später, wenn ihm nichts mehr einfällt, nachzutragen. Allerdings ist es bei Leuten, die ununterbrochen reden, manchmal notwendig einzugreifen, um zu wesentlicheren Punkten zurückzukehren. Doch selbst in einer solchen Situation sollte man sich nur im Notfall einschalten, denn immer besteht die Möglichkeit, daß sich auch aus weitschweifigem Gerede Anhaltspunkte für ein wichtiges Symptom ergeben.

Ein wertvolles Hilfsmittel bei der homöopathischen Anamnese ist *das Unterstreichen.* Die Wichtigkeit eines Symptoms läßt sich durch drei Faktoren bestimmen: *Eindeutigkeit, Intensität* und *Spontaneität.* Ein Symptom, das für den Patienten große Bedeutung hat, sehr genau von ihm beschrieben wird, so intensiv ist, daß es sein Leben stark beeinträchtigt und über das er spontan berichtet (d. h., ohne daß er danach gefragt wurde) — solch ein Symptom nimmt bei der Gewichtung der Anamnese einen hohen Rang ein. Beim Unterstreichen werden die drei Faktoren folgendermaßen ausgedrückt:

1. *Nicht unterstreichen:* Symptome, die verschwommen sind, vom Patienten nicht als besonders intensiv empfunden werden und erst auf Befragen geäußert werden.

2. *Einmal unterstreichen:* Symptome, die klarer und intensiver, aber erst auf Befragen hin angegeben werden.

3. *Zweimal unterstreichen:* eindeutige, spontan geäußerte Symptome von mittelmäßiger Intensität.

4. *Dreimal unterstreichen:* genau geschilderte eindeutige Symptome von größter Intensität, die vom Patienten völlig spontan geschildert werden.

Wichtig ist nicht nur bei der Erstanamnese, sondern auch bei späteren Befragungen, so genau wie möglich zu unterstreichen. Auf diese Weise lassen sich nicht nur Vorhandensein oder Fehlen eines Symptoms, sondern Änderungen in der Wichtigkeit eines Symptoms im Verhältnis zum Gesamtbild festhalten. Hierdurch ergeben sich im Laufe der Behandlung äußerst wertvolle Hinweise über Fortschritt und Prognose eines Falles.

Schließlich sollten die Unterlagen faktische Angaben enthalten wie Name, Adresse, Alter, Geburtsdatum, Größe, Gewicht und Datum der Befragung. Eine kurze Beschreibung des Patienten — Aussehen, Körperbau, Benehmen, Gestik und Haltung — wird helfen, das Bild abzurunden. Laborberichte, Röntgenaufnahmen und Befunde klinischer Untersuchungen sind den Unterlagen hinzuzufügen.

Nach jeder Befragung sollten etwaige Empfehlungen, die der Patient erhält (z. B. hinsichtlich der Ernährung), oder sonstige Behandlungsumstellungen notiert werden; desgleichen Potenz, Dosis und Einnahmedauer des verordneten Mittels.

Schwierige Fälle

Die Befragung findet jedesmal auf individuelle Weise statt. Einen festgelegten Routineablauf gibt es nicht, obgleich natürlich gewisse Grundinformationen für die Wahl des passenden Mittels bei jedem Patienten unerläßlich sind; doch jeder stellt den Homöopathen zugleich vor eine neue Aufgabe, mit jedem muß er sich im Behandlungsgespräch auf persönlich zugeschnittene Weise auseinandersetzen.

Darüber hinaus gibt es jedoch Patienten, die besonders schwierig zu befragen sind. Aus verschiedenen Gründen läßt sich bei ihnen die Gesamtsymptomatik nur sehr schwer klar erfassen. Die Symptome, die diese Patienten erzählen, dürfen, solange sie nicht hinreichend verifiziert sind, nur unter Vorbehalt notiert werden.

Die erste Gruppe dieser schwierigen Patienten besteht aus den *schüchternen,* sensiblen, zurückhaltenden oder in sich zurückgezogenen Menschen. Sie rücken mit ihren Symptomen oft entweder gar nicht heraus oder beschreiben sie nicht mit dem gebührenden Nachdruck. Sie glauben, der Homöopath sei an ihren kleinen Wehwehchen nicht wirklich interessiert und fände das Zuhören langweilig oder ermüdend. Auch empfinden sie es u. U. als beschämend, über ihre geistigen, seelischen oder sexuellen Probleme zu sprechen. Indem sie ihre Symptome verbergen oder herunterspielen, führen sie den Homöopathen in die Irre: Er macht sich ein falsches Bild und verschreibt dann natürlich das falsche Mittel.

Bei diesen Menschen gilt es zunächst, ihnen Vertrauen einzuflößen und zu zeigen, daß man tatsächlich an den kleinsten Einzelheiten interessiert ist, wie »unbedeutend« oder »beschämend« sie auch dem Patient erscheinen mögen. Geht man mit vorsichtigen, verständnisvollen Fragen auf diese Patienten zu, so läßt ihre Anspannung allmählich nach, und nach einer Weile sind sie meist bereit, die erforderlichen Auskünfte zu erteilen.

Bei »verschlossenen« Patienten, die nur wenige Symptome liefern, fallen *eigene Beobachtungen des Arztes* besonders ins Gewicht. Bestimmte Gesten und Anzeichen von Nervosität müssen notiert werden, z. B. Unruhe der Finger, der Füße oder des Körpers, übermäßige Reizbarkeit, Redestil, die Zeit, die für eine Antwort gebraucht wird (ob auffallend viel oder wenig), Schwierigkeiten bei der Wortfindung, rasches Erröten, Gesichtsausdruck, Schwellungen im Bereich der Augen, Hautfarbe, Haarausfall, Nägelkauen, Fingernagelsymptome, Zaghaftigkeit im Ausdruck, Händedruck, Schwitzen der Hände oder des Körpers, Geruch usw.

Die zweite Gruppe schwieriger Fälle sind die *Hypochonder.* Zu ihnen zählen nicht nur Menschen, die sich übermäßig um ihre Gesundheit ängstigen, sondern auch solche, die beinah zwanghaft jede Einzelheit im Zusammenhang mit ihrer Gesundheit beobachten und schließlich vollkommen den Blick für das Wesentliche verlieren. Ihre Tendenz zu übertreiben macht die Unmenge winziger Symptome, die sie aufzählen, für den Homöopathen nahezu wertlos. In solchen Fällen notiert man die hypochondrische Haltung selbst und, falls vorhanden, die übermäßige Angst um die eigene Gesundheit. Alle anderen Symptome sollte man nur unter Vorbehalt notieren, vielleicht erst, nachdem man sie sich von objektiven Kollegen oder von Verwandten des Kranken hat bestätigen lassen. Häufig sind diese Patienten darauf aus, den Homöopathen davon zu überzeugen, wie krank sie sind. Ein Patentrezept, diesem Verhalten zu begegnen, gibt es nicht. Am besten nimmt man eine sachliche Haltung ein und zeigt sich weder übermäßig mitleidig noch besonders beunruhigt. Gleichzeitig versucht man, den Patienten dazu anzuhalten, einen allgemeinen Überblick über sein Leiden zu geben, Symptome zusammenzufassen und das Besondere hervorzuheben, dabei aber nur diejenigen anzugeben, die besonders hartnäckig sind.

Die dritte Gruppe problematischer Patienten ist eine bestimmte Art von *Intellektuellen* — Menschen, die viel studiert haben und sich bei der Lösung von Problemen ausschließlich auf ihren Intellekt verlassen. Man sollte annehmen, mit ihrer scharfen Beobachtungsgabe wären sie die besten Homöopathie-Patienten. Tatsächlich ist es oft genau umgekehrt: Solche Rationalisten neigen dazu, die Realität nur in dem zu sehen, was sie verstandesmäßig begreifen; für sie merkwürdige und unerklärliche Phänomene klammern sie aus ihrem Bewußtsein aus oder deuten sie um. Das bedeutet aber: Ihre Wahrnehmung erfaßt mehr das Allgemeine als das Besondere, so daß sie oft unfähig sind, unvoreingenommen über ungewöhnliche Symptome bei sich selbst zu berichten. Sie bewerten und interpretieren ihre Symptome nach gängigen Theorien oder nach dem, was sie gelesen haben bzw. was zu ihrer Weltanschauung paßt; auf diese Weise verfälschen sie genau die Symptome, die für den Homöopathen am wichtigsten sind. Ein einfacher, ungebildeter Landmensch drückt seine Symptome mitunter sehr viel klarer und deutlicher aus als ein voreingenommener Rationalist. Der Intellektuelle, der beispielsweise irgendwelche Ängste hat, wird sogleich hinzufügen, das hänge aber zusammen mit der hektischen Umwelt, in der er lebe. Oder wenn er sich vor etwas fürchtet, wird er das sofort mit einem Schock in seiner Kindheit erklären und behaupten: »Die Angst ist aber inzwischen mindestens zu 80% überwunden.« Solche Begründungen und Erklärungen machen es dem Homöopathen nahezu unmöglich festzustellen, ob es sich nun tatsächlich um ein wichtiges Symptom handelt oder nicht. Fragt man: »Wie schlafen Sie?«, antwortet der Intellektuelle: »Nicht so gut, aber das hängt damit zusammen, daß meine Abende so ungeregelt verlaufen.«

Nach einem langen, mühsamen Interview hat man dann eine Menge Symptome, die alle mit »Ja, aber ...« beginnen. Möglicherweise ist kein einziges davon für die Wahl des Mittels verwendbar. Solche Fälle zu beurteilen ist sehr schwierig. Die Erklärungen eines komplizierten Denkers sind mit großer Skepsis zu betrachten, und man muß sich ständig fragen, ob das Symptom wirklich so schwerwiegend bzw. unbedeutend ist, wie der Patient behauptet. Wie viele Menschen haben nicht etwa in der Kindheit ein Trauma erlitten oder schlafen unregelmäßig, nur weil sie beruflich überlastet sind — doch welche von ihnen entwickeln dadurch zeitlebens Ängste oder chronische Schlaflosigkeit? Vergessen wir nicht: Zwischen der »auslösenden Ursache«, auf die sich der Intellektuelle meist konzentriert, und der *Empfänglichkeit für diese* »Ursache« besteht ein entscheidener Unterschied.

Noch eine Verzerrung der Symptomatik ist gerade bei gebildeten Patienten leicht möglich: Sie haben allerlei über Diät, Vitamine, Entschlackung usw. gelesen und wenden diese Ratschläge oft an, ohne die besondere Veranlagung ihres Organismus zu berücksichtigen. Ein geistig geschulter Lehrer z. B., der an Heufieber, Darmgeschwür, Verstopfung und noch einigem anderen leidet, liest ein Buch über Ernährung und ist seither davon überzeugt, daß Salz für den Menschen ungesund sei. Also ißt er kein Salz mehr, obgleich er stets ein starkes Verlangen danach gehabt hat. Sein Organismus hat vielleicht besonders viel Salz gebraucht und wird nun — um einer Theorie willen — noch weiter aus dem Gleichgewicht gebracht. Dadurch verschleiert dieser Patient nicht nur ein homöopathisch wichtiges Symptom, sondern leidet vielleicht sogar infolge dieser Störung des chemischen Gleichgewichts unter Depressionen oder Reizbarkeit und rascher Ermüdung. Angesichts dieser neuen Symptomatik zieht er weitere Ernährungsliteratur zu Rate und nimmt daraufhin z. B. große Dosen Vitamin B-Komplex, um seinen angeblichen Vitaminmangel zu kurieren. Dadurch entstehen wieder andere Symptome, und sein Fall wird immer verfahrener.

Kommt der Patient dann endlich zum Homöopathen, hat er aufgrund seiner Experimente die natürliche Ausdrucksweise seines Organismus so sehr verändert, daß sich nicht mehr feststellen läßt, was der Abwehrmechanismus zu Beginn eigentlich beabsichtigt hatte. Natürlich kann ein solcher

Patient jeden seiner Schritte rational genau begründen, doch ist es kaum mehr möglich, zu klären, welche Symptome erst durch derartige Eingriffe entstanden und welche ursprünglicher Ausdruck der tatsächlichen Erkrankung sind. In solch einem Fall kann man als Homöopath nur eines tun: Dem Patienten raten, die Vitamine abzusetzen, alles zu essen, was ihm schmeckt, um dann in ein paar Monaten zur Fallaufnahme wiederzukommen.

Gerade geistig rege Patienten neigen oft dazu, alle therapeutischen Entscheidungen, wenn nicht selbst zu treffen, so doch zumindest mitzubestimmen oder zu kritisieren. Sie wollen für alles eine Begründung haben. Natürlich soll der Patient sich für seine Gesundheit mitverantwortlich fühlen und auch den Mut haben, sich nach den Fortschritten seiner Heilung oder dem Sinn der angewandten Therapie zu erkundigen. Doch darf das nicht dazu führen, daß er glaubt, jede einzelne Entscheidung, zu der sich der Homöopath in langen Jahren des Studiums und der Praxis die Kompetenz erworben hat, beurteilen zu können. Von einem gewissen Punkt an muß er ganz einfach bereit sein, der Sachkenntnis des Arztes zu vertrauen.

Ganz besonders tritt dies Problem bei Patienten auf, die sich selbst eine Arzneimittellehre kaufen und dann als Hobby-Homöopathen jedesmal, wenn sie ein Mittel bekommen, darin nachlesen. Da sie weder eine homöopathische Ausbildung noch klinische Erfahrung besitzen, geraten sie durch die feinen Unterschiede, die bei der Wahl des Mittels eine Rolle spielen, leicht in Verwirrung. Und was noch schlimmer ist: Nachdem sie in der *Materia Medica* einige Mittel nachgelesen haben, fangen sie an, ihre eigenen Symptome in genau dieser Terminologie zu beobachten und zu schildern, so daß die Symptome, die man als Homöopath erhält, nicht mehr das Kranksein des Patienten, sondern nurmehr seine »homöopathischen« Mutmaßungen wiedergeben.

Eine letzte Gruppe schwieriger Patienten besteht aus Menschen, die es sich leisten können, Spezialisten in der ganzen Welt aufzusuchen. Da stellt dann der eine z. B. die Diagnose »Neurasthenie« und verordnet Ruhe; ein anderer spricht von »Adrenalinmangel« und verordnet eine bestimmte Zusammenstellung von Vitaminen, Mineralien und Kräutern; ein dritter — diesmal ein Ernährungsspezialist — diagnostiziert »Unverträglichkeit von Kohlehydraten«, woraufhin der Patient auf Kohlehydrate verzichtet; schließlich stellt ein Allergologe anhand von Hauttests und kontrollierten Pulsmessungen fest, daß eine Allergie gegen 25 verschiedene, in Nahrungsmitteln und Umwelt befindlichen Stoffe besteht; er verbietet die unverträglichen Nahrungsmittel, verordnet eine Diät, die den Bedürfnissen des

Organismus nicht entspricht, und führt eine Desensibilisierungskur oder eine Bekämpfung der allergischen Reaktionen mit Antihistaminika oder Cortison durch. Erscheint solch ein Patient dann schließlich in der Praxis des Homöopathen, ist seine Ernährung völlig unnormal; außerdem nimmt er massenweise Vitamine, fühlt sich geschwächt durch das ständige Einnehmen von Valium und hat womöglich gerade vorher seine »Allergiespritze« bekommen. Anstatt brauchbare Symptome zu beschreiben, nennt er als seine Hauptbeschwerden »Neurasthenie«, »Adrenalinmangel«, »Unverträglichkeit von Kohlehydraten« und »Überempfindlichkeit gegen Chemikalien«.

Für solche Patienten ist der Homöopath gewöhnlich nur irgend jemand aus einer bunten Palette von Fachleuten, die dafür bezahlt werden, dem Kranken das Leben so erträglich wie möglich zu machen. Diese Kranken sind seelisch total abhängig von ihren Medikamenten, Vitaminen, Allergiespritzen usw., und der bloße Vorschlag, damit aufzuhören, versetzt sie schon in Panik. Sie befinden sich in einer äußerst bemitleidenswerten Lage: Das Bild, das ihr Abwehrmechanismus hätte hervorbringen können, ist längst in tiefere Bereiche hinein unterdrückt worden; sie haben die Fähigkeit der Selbstbeobachtung verloren und sind Opfer der »Gesundheits«-Industrie geworden. Für den Homöopathen besteht wenig Hoffnung, solche Menschen erfolgreich zu behandeln. Schaffen diese es nicht, zu den Grundgesetzen der Natur und des Heilens zurückzukehren, so bleiben sie dazu verdammt, ihren Drogenmißbrauch und ihre Pilgerfahrten von einem Arzt zum anderen fortzusetzen und zu erleben, wie ihre Gesundheit dabei mehr und mehr verfällt.

Bei einer jeden Gruppe dieser schwierigen Fälle, aber auch bei »einfacheren« Patienten, erhebt sich die Frage: Welche Rolle spielt die homöopathische Behandlung für den ganzen Menschen und seine Reifung? Heilen wir durch die Gabe eines Mittels vielleicht Leiden, die eigentlich den Anstoß zu geistig-seelischem Wachstum geben sollen? Greifen wir nicht störend in das »Karma« ein, das ihm auferlegt ist? Die Antwort ergibt sich aus der Feststellung: Einsicht und Charakter eines Menschen müssen schon auf recht hohem Niveau stehen, soll er bereit sein, nicht nur sich selbst zu beobachten und aufrichtig über seine Symptome zu berichten, sondern auch nach Einnahme des Mittels die erforderliche Geduld aufzubringen, der Heilung ungestört ihren Lauf zu lassen. Die Homöopathie verlangt sehr viel vom Patienten: Er muß sich relativ natürlich und seinen eigentlichen Bedürfnissen entsprechend ernähren, dabei Stoffe (Medikamente, Coffein, Pfefferminz) meiden, die das Wirken des Abwehrmechanismus beeinträchtigen können, alle markanten Reaktionen auf unterschiedliche Reize sachlich und objektiv beobachten und gewillt sein, offen darüber zu sprechen, wie er die Gleichgewichtsstörung in seinem Innersten erlebt. Ist jemand bereit, sich all diesen Anforderungen zu stellen, dann regelt sich die Frage seiner Reifung als Mensch oft im Verlauf der Heilung.

Die Anamnese im akuten Fall

Als *akut* bezeichnet man zeitlich begrenzte Krankheiten. Sie sind durch drei Phasen gekennzeichnet: Eine Latenzphase, eine Verschlimmerungsphase und eine Phase, in der die Symptome zurückgehen und entweder geheilt werden oder zum Tode führen. Es sind dies Krankheiten, mit denen der Abwehrmechanismus selber fertig werden kann. Wirklich akute Krankheiten hinterlassen keinerlei Folgen. Es ist sogar so, daß vorhandene chronische Beschwerden während der akuten Störung in den Hintergrund treten und erst danach wieder zum Vorschein kommen.

Bei akuten Krankheiten dient deshalb das homöopathische Mittel ganz einfach zur Beschleunigung der natürlichen Prozesse, die der Abwehrmechanismus in Gang gesetzt hat. Der Homöopath braucht also nur für die auffallenden Symptome der akuten Phase zu verschreiben; die zeitweilig verdeckten Symptome des chronischen Zustandes kann er außer acht lassen. Das ist relativ einfach, denn die akuten Symptome sind unübersehbar oder dem Patienten klar bewußt. Wesentlich ist, herauszufinden, mit welchen Symptomen der Abwehrmechanismus speziell auf den akuten Stimulus reagiert.

Bei einer akuten Krankheit erhält der Homöopath seine Informationen im Idealfalle aus drei Quellen. Die erste ist die *Umgebung* des Patienten. Ein Hausbesuch, wenn möglich, kann bei einer schweren akuten Krankheit eine große Hilfe sein. Dabei läßt sich feststellen, ob das Zimmer verdunkelt oder vom Tageslicht durchflutet ist, ob das Fenster geöffnet oder geschlossen ist, ob der Patient sich in Decken eingewickelt hat oder sich am liebsten gar nicht zudecken würde, ob er eine Wärmflasche benutzt, ob er von einer Reihe Kissen gestützt im Bett aufsitzt, ob ein Glas kaltes Wasser oder eine Tasse heißer Tee auf dem Nachttisch steht, ob ein Stuhl für Besuch da ist usw. Außerdem kann man den Patienten selbst in Augenschein nehmen: Wirkt sein Gesichtsausdruck ängstlich, friedlich, ungewöhnlich lustig oder wie betäubt? Ist sein Gesicht bleich, oder sind seine Wangen gerötet? Sind seine Augen klar oder getrübt, seine Lippen trocken und rissig oder feucht? Sind ungewöhnliche Gerüche wahrnehmbar? Berichtet der Patient über seine Symptome mühelos und bereitwillig, oder möchte er lieber allein gelassen und nicht gestört werden? Wirkt er ängstlich oder reizbar? Ein Homöopath, der die akuten Mittel aus Erfahrung gut kennt, erhält beim Besuch am Krankenbett schon in den ersten paar Minuten eine Fülle von Symptomen.

Die zweite Informationsquelle ist *der Patient* selbst. Wenn er in der Lage ist, zuverlässige Symptome zu geben, werden sie wie üblich gesammelt und ihre homöopathischen Charakteristika aufgeschrieben: Wo und wann sie auftreten, wie lange sie andauern, mit welcher Empfindung sie verbunden sind und durch welche Modalitäten sie sich verschlimmern oder bessern. Beim akuten Fall sind diese Informationen leicht zu erhalten, da die Symptome offenkundig sind und der Patient sich nicht erst zurückerinnern braucht. Es folgt eine klinische Untersuchung, um die Schwere der Krankheit zu ermitteln und entsprechend Diagnose und Prognose stellen zu können.

Die dritte Informationsquelle sind *Freunde oder Verwandte,* die den Patienten pflegen. Häufig ist er selbst zu stark mitgenommen, um genau über seine Symptome zu berichten; dann helfen vor allem die objektiven Beobachtungen der Pflegepersonen.

Ein akutes Symptom — das Fieber — mag beispielhaft zeigen, welche Faktoren zu berücksichtigen sind.

Es kann sein, daß das Fieber nur nachmittags oder nur in den Morgenstunden auftritt, vielleicht nur zwischen 9 und 11 Uhr bzw. zwischen 18 und 20 Uhr. Möglicherweise sinkt es nach dem Essen, oder es steigt nach jeder Mahlzeit an. Vielleicht wird es nur durch Schlaf gebessert. Gelegentlich betrifft es nur bestimmte Körperteile oder nur eine Seite des Körpers. Vor oder nach dem Fieber können Kälteschauer auftreten. Schwitzen bringt oft Erleichterung, kann aber auch ohne Einfluß auf das Fieber bleiben. Einige Patienten verspüren großen Durst, andere sind durstlos. Jedes dieser Charakteristika kann die Wahl des Mittels beeinflussen.

In gleicher Weise muß jedes Symptom in allen Einzelheiten untersucht werden, bis die Gesamtheit der akuten Symptome erfaßt ist. Erst dann kann man die Entscheidung treffen, welches Mittel zu diesem Zeitpunkt angezeigt ist. Natürlich ändern sich die Symptome bei akuten Krankheiten oft sehr rasch, und es kann vorkommen, daß der Kranke innerhalb weniger Stunden bereits ein anderes Mittel braucht. Doch welches Mittel man auch verordnen mag: Wenn es der augenblicklichen Gesamtheit der akuten Symptome entspricht, dann beschleunigt es die Heilung und verschafft dem Patienten große Erleichterung.

II/12 Akute Krankheit während der Behandlung

Wie wir akute Krankheiten im Rahmen der Behandlung eines chronisch kranken Patienten zu beurteilen und zu behandeln haben, wird in Kapitel 17 gesondert abgehandelt.

13. Kapitel

Das Bewerten der Symptome

Nachdem der Fall sorgfältig aufgenommen ist, arbeitet man ihn in Ruhe durch, um schließlich zu entscheiden, welches Mittel der Patient als erstes bekommen soll. Anfänger ersparen sich Schwierigkeiten, wenn sie chronisch leidenden Patienten von vornherein erklären, daß die Wahl des ersten Mittels eine eingehende Bearbeitung des Falles erfordert und der Betreffende deshalb in ein bis zwei Tagen wiederkommen möge, um sein Rezept abzuholen. Übereilte Verordnungen — eine große Gefahr für alle unter Zeitdruck stehenden Homöopathen — lassen sich auf diese Weise vermeiden. Der Patient wird über solch ein Vorgehen bestimmt nicht enttäuscht sein, und das Mittel kann aufgrund reiflicher Überlegung gewählt werden. Außerdem wird der Kranke zur weiteren Mitarbeit angeregt und merkt, wie wichtig es ist, daß er über seine Symptome ausführlich und gewissenhaft berichtet.

Ganz zu Beginn seiner Laufbahn muß ein Homöopath vielleicht sogar mehrere Befragungstermine ansetzen, bevor er sich endgültig für ein Mittel entscheidet. Als Anfänger kennt er erst wenige Mittel und auch diese nur teilweise; deshalb sind die Fragen, die er stellt, oft unvollständig. Aus Mangel an Erfahrung wird er bestimmte Gesichtspunkte, die sich später als sehr wichtig herausstellen, beim ersten Gespräch vielleicht nur streifen. Am besten nimmt er daher nach dem ersten Interview den Fall mit nach Hause, arbeitet ihn behutsam durch und macht sich Gedanken darüber. Vermutlich tauchen dann an manchen Stellen neue Fragen und Unklarheiten auf. Mittlerweile denkt der Patient ebenfalls über das Anamnesegespräch nach und hat vielleicht das Bedürfnis, einige Punkte genauer zu klären. Deshalb findet eine zweite, meist kürzere Befragung statt, bei der weitere Einzelheiten behandelt werden. Vielleicht möchte der Homöopath den Fall nun noch einmal durchdenken. Dieser Rhythmus von Bearbeitung und Befragung sollte solange fortgesetzt werden, bis der Arzt überzeugt ist, das richtige Mittel gefunden zu haben. Verordnen sollte er nur, nachdem er eingehend über einen Fall nachgedacht hat, egal, ob er als Anfänger mehrere Tage dazu braucht oder als geübter Homöopath nur kurze Zeit. Wer jeden Fall derartig sorgfältig behandelt, sammelt rasch Erfahrung und eignet sich eine gründliche und zuverlässige Kenntnis der Mittel an. Schließlich erfordert dann *die Analyse des Falles* oft nur noch Minuten, nach denen der Homöopath bereits sicher sein kann, das richtige Mittel zu verschreiben.

Gewichtung: Beginnt man, einen Fall durchzuarbeiten, gilt es zunächst einmal, die *Gesamtheit* der Symptomatologie zu begreifen. Wie wir wissen, macht sich der Abwehrmechanismus ausschließlich durch Zeichen und Symptome bemerkbar — auf der geistigen, emotionalen und körperlichen Ebene; deshalb sollte man den Fall wieder und wieder durchlesen, solange, bis man ihn vollständig und als Einheit begriffen hat. Er muß so vor unserem geistigen Auge erscheinen, daß die wichtigsten Äußerungen des Abwehrmechanismus im Vordergrund stehen und dennoch gleichzeitig alle weniger wichtigen Symptome in ihrem Stellenwert genau verstanden und einbezogen sind. Auch ätiologische Faktoren, miasmatische Veranlagungen und die (nichtkrankhafte) Persönlichkeit des Patienten sind miteinzubeziehen.

Nun schreibt man die Hauptsymptome — geordnet nach ihrer *Wertigkeit* — nieder. Hierbei kommen nur die wichtigsten Symptome in Frage; weniger wichtige bleiben unberücksichtigt. Man sollte sich diese Zusammenstellung *sehr genau überlegen* und die Symptome nicht etwa bloß mechanisch aneinanderreihen (z. B. nur die dreimal unterstrichenen Symptome aufschreiben oder automatisch mit den Hauptbeschwerden des Patienten beginnen). Die Kriterien, die bei dieser Auflistung zu beachten sind, finden sich in Abb. 15. Im wesentlichen werden die Symptome danach eingestuft, wie *eigentümlich* (*Organon,* Paragraph 153) sie sind, wie *tief* sie sitzen (für gewöhnlich gelten geistige und seelische Symptome als die wichtigsten und sitzen am tiefsten) und wie *intensiv* sie empfunden werden oder ausgeprägt sind.

Häufig wird bei dieser Aufstellung der konkrete Anlaß, aus dem der Patient den Arzt aufgesucht hat, gar nicht in Betracht gezogen. Vielleicht ist er wegen ein paar Warzen, wegen chronischer Kopfschmerzen oder Verstopfungsneigung gekommen — der Homöopath aber entdeckt bei der Befragung: Dieser Mensch leidet unter einer Reihe von Ängsten, und seine Vitalität war zeitlebens schwach. In solch einem Falle berücksichtigt man weniger die Symptome, die der Kranke selbst als Hauptbeschwerden genannt hat, sondern notiert diejenigen, die seine Entfaltungskraft am stärksten einschränken.

In Abb. 15 befinden sich die wichtigsten Symptome an der Spitze des Diagramms, die unbedeutendsten am unteren Ende. Ein starkes Geistessymptom, das auch noch besonders ungewöhnlich ist, erhält bei der Bewertung den ersten Platz; beispielsweise »Reizbarkeit, nur wenn allein« oder »Reizbarkeit, nur beim Lesen« oder aber »Ängstlichkeit, besser durch kalte Getränke«.

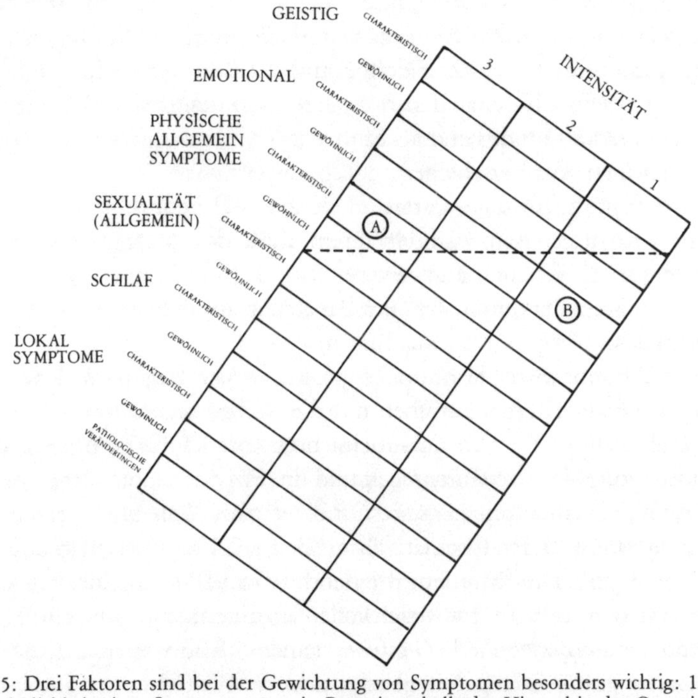

Abb. 15: Drei Faktoren sind bei der Gewichtung von Symptomen besonders wichtig: 1. die Ungewöhnlichkeit eines Symptoms, 2. sein Rang innerhalb der Hierarchie des Organismus und 3. seine Intensität. Obgleich körperliche Symptome *normalerweise* weniger wichtig sind als emotionale, kann doch Symptom A wichtiger sein als Symptom B, weil es ungewöhnlich und sehr intensiv ist.

Ein Symptom, das sich nur auf eine Stelle des Körpers beschränkt und den Patienten nur gelegentlich beeinträchtigt, wird am wenigsten beachtet, etwa Clavus der Fußsohle, ein paar Warzen an den Fingern oder auch ein kleiner Makel im Gesicht, der nur aus kosmetischen Gründen stört.

Bei der Wahl des Mittels gilt ein Symptom als auffallend, eigentümlich, ja *ungewöhnlich,* wenn es nicht nur aufgrund allgemeiner Erfahrung merkwürdig ist, sondern auch im Repertorium in einer kleinen Rubrik mit wenigen Mitteln zu finden ist. So mag ein Patient berichten, er habe ständig das Gefühl, andere wollten ihn beleidigen — ein Symptom, das unserer Erfahrung nach sicherlich sonderlich und ungewöhnlich, homöopathisch gesehen jedoch unbrauchbar ist, weil es bisher in den Arzneimittelprüfungen noch nicht aufgetaucht ist. Ein anderer Patient klagt vielleicht über ein Gefühl der Angst, das nur auftritt, wenn er Musik hört; im homöopathischen Repertorium haben nur zwei Mittel dieses Symptom — *Digitalis* und *Natrium carbonicum.* Es *könnte* daher für die Verordnung von großem Wert sein. Man darf nur dabei nie vergessen, daß sowohl die Prüfungen als auch das Repertorium hier noch unvollständig sein könnten. Seltsame Symptome — wie wertvoll sie auch sein mögen — sollten deshalb *niemals allein* zur Wahl eines Mittels herangezogen werden, sondern die restlichen Symptome müssen diese *bestätigen.*

Ein Symptom gilt als *gewöhnlich,* wenn es der Erfahrung nach nicht nur häufig auftritt, sondern auch im Repertorium viele Mittel unter seiner Rubrik vereinigt. Abneigung gegen Gesellschaft ist z. B. nicht nur ein häufig vorkommendes Symptom, sondern das Repertorium zeigt auch: 100 Mittel haben dieses Symptom hervorgebracht!

Beim Bewerten von Symptomen muß man sich fragen: Welche von ihnen drücken tatsächlich das Wirken des Abwehrmechanismus aus und welche sind so allgemein, daß sie nur eine herkömmliche diagnostische Krankheitskategorie kennzeichnen? Leidet ein Patient unter »Rheumatoider Arthritis«, erwarten wir natürlich, daß er über Gelenkschmerzen klagt. Dies Symptom ist zwar bei der allopathischen Diagnose verwendbar, für die homöopathische Mittelwahl jedoch ist es völlig nutzlos. Ein Gelenk mag sehr schmerzhaft, rot, geschwollen und berührungsempfindlich sein — dem Homöopathen jedoch hilft es keinen Schritt weiter. Dagegen kann eine *schmerzlose* Gelenkschwellung der oberen Extremitäten als Symptom besonders wertvoll sein: Sie ist etwas sehr Seltenes, Ungewöhnliches, und die entsprechende Rubrik im Repertorium enthält nur zwei Mittel.

Als *allgemein* bezeichnet man ein Symptom, das den ganzen Patienten betrifft. Meist drücken sich solche Symptome in Sätzen aus, die mit den

Worten beginnen: »Ich fühle mich ...« oder »Ich bin ...«. Dementsprechend sind alle geistigen und emotionalen Symptome Allgemeinsymptome und werden gewöhnlich in allgemeiner Form beschrieben: »Ich bin ängstlich«, »Ich bin depressiv«, »Ich fürchte mich vor...«.

Es gibt auch *körperliche Allgemeinsymptome.* Sie beziehen sich auf die körperliche Verfassung des Patienten insgesamt. Er sagt dann vielleicht: »Mir ist immer so kalt« oder »Ich kann die Sonne nicht vertragen« oder »Ich bin dauernd müde«. Selbst Verlangen nach bzw. Abneigung gegen Nahrungsmittel gelten als allgemeine Symptome: »Ich habe Heißhunger auf Süßigkeiten«, »Ich ekle mich vor Fleisch« oder »Ich habe immer Durst auf kalte Getränke«. Es sind Symptome, die nicht nur den Magen betreffen, sondern durch die sich die Verfassung des Gesamtorganismus manifestiert.

Sexualsymptome folgen ihrer Wichtigkeit nach unmittelbar auf die körperlichen Allgemeinsymptome. Zu ihnen gehört die Intensität des sexuellen Verlangens, das Ausmaß sexueller Befriedigung und die Verschlimmerung oder Besserung von Symptomen durch die Menstruation. Beschwerden, die sich hingegen auf die sexuellen Organe beziehen, gelten als lokale Symptome, zum Beispiel Fluor, Menstruationsunregelmäßigkeiten oder die Unfähigkeit, eine Erektion zu bekommen oder beizubehalten (Impotentia coeundi).

An nächster Stelle stehen *Schlafsymptome.* Sie zählen zu den allgemeinen Symptomen, weil ihr Entstehen zusammenhängt mit der geistigen und seelischen Verfassung des Patienten, mit hormonellen oder elektromagnetischen Gleichgewichtsstörungen, körperlicher Unruhe usw. Man notiert daher, in welcher Lage der Patient schläft, unmöglich schlafen kann oder beunruhigende Träume hat; Körperteile, die er im Schlaf entblößt; Zeiten des Aufwachens; Schlaflosigkeit, Schläfrigkeit u. dergl.

Besondere körperliche Symptome sind von relativ geringer Bedeutung. Selbst wenn sie sehr intensiv sind, betreffen sie doch immer nur einen Teil des Organismus und sind daher eine unbedeutende Äußerung des Abwehrmechanismus. Werden sie uns aber spontan *vollständig* geschildert, können sie uns eine unschätzbare Hilfe sein.

An letzter Stelle stehen — als unwichtigste Symptome — pathologische Gewebsveränderungen und Störungen, die dadurch verursacht werden. Für die allopathische Diagnose und auch in prognostischer Hinsicht spielen sie eine große Rolle; für die Wahl des Mittels sind sie vergleichsweise unwesentlich. Zum Beispiel ist bei älteren Männern verlangsamtes Wasserlassen durch ein Prostataadenom ein häufiges Problem; für die homöopathische

Mittelfindung ist es als Symptom jedoch kaum verwendbar. Das gleiche gilt für Verstopfung durch Darmkrebs — es sei denn, individualisierende Modalitäten oder Begleitsymptome sind vorhanden. Selbst ein so ernstes Symptom wie Atembeschwerden bei vergrößerter Schilddrüse kann ohne differenzierende Merkmale für die Mittelwahl nicht verwendet werden.

Entscheidend ist, daß man, bevor man den Fall eingehend studiert, *die Symptome nach ihrer Bedeutung ordnet.* Wie dies praktisch aussieht, hängt vom Einzelfall ab und läßt sich hier nur durch die allgemeinen Hinweise in Abb. 15 andeuten. Es handelt sich, wie schon gesagt, nicht um einen mechanischen Prozeß, und es gibt deshalb auch kein Patentrezept dafür. Erforderlich sind intensives Nachdenken, Fachkenntnisse und große Erfahrung. In den ersten Praxisjahren sollte dieser Schritt von qualifizierten und geübten Homöopathen beaufsichtigt werden. Er ist für die Wahl des Mittels ebenso wichtig wie die gründliche Fallaufnahme.

Das homöopathische Repertorium

Bevor wir uns weiter mit der Fallanalyse beschäftigen, scheint es an dieser Stelle angebracht, daß wir Inhalt und Struktur unseres unentbehrlichsten Hilfsmittels — des Repertoriums — kennenlernen.

Selbstverständlich wäre es für den Homöopathen höchst unpraktisch, wollte er jedesmal sämtliche Bände der *Materia Medica* durchstöbern, um das Mittel zu finden, das am besten zur Gesamtsymptomatik eines Patienten paßt. Deshalb hat man in besonderen Nachschlagewerken, den Symptomenverzeichnissen — Repertorien genannt —, für ein bestimmtes Symptom diejenigen Mittel zusammengestellt, die es hervorgebracht oder geheilt haben. Mehrere solche Repertorien wurden seit Entstehung der Homöopathie entwickelt; von ihnen gilt Kent's Repertorium[1] als das zuverlässigste und hat sich erfahrungsgemäß bewährt. Es ist ein bewunderungswürdiges Werk, von unschätzbarem Wert bei der Wahl des Mittels. Bis in alle Einzelheiten enthält es die zahlreichen Symptome aus sämtlichen bis damals (1877) bekannten Arzneimittelprüfungen, vermehrt durch die von Künzli von Fimelsberg eingearbeiteten Erfahrungen bis in unsere Zeit. Kent, ein hervorragender und außerordentlich erfahrener Homöopath, nahm außerdem seine eigenen Beobachtungen in das Repertorium auf.

[1] Keller, Georg v., Künzli von Fimelsberg, J. , »*Kent's Repertorium*«, Bd. I—III, Karl F. Haug Verlag, Heidelberg, 2. Auflage 1971.
Künzli von Fimelsberg, J. und Barthel, M., »*Kent's Repertorium Generale*«, Bd. I—III, O.-Verlag, Berg, 1986.

Das Werk verdankt seine besondere Qualität sowohl der umfassenden Sammlung von Prüfungsergebnissen als auch Kent's eigenem vielseitigen und profunden Wissen, das der Bearbeiter noch erweitert hat.

Zweck des Repertoriums ist es, dem Homöopathen bei der Fallanalyse einen raschen Überblick über die in Frage kommenden Mittel zu verschaffen, die in dem gegebenen Fall die zu studierenden Symptome hervorgebracht haben. Als Interpretationshilfe sind auch Intensität und Häufigkeit, mit der ein Symptom auftritt, für jedes Mittel durch drei (oder vier) verschiedene Gradeinteilungen besonders verzeichnet. Das Repertorium soll also als Anhaltspunkt und Gedächtnisstütze dienen: Es kann dem Homöopathen Anregung geben, über Mittel nachzudenken, die er sonst vielleicht vergessen hätte. Es ist ein spezifisches Inhaltsverzeichnis für die *Materia Medica.*

Andererseits darf man jedoch die Bedeutung des Repertoriums nicht überschätzen. Die Tendenz, eine Art Computer darin zu sehen, der automatisch das vermeintliche Simillimum[2] ausspuckt, ist nur zu verständlich, und tatsächlich hat man auch schon den Inhalt von Kent's Repertorium in Computern gespeichert. Dagegen ist an sich nichts einzuwenden — gefährlich wird die Sache aber, wenn sich homöopathisch unausgebildete Praktiker auf dieses System verlassen, als reichte es zur Wahl eines Mittels aus. Beim Repertorisieren kann nichts anderes herauskommen, als was in der Falldarstellung bereits enthalten ist. Einen Fall aber sachgemäß aufzunehmen und zu analysieren, d. h. Stärke und Bedeutung der Symptome richtig einzuschätzen, zu bewerten, dazu bedarf es langjähriger Ausbildung und Übung. Das Simillimum kann sich letztlich nur herauskristallisieren, wenn die in Frage kommenden Mittel sorgfältig in der *Materia Medica* nachgelesen und dann die charakteristische Gesamtsymptomatik von Patient und Mittel soweit wie möglich zur Deckung gebracht werden. Diese annähernde Deckungsgleichheit läßt sich nur erreichen, wenn man sich mit dem Fall gedanklich eingehend auseinandersetzt und fähig ist, ihn sachgemäß zu beurteilen. Das Repertorium ist dabei lediglich ein Hilfsmittel, dessen muß man sich stets bewußt sein.

Bei aller Hochachtung für Kent's hervorragendes Nachschlagewerk dürfen wir ferner nicht vergessen, daß es auch in seiner neuesten Ausgabe noch unvollständig ist. Kent's Wissen war sehr umfassend, aber nicht lückenlos. Mit wachsender Erfahrung stellte sich hier und da heraus, daß das Repertorium auch fehlerhafte Eintragungen enthält, die immer wieder verbessert werden müssen. Eine ständige Erweiterung erfolgt durch Symptome, die — durch immer umfassendere Erfahrungen in der Praxis belegt — geheilt

[2] *Simillimum:* Hahnemann bezeichnete damit das Mittel, dessen Symptomatik der des Patienten am ähnlichsten ist.

worden sind, und Daten aus heutigen Prüfungen alter und neuer Mittel. Selbst die bestgeprüften Mittel wie *Sulfur, Calcium carbonicum* oder *Natrium muriaticum* können Symptome hervorbringen und heilen, die noch nicht im Repertorium stehen. Das Werk sollte daher nicht als absolute, endgültige Informationsquelle gelten. Ein unverzichtbares Hilfsmittel — gewiß, das ist es, doch nicht die letzte Entscheidungsgrundlage.

Was die Form betrifft, so ist das Kentsche Repertorium zunächst einmal ein umfangreiches Buch, das eine Fülle von Symptomen detailliert auflistet. Jedem Symptom folgt eine Rubrik, in der alle Mittel aufgeführt sind, die das Symptom hervorgebracht oder geheilt haben. Im Kentschen Repertorium sind die Symptome auf dreifache Weise gekennzeichnet: Mittel, bei denen ein Symptom mit ungewöhnlicher Stärke und Häufigkeit aufgetreten ist, stehen im Fettdruck; wir geben ihnen drei Punkte und bezeichnen sie als dreiwertig. Entsprechend stehen Mittel bei mittlerer Stärke und Häufigkeit des Symptoms in Kursivschrift und heißen zweiwertig, oder sie sind bei geringer Stärke und Häufigkeit einfach gedruckt und werden dann einwertig genannt. Die vom Bearbeiter als in der Praxis besonders bewährt erfahrenen Mittel sind zusätzlich mit einem Punkt markiert.

Übrigens sollte jeder klassisch arbeitende Homöopath das Kentsche Repertorium gemäß seiner Erfahrung vervollständigen. Man sollte es sich zur Gewohnheit machen, Symptome aufzuschreiben, die bei der Gesundung des ganzen Menschen mitgeheilt werden. Erlebt man solch eine Heilung, sollte man jedes geheilte Symptom im einzelnen nachprüfen, auch seine Modalitäten, Empfindungen und Begleitsymptome — ganz so, wie es in der Prüfung geschieht. Hat man *dreimal* beobachtet, daß ein Symptom bei der Gesundung des ganzen Menschen unter dem betreffenden Mittel mitgeheilt wurde, ist man berechtigt, es im Repertorium nachzutragen. Steht das Mittel schon unter dieser Rubrik, ist aber nur einwertig, kann man es, entsprechend dieser Erfahrung, aufwerten oder schließlich mit einem Punkt versehen.

Nun aber zu der Frage: Wie geht man mit dem Repertorium um, wie findet man sich darin zurecht? Kent's Repertorium kann den Anfänger leicht in Verwirrung stürzen. Die Symptome sind hier nicht einfach alphabetisch aufgelistet, sondern folgen in etwa den Gesichtspunkten, die wir auch bei der homöopathischen Anamnese als Richtschnur benutzen. Nehmen wir also ein Repertorium zur Hand:

Jedes Kapitel ist auf gleiche Weise aufgebaut: räumlich (auf den Körper bezogen) von oben nach unten, logisch vom Allgemeinen zum Besonderen. Das Buch umfaßt die folgenden 31 Kapitel:

Psychische Symptome: alle geistigen und emotionalen Symptome, und zwar in größere, alphabetisch geordnete Kategorien unterteilt.

Schwindel: alle Arten von Schwindel, auch wenn sie nicht unter die allopathische Definition des Wortes fallen.

Kopf: (gemeint ist in erster Linie der behaarte Schädel, ohne Gesicht und Hals) alle Arten von Kopfschmerz; Ausschläge, Zustand des Haares, Schwellungen usw.

Auge und Sehen

Ohr und Hören

Nase

Gesicht: einschließlich des äußeren Teils der Lippen.

Mund: einschließlich der Schleimhäute, des weichen und harten Gaumens, der Zunge und der Sprache.

Zähne

Innerer Hals: einschließlich Oesophagus, Pharynx, Tonsillen und Uvula.

Äußerer Hals

Magen: einschließlich Appetit, Durst, Abneigung gegen und Verlangen nach bestimmten Nahrungsmitteln (dies sind Allgemeinsymptome, obgleich sie als Teil einer Körpergegend aufgeführt sind). Unverträglichkeit von Nahrungsmitteln befindet sich dagegen im Schlußkapitel »Allgemeines«.

Abdomen: dazu gehören »Hypochondrium« (unterhalb der Rippen bis zur Nabelhöhe); »Hypogastrium« (wörtlich »unter dem Magen«, doch gemeint ist damit: unterhalb des Nabels); »Ileozoekalgegend«; »Beckenkamm- oder Leistengegend«; »Leisten«; »Seiten«; Leber, Milz und Nabel.

Rectum: einschließlich all seiner Funktionen. Diarrhoe und Obstipation und Winde sind hier aufgeführt, die Stühle selbst in einem eigenen Kapitel.

Stuhl: Art des Stuhls (auslösende Ursachen und Modalitäten des Durchfalls findet man unter Rectum, »wässrigen Stuhl« hingegen unter Stuhl).

Harnorgane: Harnorgane einschließlich des Wasserlassens und Harndrangs;
Harnröhre des Mannes und der Frau;
Nieren;
Prostata;
Art des Urins.

Genitalien männlich: äußere Genitalien und ihre Funktionen einschließlich Sexualtrieb.

Genitalien weiblich: einschließlich der Menstruationssymptome. (Allgemeine Symptome, die das sexuelle Verlangen betreffen, sind unter den männlichen Genitalien aufgeführt; Nymphomanie unter psychische Symptome.)

Larynx und Trachea: einschließlich der Stimme und ihres veränderten Klanges wie z. B. Heiserkeit usw. (Die Sprache selbst, die Stottern u. dergl. mit einschließt, ist unter Mund aufgeführt.)

Atmung: einschließlich aller mit den Lungen zusammenhängenden Atemfunktionen wie Atemnot, Keuchen usw.

Husten: Ein ganzes Kapitel eigens für den Husten und seine Modalitäten.

Auswurf: Hier werden nur die sichtbaren Merkmale des Auswurfs beschrieben.

Brust: Die Brustwand wird von der Atmung gesondert aufgeführt. Beschreibung bestimmter Zustände von Axelhöhle, Schlüsselbein, Zwerchfell, Sternum, Rippen, Pektoralmuskeln, Lungen, Herz und Brüsten.

Rücken: in seiner ganzen Länge, angefangen vom Nacken über den Thorax, die Lenden, die Kreuzbeingegend bis zum Steißbein.

Extremitäten: Jedes Symptom ist für die oberen und unteren Extremitäten gesondert aufgeführt und ebenfalls für einzelne Teile wie Schulter, Oberarm, Ellbogen, Unterarm, Handgelenk, Hand, Finger und dann Hüfte, Oberschenkel, Unterschenkel, Waden, Knöchel, Fuß und Zehen; in einigen Abschnitten auch für Knochen, Gelenke, Muskeln und Sehnen.

Schlaf: einschließlich der Schlaflosigkeit und der Träume.

Fieber

Frost

Schweiß

Haut: im ganzen mit ihren Ausschlägen (Ausschläge bestimmter Körperteile findet man unter Ausschlag im Kapitel des entsprechenden Körperteils).

Allgemeines: einschließlich aller körperlichen Allgemeinsymptome, Empfindungen und Modalitäten und der Mehrzahl der im Repertorium enthaltenen pathologischen Begriffe.

Jedes Kapitel ist nun wieder in größere Abschnitte oder Kategorien unterteilt, in denen bestimmte Zustände, Symptome, pathologische Veränderungen usw. beschrieben sind. *Psychische Symptome* (1. Kapitel) schließen z. B. große Kategorien wie Angst, Furcht, geistige Trägheit, Wahnideen, Reizbarkeit, geistige Ruhelosigkeit usw. ein; die übrigen, auf körperliche Leiden bezogenen Kapitel z. B.: Ausschläge, Blutandrang, Gefühllosigkeit, Lähmung, Schmerz, Schwäche, Wärme und Kälte usw. Diese Hauptrubriken sind innerhalb jedes Kapitels alphabetisch geordnet.

Anders die Aufteilung der nächsten Differenzierungsstufe: Hier gerät der Anfänger in Verwirrung, denn die alphabetische Reihenfolge wird nicht notwendigerweise beibehalten.

Jede vorhandene Rubrik — das müssen wir zunächst einmal klären — bezieht sich entweder auf ein bestimmtes Gefühl bzw. auf einen Zustand oder aber auf einen Verschlimmerungsfaktor (wenn nicht *ausdrücklich* »Besserung« dabeisteht). Sie besitzt folgende feststehende Gliederung:

1. das eigentliche Symptom,
2. zeitgebundene Verschlimmerungen,
3. Modalitäten, die verschlimmern (oder bessern, wenn ausdrücklich angegeben),
4. Lokalisation,
5. Schmerzausstrahlung oder -erstreckung.

Diese Reihenfolge wiederholt sich für alle Untergruppierungen. Wir sehen: Das Repertorium ist wie ein umgekehrtes Teleskop angelegt — von Stufe zu Stufe ausführlicher werdend, folgt es doch immer dem gleichen Ordnungsprinzip.

Sehen wir uns den inhaltlichen Aufbau des Repertoriums an einem konkreten Beispiel an: Ein Patient klagt über »Kopfschmerzen, als wolle ihm der Kopf bersten«; sie sitzen »hinter der Stirn«, sind schlimmer morgens um 10 Uhr und besser, wenn er sich hinlegt. Diesem Symptom — Kopfschmerz — kann man im Repertorium auf vielerlei Weise nachspüren und dabei mehr und mehr ins Detail gehen.

Zunächst schlägt man das Kapitel *»Kopf«* auf. Dann sucht man alphabetisch die Hauptrubrik *Kopfschmerz* (sie ist 88 Seiten lang!).

Zunächst stößt man (S. 235) auf die zeitgebenden Verschlimmerungen, die den Kopfschmerz allgemein betreffen. Hier findet man mehrere Rubriken, die weiterhelfen könnten: tagsüber, morgens, beim Aufstehen, beim Aufwachen, bis 10 Uhr und vormittags sogar 10 Uhr morgens (mit sieben Mitteln). Doch diese Information ist für unseren Zweck noch zu ungenau.

Man schlägt also die Modalitäten bei Kopfschmerz *allgemein* auf und stellt fest, daß unter »Besserung durch Liegen« (S. 257) 61 Mittel stehen. Das ist erst recht zu ungenau.

Nun sucht man etwas zur Lokalisation des Schmerzes: die Stirn. Der entsprechende Abschnitt ist ziemlich lang. Man sieht nach unter *Kopf,*

Schmerz, Stirn, 10 Uhr vormittags und findet dort nur zwei Mittel (S. 290). Nachdem man nun also den allgemeinen Schmerz, seine Lokalisation, seine markante Modalität und die zeitliche Verschlimmerung berücksichtigt hat, darf man davon ausgehen, daß das gesuchte Mittel mit großer Wahrscheinlichkeit eins dieser beiden ist.

Jetzt hilft vielleicht weiter, daß der Patient gesagt hat: »als wolle der Kopf bersten«, und man liest bei den verschiedenen Empfindungen des *Kopfschmerzes* nach. »Bersten« beginnt auf Seite 301; dort stehen zuerst einige zeitliche Verschlimmerungen (wir werfen rasch einen Blick auf »morgens«), dann einige Modalitäten (wir überfliegen »beim Liegen«); schließlich kommt das Stichwort »Stirn«. Unter »Stirn, 10 Uhr morgens« steht nur ein Mittel, und auch unter »Liegen« steht nur eins. Wir haben Glück: Beide Male ist es das gleiche Mittel! Die Wahrscheinlichkeit, daß es sich um das vom Patienten benötigte Mittel handelt, ist weiter gestiegen. Die Rubrik, in der man alle Informationen des Patienten berücksichtigt findet, steht also auf Seite 303: *Kopf, Schmerz,* berstend, Stirn, 10 Uhr und beim Liegen. Für dieses spezifische Symptom würden wir also das Mittel *Gelsemium* stark in Betracht ziehen.

Also doch ein ziemlich schematischer Vorgang — so denkt der Leser vielleicht. Aber die Sache ist in der Praxis sehr viel komplizierter. Da kommt es nämlich recht selten vor, daß ein Mittel in so vielen in Frage kommenden Rubriken auftaucht. Je kleiner die Rubriken werden, desto mehr Aufmerksamkeit schenkt man in der Regel den Mitteln, die dort stehen. Stets muß man sich auch dessen bewußt sein, daß sich Ungenauigkeiten in diesen Prozeß einschleichen können. Immer ist eine Reihe von Faktoren zu beachten: Wie genau war die Beschreibung, als der Patient sagte »bersten«? Könnte es sich vielleicht eher um ein »Drücken«, »Schneiden«, »Durchzucken«, »Stechen« oder »Reißen« handeln? Sitzt der Schmerz tatsächlich hinter der Stirn oder vielleicht mehr an den Schläfen oder aber über den Augen, hinter den Augen oder im Gesicht? Wie zuverlässig ist die »Verschlimmerung um 10 Uhr«? Wäre vielleicht »morgens«, »beim Aufstehen« oder »beim Aufwachen« richtiger?

Auch die Unsicherheit, die das Repertorium selbst mit sich bringt, muß man berücksichtigen. Bei der Verwendung kleinerer Rubriken sollte man sich jedesmal fragen: Hat Kent wirklich *alle* in Frage kommenden Mittel aufgeführt? Gibt es vielleicht neuere Mittel, in deren Prüfung dies Symptom aufgetaucht ist? Oder gibt es *bekannte* Mittel, die das Symptom vielleicht auch haben, aber nicht im Repertorium stehen?

Diese Möglichkeiten verlangen ein wachsames Auge für jede Rubrik, die bei der Mittelsuche in Frage kommen könnte — bis es schließlich gelingt, eine zu finden, die möglichst vollständig alle Einzelheiten enthält, die der Patient angegeben hat. Bei obigem Beispiel würde man besonders an *Gelsemium* denken, weil man es in der Mehrzahl der Rubriken — nicht in allen — finden konnte.

Jedes wichtige Symptom, über das der Patient berichtet, wird auf diese Weise nachgeschlagen und überprüft — ein Prozeß, der viel Arbeit und Reflektion erfordert. In unserem Beispiel mag *Gelsemium* zwar für dieses eine Symptom angezeigt sein, kommt aber vielleicht bei anderen Symptomen des Patienten gar nicht in Betracht. Um sich in einer solchen Situation schließlich für ein Mittel zu entscheiden, bedarf es fachmännischen Könnens, reifer Erfahrung, klaren Urteilsvermögens und sehr guter Kenntnisse der *Materia Medica.*

Diese komplizierte Problematik ist der Grund, warum schematische oder von Computern gefundene Verordnungen wenig Erfolg zeigen. Der Fall muß zunächst exakt und behutsam aufgenommen werden; dann gilt es, korrekt zu beurteilen und aufzuschreiben, wie intensiv, wie merkwürdig und wie allgemein jedes Symptom ist; und schließlich müssen wir die richtige Wahl unter den möglichen Rubriken treffen.

Das Nachschlagen im Repertorium dient also — es sei nochmals betont — lediglich als ein Anhaltspunkt, ein Hinweis, der »den Stein ins Rollen bringen soll«. Zu guter Letzt muß man die Einzelinformationen, die man gelesen hat, sozusagen vergessen und die in Frage kommenden Mittel aufmerksam in den Arzneimittellehren studieren. Das Ziel ist ja, »Idee« und Gesamtsymptomatik von Patient und Mittel möglichst weitgehend zur Deckung zu bringen. Die genaue Beschreibung der Mittel findet man aber in den Arzneimittellehren — nicht im Repertorium. Als nächstes wird man sich daher die *Materia Medica* vornehmen und sich mit wachem forschenden Geist und wirklicher Hingabe in sie vertiefen, ständig bemüht, herauszufinden, ob das Wesen des Mittels mit der Gesamtsymptomatik des Patienten übereinstimmt. Erst wenn die *größtmögliche Übereinstimmung* zwischen beiden erreicht ist, darf man das Mittel — immer noch unter Vorbehalt — verordnen.

14. Kapitel

Fallanalyse und erste Verordnung

Der Leser weiß nun, wie ein Fall aufgenommen wird, nach welchen allgemeinen Prinzipien man Symptome bewertet und wie man sie hinsichtlich ihrer homöopathischen Bedeutung einstuft (Gewichtung). Er hat ferner einen allgemeinen Überblick über das Kentsche Repertorium erhalten und gelernt, wie man ein bestimmtes Symptom darin findet. Damit sind die Voraussetzungen geschaffen, genauer zu untersuchen, wie man einen Fall analysiert und die Wahl des ersten Mittels trifft.

Im Verlauf dieses Buches mag hier und da der Eindruck entstehen, als brauche man, um einen Fall zu analysieren und ein Mittel zu wählen, einfach nur automatisch den Regeln zu folgen wie beim Lösen einer Rechenaufgabe. Dieser *Anschein* wird erweckt, weil es hier aus praktischen Gründen nötig ist, einen sehr komplexen Prozeß zwecks sprachlicher Klarheit und Verständlichkeit zu vereinfachen. Die Gesetze und Prinzipien, nach denen ein Mittel gewählt wird — sie wurden im ersten Teil beschrieben — sind an sich eindeutig und überprüfbar. Sie im konkreten Fall anzuwenden ist jedoch kompliziert: Es ist ein Prozeß von Überlegungen und Entscheidungen, die gleichzeitig naturwissenschaftliche Objektivität und intuitives Einfühlungsvermögen erfordern. Der Leser sollte nicht denken, diese Aufgabe ließe sich durch geistlose, computerhafte Automatik bewerkstelligen. Ebensowenig aber sollte er glauben, fortgeschrittene Homöopathen träfen ihre Mittelwahl nur rein intuitiv oder gar auf magische Art und Weise. Es *gibt* einen definitiven Rahmen — einerseits feste Gesetze und Prinzipien, andererseits aber (bei der Anwendung) eine quasi künstlerische Komponente. Der Homöopath vereint eine Vielzahl von Patientenaussagen mit seinen umfassenden Kenntnissen der homöopathischen Grundsätze und der Arzneimittellehre sozusagen zu einer »Gestalt« — der Grundlage für die Wahl des Mittels.

Voraussetzung hierfür sind geistiger Einsatz, intensives Studium und die Fähigkeit, den Patienten in seinem Innersten zu begreifen. Nur wenige Menschen werden genügend Motivation und Geduld aufbringen, die Homöopathie mit dieser Ernsthaftigkeit auszuüben. Die meisten Praktiker werden wahrscheinlich stets dazu neigen, sich die Dinge zu vereinfachen: durch schematische Verwendung von Leitsymptomen, durch Computermethoden, die Zeit und Energie bei der Suche nach dem passenden Mittel einsparen, usw. Derartige Versuche, auf Abkürzungen zum Ziel zu gelangen, haben auf lange Sicht immer enttäuschende Ergebnisse gezeitigt. Dem Image der Homöopathie können sie nur schaden. Zu Beginn seiner Laufbahn muß ein Homöopath die Entscheidung treffen, ob er sich den hohen Anforderungen der klassischen Homöopathie stellen will. Wer sich die Sache leicht zu machen sucht, wird zwar auch zunächst gewisse Erfolge verzeichnen; auf die Dauer wird er aber mehr und mehr enttäuscht sein, weil er seine Fälle verwirrt, indem er Mittel verordnet, die nur einen Teilaspekt der Symptomatik decken, oder indem er sie zum falschen Zeitpunkt verabreicht. Wer sich jedoch entschließt, nach strengen Maßstäben zu arbeiten, wird entdecken: Seine Erfolgsquote nimmt ständig zu, und er *weiß* jedesmal genau, was bei einem Fall vor sich geht. Eine Tätigkeit, nach diesen Prinzipien ausgerichtet, kommt nicht nur dem Patienten zugute, sondern erfüllt auch den Homöopathen mit innerer Befriedigung.

Nun mag sich mancher angehende Homöopath fragen: »Verdiene ich überhaupt genug, um leben zu können, wenn ich nach diesen Maßstäben arbeite? Wie kann ich, wenn ich so viel Zeit für jeden einzelnen Patienten aufwende, genügend Patienten betreuen, um meinen Lebensunterhalt zu bestreiten?«

Es stimmt, jeder Fall erfordert viel Zeit, und die Kosten sind für den Patienten in der Tat oft höher, als wenn er zum Allopathen geht. Man bedenke jedoch: Die Resultate der Homöopathie sind häufig weit besser als die der Allopathie. Das erkennen auch die Patienten, es spricht sich herum, und sie sind bereit, entsprechend dafür zu zahlen. Und auf lange Sicht gibt der einzelne Patient beim Homöopathen viel weniger Geld für seine Gesundheit aus als beim Allopathen: Mit zunehmender Gesundung braucht er immer seltener zur Behandlung zu kommen, die Medikamente sind viel billiger, und was Laboruntersuchungen und Krankenhausaufenthalte betrifft, so werden diese auf ein Minimum reduziert. Ein klassischer Homöopath, der sein Fach beherrscht und sich auf den Erfolg seiner Mittel verlassen kann, wird mit Sicherheit eine volle Praxis haben und ein Einkommen, von dem sich gut leben läßt.

Die prognostische Beurteilung des Falles

Bei der ersten Befragung besteht eine der wichtigsten Aufgaben darin, die Schwere des Falles zu beurteilen. Im Verlauf eines Tages sieht sich der Homöopath den unterschiedlichsten Patienten gegenüber. Es kommt vor, daß zwei von ihnen mit ganz ähnlichen Symptomen kommen, z. B. mit steifen Knien. Nach Aufnahme des Falles stellt sich heraus: Der eine Patient ist bis auf diese Beschwerde gesundheitlich ziemlich unbelastet. Sein Leben ist erfüllt und kreativ und verläuft, abgesehen von dieser gelegentlichen Steifheit der Knie, relativ problemlos. Seine Vorgeschichte weist keine Besonderheiten auf; Eltern und Großeltern waren bis ins hohe Alter gesund und starben dann rasch ohne längere Krankheit. Man braucht nicht lange zu überlegen, um sagen zu können: Dieser Patient hat eine stabile Gesundheit, und seine Knie werden rasch und problemlos heilen.

Der andere Patient kommt mit genau der gleichen Beschwerde, bietet aber bei der Befragung ein völlig anderes Bild: Er leidet unter mancherlei Ängsten, mit denen er notgedrungen zu leben gelernt hat, sein Selbstwertgefühl ist gering, er leidet zeitweise unter Depressionen und hat sich im Laufe der letzten 20 Jahre immer mehr in sich selbst zurückgezogen. Man merkt, daß es ihm schwerfällt, über Dinge zu sprechen, die ihn bewegen. Zwar sagt er, seine Vitalität reiche für die Erfordernisse des täglichen Lebens aus; doch bei weiterem Nachforschen stellt sich heraus, daß er seine Aktivitäten bewußt einschränkt, um sich nicht zu überlasten, und sich jeden Mittag hinlegen muß. Als Kind war er — so zeigt seine Vorgeschichte — sehr empfindsam, und später hat er eine Reihe schwerer Enttäuschungen erlebt. Im Laufe der Jahre wurde alles für ihn zur Belastung: neue Menschen kennenzulernen, sich um eine Arbeit zu bewerben, den Entschluß zum Umziehen zu fassen. Alles ist ihm jetzt zuviel, und er braucht Tage, um sich von einem Erlebnis dieser Art zu erholen. Die Familiengeschichte zeigt mehrere Fälle von Krebs und Diabetes, und der Patient hat Verwandte, die in eine Nervenheilanstalt eingeliefert werden mußten. Rasch wird in solch einem Fall klar: Die Prognose ist ungünstig. Gründliche Laboruntersuchungen ergeben vielleicht nur »chronische Arthritis«. Der Homöopath weiß jedoch, daß bei solch einem Patienten in absehbarer

Zeit mit einer ernsten Krankheit zu rechnen ist. Selbst eine sorgfältige homöopathische Behandlung wird nicht ohne allerlei Schwierigkeiten abgehen. Ein Mittel, das nur teilweise angezeigt ist oder zur falschen Zeit gegeben wird, kann diesen Fall so durcheinanderbringen, daß weitere passende Mittel kaum mehr zu finden sind.

Jeder Patient erwartet aber vom Homöopathen nicht nur ein Heilmittel, sondern auch Auskunft darüber, wie es um ihn steht — ob sein Leiden heilbar ist und wenn ja, wie lange es in etwa dauert, bis er gesund wird. Macht man ihm falsche Hoffnungen, so daß er mit einer bedeutenden Besserung innerhalb weniger Monate rechnet, sind die Schwierigkeiten, die er auch in späteren Stadien des Heilprozesses erwarten muß, für ihn eine große Enttäuschung. Vielleicht läßt er sich dadurch so sehr entmutigen, daß er die Homöopathie ganz aufgibt.

Deshalb ist es bei der Bearbeitung eines Falles wichtig, zunächst zu beurteilen, wie ernst er ist. Bei unserem ersten Beispiel (siehe oben) kann man zuversichtlich davon ausgehen, daß das richtige Mittel die Symptome rasch und dauerhaft heilt. Beim zweiten Beispiel hingegen muß man die Prognose sehr viel vorsichtiger stellen. Man darf beim Patienten nicht den falschen Eindruck erwecken, als könne er leicht oder rasch gesund werden. Er muß wissen, daß Schwierigkeiten zu erwarten sind, daß er Geduld haben muß und daß es notwendig ist, sich von den Gesetzmäßigkeiten des Heilprozesses leiten zu lassen. Bei einem derartigen Fall werden im Laufe der Gesundung wahrscheinlich viele Probleme auftreten, und selbst das endgültige Resultat ist vielleicht weniger zufriedenstellend, als man es beim ersten Fallbeispiel erwarten kann.

Wie kommt man aber nun zu einem zuverlässigen prognostischen Urteil?

Im wesentlichen sind es vier Faktoren, die eine *ungünstige* Prognose ergeben:

1. Beträchtliche Einschränkung der Lebenslust und Schaffensfreude. Sind Lebensfreude und Tatendrang eines Patienten dauerhaft getrübt und erschlafft, muß man trotz unbedeutender Beschwerden damit rechnen, daß er eine starke Veranlagung zu chronischen Leiden besitzt. Kreative, sozial aufgeschlossene Menschen erlauben im allgemeinen eine günstige Prognose. Wer jedoch seinen Horizont bewußt verengt, allem Streß aus dem Wege geht oder nähere Kontakte mit anderen Menschen vermeidet, dessen Aussichten sind prognostisch eher ungünstig.

Oft kann der Homöopath bestimmte Tendenzen dieser Art schon zu Beginn des Interviews feststellen: Die Offenheit mit der sich ein Patient ausdrückt; seine Bereitwilligkeit, über Dinge zu sprechen, die ihn innerlich stark bewegen; seine Haltung; seine Fähigkeit, Kontakt zum Arzt herzustellen — all dies sind Fingerzeige. Außerdem liefern einfache äußere Beobachtungen wertvolle Hinweise: Hautfarbe, Beschaffenheit von Haut und Muskeln, Klarheit der Augen, Aussehen der Zunge, Glanz des Haares usw.

2. *Der Schwerpunkt der Symptome.* Befindet sich das Schwergewicht der Symptomatik auf der geistigen oder emotionalen Ebene, ist die Prognose relativ ungünstig. Patienten dieser Art werden meist nur langsam und schwer gesund. Dagegen kann man bei Menschen, die auf der geistig-seelischen Ebene nur wenig eingeschränkt sind, eine rasche und leichte Heilung erwarten. Je tiefer der Schwerpunkt sitzt, desto schlechter ist die Prognose.

3. *Überempfindlichkeit gegenüber Umweltreizen.* Menschen, die auf jede kleine Veränderung in ihrer Umgebung empfindlich reagieren; die sich von Leid und Unrecht unverhältnismäßig bedrücken lassen; die kein spöttisches Wort und keine Zurückweisung ertragen können; die jeder Auseinandersetzung aus dem Wege gehen; die ständig aufpassen müssen, was sie essen; die sich sehr leicht erkälten usw. — solche Menschen müssen häufig eine ungünstige Prognose hinnehmen. Ihr Organismus ist unfähig, das Gleichgewicht aufrechtzuerhalten, und der Abwehrmechanismus muß ständig versuchen, einen Ausgleich zu schaffen.

4. *Die Vorgeschichte und Familiengeschichte.* Patienten, die schwere, tiefsitzende Krankheiten oder eine Reihe von Unterdrückungstherapien durchgemacht haben, werden ebenfalls im Verlauf der Heilung häufiger auf Schwierigkeiten stoßen; dasselbe gilt für Patienten, die aus Familien mit stark miasmatischer Vorbelastung stammen, z. B. mit Verwandten, die durch schwere organische Veränderungen früh gestorben sind, an langwierigen chronischen Krankheiten leiden, geistesgestört sind o. dergl.

Entdeckt man bei einem Patienten einen der obigen vier Faktoren, so sollte man sogleich Verdacht auf ernste Gefährdung schöpfen. Selbst wenn es nur ein einziger Faktor ist, sollte man mit Schwierigkeiten rechnen und sorgfältig weiterforschen, um festzustellen, wie tief die Krankheit sitzt. Gelegentlich kann zwar einer der Faktoren vorhanden sein, ohne die Prognose ungünstig zu beeinflussen; normalerweise jedoch stößt man, wenn ein Faktor vorhanden ist, auch auf weitere. Treffen gar alle vier Aspekte auf einen Patienten zu, sollte man außerordentlich auf der Hut sein, ganz gleich, wie geringfügig die derzeitige Beschwerde aussehen mag. In derartigen Fällen kann eine unbedeutende Störung leicht »die Spitze des Eisberges« darstellen. Viel Zeit und Mühe sind nötig, die Gesundheit eines solchen Patienten einigermaßen wiederherzustellen.

Fallanalyse für Anfänger

Beim Studium der homöopathischen Anamnese stehen wir nun vor der Aufgabe, das richtige Mittel — das Simillimum — zu finden. Für den Anfänger, der nur eine begrenzte Kenntnis der *Materia Medica* besitzt, kann diese Entscheidung, besonders in chronischen Fällen, sehr schwierig sein. Nichtsdestoweniger muß betont werden: *Die Wahl des ersten Mittels ist die wichtigste Entscheidung in der Homöopathie!* Versuchen wir nicht, uns diese Entscheidung zu vereinfachen — durchdenken wir sie sehr genau! Das erste Mittel ist es, das dem Homöopathen den Zugang zu einem Fall verschafft. Entweder es mobilisiert das heilende Potential des Abwehrmechanismus und steuert den Fall in Richtung größerer Ordnung, oder aber es stiftet Unordnung und Verwirrung. Da der Fall bis dahin noch nicht unter falschen Verordnungen gelitten hat, ist das erste Mittel oft leichter zu wählen als die nachfolgenden. Und nochmals: Es ist von allen Verordnungen die wichtigste.

Gelegentlich, aber nicht oft ist der Fall zu Beginn der Behandlung ziemlich klar: Der Patient leidet unter einigen leichten Beschwerden, sein Symptombild paßt genau auf ein bestimmtes Mittel, ein paar eigentümliche Symptome bestätigen dieses Mittel, und Kontraindikationen sind keine vorhanden. Der Fall liegt klar auf der Hand, und der Homöopath kann das Mittel ohne Zögern verordnen. Sogar der unerfahrene Praktiker kommt zu eindrucksvollen Heilerfolgen, wenn das Bild zu Beginn der Behandlung eindeutig ist. Ganz besonders wichtig ist es dann, *lange Zeit zu warten,* bevor man das Mittel wiederholt oder ein neues verschreibt.

Meist ergibt die Anamnese jedoch ein gemischtes Symptombild. Der Patient weist vielleicht ein sehr charakteristisches Gemütssymptom von *Pulsatilla* auf, das den Arzt auf den Gedanken bringt, dies sei das angezeigte Mittel. Man fragt weiter, und siehe da — so gut wie kein anderes Symptom bestätigt *Pulsatilla.* Außerdem friert der Patient sehr und spürt ein Verlangen nach Fett — zwei Symptome, die *Pulsatilla* völlig widersprechen. Auf keinen Fall darf man jetzt der Versuchung erliegen, trotzdem *Pulsatilla* zu geben. Man sollte vielmehr den Bericht des Patienten weiter durchdenken und überprüfen, um ein Mittel zu finden, das tatsächlich die Gesamtheit der Symptome deckt. Jedes einzelne Symptom wird vielleicht nicht passen, aber wahrscheinlich läßt sich ein Mittel finden, das *den meisten* der wichtigen Symptome entspricht.

Der Anfänger steht oft vor einem verwirrenden und scheinbar unzusammenhängenden Sammelsurium von Symptomen, das zu keinem einzigen

Mittel zu passen scheint. Der Grund liegt darin, daß er einfach noch keine ausreichende Kenntnis der Mittel besitzt. Wer sich besser auskennt und mehr Erfahrung hat, erkennt in dem Konglomerat von Symptomen das passende Mittel vielleicht mühelos. Doch der Anfänger — was soll er in solch einem Fall tun?

Das Beste ist, er »repertorisiert« den Fall. Dazu fertigt man, wie in Kapitel 13 beschrieben, eine sorgfältige Aufstellung der Symptome an. Man überlegt genau, welche Symptome für die Repertorisation in Frage kommen. Dann ordnet man sie so umsichtig wie möglich nach ihrem Stellenwert: Das wichtigste Symptom steht an erster Stelle usw.

Die besonders merkwürdigen und eigentümlichen Symptome (zu denen im Repertorium nur wenige Mittel genannt sind) schließt man zunächst von der formalen Repertorisation aus.

Man listet also auf einem Blatt Papier nacheinander alle Symptome in dieser Weise auf und schreibt dann unter jedes Symptom alle Mittel, die in der dazugehörigen Rubrik stehen — einschließlich ihrer Wertigkeit. *Jedes* Mittel wird berücksichtigt, um zu verhindern, daß man womöglich das passende Mittel übersieht (wenn die richtigen Rubriken gewählt wurden). Danach schreibt man diejenigen Mittel auf, die in allen Rubriken vorkommen.

Im Idealfall trifft das nur auf ein einziges Mittel zu. Man liest es aufmerksam in der *Materia Medica* nach. Entspricht die »Idee« dieses Mittels der »Idee« des Patienten und besitzt das Mittel die Mehrzahl seiner Symptome, kann man es mit Zuversicht verschreiben.

In der Praxis kommt das aber selten vor. Meist tauchen drei oder vier Mittel in allen Rubriken auf, und man muß sich für eins entscheiden. Dazu sieht man sich nun die Rubriken der merkwürdigen Symptome (Paragraph 153) an und studiert als erstes die Mittel, die sowohl in diesen als auch in allen anderen Rubriken vorkommen. Falls die merkwürdigen Symptome keins der drei oder vier repertorisierten Mittel bestätigen, müssen diese Mittel *solange* in den Arzneimittellehren studiert werden, bis man dasjenige sicher gefunden hat, das der Gesamtsymptomatik des Patienten am besten entspricht.

Niemals sollte man ein Mittel geben, nur weil es die höchste Punktzahl bei der Repertorisation erreicht. Selbst wenn es punktemäßig weit vor den anderen liegt, darf man es nicht geben, solange nicht seine Beschreibung in den Arzneimittellehren auf den Patienten paßt. Das Repertorisieren ist also, wie schon erwähnt, lediglich ein richtungsweisendes Hilfsmittel, nicht die endgültige Antwort.

Einige Homöopathen haben Repertorisationsbögen entwickelt, auf denen man zu jedem Symptom die dazugehörigen Mittel, einschließlich ihrer Wertigkeit, eintragen kann. Die Bögen sind zwar recht praktisch, werden aber für Anfänger nicht empfohlen. In den ersten Jahren soll das Studium eines Falles u. a. auch das Verständnis des Arztes für die Homöopathie und ihre Mittel vertiefen; die Repertorisationsbögen aber können verhindern, daß man wirklich im Hinblick auf den einzelnen Patienten über jedes Mittel nachdenkt. Das Aufschreiben der einzelnen Rubriken mit allen darin enthaltenen Mitteln ist zwar mühsam, hilft aber, sich die Wertigkeit der einzelnen Mittel einzuprägen. Mit zunehmender Kenntnis der Mittel kann man nach einiger Zeit oft auswendig voraussagen, ob ein bestimmtes Symptom in der Prüfung eines Mittels vorkommt oder nicht. Beim Aufschreiben der Rubrik sieht man dann, ob man richtig vermutet hat.

Zweifellos ist dies *ein mühevoller Prozeß*. Übertragen wir ihn aber nicht unserem Assistenten oder der Sekretärin: Er dient ja in erster Linie dazu, daß wir selber lernen.

Besondere Aufmerksamkeit sollte man den »kleinen« Mitteln schenken, die beim Repertorisieren in *mehreren* Rubriken auftauchen — auch, wenn sie überall nur einwertig stehen. Mittel bezeichnet man als »klein«, wenn sie noch nicht vollständig geprüft und somit erst wenige ihrer Symptome bekannt sind. Taucht solch ein Mittel beim Repertorisieren immer wieder auf, sollten wir stutzig werden und es in allen verfügbaren Arzneimittellehren nachlesen. Es mag die Symptomatik unseres Falles nicht lückenlos decken — seine Prüfung ist ja noch unvollständig —, aber vielleicht können wir sein Symptombild klar genug erkennen, um es zu verschreiben. Natürlich ist das eine heikle Entscheidung, die einige Erfahrung voraussetzt, doch sollte man das Mittel in Erwägung ziehen.

Häufig kommt es vor, daß ein Mittel in fast allen Rubriken unserer nach der Gewichtung geordneten Liste steht, aber beispielsweise in der dritten und fünften Rubrik fehlt — es steht unter den ersten (wichtigsten) und unter einigen weniger wichtigen Symptomen, fehlt dagegen bei ein paar Symptomen in der Mitte. Fällt nun bei der Repertorisation kein anderes Mittel auf, das offensichtlich paßt, dann sollte man auch solch ein Mittel in Betracht ziehen. Dazu prüft man, ob es irgendwelche von den merkwürdigen Symptomen des Patienten besitzt, und studiert es dann ausführlich in den Arzneimittellehren. Da die Anamnese, das Bewerten und Ordnen der Symptome sowie die Aufnahme von Symptomen in das Repertorium mancherlei Unsicherheitsfaktoren enthalten, kommt es häufig vor, daß das *Simillimum* nicht alle wichtigen Symptome des Patienten deckt. In solchen

Fällen befragt man den Patienten nach seiner Heilung ausführlich über diese fehlenden Symptome, um festzustellen, ob sie bei der Heilung des ganzen Menschen mitgeheilt worden sind. Wenn ja und wenn sie bei anderen Patienten ebenfalls geheilt worden sind, kann das Mittel in die entsprechende Rubrik aufgenommen werden.

Durch solch mühsame und gewissenhafte Kleinarbeit werden die Arzneimittelkenntnisse des einzelnen und der Homöopathie stetig erweitert. Nach zehnjähriger Praxis gehört man dann als Arzt nicht länger zu den Anfängern. Auch im Repertorisieren bekommt man mehr und mehr Übung und kann sich schließlich die Arbeit durch ein Aussonderungsverfahren erleichtern. Freilich setzt diese Methode, die wir gleich beschreiben werden, eine ausgezeichnete Kenntnis der Arzneimittellehre voraus, denn sie schränkt die für den Patienten in Frage kommenden Mittel erheblich ein.

Beim *aussondernden Repertorisieren* werden nach gründlicher Überlegung nur die wichtigsten Symptome zusammengestellt. Von diesen wählt man dann die besonders charakteristischen aus und ordnet sie nach ihrer Bedeutung (Gewichtung) — ein Vorgang, der große Behutsamkeit und Umsicht erfordert. Viele Faktoren sind dabei zu beachten: die Schwere eines Symptoms, wo es innerhalb der Hierarchie der Ebenen zu plazieren ist, die Frage, inwieweit es das eigentliche Kranksein des Patienten ausdrückt und wann es im Verhältnis zur derzeitigen Krankheitsentwicklung aufgetreten ist usw.

Nun schreibt man das erste Symptom dieser Liste auf ein Blatt Papier und darunter alle Mittel der entsprechenden Rubrik. Ebenso verfährt man mit dem zweiten Symptom, doch diesmal nur gefolgt von den Mitteln, die in beiden Rubriken stehen — der ersten und der zweiten. Dadurch bleiben diejenigen Mittel unberücksichtigt, die zwar in der zweiten, nicht aber in der ersten Rubrik stehen. Unter das dritte Symptom setzen wir nur die Mittel, die sowohl in der dazugehörigen Rubrik als auch in den vorhergehenden beiden Rubriken, also in allen drei Rubriken vorkommen. Wenn man so bei jedem Schritt weiter aussondert, bleiben am Ende nur wenige Arzneien übrig. Diese studiert man dann eingehend in den Arzneimittellehren.

Sicher klingt die beschriebene Methode verlockend, erspart sie doch offensichtlich eine Menge mühsamer Kleinarbeit. Aber — sie ist riskant. Ihr Erfolg hängt ganz davon ab, ob man zuvor die richtigen Symptome ausgewählt hat. Wurde beispielsweise ein Symptom, das eigentlich an dritter Stelle stehen sollte, als erstes angeordnet, kann es passieren, daß man dadurch das *Simillimum* nicht mehr unter den verbleibenden Mitteln hat.

Der Patient bekommt dann gleich zu Beginn der Behandlung ein falsches Mittel. Nur ein Homöopath mit guter Arzneimittelkenntnis wird diesen Fehler rechtzeitig genug bemerken, um ihn zu beheben.

Fallanalyse für Fortgeschrittene

Mit wachsender Erfahrung hat der Arzt die schriftliche Repertorisation immer weniger nötig. Wer seine Mittel genau kennt, hat oft schon am Ende der sorgfältigen Anamnese ein Gespür dafür, welches das passende Mittel ist. Es genügt, wenn er einen Blick auf einige Rubriken im Repertorium wirft, um sich zu vergewissern, ob sein Eindruck stimmt oder nicht. Das geschieht durch eine *»Finger«-Repertorisation:* Man steckt seine Finger zwischen die Seiten mit den entsprechenden Rubriken und schlägt, um Mittel auszusondern, nach Bedarf eine um die andere Seite auf.

Dieses Verfahren erscheint dem Anfänger, der einen langjährig praktizierenden Homöopathen dabei beobachtet, recht einfach. In Wirklichkeit ist es sehr kompliziert, denn das mühsame schriftliche Repertorisieren spielt sich jetzt »im Kopf ab«. Der erfahrene Homöopath kennt die Mittel so gut, daß er sie nicht mehr aufzuschreiben braucht. Durch jahrelanges schriftliches Repertorisieren hat er sich viele Rubriken so gut eingeprägt, daß er nun auswendig sondieren kann.

Ein langjährig geübter Homöopath hat auch *das Charakterbild* der einzelnen Mittel so gründlich erfaßt, daß er auf Anhieb sieht, ob die »Idee« des Mittels der »Idee« des Patienten entspricht. Wenn ja, braucht er nur noch einige bestätigende Symptome, um das richtige Mittel zu wählen. Dic Anamnese freilich muß auch er in jedem Fall vollständig aufnehmen, um sicher zu sein, daß keine widersprüchlichen Symptome vorhanden sind.

Wir sehen also: Stimmen Mittel und Symptomatik des Kranken ihrer Idee nach überein, kann ein fortgeschrittener Homöopath den Fall außerordentlich rasch beurteilen. Findet er dann zusätzlich bestätigende Symptome, bedarf er zur Verschreibung des Mittels keiner weiteren Überlegungen.

Schwieriger wird die Sache, wenn ein oder zwei Symptome auftauchen, die dem Mittel stark widersprechen. Dann muß der Fall noch einmal von vorn aufgerollt werden. Der Fortgeschrittene braucht dazu ebensoviel Zeit und Mühe wie der Anfänger, denn der Vorgang ist der gleiche: Die Gesamtheit der Symptome wird aufmerksam erwogen, alle Risikofaktoren werden in Betracht gezogen, die entsprechenden Rubriken im Repertorium nochmals nachgeschlagen und die merkwürdigen Symptome schließlich besonders eingehend berücksichtigt. Nachdem der Homöopath sich den Fall auf diese Weise nochmals eingehend vor Augen geführt hat, entschließt er sich zu einem Kompromiß, doch muß auch dabei die Gesamtsymptomatik des Patienten mit der des Mittels so weit wie möglich übereinstimmen.

In solch komplizierten Fällen ist es mitunter sogar notwendig, wichtige geistige und allgemeine Symptome unbeachtet zu lassen und seine Wahl auf scheinbar weniger wichtige, aber besonders eigenartige Symptome (Paragraph 153) zu stützen. Wann und wie man diese Entscheidung zu treffen hat, läßt sich in einem Lehrbuch, das allgemeine Richtlinien vermitteln will, kaum befriedigend beantworten, weil natürlich auch jeder schwierige Fall einzig in seiner Art ist. Dies lernt man aus Erfahrung — doch mehr noch durch gezielte Anleitung. Bei diesen Entscheidungen tritt der künstlerische Aspekt der Homöopathie besonders in den Vordergrund, obgleich sie sich auch jedesmal durchaus sachlich begründen lassen müssen.

Häufig trifft man auf Fälle mit vielen gewöhnlichen, aber vielleicht nur zwei merkwürdigen Symptomen. Ein klares Gesamtbild der Symptomatik läßt sich nicht ausmachen. Man repertorisiert den Fall und erhält wegen der vielen gewöhnlichen Symptome eine ganze Reihe von Mitteln, die besonders gründlich geprüft sind (sogenannte *»Polychreste«*). Analyse und Repertorisieren helfen hier nur selten, das passende Mittel zu finden. In solchen Fällen ist es notwendig, sich ganz auf die merkwürdigen Symptome (Paragraph 153) zu konzentrieren und, ohne die Repertorisation weiter zu beachten, das passende Mittel aus diesen Rubriken zu wählen. Oft ist es ein ungewöhnliches Mittel, das man wie bei jeder Verordnung vor der endgültigen Entscheidung gründlich studieren muß, wo immer man es in den vorhandenen Arzneimittellehren finden kann.

Ferner gibt es gelegentlich Fälle, in denen ein chronisches Leiden auf eine ganz bestimmte starke äußere Einwirkung — eine »causa«, eine auslösende Ursache — zurückzuführen ist. Ein Patient ist beispielsweise miasmatisch unbedeutend vorbelastet, leidet aber, seit er sich bei einem Autounfall den Kopf verletzt hat, an einer Reihe neurologischer Störungen. Finden sich bei der Anamnese ein oder zwei merkwürdige Symptome, die auf *Arnica* oder *Natrium sulfuricum* hindeuten (Mittel, die für Verletzungsfolgen bekannt sind), kann der Arzt seine Verordnung sicher auf die so bestätigte auslösende Ursache stützen. Unter diesen besonderen Umständen läßt man die übrigen Symptome zunächst unbeachtet (bei späteren Verordnungen können sie freilich wichtig werden).

Wir sehen also: Die Wahl des Mittels stützt sich auf vielschichtige Überlegungen. Die verschiedendsten Gegebenheiten müssen berücksichtigt, gegeneinander abgewogen werden. Wegen der vielen Unsicherheitsfaktoren ist eine zuverlässige Anamnese besonders wichtig. Die beschriebenen Prinzipien und vor allem die »Ausnahmen von der Regel« gelten nur, wenn die Informationsgrundlagen stimmen. Ist die Anamnese dürftig, irreführend oder unrichtig, werden auch die subtilen Entscheidungen, die später gefällt werden müssen, falsch. Die Wahl des richtigen Mittels hängt also ab von einer zuverlässigen Anamnese, zuverlässigen Prüfungsergebnissen, einem zuverlässigen Repertorium und schließlich einer korrekten Analyse des Falles.

Zweifellos kann auch das Verschreiben aufgrund von Leitsymptomen (sogenannten *»Keynotes«)* gelegentlich erfolgreich sein. Es kommt sogar vor, daß ein nur oberflächlich mit der Homöopathie vertrauter Heilpraktiker in wenigen Minuten ein Mittel verordnet, auf dessen Wahl ein wirklicher Könner viel Zeit und Mühe verwendet hätte. In solch einem Fall mag der Eindruck entstehen, allzu großer Aufwand sei töricht und sinnlos. In Wirklichkeit ist es aber so: Wer nach Leitsymptomen verschreibt, hat *keine zuverlässigen Erfolge.* Er trifft das richtige Mittel nur hin und wieder. Wer dagegen die homöopathischen Prinzipien genau verstanden hat und sorgfältig anwendet, ist in der Lage, das Simillimum für die Mehrzahl seiner Patienten sicher zu finden.

Die Wahl der Potenz

Hat man ein Mittel gewählt, dann ist als nächstes zu überlegen, in welcher Potenz man es dem Patienten verschreiben soll. Hierfür gibt es keine festen Regeln, sondern es kommt in erster Linie darauf an, zu beobachten und aufgrund von Erfahrungen zu entscheiden. Einige allgemeine Hinweise sind zwar möglich, doch man verstehe sie nicht als unabdingbare Vorschriften.

Vor allem der Anfänger legt oft großes Gewicht auf die Wahl der Potenz; als Leiter homöopathischer Seminare wird einem seltsamerweise häufiger die Frage gestellt, warum eine bestimmte Potenz gegeben wurde, als die Frage, warum ein bestimmtes Mittel verabreicht wurde. Die Wahl der Potenz ist aber vergleichsweise zweitrangig, denn Grundlage des Heilens ist das Ähnlichkeitsgesetz; der Prozeß des Potenzierens ist eher ein beigeordneter Faktor. Ein gut gewähltes Mittel wirkt in allen Potenzen heilend — nur hat die passende Potenz für den Patienten eine mildere, angenehmere

Wirkung. Ein *falsches* Mittel dagegen wirkt entweder gar nicht, oder es bringt die Symptomatik durcheinander, gleichgültig, in welcher Potenz man es gibt.

Genaue Richtlinien für die Wahl der Potenz lassen sich deshalb nur schwer aufstellen, weil man nie mit Sicherheit sagen kann, was in einem Fall passiert wäre, wenn der Patient eine andere Potenz erhalten hätte. Angenommen, ein Patient leidet unter Arthritis, Asthma und hat Angst um die eigene Gesundheit; er bekommt *Arsenicum album* C 30 und braucht sechs Monate, bis es ihm besser geht. Eine C 10000 hätte ihn vielleicht schon in drei Monaten geheilt. Beweisen läßt sich das aber nicht, denn dazu hätte man die Potenz rückgängig machen und am selben Patienten ausprobieren müssen, was die C 10000 bewirkt hätte.

Ebensowenig hätte es einen Sinn, in zwei Fällen, die sich *scheinbar* ähnlich sind, zwei verschiedene Potenzen zu geben, um aus dem Experiment sichere Rückschlüsse auf die Wirkung der Potenzierungen zu ziehen. Denn vollkommen gleich sind zwei Fälle nie — deshalb lassen sich auch die Verschreibungen nie wirklich miteinander vergleichen. Nur unter einer Voraussetzung ist ein solcher Vergleich zulässig: wenn eine virulente Epidemie herrscht und viele Menschen das gleiche homöopathische Mittel brauchen. In dieser Situation läßt sich allerdings überzeugend nachweisen, daß höhere Potenzen wirkungsvoller sind — was aber auf chronisch Kranke nicht ohne weiteres übertragbar ist. Bei der Behandlung chronischer Krankheiten spielen so viele Faktoren eine Rolle, daß man zur Wahl der Potenz nur allgemeine Ratschläge geben kann.

Gewisse Patienten sollten — zumindest anfangs — niedrige Potenzen bekommen; es sind dies Menschen mit schwacher Konstitution, alte Leute und solche, die übersensibel reagieren. Sie erhalten am besten zuerst Potenzen von der D 12 und Q 3 bis zur C 200. Höhere Potenzen regen einen geschwächten Abwehrmechanismus nämlich zu stark an, und es tritt eine unnötig schwere Erstverschlimmerung ein (Erstreaktionen werden im nächsten Kapitel behandelt). Vor allem trifft das auf Patienten mit Gewebeveränderungen zu, z. B. mit Arteriosklerose, Coronarinsuffizienz, PCP oder Krebs usw. Befinden diese Erkrankungen sich in einem fortgeschrittenen Stadium, dann ist die gesamte Konstitution geschwächt, und nach Einnahme einer hohen Potenz hat der Patient, selbst wenn das Mittel paßt, durch starke Reaktionen erheblich zu leiden. Allgemein läßt sich also feststellen: Je schwerer ein Mensch organisch erkrankt ist, desto niedriger sollte die Potenz des ersten Mittels gewählt werden.

Gibt man eine D 12 (Q 3), kann der Patient die Einnahme des Mittels eine Zeitlang regelmäßig wiederholen, vorausgesetzt, er weiß, daß er damit aufhören muß, sobald sich die Symptome *auffallend* verschlimmern oder bessern. Von den Patienten, die wegen ihrer Schwäche eine D 12 (Q 3) brauchen, können die vitaleren 30 Tage lang zweimal evtl. auch dreimal täglich eine Dosis einnehmen. Die sehr Schwachen sollten dagegen weniger, vielleicht 20 Tage lang täglich nur eine Dosis bekommen.

Gesetzt den Fall, der Patient ist ein 70jähriger Mann mit stark vergrößerter Prostata und Krebsverdacht. Wenn er sich kräftig genug fühlt, seine täglichen Pflichten einigermaßen zu bewältigen, kann er 30 Tage lang dreimal täglich eine D 12 (Q 3) zu sich nehmen, natürlich auch wieder mit der Anweisung, sofort damit aufzuhören, falls eine merkliche Verschlimmerung *oder* Besserung eintritt. Ist er dagegen so geschwächt, daß er die meiste Zeit im Bett zubringt, gibt man ihm besser nur eine D 12 (oder sogar eine D 6 [Q 1]) 20 Tage lang einmal täglich — wiederum mit der Anweisung, das Mittel im Falle einer offensichtlichen Veränderung sofort abzusetzen.

Ein Problem für sich stellen bei der Wahl der Potenz *die überempfindlichen Patienten dar.* Sie sind besonders »nervös«, reagieren stark auf alle körperlichen und emotionalen Reize, sind meist schlank, unruhig, rastlos und hastig in ihren Bewegungen, empfindlich gegenüber Gerüchen, Lärm und Licht und oft allergisch gegen Chemikalien in Nahrungsmitteln und Umwelt. Solche Menschen sprechen sehr empfindlich an, und zwar hinsichtlich der körperlichen Ebene auf niedrige Potenzen und hinsichtlich der tieferen Ebenen auf sehr hohe Potenzen. Deshalb ist es bei ihnen besser, als anfängliche Einzelgabe keine andere Potenz als C 30 oder C 200 zu verordnen; später kann man — entsprechend ihrer Reaktion — höhere oder niedrigere Potenzen verabreichen.

Kinder mit ernsten gesundheitlichen Problemen sollten im allgemeinen niedrigere Potenzen erhalten. Ein Kleinkind mit schwerem Ekzem oder Psoriasis würde auf eine hohe Potenz wahrscheinlich mit einer starken Verschlimmerung reagieren. Deshalb gibt man in solchen Fällen nur einige Dosen der D 12 oder Q 3 (täglich) oder eine einzelne Dosis der C 30 oder C 200.

Auch was bösartige Erkrankungen betrifft, sollte das erste Mittel die C 200 nicht überschreiten; bei bloßem *Verdacht* auf einen malignen oder prämalignen Zustand sollte es keinesfalls über die C 1000 hinausgehen. Diese Beschränkungen sollen eine unnötig starke körperliche Erstverschlimmerung, deren Behandlung viel Erfahrung verlangt, vermeiden.

Hingegen können Patienten, die allem Anschein nach problemlos heilbar sind und kaum pathologische Gewebeveränderungen zeigen, von Anfang an höhere Potenzen bekommen — von der C 30 bis zur C 100 000. Letztlich hängt die Höhe der Potenz davon ab, wie *sicher* man ist, das richtige Mittel gewählt zu haben. Handelt es sich um ein Mittel, das genau auf die Gesamtsymptomatik paßt, kann man dem Patienten dieser Kategorie eine sehr hohe Potenz verabreichen. Ist das Mittel aber weniger deutlich erkennbar, beginnt man besser mit einer C 30.

Angenommen, es kommt eine Frau in die Praxis, die seit drei Jahren einen Ausschlag an den Händen hat. Die Anamnese ergibt: Sonst gibt es keine nennenswerten Beschwerden, sie fühlt sich im großen Ganzen froh und unbeschwert, ist kreativ, liebt ihre Arbeit, lernt gern fremde Länder und Menschen kennen, hat gute Freunde und kennt keinerlei sexuelle Probleme. Aus ihrem Bericht kristallisiert sich deutlich das Bild von *Pulsatilla* heraus; auch als Typ bestätigt die Patientin diesen Eindruck. In solch einem Fall kann man bedenkenlos *Pulsatilla* C 50 000 oder sogar C 100 000 verschreiben.

Eine andere junge Frau kommt mit einem ähnlichen Leiden zum Arzt; es läßt sich aber schwer entscheiden, ob sie *Pulsatilla* oder *Sulfur* braucht. Nach stundenlangem Abwägen wird *Pulsatilla* verabreicht, doch diesmal eine C 30 oder C 200, weil das Bild des Mittels unklar ist.

Bei einem dritten Fall mit Hautausschlag ist *Pulsatilla* zwar eindeutig angezeigt, die Patientin berichtet aber, sie brauche »nur« zweimal wöchentlich Cortisonsalbe zu benutzen, um den Ausschlag unter Kontrolle zu halten. Man beobachtet noch andere Schwächen ihres Organismus: geringe Vitalität, leichte Ermüdbarkeit und Empfindlichkeit gegen Chemikalien aus der Umwelt. Hier würde man sich für eine Potenz entscheiden, die die C 200 nicht übersteigt; andernfalls könnte es zu einer unnötig langen Verschlimmerung kommen.

Zuweilen hört man, Hochpotenzen seien einzusetzen, wenn das Schwergewicht der Symptomatik auf der geistigen Ebene, Niedrigpotenzen dagegen, wenn es auf der körperlichen Ebene liege. Diese Auffassung ist falsch. Gemütssymptome sind zwar bei der Wahl eines Mittels zweifellos am wichtigsten, und wenn sie eindeutig auf ein bestimmtes Mittel hinweisen, können wir es, selbst wenn die körperlichen Symptome nicht vollkommen passen, in einer hohen Potenz verordnen. Das geschieht dann aber *nicht,* weil es ein Gemütsfall ist, sondern weil wir eine sichere Indikation für das richtige Mittel haben. Ein Patient mit vielen Gemütssymptomen, die aber nicht eindeutig auf ein Mittel zutreffen, erhält, weil das Bild verschwommener ist, eine niedrige Potenz.

Ein anderer Irrtum lautet, man könne als Anfänger keinen Schaden anrichten, wenn man Potenzen unter der C 30 gibt. Wir haben jedoch gesehen, daß bei großer Ähnlichkeit zwischen Patient und Mittel jede Potenz tiefgreifend wirken kann. Handelt es sich um das *Simillimum,* kann eine sehr niedrige Potenz, ja sogar der unpotenzierte Rohstoff eine tiefgreifende Wirkung hervorrufen. Wurde das verabreichte Medikament nun aus einem giftigen Rohstoff hergestellt, besteht bei überempfindlichen Patienten die Gefahr, daß durch eine Niedrigpotenz eine schwere, vielleicht sogar bedrohliche Verschlimmerung eintritt.

Es gibt Mittel, bei denen man von vornherein mit der Gabe von Hochpotenzen vorsichtig sein sollte: Arzneien wie Lachesis, Aurum und tiefwirkende Nosoden (vor allem Medorrhinum) zeigen starke Tendenzen zu pathologischen Organveränderungen. Aus diesem Grunde sollte man sie hauptsächlich in niedrigeren Potenzen (C 30, C 200 oder Q-Potenzen) einsetzen, es sei denn, es ist sicher nachgewiesen, daß bei dem Patienten keine degenerativen Gewebeschäden vorliegen.

Was nun die *akuten Fälle* betrifft, so gelten im allgemeinen die gleichen Prinzipien, doch muß das Mittel, falls sich seine Wirkung rasch erschöpft, häufiger wiederholt werden. Kinder verfügen im allgemeinen über einen starken Abwehrmechanismus; deshalb gibt man ihnen normalerweise keine Potenzen unter C 200, sondern — je nachdem, wie eindeutig das Mittel erkennbar ist — zwischen C 200 und C 10 000. Bei älteren Menschen, die unter chronischer Schwäche oder infolge einer akuten Erkrankung, z. B. einer schweren Lungenentzündung, unter Entkräftung leiden, fängt man am besten mit der C 200 an, und zwar sogar dann, wenn das Mittel eindeutig ist.

Auch bei akuten Krankheiten verabreicht man zunächst nur *eine* Dosis des Mittels und wartet dann die Wirkung ab. Eine Niedrigpotenz wirkt vielleicht nur für ein paar Stunden und muß dann wiederholt werden. Dies soll aber nicht automatisch geschehen; vielmehr werden zuerst die Symptome neu aufgenommen, damit man sicher ist, daß kein anderes Mittel in Frage kommt. Es gibt Homöopathen, die bei akuten Krankheiten grundsätzlich jedesmal eine wiederholte Einnahme verordnen, z. B. sechs Stunden lang stündlich fünf Kügelchen oder Tropfen. Schaden wird das dem Patienten vermutlich nicht, aber notwendig ist es ebensowenig. Wenn man ein eindeutig angezeigtes Mittel in hoher Potenz verordnet, genügt normalerweise eine einzelne Gabe; falls die Behandlung aber wiederholt werden muß, nehmen wir den Fall erst noch einmal auf, um festzustellen, ob nicht inzwischen das Bild eines anderen Mittels sichtbar geworden ist.

Das Einzelmittel

Einer der wichtigsten Grundsätze in der Homöopathie lautet, daß jeweils nur *ein* Mittel gegeben wird. Die Zweckmäßigkeit dieses Prinzips ist so offensichtlich, daß es auch für jedes andere Heilverfahren gelten sollte.

Wenn man nämlich mehr als ein Mittel bzw. eine Behandlungsweise verordnet, und es tritt danach eine positive oder negative Wirkung ein, kann man unmöglich feststellen, wodurch sie verursacht wurde. Es gibt dann keinerlei Anhaltspunkte, um herauszufinden, welche Komponente der Mischbehandlung (z. B. Komplextherapie) gewirkt hat. Außerdem läßt sich auch nicht vorhersehen, wie verschiedene Behandlungen einander wechselweise beeinflussen. Wenn ein definiertes Einzelmittel verabreicht wird, ist seine Wirkung aufgrund der Arzneimittelprüfungen und Heilerfahrungen voraussehbar — doch wer kann wissen, wie die Mittelwirkung verändert wird, wenn es mit anderen vermischt wird? Niemand kann das ohne Prüfungen vorhersagen.

Angenommen, ein Patient erhält ein Komplexmittel mit sechs (oder mehr) verschiedenen potenzierten Stoffen, und es tritt eine deutliche Verschlechterung ein. Was ist geschehen? Hat der Komplex als Ganzes die Verschlimmerung hervorgerufen oder ist sie durch eins der Mittel im Sinne einer Heilungskrise eingetreten, während ein anderes Mittel vielleicht eine schon eingetretene Besserung wieder zunichte gemacht hat? Wirkt eines innerhalb von Tagen, ein anderes vielleicht erst nach einer Woche? Reagiert der Patient auf eine der Substanzen besonders empfindlich? Wenn ja, auf welche? Falls die Verschlimmerung bedrohlich wird: Wie soll man vorgehen, um das nächste Mittel, das den Patienten retten kann, zu finden?

Nehmen wir auch den anderen Fall an: Ein Patient bekommt einen Komplex von mehreren Mitteln, und im Verlaufe von drei Monaten geht es ihm merklich besser. Welches der Mittel hat die Besserung bewirkt? Falls sie nur eine Zeitlang anhält — wie findet man nun ein ergänzendes Mittel? Oder angenommen, das Mittel, das gewirkt hat, wurde in einer zu niedrigen Potenz gegeben, um dauerhaft zu heilen — wie läßt sich dann entscheiden, welches von den Mitteln in einer höheren Potenz gegeben werden müßte?

Und das sind noch längst nicht alle Fragen: Komplexmittel sind nie geprüft worden; wie soll man also wissen, welche Symptomatik durch einen Komplex geheilt werden kann? Wäre die Wirkung im Fall einer Prüfung bloß ein Gemisch der Symptome, die bereits aus den Prüfungen der Einzelmittel bekannt sind, also eine »Summe der einzelnen Teile«, oder entstünde ein völlig anderes Symptombild?

Wer Komplexmittel verordnet, verstößt demzufolge nicht nur gegen die Grundsätze der Homöopathie, sondern auch gegen den gesunden Menschenverstand. Trotzdem ist diese Behandlungsmethode mancherorts sogar die Regel: Der »Homöopath« nimmt einen Fall auf, und da er das Mittel, das auf die Gesamtheit der Symptome paßt, nicht kennt oder findet, verordnet er mehrere Arzneien gleichzeitig, die seiner Meinung nach einen Teil der Symptomatik decken. Schlimmer noch: Er mischt verschiedene Potenzen und setzt fest, welche Mittel zu welchen Tageszeiten einzunehmen sind. In der Homöopathie — das weiß der Leser inzwischen — geht es darum, für jeden Patienten das eine Mittel zu finden, dessen Frequenz der des Abwehrmechanismus am ähnlichsten ist. Wer also Komplexmittel verschreibt, gleicht einem Menschen, der sechs verschiedene Radiosender gleichzeitig einstellt und hofft, nun eine Symphonie zu hören.

Derartige Praktiken schaffen nichts als Chaos. Und in der Tat handelt es sich bei einigen der schlimmsten Fälle in der homöopathischen Praxis um Patienten, die jahrelang einen Wirrwarr von Mitteln bekommen haben. Ihr Abwehrmechanismus ist so stark beeinträchtigt, daß man sie nicht einmal mehr so gesund machen kann, wie sie es vor Beginn der Behandlung waren, von einer wirklichen Heilung ganz zu schweigen.

Ein verantwortungsvoller und kompetenter Homöopath kann den Einsatz von Komplexmitteln nur zutiefst bedauern. Auch mit der Einstellung: »Wir haben eben unsere Art und ihr habt eure« ist das Problem nicht abgetan, denn wer potenzierte Mittel wahllos verschreibt, schadet dem Ruf der Homöopathie. Wenn man schon bewußt versucht, sich eine Therapie zunutze zu machen, die auf Energien beruht, die bislang dem gewöhnlichen Vorstellungsvermögen fremd sind, so sollte man sich streng an die subtilen Gesetzmäßigkeiten halten, von denen ihre Wirkungen abhängen.

15. Kapitel

Die zweite Konsultation

Bei der üblichen homöopathischen Praxis besteht von seiten des Arztes ein einseitiges Interesse an der Symptomatologie der Erstbefragung und an der Wahl des ersten Mittels. Die erste Konsultation ist zwar für jeden Patienten die allerwichtigste; wir müssen aber begreifen, daß der richtigen Auswertung durch den Arzt, wie nämlich der Patient auf diese Verordnung reagiert, die gleiche Bedeutung zukommt. Natürlich hat man es leicht, wenn man bei der Nachbefragung lediglich prüft, ob der Patient positiv auf das Mittel angesprochen hat oder nicht; wenn ja, stößt man einen Seufzer der Erleichterung aus und gibt die gebräuchlichste homöopathische Devise aus: »Abwarten!« Ist der Patient nicht zufrieden und hat sein Fall sich offenbar wenig verändert, beginnt man von neuem, das genau passende Mittel zu suchen.

In Wirklichkeit liegen die Dinge aber wesentlich komplizierter. Man sollte sich die Weiterbehandlung nicht zu leicht machen oder sie gar dem Zufall überlassen. Wenn auch die erste Verordnung die *wichtigste* Entscheidung in der Homöopathie darstellt, so ist die zweite Verordnung sicherlich die *schwierigste.* Bei der ersten Konsultation geht es einfach darum, den Patienten zu verstehen und seine Problematik so zu analysieren, daß man das zutreffende Mittel findet. Später dagegen sind viel komplexere Fragen zu klären: Geht es dem Patienten *wirklich* besser? Hat das verabreichte Mittel den erwünschten Effekt hervorgerufen oder nicht, oder hat es nur eine Teilbesserung gebracht? Wie sieht jetzt, da wir die Reaktion auf das erste Mittel kennen, die Prognose aus? Braucht der Patient diesmal überhaupt ein Mittel? Benötigt er eine andere Potenz? Ist es im Augenblick besser, einfach die weitere Entwicklung abzuwarten? Vielleicht wird aber deutlich, daß der Patient auf das erste Mittel nicht richtig reagiert hat: Ist sein Symptombild jetzt für die Verordnung eines anderen Mittels klar genug, oder sollte man noch warten, bis sich das Bild des notwendigen Mittels voll entfaltet hat?

Dies sind nur einige der Fragen, mit denen sich der homöopathische Arzt bei den folgenden Besuchen des Patienten auseinanderzusetzen hat. Im Grunde verlangt die zweite Verordnung sogar wesentlich mehr Wissen, mehr Kompetenz, Einfühlungsvermögen und Urteilsfähigkeit vom Arzt als die Erstverordnung; die gesamte Palette homöopathischer Kenntnisse kommt hier zum Tragen. Es sind hier Entscheidungen zu treffen, die, wie schon gesagt, zwar auf verifizierbaren wissenschaftlichen Prinzipien beruhen, doch ist die Anwendung dieser Prinzipien im konkreten Fall derart komplex, daß man tatsächlich von einer Kunst sprechen muß.

Verständlicherweise neigt der Homöopath dazu, seine Arbeitskraft vorwiegend auf die Suche nach dem passenden Mittel zu konzentrieren. Auf Tagungen, in Diskussionen, Arbeitskreisen und bei Besprechungen untereinander geht es gewöhnlich darum, welches Mittel man in diesem oder jenem Fall geben sollte. Im Hinblick auf die erste Verordnung ist das durchaus legitim; bei den nächsten Besuchen stellt sich aber vor allem die Frage: *»Was geht bei diesem Patienten im einzelnen wirklich vor sich?«* Beantworten kann das nur, wer sich in der homöopathischen Theorie sehr gut auskennt, denn oft läßt sich eine befriedigende Antwort nur schwer finden. Sie ist aber Voraussetzung für die Entscheidung, ob der Homöopath lieber abwarten oder ein Mittel geben soll. Entschließt er sich, ein Medikament zu verabreichen, dann erhebt sich die Frage, ob es ein anderes oder das gleiche sein soll und ob eine Potenzänderung angezeigt ist.

Auch an den Patienten stellt die zweite Konsultation neue Anforderungen. Bei der Erstbefragung war er sicher erstaunt, daß der Homöopath so viele Einzelheiten von ihm wissen wollte. Deshalb richtet er seine Aufmerksamkeit auch jetzt auf Details und übersieht die große Linie. Er möchte seinen Arzt so genau wie möglich informieren und hofft auf die Bestätigung, daß das Mittel wirkt.

Nicht jeder Patient verhält sich in dieser Situation gleich: Ein »verschlossener« Mensch, der die Dinge sachlich und nüchtern sieht und nur über das spricht, was besonders auffällt und hundertprozentig feststeht, mag in seinen Äußerungen übervorsichtig sein. Der Arzt wird dadurch womöglich irregeführt und stellt die Wirkung des Mittels in Frage. Ein »offener« Patient dagegen läßt sich vielleicht hinreißen von dem Wunsch, eine positive Entwicklung zu sehen: Seine Aussagen sind übertrieben optimistisch gefärbt. Ein Hypochonder schließlich — stets darauf bedacht, dem Arzt klarzumachen, wie ernst seine Probleme sind — betont unbedeutende Einzelheiten, übergeht Symptome, die sich positiv verändert haben und übertreibt die Wichtigkeit neuer Symptome. Überempfindliche Patienten erleben mitunter direkt nach der ersten Gabe auffallende Veränderungen und beachten daher nicht genügend, was sich im Laufe der Zeit außerdem ändert.

Es ist daher überaus wichtig, daß die Patienten so genau und objektiv wie möglich über ihre Symptome berichten. Den Vergeßlichen hilft es vielleicht, wenn man sie zu Beginn der Behandlung auffordert, sich Notizen zu machen; den Übergenauen ist davon jedoch abzuraten; sie verlieren leicht den Überblick. Der Homöopath muß bei allen späteren Befragungen die Antworten des Patienten *noch* vorsichtiger abwägen als beim ersten Mal. Bereits die Erstbefragung bringt bestimmte Probleme mit sich, die wir schon besprochen haben; ebenso haben die späteren Befragungen ihre Schwierigkeiten — zwar sind sie anders geartet, oft aber sogar noch größer. Es gilt, jede Antwort des Patienten genau unter die Lupe zu nehmen, um zu klären, auf welche Weise die Symptome sich verändert haben. Mangelnde Gründlichkeit kann den Fall — durch ein falsches oder zum falschen Zeitpunkt gegebenes Mittel — leicht verderben. Viele Homöopathen sind durchaus in der Lage, beim ersten Mal das richtige Mittel zu finden; manch einer macht aber diesen Erfolg selbst zunichte, indem er das Mittel zum falschen Zeitpunkt wiederholt oder durch die Verordnung eines weiteren Mittels den Fortgang der Heilung stört.

Nehmen wir z. B. den Typus des recht *verschlossenen Patienten:* Er hat sein chronisches Mittel bekommen. Zum Zeitpunkt der zweiten Befragung ist er aber noch ungewiß, ob es gewirkt hat. Er will sich nicht zu optimistisch geben und sagt daher aus, er habe keine definitiven Veränderungen festgestellt. Der Homöopath nimmt den Fall nochmals auf und stellt fest, daß sich die geringen Änderungen ebensogut auf Umweltfaktoren zurückführen lassen. Er entscheidet deshalb: Der Patient braucht ein neues Mittel.

Er studiert den Fall also von neuem: Das ursprüngliche Mittel paßt zwar noch immer gut, hat aber anscheinend nicht gewirkt. Er verordnet daher das zweitbeste Mittel. Der Patient erscheint zur nächsten Konsultation, und immer noch scheint sich wenig getan zu haben. Ein weiteres Mittel wird versucht. Nach fünfmonatiger Behandlung bemerkt der Patient beiläufig: *»Wissen Sie, Herr Doktor, von allen Mitteln, die Sie mir gegeben* *haben, hat mir eigentlich das erste am besten geholfen; ich erinnere mich, daß sich damals ein paar Symptome deutlich gebessert hatten.«* Das ist so ungefähr das Schlimmste, was einem als Homöopath passieren kann, denn nach Einnahme so vieler Mittel ist es vielleicht gar nicht möglich, einfach das erste Mittel zu wiederholen. Der Fall wurde inzwischen womöglich so weitgehend verzerrt, daß das ursprüngliche Mittel gar nicht mehr angezeigt ist, ja die Symptomatik erscheint derart verworren, daß sich im Augenblick überhaupt kein klares Symptombild erkennen läßt.

Der Schaden, der durch eine falsche Beurteilung der Angaben des Patienten bei seinem zweiten Besuch erwächst, kann so enorm sein, daß ich mich zuweilen zu etwas drastischen Maßnahmen veranlaßt sehe: Wenn ich den Verdacht schöpfe, ein verschlossener Patient berichtet mir nicht den wirklichen Verlauf, entgegne ich unter Umständen: »Also gut — da sich ja offensichtlich überhaupt nichts verändert hat, bin ich *gezwungen,* Ihnen ein anderes Mittel zu geben. Falls das erste Mittel aber doch gewirkt haben sollte, müssen wir damit rechnen, daß das neue Mittel diese Wirkung wieder zunichte macht.« Der Patient erkennt die Gefahr, daß weitere Mittel die Heilwirkung der ersten Arznei ernsthaft gefährden können, und versucht nun wahrscheinlich, so gut er kann, zu beschreiben, wie es ihm tatsächlich geht. Auf diese Weise ist es dann doch häufig möglich, das wirkliche Symptombild herauszufinden.

Es ließen sich zahllose Beispiele bringen über die Fallen, in die Arzt und Patient geraten können. Wir wollen in diesem Kapitel diejenigen Gefahren behandeln, die am häufigsten auftreten, denn auf alle denkbaren Reaktionen eines Patienten einzugehen, ist natürlich unmöglich. Vieles läßt sich nur aus Erfahrung lernen. Hier beschränken wir uns auf die typischsten Reaktionen. Wir werden versuchen, sie zu interpretieren und dann zu beschreiben, welche therapeutischen Maßnahmen sich daraus ergeben.

Zunächst müssen wir den Begriff »zweite Verordnung« klären: *Unter der zweiten Verordnung verstehen wir diejenige, die auf das Mittel folgt, das gewirkt hat.* Sie ist also nicht einfach das zweite Mittel, das verschrieben wird. Wenn erst das dritte Mittel homöopathisch war, d. h. gewirkt hat, dann ist das vierte Mittel die »zweite Verordnung«. Ein falsches Mittel, das in keiner Weise einen Resonanzeffekt auf die Frequenz des Organismus hatte, bleibt ohne Folgen und wird deshalb nicht gezählt. Das erste Mittel, das eine — wenn auch noch so geringe Wirkung auf den Patienten hat, wird also als »erste Verordnung« betrachtet, und es ist genau zu überlegen, ob ein und welches Mittel ihm folgen soll.

Das gilt vor allem, wenn es sich um sogenannte *unvereinbare* oder *unver-*

trägliche Mittel handelt, z. B. *Phosphor* und *Causticum*. Sie können erfahrungsgemäß gegensätzlich wirken, sofern man sie nacheinander verordnet. Das trifft aber nur zu, wenn der Patient auf eine der beiden Arzneien reagiert hat. Verabreicht man *Causticum*, und es verändert sich nichts, dann kann man ohne weiteres *Phosphor* als nächstes Mittel verschreiben. Sieht es aber so aus, als habe *Causticum* gewirkt, dann sollte man vermeiden, danach *Phosphor* zu geben.

Die Zeitspanne zwischen den Konsultationen

Nachdem der Patient das erste Mittel erhalten hat, erhebt sich die Frage: Wann soll er wiederkommen? Natürlich hängt das weitgehend von der Art seiner Beschwerden ab. Akute oder schwere chronische Fälle bedingen einen früheren Termin als beim Durchschnittspatienten. Da sich nicht genau vorhersehen läßt, was nach dem ersten Mittel geschehen wird, muß man den Patienten auf jeden Fall darauf aufmerksam machen, daß er, falls irgendwelche auffallenden Veränderungen es erfordern, schon vor dem vereinbarten nächsten Termin kommen kann und soll.

In akuten Fällen hängt der Zeitpunkt für die nächste Konsultation von der Schwere der Krankheit ab. Bei schwer kranken Patienten sollte man bereits nach sechs Stunden prüfen, wie das Mittel gewirkt hat; andernfalls kann man 24 Stunden warten. Sechs bzw. 24 Stunden sind erfahrungsgemäß am günstigsten, um zu beurteilen, ob das Mittel gewirkt hat bzw., falls sich das Symptombild auffallend verändert hat, ein neues Mittel zu wählen. Wenn sich allerdings der Zustand des Patienten nach der Medizin deutlich gebessert hatte und dann offensichtlich ein Rückfall eingetreten ist, muß man den vorgesehenen Termin u. U. verkürzen.

Bei der Behandlung chronischer Krankheiten wäre ein Intervall von zwei Monaten ideal. Die Reaktion auf das Mittel läßt sich dann in nahezu jedem Fall eindeutig beurteilen. Falls aber keine Reaktion eintritt, sind zwei Monate für die meisten Patienten zu lang. Deshalb empfehlen wir als Kompromiß eine vier- bis fünfwöchige Wartezeit. Sowohl positive als auch negative Veränderungen lassen sich nach Ablauf dieser Frist in 95% der Fälle feststellen. War das Mittel richtig gewählt, zeigt sich die Wirkung meist schon innerhalb eines Monats. Oft kommt es auch vor, daß Patienten in den ersten 20 Tagen nach Einnahme des Mittels keinerlei Reaktion (oder vielleicht eine Verschlimmerung) bemerken und sich erst etwa ab der vierten Woche allmählich sehr viel besser fühlen. Nur in seltenen Fällen wirkt ein Mittel, ohne daß diese Wirkung im Laufe eines Monats erkennbar wird.

Ab und zu kommt es vor, daß die Symptome sich nach einem Monat zwar deutlich verändert haben, aber noch keine eindeutige Interpretation zulassen. Dann muß man weitere vierzehn Tage oder sogar vier Wochen warten, um sich über die Art der Reaktion ganz klar werden zu können. Verloren ist diese Wartezeit nie: Man erhält zusätzliche Symptome, die später weiterhelfen können.

Eins sollte für jeden klar sein: *Es ist keineswegs notwendig, bei jeder Konsultation ein Mittel zu verordnen.* Die Vorstellung, man müsse etwas verschreiben, stammt von den Allopathen, wer ihr folgt, läuft dadurch Gefahr, seine Fälle zu verderben. Solange man sich nicht darüber im klaren ist, was in einem bestimmten Fall wirklich vor sich geht bzw. welches Mittel angezeigt ist, sollte man nichts verordnen als »Wartetropfen«. Der Abwehrmechanismus wird, wenn man ihm genügend Zeit läßt, das eindeutige Bild mit Sicherheit hervorbringen. Dann kommt es natürlich darauf an, daß man es auch erkennt.

Immer wieder gibt es Fälle, in denen der Patient vor Ablauf eines Monats wiederkommen muß. Die Symptomatik kann sich — vor allem bei Patienten mit schwerwiegenden Veränderungen des klinischen Bildes — rascher entwickeln als erwartet; dann muß die Konsultation vielleicht schon ein paar Tage nach Einnahme des Mittels stattfinden. Das kommt vor allem bei Patienten vor, die im Krankenhaus liegen. Ambulante Patienten sollte man möglichst nicht mit täglichen oder wöchentlichen Konsultationen verwöhnen; zwar macht man ihnen dadurch Mut, setzt sich als Homöopath aber unnötig dem Druck aus, »etwas tun zu müssen«, und verordnet vielleicht etwas, das die Heilung auf die Dauer beeinträchtigt.

Der Ablauf der zweiten Konsultation

Normalerweise wird für die folgenden Behandlungen weniger Zeit angesetzt als für das Aufnahmegespräch. Das ist verständlich und durchaus berechtigt, denn beim ersten Besuch des Patienten hatte sich der Arzt ja ein umfassendes Urteil zu bilden. Es darf jedoch deshalb nicht der Eindruck entstehen, Nachbefragungen seien weniger wichtig; im Gegenteil — in mancher Hinsicht stellen sie den Homöopathen vor eine schwierigere Aufgabe als das Erstgespräch. Er muß sich daher ebenso genaue Notizen machen und die Symptome ebenso exakt unterstreichen. Es genügt nicht, wie es bei Nachbefragungen oft geschieht, einfach »besser«, »schlechter« oder »unverändert« zu notieren, sondern sehr viel mehr muß in Erfahrung gebracht und beurteilt werden.

Konkret sind in der zweiten Konsultation folgende Faktoren zu klären:

1. Wie hat der Patient — abgesehen von seinem eigenen Eindruck — auf die Erstverordnung reagiert? Hat das Mittel wirklich eine Heilung in Gang gesetzt? War es nur zum Teil ähnlich, und hat es deshalb nur nebensächliche Veränderungen hervorgerufen? Hat es unterdrückend gewirkt und die Gesundheit des Patienten insgesamt verschlechtert? Oder war es ganz einfach falsch und hat zu keinen nennenswerten Veränderungen geführt?

2. Braucht der Kranke ein anderes Mittel, oder ist es besser, abzuwarten?

3. Falls ein anderes Mittel notwendig ist, welches Mittel ist es und in welcher Potenz?

Diese Fragen zeigen die Aufgabe und strukturieren den Verlauf der zweiten Konsultation. Natürlich braucht man sich nicht starr an dieses Konzept zu halten, denn jeder Fall ist einzig in seiner Art, und jede Befragung verläuft daher anders. Dennoch mag eine *grundsätzliche Reihenfolge* als Orientierungshilfe dienen:

1. Wie fühlt sich der Patient *im allgemeinen?* Hat sich seine Gesundheit verbessert, verschlechtert oder gar nicht verändert? Patienten neigen dazu — vor allem, da sie beim ersten Mal nach unerwartet vielen Details gefragt wurden, sich auf einzelne Symptome zu konzentrieren. Wichtiger ist es jetzt aber, zunächst einen Gesamteindruck zu gewinnen.

2. Hat sich *die Tatkraft, die Energie* des Patienten verändert? Fühlt er sich im täglichen Leben leistungsfähiger, stärker motiviert, hinfälliger, schlapper oder spürt er gar keinen Unterschied? Ist er besser imstande, mit den verschiedenen Belastungen seines Alltags fertig zu werden?

3. Hat sich die körperliche *Hauptbeschwerde,* deretwegen der Patient den Homöopathen ursprünglich aufsuchte, in irgendeiner Weise verändert? Wenn ja, welche Veränderungsmuster haben sich im Laufe des Monats herausgebildet?

4. Was hat sich auf der *geistigen* und *emotionalen* Ebene verändert? Auch scheinbar geringfügige Veränderungen auf diesen Ebenen können, da diese Symptome die eigentliche Existenz des Patienten ausdrücken, ein Zeichen dafür sein, daß das Mittel tiefgreifend gewirkt hat.

5. Haben sich die *übrigen Symptome* verändert? Hierzu geht man alle Symptome der Erstanamnese nacheinander durch und prüft, ob irgend etwas positiv oder negativ in Bewegung gekommen ist. Dabei darf man nicht der Versuchung erliegen, die Befragung abzubrechen, sobald man sich einen allgemeinen Überblick über die Wirkung des Mittels verschafft hat; vielmehr muß jedes einzelne Symptom genau nachgeprüft, aufgeschrieben und unterstrichen werden.

6. Welche *neuen Symptome* sind aufgetreten? Manchmal kehren Symptome aus der Vergangenheit zurück; dann muß man genau feststellen, wann sie schon einmal vorhanden waren. Handelt es sich um völlig neue Symptome, so werden sie in allen Einzelheiten und mit all ihren Modalitäten aufgenommen.

7. Hat der Patient von sich aus das Bedürfnis, Symptome, über die er früher schon berichtet hatte, näher zu *erläutern?* Immerhin hatte er inzwischen Zeit, über die Fragen des ersten Gespräches nachzudenken, und sein Arzt ist ihm bereits etwas vertrauter. Daher kann man nun vielleicht tiefer in die wirkliche Problematik des Falles eindringen. Dies kann von entscheidender Bedeutung sein; es wäre daher unklug, sich an ein bestimmtes Konzept zu klammern und damit womöglich zu verhindern, daß der Patient sich öffnet. Der Aspekt der Vertiefung steht hier an letzter Stelle, kann und soll jedoch bei der Befragung jeweils den Platz einnehmen, der ihm von der Bedeutung her zukommt.

Bei der zweiten Konsultation sind die Punkte eins bis vier die wichtigsten. Die Gesundheit des Patienten allgemein; die Tatkraft, die Energie, die ihm zur Verfügung steht; seine Hauptbeschwerde und die Veränderung seiner geistigen und seelischen Symptome sind für den Arzt die wesentlichen Anhaltspunkte, um festzustellen, wie das erste Mittel gewirkt hat. Die Zuverlässigkeit dieser Informationen ist genau zu prüfen und in den Unterlagen festzuhalten. Wenn man die Aussagen des Patienten zu leichtgläubig annimmt, sind gravierende Fehler kaum zu vermeiden. Die Punkte fünf bis sieben liefern zusätzliche Hinweise, die Wirkung des ersten Mittels zu beurteilen und als Grundlage für weitere Verordnungen zu benutzen.

Die homöopathische Erstverschlimmerung oder Reaktionsphase

Die größten Kontroversen hinsichtlich der homöopathischen Heilbehandlung entzünden sich immer wieder an der Frage der Erstverschlimmerung. In diesem Punkt weicht die Homöopathie vielleicht am auffallendsten von anderen Behandlungsverfahren ab, und es sind Mißverständnisse entstanden, die auch unter den Homöopathen selbst zu ernsten Spaltungen geführt haben.

Da das *Simillimum* eines Kranken bei einem gesunden Menschen Symptome hervorruft, die denen des Kranken ähnlich sind, ist zu erwarten, daß es die gleichen Symptome auch bei dem Kranken selbst erzeugen wird. Folglich muß man damit rechnen, daß einer echten Heilwirkung zunächst eine gewisse *Verschlimmerung* der Symptome vorausgeht. Wie in Teil I dieses Buches eingehend beschrieben, manifestiert sich die Aktivität des Abwehrmechanismus ausschließlich durch Zeichen und Symptome. Indem wir nun das homöopathische Mittel verabreichen, intensivieren wir diese sich in Symptomen äußernde Aktivität so weitgehend, daß die Lebenskraft des Patienten schließlich die Gesundheit, für die sie kämpft, wiederherstellen kann. Eine Reaktion im Sinne einer Verschlimmerung der Symptome ist also, wenn wir das richtige Mittel verordnet haben und eine echte Heilung bezwecken, nicht nur zu erwarten, sondern geradezu *wünschenswert.*

Diese Reaktionsphase ist als eine Möglichkeit zu betrachten, durch die der Organismus tiefsitzende Störungen oder Fehlhaltungen, die bisher verdrängt waren, ans Licht zu bringen vermag. Um wirklich gesund zu werden, muß der Organismus seine Abwehrkräfte unter den gegebenen Voraussetzungen voll entfalten können. Wird ihm diese Selbstreinigung verboten, wird seine Äußerung behindert, unterdrückt oder geheimgehalten, dann bleibt der Patient ein kranker Mensch. Bei der homöopathischen Befragung muß der Arzt daher bis zu einem gewissen Grade den »inneren« Ausdruck des Abwehrmechanismus hervorlocken, um das passende Mittel für den Patienten zu finden. Die passende Medizin stimuliert dann den Abwehrmechanismus und verstärkt dadurch für eine gewisse Zeit dessen einzige, für uns wahrnehmbare Manifestation — die Zeichen und Symptome.

Von daher ist es begreiflich, daß wir — vor allem in chronischen Fällen — die homöopathische Erstverschlimmerung als wünschenswert bezeichnen. Homöopathen, die sie zu unterdrücken suchen, verhindern also im Grunde die Heilung. Wer glaubt oder lehrt, man müsse Mittel geben, die möglichst keine Erstreaktion hervorrufen, hat von der Homöopathie als Wissenschaft wenig erfaßt.

Wenn Patienten ihren Homöopathen anrufen, um ihm von ihrer Verschlimmerung zu berichten, sind sie meist überrascht, wenn er entgegnet: »Ein gutes Zeichen! Ich bin zufrieden.« Er sagt das nicht aus Herzlosigkeit und möchte natürlich auch nicht, daß seine Patienten unnötig leiden. Im Gegenteil, alles wird getan, die Erstverschlimmerung zu erleichtern und abzukürzen — vorausgesetzt, die Grundsätze des Heilens werden dabei nicht verletzt.

Auf den Patienten *wirkt* der Homöopath vielleicht zuweilen grausam; doch wenn er nicht unerschütterlich bleibt, erweist er seinen Patienten einen schlechten Dienst: Ihr Leiden wird unausweichlich verlängert, weil sie nämlich nicht gesund werden.

Für die allermeisten Patienten ist die Erstverschlimmerung unschädlich. Der Abwehrmechanismus gehorcht dem kybernetischen Grundsatz: Ein hochorganisiertes System reagiert auf jeden Umweltreiz immer in der *bestmöglichen* Weise. Deshalb wird nach Einnahme des passenden Mittels ein Symptom, das eine Gefahr für den Organismus bedeutet (z. B. sehr hoher Blutdruck), sofort erleichtert, während sich ungefährliche Symptome während der Heilungskrise u. U. verschärfen. Diese Tatsache ist für den Arzt sehr wichtig; er sollte sie, wenn er die Reaktion auf ein Mittel beurteilt, stets im Auge behalten.

Schaden *kann* eine Verschlimmerung, wenn ein nicht genau passendes Mittel wiederholt wird: Irrt sich der Arzt in seiner Beurteilung und gibt das unpassende Mittel erneut, dann wird der Abwehrmechanismus überreizt; hier kann es möglicherweise zu Schädigungen kommen. Im allgemeinen müßte dazu das Mittel aber unverhältnismäßig oft wiederholt werden, was eigentlich nur bei völlig gedankenloser Behandlung möglich ist; theoretisch wäre es jedoch denkbar.

Starke Reaktionen bei Patienten mit schweren klinischen Veränderungen und geschwächter Vitalität mahnen ebenfalls zur Vorsicht. Eine Heilung ist in diesen Fällen zwar *möglich* — der Organismus ist ja immerhin noch kräftig genug, eine Verschlimmerung hervorzurufen —, doch die Behandlung der Reaktionsphase verlangt außerordentliches Geschick und große Erfahrung. Da sind dann gute medizinische Kenntnisse wichtig: Man muß beurteilen können, wann sich ernste organische Veränderungen entwickeln. Dann muß man unverzüglich das korrekt gewählte Mittel verabreichen und zwar zum bestgeeigneten Zeitpunkt — möglicherweise schon wenige Tage nach der Erstverordnung. Verschlimmerungen dieser Art sind sehr schwierig zu behandeln und treten gewöhnlich bei Patienten auf, die im Krankenhaus liegen; ein Anfänger wird wohl kaum damit konfrontiert werden. Man sollte aber wissen, daß es diese Situation gibt.

Ein gutes Beispiel dafür bietet die Cholera. Normalerweise reagiert der Abwehrmechanismus auf Infektionskrankheiten mit Fieber, Unwohlsein, Muskelschmerzen, Appetitlosigkeit und verschiedenen anderen Symptomen. Bei der Cholera erfolgt diese Abwehrreaktion so stark, daß sie den Patienten umbringt; nicht der Erreger verursacht den Tod, sondern die Dehydratation (der Wasserverlust), hervorgerufen durch die starken Durchfälle, durch die der Abwehrmechanismus versucht, die Erreger loszuwerden. Deshalb ist auch die allopathische Behandlung lebensrettend — nicht durch das Verabreichen von Antibiotika, sondern durch die intravenöse Flüssigkeitszufuhr, die den Organismus vor der lebensbedrohlichen Austrocknung bewahrt. Sobald die Abwehrreaktion vorüber ist, kann der Tropf abgehängt werden, und der Zustand des Patienten normalisiert sich. Wir sehen: Die überschießende Reaktion des Abwehrmechanismus kann tödliche Folgen haben.

Vorsicht ist auch geboten, wenn eine zu starke Erstverschlimmerung bei konstitutionell schwachen und schwerkranken Menschen auftritt. Das passende Mittel im rechten Augenblick wird dem Abwehrmechanismus helfen, die Krise zu überwinden und heilend zu wirken; dagegen kann unnötig langes Warten, wenn sich die Krankheit rasch entwickelt, organische Schäden verursachen.

Solche bedrohlichen Verschlimmerungen kommen jedoch, wie gesagt, nur unter sehr ungewöhnlichen Umständen vor, und es ist unwahrscheinlich, daß der Anfänger damit konfrontiert wird. Beim Durchschnittspatienten, wie man ihn ja in der täglichen Praxis vor sich hat, richtet die Erstverschlimmerung keinen Schaden an. Man braucht sie deshalb weder zu fürchten noch ängstlich zu vermeiden, sondern sollte sie vielmehr begrüßen. Soweit möglich, wählt man eine Potenz, von der anzunehmen ist, daß sie beim Patienten eine angemessene Reaktion hervorruft; hüten sollte man sich jedoch, ein bestimmtes Mittel unter dem Gesichtspunkt zu wählen, dadurch eine Verschlimmerung ganz zu vermeiden. Die Erstverschlimmerung ist das ermutigende Zeichen, daß die Arznei wirkt und der Patient sich auf dem Wege der Besserung befindet.

Bestandsaufnahme bei der zweiten Konsultation

Die zweite Konsultation nach Ablauf von ca. fünf Wochen stellt den Arzt vor die schwierige Aufgabe, zu beurteilen, welche Wirkung das erste Mittel erzielt hat.

Dabei gilt es zunächst zu erkennen, wie zuverlässig die Angaben des Kranken sind. Der Patient kann den Arzt ungewollt auf vielerlei Weise irreführen; doch auch die Befragung selbst hat ihre Tücken, indem der Fragesteller z. B. unbewußt versucht, den Befragten zu »führen«, wodurch er verfälschte Informationen erhält.

Sodann wendet man sich der Hauptfrage zu: Hat das Mittel selbst eine Wirkung gehabt? War es das *Simillimum?* War es vielleicht ein *Simile* — ähnlich, doch nicht am ähnlichsten — und daher nur für einen Teil der Symptome wirksam? War es zu unähnlich, um überhaupt eine Wirkung zu erzielen? War es ähnlich genug, um Symptome zu unterdrücken und den Fall zu verunklären? Hat der Patient die Wirkung des Mittels durch ein Antidot aufgehoben? Alle diese Fragen müssen geklärt werden, wenn die zweite Verordnung dem Patienten weiterhelfen soll. Eine fehlerhafte Beurteilung kann die Wirkung des ersten Mittels leicht beeinträchtigen.

Ein weiterer Gesichtspunkt, der eine erneute Beurteilung verlangt, ist der allgemeine Gesundheitszustand des Patienten. Die Anamnese enthält bereits viele Anhaltspunkte für eine Prognose. *Gesichert* werden kann diese Prognose jedoch erst, wenn man weiß, wie der Patient auf die Medizin reagiert hat. Erst dann zeigt sich, welche Heilungsaussichten für ihn bestehen.

Aufgrund klinischer Erfahrung hat man im Laufe der homöopathischen Praxis herausgefunden, wie die Reaktionen, die das Mittel beim kranken Menschen hervorruft, zu interpretieren sind. Gewiß, die homöopathische Literatur befaßt sich von jeher in erster Linie damit, wie man das richtige Mittel findet. Daneben gab es aber auch Homöopathen, die mit scharfer Beobachtungsgabe allmählich entdeckten, daß nach Einnahme eines Mittels *Reaktionsmuster* von ganz bestimmter Bedeutung auftreten. Diese Beobachtungen brachte Constantin Hering (1800 — 1880) auf eine Formel, die seither als die Heringsche Regel bekannt ist: »*Die Heilung verläuft von oben nach unten, von innen nach außen, von den wichtigen zu den unwichtigeren Organen und in der umgekehrten Reihenfolge, in der die Symptome aufgetreten sind.*« Es ließe sich ergänzen: Die Heilung kommt voran durch eine Besserung auf den inneren Ebenen und wird in ihrem letzten Stadium begleitet von einem Ausschlag oder einer Absonderung der Haut oder der Schleimhäute. Diese Erweiterung der Heringschen Regel beinhaltet keine neue Idee, sondern versucht lediglich, die Veränderungen, die bei der Heilung auftreten, anschaulicher zu vervollständigen. Diese Interpretations-Regel bedeutet eine große Hilfe bei der Beurteilung, ob eine Arznei wirkt. Sie formuliert kurz und bündig die Prinzipien, die in Teil I dieses Buches beschrieben sind. Während des Heilungsprozesses werden mit Hilfe des Abwehrmechanismus durch Frequenzänderungen die Verteidigungsbarrieren immer weiter zur Peripherie des Organismus hin verschoben, d. h. die zentralen Symptome schwinden zuerst, die Symptomatologie erscheint zunehmend auf peripهereren Ebenen und hindert daher das Individuum immer weniger an einem schöpferischen und erfüllten Leben. Dies ist das Konzept, das der Heringschen Regel zugrundeliegt.

Es gibt nicht etwa vier Richtungen, in die die Heilung voranschreitet; es gibt in Wirklichkeit nur eine einzige Richtung. Sprachlich jedoch läßt sie sich am besten durch die vier getrennten, von Hering formulierten Beobachtungen beschreiben.

Im Anhang B am Ende des Buches finden sich 22 *Reaktionstypen,* typische Fallbeispiele für Reaktionen, wie sie in den fünf Wochen nach Einnahme des Mittels auftreten können. Ihre richtige Interpretation ist oft eine schwierige Aufgabe, die gründliche Ausbildung und lange Erfahrung verlangt. Ich habe versucht, die in der täglichen Praxis am häufigsten vorkommenden Reaktionsmöglichkeiten zu beschreiben. Dabei lassen sich Verallgemeinerungen nicht vermeiden. Dennoch hoffe ich, daß dieser Anhang dem Studenten der Homöopathie helfen wird, das individuelle Reagieren eines Patienten auf sein Mittel richtig zu deuten.

16. Kapitel

Prinzipien der konstitutionellen Behandlung

Über einen größeren Zeitraum hinweg entwickelt sich die Symptomatik eines jeden Patienten ganz unterschiedlich. Das weite Spektrum möglicher Veränderungen ausführlich zu beschreiben, würde den Rahmen dieses Buches weit überschreiten. Wir beschränken uns in diesem Kapitel auf die Darstellung der allgemeinen Prinzipien, die bei der Langzeitbehandlung eine Rolle spielen. In Anhang B sind Fallbeispiele aufgeführt, die im einzelnen verdeutlichen können, wie man diese Grundregeln anzuwenden hat.

Die Zusammenhänge, um die es hier geht, sind so komplex, daß zunächst noch einmal betont werden muß: Aus Büchern läßt sich die Kunst der Langzeitbehandlung nicht lernen; es bedarf dazu der praktischen Anleitung durch einen qualifizierten und erfahrenen Homöopathen.

Auch wenn wir uns in Teil II dieses Buches vornehmlich mit der Praxis der Homöopathie befassen, muß der Leser sich stets darüber im klaren sein, daß alles, was hier behandelt wird, auf den allgemeinen Gesetzen und Prinzipien beruht, die in Teil I beschrieben wurden. Wer lernen will, mit schwierigen Fällen zurechtzukommen, braucht vor allem eine fundierte theoretische Grundlage. Gute *Arzneimittelkenntnisse* allein reichen nicht aus. Die Kenntnis der theoretischen Grundlagen und der Arzneimittelbilder in Verbindung mit genügend praktischer Erfahrung müssen bei den Entscheidungen, die in unterschiedlichen Situationen zu treffen sind, zusammenwirken. Das homöopathische Mittel zu finden ist wichtig; wichtiger noch ist aber die Fähigkeit, *jederzeit genau beurteilen zu können, was während der Behandlung in einem Patienten vor sich geht.*

Wir haben die Frage behandelt, wie die Reaktion des Patienten ca. einen Monat nach Einnahme des Mittels einzuschätzen ist. Bis zu einem gewissen Grade gelten die gleichen Grundsätze auch für die Langzeitbehandlung. Daher scheint es angebracht, in diesem Kapitel zunächst diese Grundsätze in Form von Regeln zu wiederholen. Danach werden wir drei Hauptgruppen von chronisch kranken Patienten vorstellen und zeigen, wie die Prinzipien auf jede einzelne dieser Gruppen anzuwenden sind.

Grundregeln

Die folgenden allgemeinen Regeln gelten für jede Behandlung — allerdings in unterschiedlichem Maße, je nachdem, wie krank ein Patient ist. In welcher Form sie konkret anzuwenden sind, hängt von der Stärke oder Schwäche des Abwehrmechanismus ab. Die Richtung, in der die Heilung verläuft, ist bei Patienten mit starkem Abwehrmechanismus deutlich, bei Patienten mit schwachem Abwehrmechanismus hingegen weniger deutlich erkennbar; zur sicheren Beurteilung einer unklaren Entwicklung bedarf es vor allem der vielseitigen Erfahrung eines geübten Homöopathen.

1. Regel: Nicht eingreifen, wenn der Patient sich innerlich besser fühlt. Das kann als »goldene Regel« der Homöopathie gelten. Wer vollständige und dauerhafte Heilungen anstrebt, muß diese Regel so streng wie möglich einhalten. Sie bildet — obgleich nicht selten aus den verschiedensten Gründen mißachtet — die Grundlage aller übrigen Beurteilungshilfen. Man lasse sich also nicht in die Irre führen, wenn der Patient zunächst einmal über Enttäuschungen und Beschwerden berichtet. Zu fragen ist immer in erster Linie: Wie fühlt er sich in seinem Innersten?

2. Regel: Kein weiteres Mittel geben, solange das Symptombild nicht deutlich ist. Das gilt sowohl für eine Wiederholung des gleichen Mittels als auch für ein neues Mittel. Solange sich das Symptombild nach dem ersten Mittel noch nicht geklärt hat, sollte man, wenn irgend möglich, warten, bis es sich deutlich abzeichnet. Freilich sind Wissen und Erfahrung notwendig, um ein »klares Bild« überhaupt zu erkennen. Der Anfänger hält mitunter ein Bild für eindeutig, das in Wirklichkeit noch unvollständig ist. Umgekehrt erscheint ihm eine Symptomatik vielleicht undeutlich und verworren, in der der Geübte das Mittel sogleich erkennen würde. Jedenfalls lautet, wenn ein erfahrener Homöopath nicht konsultiert werden kann, die Parole: abwarten, solange man sich über das Bild im unklaren ist.

Oft kommt es vor, daß ein Patient eine Phase durchmacht, in der er erheblich zu leiden hat und *scheinbar* ein Mittel braucht. Es geht ihm vielleicht so schlecht, daß er den behandelnden Homöopathen täglich anruft und um Linderungsmittel bittet. In solch einem Fall besteht der erste Schritt darin festzustellen, ob es ihm tatsächlich *genau so schlecht* geht wie vor der Einnahme des Mittels. Wenn ja, gilt es zu prüfen, ob sich ein eindeutiges Symptombild herausbildet und ob es sich schon stabilisiert hat. *Solange sich die Symptome noch verändern,* sollte man vermeiden, etwas zu verschreiben. Der Patient befindet sich möglicherweise noch in einem Übergangsstadium; die Arzneimittelsymptomatik ist vielleicht erst vor zwei, drei Tagen deutlich geworden und kann sich daher durchaus noch zu einem anderen Bild weiterentwickeln. Wenn irgend möglich, sollte man wenigstens 14 Tage abwarten, damit sich die Symptome »setzen« können; dann ist man relativ sicher, daß das Bild sich gefestigt (stabilisiert) hat und das Mittel, das man wählt, den Fall nicht verdirbt, sondern voranbringt.

Natürlich gibt es, wie wir sehen, besonders schwierige Ausnahmesituationen, in denen dieses Prinzip nicht streng befolgt werden kann. Abgesehen von diesen Ausnahmen muß der Arzt aber versuchen, den Patienten bis an die Grenze des Ertragbaren hinzuhalten, um ein deutliches Bild des nächsten Mittels zu erhalten. Auf lange Sicht verkürzt sich dadurch seine Leidenszeit, die Chance einer tiefgreifenden Heilung wächst — auch wenn das Abwarten im Augenblick grausam erscheinen mag.

3. Regel: Nicht voreilig eine Verordnung treffen, falls ein ehemaliges Symptom oder gar eine Gruppe früherer Symptome wieder auftritt. Zeigen sich beim Patienten in den ersten sechs Monaten nach Einnahme des Mittels Symptome, die er Monate oder Jahre vorher schon einmal hatte, ist es am besten, man wartet ab. In diesem Fall kommt es besonders darauf an, daß zu Beginn der Behandlung eine ausführliche Anamnese aufgenommen wurde. Der Patient ist nämlich unter Umständen nicht objektiv und drängt den Arzt, irgend etwas zu »unternehmen«, weil er glaubt, es geht ihm schlechter; so scheut er sich vielleicht auch zuzugeben, daß die neu aufgetauchten Symptome tatsächlich die Rückkehr eines früheren Zustandes sind. Hier muß der Verordner sehr genau nachprüfen, wie die Dinge wirklich liegen.

4. Regel: Kein Arzneimittel verschreiben, wenn Hautausschläge oder Körperabsonderungen auftreten, die mit einer Besserung des Allgemeinbefindens einhergehen. In chronischen Fällen reagiert der Organismus häufig mit einem Juckreiz, einem Ausschlag oder einer Absonderung auf die homöopathische Behandlung. Bei einem starken Abwehrmechanismus ist diese Symptomatik meist intensiv und von kurzer Dauer. Bei einem schwachen Abwehrmechanismus kann sie dagegen das Wohl des Patienten stark beeinträchtigen und sich lange hinziehen. Der Patient gerät vielleicht in Angst, seine Gesundheit verschlechtere sich, und bedrängt seinen Arzt mit der Bitte um Hilfe. Auch dann darf man sich nicht dazu treiben lassen, ein neues Mittel zu verschreiben — es sei denn, die Situation ist absolut unerträglich *und* das Bild des nächsten Mittels klar erkennbar.

5. Regel: Kein neues Medikament verabreichen, wenn die noch vorhandenen Symptome den Patienten nur wenig beeinträchtigen. Dies folgt aus der ersten Regel. Für jeden, der begriffen hat, daß eine Heilung des Organismus immer von innen nach außen verläuft, ist dieser Grundsatz offensichtlich. Häufig möchte man als Arzt in seinem Übereifer den Patienten »ganz« gesund machen; dadurch läßt man sich leicht zu Fehlern hinreißen.

6. Regel: Kein neues Medikament verabreichen, wenn die körperlichen Symptome sich eindeutig von oben nach unten verlagern. Auch dieser Grundsatz leuchtet jedem, der die Heringsche Regel kennt, sofort ein. Er gilt nicht nur für die körperlichen Symptome, die wir auf den Kegeldiagrammen in Teil I deutlich gesehen haben.

Anwendung der Grundregeln bei den drei Hauptgruppen

Um die Grundregeln praktisch anwenden zu können, teilt man die chronisch kranken Patienten nach ihrer Konstitution in drei Kategorien ein. Das zwingt zwar zu Verallgemeinerungen, stellt aber eine Orientierungshilfe dar.

Die Hauptgruppen sind folgende:

1. Patienten mit nur *einer oder zwei* Schichten miasmatischer Vorbelastung (Prädisposition). Für sie ist die Prognose günstig.
2. Patienten mit *mehr als zwei* miasmatischen Schichten. Sie sind schwieriger zu behandeln und lassen nur eine weniger günstige Prognose zu.
3. *Unheilbare* Patienten. Ihnen kann eine Behandlung nur Linderung verschaffen.

Diese Klassifikation gibt dem Arzt Anhaltspunkte, nach denen er die Vielfalt von Situationen, die bei der Langzeitbehandlung auftauchen, beurteilen kann. Oft wird man gefragt: »Kann die Homöopathie auch bei Krebs helfen? Oder bei Myasthenie? Oder bei Diabetes mellitus?« Für einen Homöopathen sind solche Fragen im Grunde falsch gestellt; seine Verordnungen richten sich nach der Gesamtheit der Symptome, nicht nach einer speziellen Krankheitsbezeichnung. Die adäquate Antwort lautet deshalb stets: Ob eine Krankheit geheilt werden kann, hängt von der miasmatischen Vorbelastung oder der konstitutionellen Veranlagung des Betreffenden ab. Wer eine starke Konstitution hat, besitzt die Möglichkeit, ganz gesund zu werden, gleichgültig, wie seine Krankheit heißt. Wessen Abwehrmechanismus dagegen so weitgehend geschwächt ist, daß er zu keinen spezifischen Symptomen mehr in der Lage ist, kann — auch wenn er nur leichte Beschwerden hat — unheilbar krank sein.

Bei der ersten der drei Gruppen finden wir jede Art chronischer Krankheiten: Schizophrenie, Krebs, Multiple Sklerose, Myastenia gravis, Myopathien, Diabetes mellitus, Tuberkulose u. dergl. Alle diese Leiden sind heilbar — vorausgesetzt, der Patient gehört zur ersten Kategorie, besaß also bis zum Ausbruch der Krankheit einen starken Abwehrmechanismus. Bei solchen Patienten erlebt man oft erstaunliche, oft an Wunder grenzende Heilungen. Ihre Behandlung ist für den Arzt eine Freude und ermutigt ihn. Jeder Homöopath hat im Laufe seiner Tätigkeit zumindest einige solcher eindrucksvollen Heilungen erlebt. Patienten dieser Gruppe weisen relativ gesunde Eltern auf; sie haben keine längeren allopathischen Behandlungen durchgemacht, also auch keine zusätzlichen miasmatischen Schwächen erworben; auf Impfungen zeigten sie keine ungünstigen Reaktionen und führten vor Krankheitsbeginn meist ein weitgehend gesundes und seelisch ausgeglichenes Leben.

Patienten der zweiten Gruppe stellen uns vor größere Schwierigkeiten, obwohl sie unter den gleichen Krankheiten leiden können: Schizophrenie, Krebs, neurologische Störungen, Diabetes mellitus usw. Man wundert sich vielleicht und fragt: *»Wieso konnte ich die Krankheit in anderen Fällen heilen und habe diesmal solche Schwierigkeiten?«* Die Antwort lautet: Der Patient bringt eine stärkere miasmatische Vorbelastung mit. Seine Familiengeschichte zeigt eine beträchtliche Anzahl chronischer Krankheiten; er selbst wurde vielleicht lange mit starken allopathischen Medikamenten behandelt; auf Impfungen zeigte er u. U. gar keine oder aber eine sehr schwere Reaktion, und sein Leben ist womöglich von Ängsten und Nervosität geprägt. Angesichts so vieler ungünstiger Faktoren ist dieser Kranke natürlich viel schwieriger zu behandeln als ein Patient der ersten Kategorie — auch wenn die allopathische Diagnose die gleiche ist.

Man muß also als Homöopath vor allem lernen, die Schwere der miasmatischen Veranlagung zu beurteilen; es lassen sich dann Probleme, die womöglich im Laufe der Behandlung auftauchen, voraussehen, und Arzt und Patient geben sich keinen falschen Hoffnungen hin.

Auch Patienten der dritten Gruppe tragen mitunter die o. g. Krankheitsbezeichnungen. Ihr Abwehrmechanismus ist allerdings so schwach, daß die übliche allopathische Prognose tatsächlich auf sie zutrifft. Trotzdem kann ihnen eine sorgfältige homöopathische Behandlung große Linderung verschaffen und wider Erwarten ihr Leben um viele nützliche Wochen und Monate verlängert werden.

Wie lassen sich nun die Grundregeln der Behandlung bei jeder einzelnen Gruppe praktisch anwenden? Beginnen wir mit der ersten Gruppe — mit den Patienten, die einen starken Abwehrmechanismus besitzen.

Der beste Beweis für einen starken Abwehrmechanismus ist eine Reaktion, wie wir sie in den Fällen I—IV des Anhangs B beschrieben finden. Wenn das richtige Mittel seine Wirkung unbehindert entfalten kann, hat der Patient das »sichere Gefühl«, daß es ihm besser geht. Fälle dieser Art haben trotz schlimmer Diagnosen und pathologischer Organbefunde die günstigste Prognose. Es kommt unter der Wirkung des homöopathischen Mittels zu einer auffallenden Besserung, die voraussichtlich von einem halben Jahr bis zu mehreren Jahren anhält — falls die Wirkung des Mittels nicht durch chemische Stoffe oder außergewöhnliche äußere Belastungen beeinträchtigt wird.

Akute Krankheiten verlaufen bei diesen Patienten meist leicht und klingen auch ohne homöopathische Behandlung rasch ab. Es ist dann sogar besser, kein Mittel zu verschreiben und dem Organismus selbst die Heilung zu überlassen. Freilich gibt es Ausnahmen: Ein Patient ist vielleicht einem außergewöhnlichen starken Krankheitsreiz ausgesetzt — z. B. einer länger anhaltenden Durchnässung oder Unterkühlung — und zieht sich dabei eine Lungenentzündung oder eine schwere Bronchitis zu. In solch einem höchst ungewöhnlichen Fall ist es notwendig, das homöopathische Mittel zu verordnen; und das sollte dann auch relativ leicht zu finden sein. Wer einen starken Abwehrmechanismus besitzt, dessen Symptombild wird auch bei einer akuten Erkrankung deutlich auf das benötigte Mittel weisen. Eine einzige Verordnung (ganz selten noch eine zweite) ist ausreichend, um die akute Erkrankung zu kurieren, und *chronisch* wird der Patient deshalb nicht rückfällig werden.

Patienten der ersten Gruppe bleiben nach dem ersten Mittel gewöhnlich zwei bis fünf Jahre gesund. Falls sie vorher wieder in die Sprechstunde kommen, geschieht dies meist zur Behandlung unbedeutender Probleme. Oft hört man nach dem ersten Mittel jahrelang nichts von ihnen und fragt sich, ob es ihnen überhaupt geholfen hat. Später erfährt man dann, die Arznei habe »Wunder gewirkt«.

Gelegentlich wird der Abwehrmechanismus auch dieser Patienten durch Belastungen so weitgehend überfordert, daß ein vollständiger Rückfall eintritt; beispielsweise nach einem sehr schweren Kummer, einem die Grundfesten erschütternden geschäftlichen Rückschlag oder einer schweren körperlichen Verletzung. Nach einem solchen Rückfall muß die gesamte Symptomatik neu aufgenommen werden. Wahrscheinlich stellt sich dann heraus, daß das frühere Mittel immer noch angezeigt ist. Es sollte nun *in einer höheren Potenz* verabreicht werden. Möglich ist aber auch, daß der Patient statt dessen ein »ergänzendes« Mittel braucht.

Manchmal ist vom »konstitutionellen Mittel« die Rede, so, als benötige ein bestimmter Mensch nur dies eine Mittel. Auf Patienten mit starkem Abwehrsystem trifft das in der Tat zu; sie brauchen jahrelang immer wieder das gleiche Mittel — für kleinere Beschwerden ebenso wie für Rückfälle nach schweren Belastungen. Bei Patienten mit schwachem Abwehrmechanismus liegen die Dinge, wie wir noch sehen werden, anders.

Nicht selten geht es einem Patienten nach dem richtigen Mittel zunächst viel besser, doch erleidet er später durch die Wirkung eines »Gegenmittels« einen Rückfall, etwa durch allopathische Medikamente, Kaffeetrinken oder eine Zahnbehandlung. Nach solchen Störungen sieht es oft aus, als kehre die frühere Symptomatik wieder zurück. Trotzdem braucht der Patient nicht sofort ein Mittel, sondern man wartet nach Beendigung des störenden Einflusses auf alle Fälle wenigstens 14 Tage ab. Meist ist der Abwehrmechanismus nämlich stark genug, mit der Störung allein, d. h. ohne homöopathische Behandlung fertig zu werden. Hält der Rückfall allerdings längere Zeit an, muß man den Fall neu aufnehmen. Ist dann das gleiche Mittel noch angezeigt, verabreicht man es in der *gleichen Potenz* und zwar deshalb, weil die erste Dosis antidotiert wurde, so daß sich nicht herausstellen konnte, ob diese Potenz schon optimal war; wir müssen sie daher nochmals testen.

Hautausschläge treten bei diesen Patienten oft schon in den ersten zehn Tagen auf. Bessert sich mit dem Auftreten des Ausschlags (oder Ausflusses) gleichzeitig das allgemeine Wohlbefinden, geben wir kein weiteres Mittel; handelt es sich hier doch um das klassische Beispiel von Symptomen, die im Laufe des Heilvorganges an der Peripherie sichtbar werden. Deshalb wird nichts unternommen, was diesen Prozeß stören könnte. Ein Hautausschlag dagegen, der viel später — vielleicht nach sechs Monaten oder einem Jahr — auftritt, sollte behandelt werden. Meist erweist sich dann das gleiche oder ein »ergänzendes« Mittel als angezeigt. Seien wir aber nicht voreilig: Solange sich das Bild des neuen Mittels noch nicht deutlich erkennen läßt, heißt es auf jeden Fall abwarten. Ein zu früh verordnetes Mittel kann nämlich die Symptomatik durcheinanderbringen und das Abheilen des Ausschlags verzögern.

Auch bei anderen Krankheiten gibt es solche Zusammenhänge. Ein Patient leidet beispielsweise unter schweren Depressionen. Nach dem ersten Mittel bessert sich sein Gemütszustand auffallend; er bekommt aber nun statt dessen eine schwere Gastritis. Geschieht das wenige Tage nach Einnahme des Mittels, dann liegt sehr wahrscheinlich eine Heilreaktion vor, und man sollte nichts weiter unternehmen. Eine solche Reaktion wäre ein typisches Beispiel dafür, wie die Heilung bei starker Konstitution »von innen nach außen« voranschreitet. Tritt die Gastritis aber erst mehrere Monate oder ein Jahr nach Verabreichung des ersten Mittels auf, braucht der Patient oft eine neue Verordnung und zwar auch hier vermutlich noch einmal das gleiche oder ein »ergänzendes« Mittel.

Es kann vorkommen, daß ein Patient der ersten Gruppe im Sinne der Heringschen Regel eine Besserung »von oben nach unten« erlebt; etwa bei einem Hautausschlag, der zuerst am Kopf abheilt, dann an der Brust und schließlich an Händen und Füßen, oder bei einer Arthritis, die sich vom Nacken über die Kreuzbeingegend und den Ischiasnerv zu den Händen und Füßen hin verlagert. Am häufigsten tritt diese Verschiebung der Symptome *drei bis sechs Monate* nach Einnahme des Mittels auf; sie sollte dann nicht durch weitere Verordnungen gestört werden. Falls aber der Prozeß auf irgendeiner Stufe einen Monat oder länger stehenbleibt, ist es gerechtfertigt, das Mittel zu verordnen, das dann auf die Gesamtsymptomatik paßt.

Fassen wir also zusammen: Patienten der ersten Gruppe haben die besten Heilungschancen. Sie besitzen einen starken Abwehrmechanismus, und es wird ihnen voraussichtlich auf allen Ebenen lange Zeit besser gehen, ganz gleich, welche Diagnose gestellt wurde. Bei diesen Patienten zeigt sich am deutlichsten, wie die Heringsche Regel funktioniert. Die Beurteilung ihrer Reaktionen fällt selbst dem Anfänger recht leicht. Die Patienten dieser Gruppe gleichen Gefangenen, die plötzlich und unerwartet aus dem Gefängnis entlassen werden.

Jeder Homöopath wünscht sich natürlich, alle seine Fälle würden so glatt verlaufen. Daß dies meist nicht so ist, schmälert nicht unbedingt seine Verdienste, eher zeigt es, daß heute viele Menschen, die sich homöopathisch behandeln lassen, bereits sehr krank sind.

Patienten mit schwerer miasmatischer Vorbelastung

Menschen mit starker Konstitution stammen in der Regel aus einem naturverbundenen Milieu. Zu dieser Gruppe gehören vor allem die Dorfbewohner abgelegener Gegenden, die ein einfaches Leben in den Bergen oder am Meer führen.

Menschen dagegen, die mit mehreren Miasmen belastet sind, also der zweiten Gruppe angehören, kommen eher aus einem sogenannten »fortschrittlichen« und »gebildeten« Milieu. Die Faktoren, die hier gesundheitlich wirksam werden, sind u. a. die Trennung des Städters vom Rhythmus der Natur, die chemischen Giftstoffe, denen er in besonderem Maße ausgesetzt ist, die hektische und künstliche Lebensweise in der Großstadt, die Unausgewogenheit der Ausbildung und die dadurch hervorgerufene Intellektualisierung, die Arzneimittelabhängigkeit und vieles andere.

Jedenfalls bringen in zivilisatorisch »hochentwickelten« Regionen Patienten häufig die Veranlagung zu allen möglichen Krankheiten mit. Nur ein wirklich qualifizierter Homöopath kann diese Menschen gesund machen. Wie schon gesagt: Bei Patienten mit starker Konstitution kann jeder Erfolge vorweisen; bei konstitutionell schwachen Patienten dagegen ist wirkliches Können erforderlich — hier zeigt sich, wer ein Meister ist. Denn mögen sie auch grundsätzlich heilbar sein — ihre Heilung verlangt vom Homöopathen neben einer sorgfältigen Ausbildung ein hohes Maß an Urteilsvermögen, Geschicklichkeit, Übung, Erfahrung und Geduld. Vom Patienten wiederum verlangt die Behandlung besonders viel Veständnis, Vertrauen und Geduld.

Schon die erste Grundregel stellt den Arzt bei dieser zweiten Gruppe von Patienten vor ein Problem: Eine Besserung auf den inneren Ebenen läßt sich bei Menschen, die so schwer krank sind, nicht leicht erkennen. Bereits bei der Fallaufnahme ergibt sich aus der persönlichen und der Familienanamnese eine eher ungünstige Prognose. Auch die Wahl des ersten Mittels ist schwierig und mitunter läßt sich nicht eindeutig feststellen, wie der Patient auf dies Mittel reagiert. Oft ist eine Besserung nur anhand *unauffälliger* Veränderungen — manchmal an unbedeutenden Symptomen — zu erkennen. Nur wenn Arzt und Patient es fertigbringen, sehr lange geduldig zu warten, fängt der Patient vielleicht nach mehreren sorgfältig gewählten Mitteln im Laufe von ein, zwei Jahren ganz allmählich an, sich wohler zu fühlen.

Hier stellt sich die Frage: Angenommen, die Reaktion ist unklar und der Patient leidet — *wie lange kann man da warten?* Die Antwort lautet: Das hängt weitgehend von den besonderen Umständen und von der Erfahrung des Homöopathen ab. Am wichtigsten sind für den Arzt Hinweise auf Bereiche, die mit der Schaffensfreude und Kreativität des Patienten in Zusammenhang stehen: Eine Besserung der Vitalität oder der geistig-emotionalen Symptome, selbst wenn sie minimal ist, muß ihn zum Warten veranlassen, auch wenn der Patient weiterhin unter Beschwerden auf peripheren Ebenen leidet. Jedesmal, wenn er zur Sprechstunde erscheint, kommt es darauf an, seine gesundheitlichen Fortschritte (vor allem hinsichtlich der zentralen Bereiche) so exakt wie möglich zu beurteilen.

Manche Patienten dieser Kategorie klagen darüber, daß sich ihre ursprünglichen Symptome nach dem ersten Mittel verschlimmert hätten. Eine solche Verschlimmerung *körperlicher Symptome* kann zwischen 20 Tagen und drei Monaten nach Einnahme des ersten Mittels geradezu unerträglich werden — trotz der Tatsache, daß der Patient sich *innerlich* besser fühlt. Unter allen Umständen muß man dann versuchen, die Verschlimmerung durchzustehen. Falls aber die Lokalsymptome wirklich nicht mehr auszuhalten sind, ist man — ein klares Bild vorausgesetzt — unter Umständen gezwungen, das nächste Mittel zu verabreichen.

Wenn Patienten dieser Gruppe auf das erste Mittel mit einem Hautausschlag reagieren, handelt es sich gewöhnlich um einen schweren Ausschlag — und dabei nicht mal um die letzte ihrer Schwierigkeiten. Ihr Abwehrmechanismus *versucht,* den Organismus zu heilen, wobei diese Heilung zu kaum erträglichen Symptomen auf der Körperoberfläche führt. Hier heißt es ausharren bis zum Letzten — eine Situation, die Arzt und Patient gleichermaßen auf eine harte Probe stellt. Sollte aber ein neues Mittel unbedingt erforderlich werden, muß der Arzt sicher sein, daß das neue Symptombild sich voll entfaltet und stabilisiert hat.

In sehr komplizierten Fällen erweist es sich mitunter als notwendig, zwei, drei Mittel *rasch* hintereinander zu geben; sie müssen sich jedoch immer auf eine klare Gesamtsymptomatik stützen. Durch Patentlösungen oder übereilte Verordnungen riskiert man lediglich, daß sich die endgültige Heilung um Monate oder noch länger verzögert.

Patienten mit schwerer miasmatischer Vorbelastung müssen auf dem Wege zur Heilung mit vielerlei körperlichen Beschwerden rechnen — nicht nur Hautausschläge oder Absonderungen, sondern auch Gelenkschmerzen, Kopfschmerzen, Verdauungsstörungen usw. können auftreten. Auch hier gilt der gleiche Grundsatz: Ein Mittel gegen diese Beschwerden erhält der Patient nur, wenn sie wirklich unerträgliche Ausmaße annehmen und das Symptombild sich abgerundet und gefestigt hat.

Die Richtung des Heilverlaufs von einem wichtigen zu einem weniger wichtigen Organ läßt sich bei miasmatisch vorbelasteten Patienten nur schwer erkennen. Die Gesamttendenz mag zwar stimmen, doch leidet der Patient unter Umständen so sehr unter seinen Symptomen, daß er seine Lage gar nicht mehr objektiv einzuschätzen vermag und sich beschwert, es gehe ihm nun noch schlechter als vor Beginn der Behandlung. Solange aber die *Richtung* stimmt, sollte man seine Klagen skeptisch aufnehmen. Läßt er sich durch nichts beschwichtigen, kann man ihn auf die Probe stellen: Man schlägt ihm vor, allopathische Medikamente zu nehmen, und weist ihn gleichzeitig auf die Gefahr hin, dadurch die Wirkung des Mittels zu zerstören. In der Regel wird er diese Alternative ablehnen, weil er im Grunde doch weiß, daß er jetzt weniger leidet als vor der Behandlung.

Bei Patienten dieser Gruppe kehren in den ersten Behandlungsmonaten frühere Symptome normalerweise nicht zurück. Wenn überhaupt, treten sie in sehr schwerer Form wieder auf und oft mit verändertem Symptombild. Auch hier muß man die Geduld des Patienten oft auf eine harte Probe stellen, indem man darauf wartet, bis sich die Symptomatik zu einem klaren Bild entwickelt hat. *Sobald aber das Bild feststeht, muß der Patient ein neues Mittel erhalten.*

Oft erreichen miasmatisch belastete Patienten einen Punkt, an dem die Symptomatik eindeutig auf eine *Nosode* oder ein für diese miasmatische Belastung spezifisches Mittel paßt. Sobald man das feststellt, sollte man dieses Mittel verabreichen, selbst dann, wenn die letzte Verordnung erst eine Woche zurückliegt. Die Nosode oder miasmatische Arznei wird zwar nicht das letzte Mittel sein, das der Patient braucht, es wird aber mit Sicherheit seine Heilung weiter vorantreiben. Halten wir daher die Augen offen, um das Auftauchen solch einer Symptomatik nicht zu verpassen.

In schweren Fällen bedeutet das Auftreten eines neuen Symptombildes meist, daß der Patient ein neues Arzneimittel braucht. Man kann hier also nicht von sogenannten »konstitutionellen« Mitteln sprechen. Nach mehrjähriger Behandlung mag es vielleicht vorkommen, daß sich ein bestimmtes Reaktionsmuster wiederholt, so daß dann jedesmal das gleiche Mittel angezeigt ist. Dieser Übergang zu einem konstitutionellen Mittel ist aber ungewöhnlich; eher sind die miasmatischen Schichten so zahlreich, daß immer wieder ein neues Symptombild zum Vorschein kommt.

Akute Krankheiten verlaufen bei diesen Patienten in der Regel schwer und dauern lange. Oft sind drei oder mehr Mittel nacheinander nötig, um sie in den Griff zu bekommen. Dabei erleidet der Patient leicht einen Rückfall in seinen früheren Zustand. Gesetzt den Fall, ein Patient hat im Laufe von sechs Monaten drei Arzneien erhalten, und alle drei haben ihm geholfen. Im sechsten Monat holt er sich eine schwere Bronchitis, zu deren Behandlung drei akute Mittel notwendig sind. Unter diesen Umständen kommt es leicht zu einem Rückfall: Der Patient fühlt sich nun wieder so schlecht wie vor der Einnahme des letzten chronischen Mittels. Entspricht sein Symptombild jetzt erneut diesem dritten Mittel, verschreiben wir es in *höherer Potenz.* Entspricht das Bild aber einem anderen Mittel, wählen wir die Potenz, die der Klarheit der Symptomatik und dem Ausmaß der organischen Veränderungen angemessen ist.

Patienten dieser zweiten Kategorie setzen den behandelnden Arzt häufig stark unter Druck. Jedesmal, wenn sie in die Sprechstunde kommen, sowie bei Krisen, die zwischendurch auftreten, scheinen sie ein Mittel zu brauchen. Ihr Leiden und ihre fortwährenden Klagen führen den Arzt ständig in Versuchung, etwas zu verschreiben. Erliegt er dieser Versuchung und verordnet ihnen Mittel, um auch sich selbst Ruhe zu verschaffen, wird sich das früher oder später rächen: Die Symptomatik wird sich verändern und zunehmend verunklären. Da der Abwehrmechanismus schwach ist, dauert es dann eine »Ewigkeit«, bis der Patient sich wieder von den falschen Verordnungen erholt hat. Fazit: Übereilte Verordnungen vergrößern auf lange Sicht die Leiden des Patienten und schaden dem eigenen Ruf. Warten wir daher grundsätzlich, bis der Patient wirklich die Grenze seines Durchhaltevermögens erreicht hat, und verschreiben wir nur dann ein Mittel, wenn das neue Symptombild deutlich geworden ist!

Gute klinische Kenntnisse sind bei der Behandlung dieser Patienten wichtig. Allzuleicht kann es sonst passieren, daß man einen Kranken leiden läßt, weil man annimmt, es handele sich nur um eine Phase auf seinem Weg zur Besserung, während in Wirklichkeit organische Schäden entstehen. Selbst erfahrenen Praktikern fällt es oft schwer, diesen Unterschied zu erkennen. Deshalb sollte man die Möglichkeit, daß es zu Gewebeschäden kommt, nie aus den Augen verlieren.

Bei Patienten mit tiefgreifenden miasmatischen Belastungen kommen Behandlungsfehler besonders häufig vor. Handelt es sich dabei nur um mangelnde Arzneimittelkenntnisse, dann läßt sich der Fehler beheben, indem man den Patienten zu einem homöopathischen Arzt mit größerer Erfahrung schickt. Häufiger aber entstehen Fehler durch Verordnungen, die *zum falschen Zeitpunkt* gegeben werden. Diese Fehler können das Symptombild schließlich derart verändern und verwirren, daß eine Heilung fast nicht mehr möglich ist.

Mitunter werden schwere Fehler begangen, wenn der Patient einen Rückfall erleidet, dieser Rückfall aber zunächst noch nicht vollständig erfolgt ist: Der Kranke klagt bitter, und man überschätzt als Arzt leicht den Ernst der Lage. Ein klares Symptombild ist noch nicht erkennbar, doch unter Druck gesetzt, verordnet man ein Mittel, das eventuell passen könnte.

Daraufhin kann zweierlei eintreten: Das falsche Mittel kann zu weiteren »Rückfällen« führen, die solange behandelt werden, bis es schließlich zu einem vollständigen Rückfall kommt. Wenn man Glück hat, paßt dann das Symptombild auf das zuletzt gegebene Simillimum, und man wird dieses Simillimum nun noch einmal mit Erfolg verschreiben — mit Erfolg, falls man gelernt hat, danach abzuwarten. Ist aber das Bild *bis zur Unkenntlichkeit* verändert, steht man vor einer schwierigen Entscheidung. Falls eines der zuletzt verordneten Mittel recht gut gewirkt hat, kann man es wiederholen und darauf hoffen, daß es die Ordnung der Symptomatik wiederherstellt und die Heilung weiter vorantreibt. Die beste Lösung besteht jedoch darin, daß man versucht, die Wirkung aller Mittel, die den Fall verdorben haben, wieder aufzuheben. Das tut man, indem man zwei, drei Wochen lang leichte allopathische Medikamente zur Linderung der Symptome verschreibt. Nach Absetzen dieser Medikamente wartet man weitere ein bis zwei Wochen, bis sich die Symptomatik stabilisiert, und verschreibt dann ein neues Mittel. Man kann Kaffee oder Kampfer in ähnlicher Weise einsetzen, falls allopathische Medikamente zur Linderung der Symptome ungeeignet oder wirkungslos sind. Von homöopathischen Gegenmitteln ist abzuraten, da sie unter Umständen die Symptomatik weiter durcheinanderbringen.

Unheilbare Patienten

Die dritte Gruppe besteht aus Patienten, die eine Langzeitbehandlung benötigen und die Schwelle möglicher Heilung bereits überschritten haben. *Besserung ist hier das Ziel.* Die Prinzipien der Heilung sind bei diesen Kranken kaum noch erkennbar. Ihr Abwehrmechanismus erweist sich als so geschwächt, daß typische Heilreaktionen nicht mehr zustandekommen.

Wenn ein solcher Patient das richtige Mittel erhalten hat, berichtet er vielleicht bei seinem nächsten Besuch, es gehe ihm sehr viel besser. Das bedeutet: Er ist von seinen unmittelbaren vordergründigen Beschwerden erlöst; es heißt aber nicht, daß er sich im ganzen wohler fühlt. Da er jedoch vor der Behandlung sehr gelitten hat, entsteht für ihn der Eindruck, als gehe es ihm insgesamt besser.

Bei unheilbaren Patienten besteht keine Hoffnung mehr, daß sie den Sprung auf eine peripherere Ebene schaffen. Die Linderung ihres unmittelbaren Leidens ist hier das realistische Ziel der Behandlung, so daß die verbleibende Zeit ihres Lebens erträglich, ja relativ unbeschwert sein kann.

Rückfälle treten bei diesen Patienten häufig auf, und in der Regel verändert sich dabei ihr Symptombild; man muß also ein wachsames Auge für die Bilder neu auftauchender Mittel haben.

Wenn Hautausschläge oder Absonderungen erscheinen, fehlt die gleichzeitige, tiefgreifende Besserung des ganzen Menschen, wenn auch bei einem kleinen Prozentsatz dieser Patienten eine Besserung deutlich wahrnehmbar ist. Gewöhnlich sind die Hautausschläge oder Absonderungen langwierig und eine große Plage für den Patienten. Oft ist man in der Tat gezwungen, ein Mittel zu verabreichen, obgleich das neue Symptombild noch undeutlich ist. Es bleibt einem dann nichts anderes übrig, als das Mittel zu verschreiben, das auf die augenblickliche Symptomatik am besten paßt. Dazu gehört natürlich viel Übung, und Anfänger übernehmen sich leicht mit solchen Problemfällen.

Frühere Symptome kehren bei unheilbaren Patienten normalerweise nicht zurück: Der Abwehrmechanismus ist zu schwach, um seine ehemalige Frequenz wieder zu erreichen.

Bei sehr geschickter, fehlerfreier Behandlung besteht für diese Patienten die Möglichkeit, noch viele Jahre relativ beschwerdefrei zu leben, vorausgesetzt, ihr Zustand ist nicht bereits zu weit fortgeschritten. Da ihre Symptomatik selten der Heringschen Regel folgt, hängt die Linderung ihres Zustandes ganz von der Befähigung und Erfahrung des Homöopathen ab.

Vielleicht ist im Laufe dieses Kapitels der Eindruck entstanden, Menschen mit schweren chronischen Krankheiten hätten unter der homöopathischen Behandlung unerbittlich zu leiden. Gewiß kann das in den schwersten Fällen tatsächlich vorkommen. Nichtsdestoweniger steht fest, daß die Kranken während der ganzen Zeit dieser Behandlung zweifellos *weniger* leiden, als dies ursprünglich und ohne homöopathische Behandlung der Fall gewesen wäre. Die Homöotherapie lohnt sich also auch für diese Menschen immer, denn sie ist ihre *einzige Hoffnung*.

17. Kapitel

Die Bewertung akuter Erkrankungen während der Langzeitbehandlung

In diesem Kapitel geht es um die Beziehung zwischen akuten und chronischen Krankheiten. Es soll versucht werden, empirische Beobachtungen aus der über 25jährigen Praxis des Verfassers so zu systematisieren, daß sie brauchbare Richtlinien für die Behandlung bieten.

Akute Krankheiten, die während der konstitutionellen homöopathischen Behandlung auftreten, stellen uns vor eine oft schwer zu treffende Entscheidung: Sollen wir ein rasch wirkendes Mittel gegen die akute Erkrankung verordnen oder lieber nicht eingreifen? Wenn wir behandeln, kann es passieren, daß die chronische Symptomatik, die durch das konstitutionelle (chronische) Mittel bereits verschwunden war, erneut zum Vorschein kommt. Wenn wir aber auf eine akute Behandlung verzichten, ist es ebenso gut möglich, daß der Erfolg der konstitutionellen Therapie gerade dadurch gefährdet wird.

Um das Problem klarer zu sehen und Fehlentscheidungen zu vermeiden, muß man sich zunächst einmal bewußt machen, was es *bedeutet*, wenn eine akute Krankheit auftritt. Erst dann kann man sich mit der Frage befassen, ob sie behandelt werden muß oder ob man besser mit der Behandlung wartet. Sind die Zusammenhänge geklärt, dann erscheint die akute Krankheit weniger als Problem, sondern eher als Hilfe: Sie zeigt dem Arzt, welche gesundheitlichen Fortschritte der Patient gemacht hat.

In unserem Zusammenhang bezeichnet der Begriff »akute Krankheit« rasch auftretende Störungen, die ein Prodromalstadium und einen Höhepunkt besitzen und von begrenzter Dauer sind, da sie entweder abklingen oder zum Tod des Erkrankten führen. Akute Krankheiten betrachtet man als unabhängig vom konstitutionellen Zustand des Patienten. Nicht *jede* plötzliche Veränderung der Gesundheit fällt in diese Kategorie. Vielmehr tritt bei bestimmten chronischen Krankheiten wie Epilepsie, Migräne, Asthma, Heufieber u. a. z. B. eine akute Verschlimmerung der Symptomatik auf. Die Symptome werden in diesem Fall durch einen inneren, konstitutionell bedingten Anstoß erzeugt. Dieses Phänomen fällt nicht unter die Definition »akute Krankheit« und wird hier nicht besprochen.

Es gibt jedoch noch eine andere Art von Störungen, die eine Zwischenform zwischen den echten akuten Krankheiten und den zuletzt genannten wiederholten Verschlimmerungen darstellt. Dazu gehören häufig auftretende akute Exacerbationen, die Ausdruck einer zugrundeliegenden chronischen Schwäche sind: Ständig wiederkehrende Mittelohrentzündungen bei Kindern, recidivierende Bronchitis oder Cystitis, auch Malariaanfälle u. dergl. Wir werden diese Störungen wegen ihrer Ähnlichkeit mit den echten akuten Krankheiten als Gruppe C in die Diskussion miteinbeziehen.

Doch zuvor noch ein Wort der Warnung: Wenn sich der Zustand eines Patienten gefährlich oder gar lebensbedrohlich gestaltet, *müssen wir auf jeden Fall eingreifen* — ganz gleich, ob homöopathisch oder allopathisch. Das Leben eines Menschen darf unter keinen Umständen dem Bemühen um völlige Reinheit der Lehre zum Opfer fallen. Die erste Pflicht des Arztes ist stets, Leben zu erhalten, also darf er weder nachlässig noch engstirnig sein, wenn es auf dem Spiel steht.

Sehen wir uns nach dieser kurzen Einführung die fünf Gruppen an, in die wir die Patienten einteilen, und zwar unter zwei Gesichtspunkten: wie sie auf die konstitutionelle Behandlung reagieren und in welcher Form ihre akuten Krankheiten wiederkehren.

Patienten der *Gruppe A* haben bis zu Beginn der konstitutionellen Behandlung häufig akute Krankheiten durchgemacht. Seit dieser Behandlung treten die akuten Krankheiten nun seltener auf und verlaufen weniger schwer.

Patienten der *Gruppe B* haben mehrere Jahre vor Beginn der konstitutionellen Behandlung nicht mehr unter akuten Krankheiten gelitten. Der Grund hierfür ist, daß sie sich entweder überdurchschnittlich guter Gesundheit erfreuen oder zu krank sind, um mit einer akuten Störung auf Belastungen zu reagieren. Die gesunden Patienten benötigen keine homöopathische Behandlung und kommen hier nicht in Betracht. Damit umfaßt Gruppe B also Patienten mit Geistesstörungen, Krampfanfällen, bösartigen Erkrankungen, Kollagenosen, Diabetes mellitus usw. Vor Beginn der homöopathischen Therapie waren diese Patienten zu schwach, um akut zu erkranken. Durch die konstitutionelle Behandlung hat sich ihre Gesundheit jedoch auf ein höheres Niveau eingependelt, und akute Erkrankungen treten wieder auf.

Patienten der *Gruppe C* leiden häufig unter Mittelohrentzündungen, Bronchitis u. dergl; dies sind akute Manifestationen einer zugrundeliegenden chronischen Schwäche. Um die Anfälligkeit für diese Erkrankungen zu beheben, gilt es, die tieferliegende Schwäche zu behandeln.

Patienten der *Gruppe D* haben — wie die der Gruppe A — vor Beginn der konstitutionellen Behandlung häufig akute Krankheiten durchgemacht. Danach erkrankten sie nur noch selten. Nachdem sie aber über längere Zeit mehrere konstitutionelle Mittel erhalten haben, sind sie wieder genau so anfällig für akute Krankheiten geworden wie früher.

Patienten der *Gruppe E* sind nicht in der Lage, eine höhere Stufe der Gesundheit zu erreichen. Obgleich die konstitutionelle Behandlung ihnen etwas hilft, werden sie weiterhin bei jeder Belastung akut krank. Ihre Gesundheit macht trotz sorgfältiger Behandlung keine wesentlichen Fortschritte. Ob das daran liegt, daß sie unheilbar sind, oder daran, daß der Arzt das *Simillimum* noch nicht gefunden hat, läßt sich nur schwer feststellen.

Was bedeuten nun akute Krankheiten für jede einzelne dieser Gruppen und wie sind sie zu behandeln?

Gruppe A (Patienten, die vor Beginn der konstitutionellen Behandlung häufig, seither aber nur noch selten akut erkranken):

Die Entwicklung zeigt insgesamt bedeutende gesundheitliche Fortschritte. Der Patient hat ein sehr zufriedenstellendes Niveau erreicht. Untersuchen wir nun Bedeutung und Behandlung der einzelnen akuten Episoden.

1. *Ein bis drei Tage,* nachdem der Patient sein chronisches (konstitutionelles) Mittel eingenommen hat, wird er von einer akuten Krankheit befallen. Das kann bedeuten: Die Krankheit befand sich bei Einnahme des Mittels schon im Prodromalstadium. Der Vorfall liefert uns also keinen Hinweis darauf, ob das chronische Mittel richtig oder falsch war.

a. War es richtig, dauert die akute Krankheit höchstens drei Tage und braucht nicht behandelt zu werden. Wahrscheinlich wird aber infolge dieser Erkrankung die Wirkung des chronischen Mittels weniger lange anhalten.

b. Falls die akute Krankheit sich ohne merkliche Besserung länger als drei Tage hinzieht, so ist das der Beweis, daß das chronische Mittel falsch war. Man kann daher, falls erforderlich, ein Mittel für den akuten Zustand verschreiben. Sobald sich der Patient wieder erholt hat, studiert man von neuem seinen chronischen Fall und verabreicht ihm ein passenderes Mittel für seinen chronischen Krankheitszustand.

Tritt also bei Patienten der Gruppe A ein bis drei Tage nach Einnahme des chronischen Mittels eine akute Krankheit auf, *so wartet man drei Tage ab,* bevor man ein akutes Mittel verordnet. Falls das chronische Mittel richtig war, klingt der akute Infekt rasch ab. War es falsch, zieht er sich länger hin; seine Symptomatik tritt jedoch während der drei Tage deutlicher hervor, so daß man nun ein Mittel für das akute Bild geben kann. Falls die akute Krankheit bedrohlich wird, beginnt man natürlich — unabhängig von diesen Überlegungen — unverzüglich mit der Behandlung.

2. Einen Sonderfall bilden Patienten mit *Asthma bronchiale* oder *chronischem Lungenleiden,* seltener auch mit *Epilepsie.* Bei ihnen kann als Reaktion auf das konstitutionelle Mittel in den ersten drei Tagen hohes Fieber auftreten. Das ist Ausdruck der Heilwirkung und somit kein Grund zur Beunruhigung. Natürlich muß der Arzt hierbei den Patienten genau untersuchen und sich vergewissern, daß es sich nicht etwa doch um eine akute Krankheit — Grippe, Lungenentzündung usw. — handelt. Das Fieber beginnt in diesen Fällen meist plötzlich, kann bis zu 39,5 oder 40 ° ansteigen und dauert ein bis zwei Tage. Gleichzeitig werden sowohl das chronische Leiden — z. B. das Asthma bronchiale — als auch das Gesamtbefinden auffallend besser. *Auf keinen Fall* darf man irgend etwas gegen dieses Fieber, das ja Ausdruck des Heilprozesses ist, unternehmen! Es deutet — nebenbei bemerkt — darauf hin, daß die Heilung des chronischen Zustandes sich schwierig gestalten wird: Sie wurde durch das erste Mittel in Gang gesetzt, doch müssen wahrscheinlich weitere Mittel folgen, um sie zu vervollständigen.

3. Ein Patient erleidet *vier bis zehn Tage* nach dem konstitutionellen Mittel eine akute Krankheit. Das bedeutet fast immer, daß das Mittel falsch war. Normalerweise sind Patienten der Gruppe A durch das *Simillimum* mindestens zwei bis drei Monate gegen akute Infekte geschützt. Allerdings kann infolge einer außergewöhnlichen Belastung — z. B. einem Todesfall in der Familie — auch nach dem richtigen Mittel eine akute Krankheit auftreten. Wir müssen dann untersuchen, wie der Patient insgesamt auf das Mittel reagiert hat:

a. Wenn sich nach einer Erstverschlimmerung der chronische Zustand deutlich gebessert hatte und der Patient dann durch einen schweren Streß akut erkrankt ist, so heißt das: Das konstitutionelle Mittel war zwar richtig, doch hat der Streß einen *Rückfall* bewirkt. In diesem Fall wartet man, bis die akute Symptomatik abgeklungen ist, oder notfalls behandelt man sie; dann läßt man *zwei Wochen* verstreichen und beobachtet, ob der Patient sich allmählich wieder besser fühlt, indem sich die gesundheitlichen Fortschritte, die er gemacht hatte, wieder einstellen. Wenn nicht, wiederholt man *das gleiche* konstitutionelle Mittel.

b. Deutet nichts daraufhin, daß eine Erstverschlimmerung mit nachfolgender Besserung stattgefunden hat, und ist auch ein schwerer Streß nicht nachzuweisen, dann war das konstitutionelle Mittel höchstwahrscheinlich falsch. In diesem Fall kann man, sofern das Bild deutlich genug ist, ein akutes Mittel verschreiben.

4. Die akute Erkrankung tritt *15 bis 30 Tage* nach dem konstitutionellen Mittel auf — eine Situation ähnlich der in Abschnitt drei. Man verhält sich ebenso.

a. Zuerst stellt man fest, ob eine Erstverschlimmerung, gefolgt von einer Besserung, eingetreten war. Wenn ja und wenn sich überdies ein schwerer Streß nachweisen läßt, dann ist durch diesen ein Rückfall eingetreten, der den Patienten für die akute Infektion anfällig gemacht hat.

b. Falls Verschlimmerung, Besserung und schwerer Streß zweifelhaft oder ausgeschlossen sind, war das konstitutionelle Mittel höchstwahrscheinlich falsch.

c. Wurde das Mittel in sehr niedriger Potenz — z. B. D 6 oder D 12 — verabreicht, so hat sich seine Wirkung vermutlich bereits erschöpft.

d. Schließlich ist zu prüfen, ob das Mittel vielleicht durch ein Gegenmittel — Kaffee, Pfefferminz, andere Medikamente o. dergl. unwirksam gemacht wurde.

Gruppe B (Patienten, die vor Beginn der konstitutionellen Behandlung eine zu geringe Vitalität besaßen, um akut zu erkranken, seither aber wieder für Infektionen anfällig sind):

Die erneute Anfälligkeit bedeutet, daß ihre Gesundheit auf ein höheres Niveau zurückgekehrt ist. Allgemein gilt: Je unmittelbarer die akute Krankheit nach Einnahme des konstitutionellen Mittels auftritt, desto tiefer wirkt das Mittel und desto vitaler ist der Patient.

1. Eine akute Infektion innerhalb der *ersten drei Tage* nach Einnahme des konstitutionellen Mittels darf als ein gutes Zeichen gelten. Sie verläuft aber meist so schwer, daß man gezwungen ist, ein akutes Mittel zu verabreichen. Da die Symptomatik sich rasch verändert, benötigt der Patient oft zwei oder sogar drei Mittel hintereinander.

2. Tritt eine akute Krankheit *fünf bis zehn* Tage nach dem konstitutio-

nellen Mittel auf, dann hat das in etwa die gleiche Bedeutung. Es kommt dies häufig bei schweren chronischen Fällen vor. Nachdem der Patient während zwei Jahren mit drei bis vier passenden Mitteln behandelt wurde, wechselt seine Gesundheit schließlich auf eine höhere Stufe. Da er jedoch an einer schweren chronischen Krankheit leidet, erfolgt dieser Wechsel nicht spektakulär. Leidet er beispielsweise unter einer Phobie, die schon lange Zeit behandelt wird, fragt man sich oft, ob seine Gesundheit überhaupt Fortschritte macht: Er hört und hört nicht auf, über seinen Zustand zu klagen. Plötzlich wird er akut krank. Jetzt kann man sicher sein: Seine Gesundheit hat sich gebessert. Die akute Krankheit wird jedoch homöopathisch außerordentlich schwierig zu behandeln sein und vom Arzt enormes Geschick verlangen. Bleibt sie aber unbehandelt, oder verabreicht man allopathische Medikamente, ist ein Rückfall in die frühere chronische Symptomatik meist unvermeidlich. Schafft man es dagegen, den akuten Infekt homöopathisch zu behandeln, dann wird deutlich, daß es dem Patienten danach insgesamt viel besser geht. Die akute Erkrankung ist hier also — therapeutisch gesehen — ein kritischer Punkt.

Gruppe C (Patienten, deren chronisches Leiden sich in einer häufig wiederkehrenden akuten Erkrankung äußert, z. B. in recidivierender Bronchitis, Otitis media, Malaria o. dergl.):

Ein Kind wird z. B. immer wieder gegen Mittelohrentzündung behandelt, dabei aber ändert sich nicht das Geringste an seiner Anfälligkeit. Folgerung: Das Kind braucht ein tiefer wirkendes, konstitutionelles Mittel, um wirklich gesund zu werden. Verabreicht man dieses Mittel während der akuten Exacerbation, wird es in einigen Fällen wirken, in anderen nicht. Wirken wird es, wenn auf akute und konstitutionelle Symptomatik das gleiche Mittel paßt; dann heilt es sowohl die augenblickliche Otitis als auch die Anfälligkeit dafür. Oft paßt aber das Mittel, das der Patient im akuten Fall braucht, nur auf die akute Symptomatik. Wenn die Entzündung abgeheilt ist, sucht man nach dem konstitutionellen Mittel.

Erhält ein Patient der Gruppe C sein auf den chronischen Zustand wirkendes Mittel, sind folgende Reaktionen möglich:

1. Die akute Symptomatik tritt *ein bis vier Tage* nach Einnahme des chronischen Mittels auf. Wir forschen genau nach, wie intensiv die Symptome sind und ob sie sich im Vergleich zu früher verändert haben.

a. Sagt der Patient: »So schlimm war es noch nie«, dann ist das Mittel vermutlich richtig, und die Anfälligkeit wird höchstwahrscheinlich für immer geheilt.

b. Äußert der Patient: »Das Fieber ist jetzt höher, aber ich habe weniger Schmerzen« (oder umgekehrt: stärkere Schmerzen, aber weniger hohes Fieber), so zeigt das ebenfalls, daß sich die Resistenz gegen die Krankheit vergrößert hat. Auch hier wird die Anfälligkeit voraussichtlich geheilt werden.

c. Versichert der Patient jedoch: »Mir geht es genauso wie immer«, dann war das chronische Mittel vermutlich falsch. Man überprüft den Fall gründlich und hat, wenn sich diese Vermutung bestätigt, drei Möglichkeiten:

aa) Bei einer leichten Erkrankung kann man warten, bis die akuten Symptome verschwunden sind, und dann ein anderes konstitutionelles Mittel verschreiben.

bb) Man kann *umgehend* ein anderes chronisches Mittel verordnen. Falls es gleichzeitig auf die akute Symptomatik paßt, wird es sie zusammen mit dem chronischen Syndrom heilen.

cc) Falls das chronische Mittel nicht auf die akute Symptomatik paßt, diese aber behandelt werden muß, können wir ein *akutes,* d. h. kurzfristig wirkendes Mittel geben. Sobald es dem Patienten wieder besser geht, studieren wir den Fall erneut, um das passende chronische Mittel zu finden.

2. Die akute Symptomatik tritt *zehn bis zwanzig Tage* nach Einnahme des konstitutionellen Mittels auf. Wieder untersucht man Intensität und Veränderungen der Symptomatik.

a. Sagt der Patient: »So schlimm war es noch nie«, geht man davon aus, daß er das richtige Mittel bekommen hat. Dieser Fall tritt häufig bei Mitteln auf, die für ihre spät auftretenden bzw. langanhaltenden Verschlimmerungen bekannt sind, z. B. *Silicea* und *Calcium phosphoricum.*

b. Sagt der Patient, er habe zu Beginn der Behandlung eine Verschlimmerung erlebt, danach eine Besserung, und nun leide er wieder unter einer akuten Krise, die aber weniger schwer sei als früher, dann darf man ebenfalls überzeugt sein, daß das Mittel gewirkt hat.

c. Treten aber genau die gleichen Symptome mit gleicher Intensität auf, war das chronische Mittel falsch. Der Patient braucht dann entweder ein akutes Mittel oder etwas später das passende chronische Mittel (C 1c).

3. Die akute Symptomatik tritt *zwei bis drei Monate* nach dem konstitutionellen Mittel auf. Wieder gibt es verschiedene Möglichkeiten:

a. Es kann sich um das übliche periodische Auftreten der Symptomatik handeln, was zeigt, daß das chronische Mittel falsch war. Man muß also nach einem passenderen Mittel suchen.

b. Die Wirkung des Mittels wurde durch bestimmte Stoffe — z. B. Bohnenkaffee oder Zahnbehandlung — aufgehoben. Man wiederholt das gleiche chronische Mittel in *derselben* Potenz, wenn durch eine acht- bis zehn-

Tabelle zur Bewertung akuter Erkrankungen während der Behandlung chronischer Krankheiten

Klinische Kategorie	Zeitliches Auftreten der akuten Krankheit	Klinische Situation	Wahl des chronischen Mittels	Behandlungsweise (Strategie)
Gruppe A		Vor der konstitutionellen Behandlung häufig akut krank. Jetzt selten.		
1.	nach 1-3 Tagen			3 Tage warten
a)		Infektion klingt rasch ab	richtig	abwarten
b)		Infektion klingt nicht ab	falsch	akutes Mittel verordnen, danach neues chronisches Mittel suchen
2. Sonderfälle:	nach 1-3 Tagen	chron. Lungenleiden, Asthma, Epilepsie, Fieber 39,5 - 40,0 °C.		Patienten gründlich untersuchen
a)		Allgemeinbefinden besser;	richtig	abwarten
b)		Zeichen akuter Erkrankung wie Grippe, Pneumonie o. ä.	falsch	akutes Mittel verordnen; danach neues chronisches Mittel suchen
3.	nach 4-10 Tagen		meist falsch	Erstreaktion prüfen
a)		Erstverschlimmerung und Besserung, dann schwere Belastung: → akute Erkrankung	richtig, Rückfall durch Streß	abwarten, danach, wenn nötig, akutes Mittel verordnen; falls keine allgem. Besserung: chron. Mittel wiederholen
b)		Erstverschlimmerung und Besserung zweifelhaft od. ausgeschlossen; keine Belastung	falsch	akutes Mittel verordnen, danach neues chronisches Mittel suchen
4. a) u. b)	nach 15-30 Tagen	wie bei 3 a und b!		wie bei 3 a und b!
c)		Gute Reaktion - Tiefpotenz (D 6, D 12) erschöpft	richtig	chron. Mittel in gleicher oder höherer Potenz wiederholen
d)		Gute Reaktion antidotiert (z. B. Kaffee, Pfefferminz)	richtig	chron. Mittel anregen oder in gleicher Potenz wiederholen
Gruppe B		Vor der konstitut. Behandlung zu schwach, um akut zu reagieren.		
1.	nach 1-3 Tagen	Erste akute Krankheit seit vielen Jahren	richtig	akutes Mittel geben, falls nötig, u. U. 2-3 Mittel nacheinander!
2.	nach 4-10 Tagen	Erste akute Krankheit seit vielen Jahren. Häufig nach 1-2 Jahren konstitutioneller Behandlung von schwerem Leiden	richtig	akutes Mittel verordnen, falls nötig; voraussichtlich schwierige akute Behandlung

Klinische Kategorie	Zeitliches Auftreten der akuten Krankheit	Klinische Situation	Wahl des chronischen Mittels	Behandlungsweise (Strategie)
Gruppe C		Recidivierende akute Erkrankungen als Manifestation chron. Schwäche		
1.	innerhalb 1-4 Tage			Art des akuten Rückfalls feststellen
a)		»So schlimm war es noch nie«'	richtig	abwarten
b)		»höheres Fieber — weniger Schmerzen« oder umgekehrt	richtig	abwarten
c)		»akute Krankheit verläuft wie immer«	falsch	akute Behandlung, falls nötig; entweder mit passendem chronischen Mittel oder mit akutem Mittel; sonst nach akuter Krankheit neues chronisches Mittel verordnen
aa) bb) cc)		s. S. 265		
2.	nach 10-20 Tagen			Art des akuten Rückfalls feststellen
a)		»So schlimm war es noch nie«	richtig	abwarten
b)		Allg. Besserung, akuter Rückfall, leichter als gewöhnlich	richtig	abwarten
c)		»akute Krankheit verläuft wie immer«	falsch	akute Behandlung, falls nötig; entweder mit passendem chronischen Mittel oder mit akutem Mittel; sonst nach akuter Krankheit neues chronisches Mittel verordnen
3.	nach 2-3 Monaten			weitere Informationen nötig
a)		Übliche periodische akute Krankheit	falsch	neues chronisches Mittel verordnen
b)		Wirkung des Mittels antidotiert (z. B. Kaffee, Schock)	möglicherweise richtig	chronisches Mittel anregen oder in gleicher Potenz wiederholen
c)		Tiefpotenz (unter C200)	möglicherweise richtig	gleiches chron. Mittel in höherer Potenz wiederholen
d)		Patient der Gruppe E: chron. Rückfall durch leichte Belastung	richtig	nach dem jetzt passenden chronischen Mittel suchen
Gruppe D		Nach Besserung Rückkehr häufiger akuter Krankheiten	richtig, dann falsch	nach dem passenden chron. Mittel suchen
Gruppe E		Patient kann höhere Gesundheitsstufe nicht erreichen	falsch oder unheilbar	jedesmal die akute Krankheit behandeln; aufpassen, ob eindeutiges konstitut. Bild auftaucht.

tägige Verabreichung des chronischen Mittels in C 12 oder Q 6 (2 — 3 x 3 Tropfen täglich) keine Anregung der ursprünglich verabreichten Hochpotenz mehr gelingt.

c. Das Mittel wurde in einer niedrigen Potenz — unter C 200 — verabreicht und hat seine Wirkung daher erschöpft. Auch hier wiederholt man das gleiche chronische Mittel, jedoch in höherer Potenz.

d. Der Patient gehört zur Gruppe E: Seine Gesundheit hat sich zwar mehrere Monate lang durch ein passendes Mittel gebessert, doch ist er nicht insgesamt auf eine höhere Stufe der Gesundheit gelangt. Infolge einer Belastung erleidet er schließlich einen Rückfall, und seine früheren Symptome kommen wieder zum Vorschein. Folgerung: Man sucht nach dem derzeitigen chronischen Mittel.

Gruppe D (Patienten, die vor dem chronischen Mittel häufig, danach zunächst selten und einige Zeit später wieder häufig von akuten Krankheiten befallen werden):

Dies bedeutet: Der Patient ist (nach vorübergehender Besserung) auf sein früheres gesundheitliches Niveau zurückgefallen.

Bei Patienten dieser Gruppe wirkt das chronische Mittel zunächst sehr gut. Trotzdem kommen sie wegen Kleinigkeiten, z. B. Sodbrennen, verstopfter Nasennebenhöhlen u. ä., weiter in die Sprechstunde. Man läßt sich verleiten und verschreibt zur Linderung dieser geringfügigen Beschwerden fälschlich weitere Mittel *in hoher Potenz.* Irgendwann kommt aber der Punkt, wo alle Entlastungsventile, die der Abwehrmechanismus sich gesucht hatte, verstopft sind. Dann erleidet der Patient einen vollständigen Rückfall, wird also wieder häufig akut krank. Die akute Erkrankung, die den Rückfall klar enthüllt, behandelt man mit einem akuten Mittel. Danach nimmt man sich den chronischen Fall erneut vor, findet heraus, wo man Fehler begangen hat, und verschreibt das *jetzt passende* chronische Mittel.

Gruppe E (Patienten, die immer wieder Rückfälle erleiden und die nächst höhere Gesundheitsstufe noch nicht erreicht haben):

Jedesmal, wenn ein solcher Patient erkrankt und die Symptomatik deutlich erkennbar ist, verschreibt man ein Mittel, in der Hoffnung, schließlich ein klareres Bild des zugrundeliegenden chronischen Zustands zu erhalten. Mit viel Geduld findet man vielleicht irgendwann Symptome, die zu einem Mittel führen, das den Patienten schließlich doch auf eine höhere Gesundheitsstufe hebt.

18. Kapitel

Komplizierte Fälle

In diesem Kapitel wollen wir uns mit Patienten befassen, die, schon wenn sie zum ersten Mal in die Praxis kommen, ein völlig ungeordnetes Beschwerdebild zeigen oder sich im Endstadium befinden. Um ihnen helfen zu können, ist größte Geschicklichkeit, Erfahrung, Geduld und auch eine Menge Zeit unabdingbar notwendig. Anfänger sollten sich im allgemeinen nicht an derartige Fälle wagen: Sie würden die Symptomatik durch ungeschickte Verordnungen nur noch mehr durcheinanderbringen und das Leiden unnötig vermehren.

Die Homöopathie ist für diese Kranken oft der *letzte* Ausweg, denn weder allopathische noch andere Behandlungsmethoden haben ihnen bisher geholfen. Als unerfahrener Arzt und als Patient macht man sich aber oft keine Vorstellung von den Leiden und Komplikationen, die auch die homöopathische Behandlung eines solchen Falles mit sich bringen kann; sehr bald merkt man, daß einem die Sache über den Kopf wächst. Wem es wirklich um den Kranken geht, der sollte als Anfänger solch eine Behandlung ablehnen und den Patienten an einen erfahreneren Kollegen überweisen; denn die vielen Beschwerden, die der schwerkranke Patient um der Heilung willen durchstehen muß, sind umsonst gewesen, wenn man nicht fähig ist, die merkwürdigen und schwierigen Situationen und Komplikationen, die sich während einer solchen Behandlung mit Sicherheit einstellen werden, richtig zu deuten und zu behandeln.

Natürlich ist der Schaden, den das »falsche« potenzierte Mittel bei einem chronisch Kranken anrichten kann, immer noch bedeutend geringer als der

Schaden, den das »richtige« allopathische Mittel u. U. hervorruft. Die Nebenwirkungen der allopathischen Medikamente sind sehr viel schwerwiegender als eine unzureichende homöopathische Behandlung. Unpassende, nicht wirklich homöopathische Potenzen schädigen den Organismus nicht *unmittelbar;* sie können aber den Abwehrmechanismus so weitgehend behindern, daß treffende Verordnungen außerordentlich schwierig, wenn nicht unmöglich werden.

In diesem Kapitel soll es um Fälle gehen, die den Arzt bereits zu Beginn der Behandlung vor hochkomplizierte Probleme stellen. Man kann sie in drei Gruppen gliedern:

1. Patienten, deren Beschwerdebild über lange Zeit durch homöopathisch ungenaue Behandlung immer unklarer geworden ist.
2. Patienten, die über viele Jahre starke allopathische Medikamente zu sich genommen haben.
3. Patienten, die schon todkrank sind, wenn sie zum ersten Mal in die Sprechstunde kommen.

Homöopathisch verdorbene Fälle

Nur mit Überwindung vertieft man sich in Patienten, die schon jahrelang ohne merklichen Erfolg von Homöopathen behandelt worden sind; *sie stellen nämlich von allen Fällen die schwierigsten dar.* In der Homöopathie basiert jede Verordnung auf der Gesamtheit der Symptome, in der das Wirken des Abwehrmechanismus sichtbaren Ausdruck findet. Bei einem Patienten, der jahrelang mit den verschiedensten »homöopathischen« Mitteln behandelt wurde, hat sich das Wirken des Abwehrmechanismus verändert — zunächst unmerklich, dann einschneidend. Wenn der Patient dann schließlich zu einem erfahrenen Arzt oder Heilpraktiker geschickt wird, manifestiert sich sein Abwehrmechanismus so weitgehend verbildet, daß es beinahe unmöglich geworden ist, *die korrekte Abfolge* der für die Heilung notwendigen Mittel zu finden und ihre Wirkung eindeutig zu beurteilen.

Im wesentlichen lassen sich homöopathisch verdorbene Fälle in zwei Kategorien einteilen:

1. heilbare und
2. unheilbare Patienten.

Heilbar sind Kranke, deren Abwehrmechanismus noch stark genug ist, um auf gut gewählte Mittel zu reagieren. Als unheilbar gelten diejenigen, deren Abwehrmechanismus so sehr geschwächt wurde, daß keine Hoffnung mehr besteht, selbst mit dem passenden, d. h. homöopathischen Mittel eine Heilreaktion zu erreichen. Bei solchen Patienten kann nur noch eine Linderung ihrer Leiden erzielt werden.

Nach welchen Kriterien entscheidet sich nun, ob der Abwehrmechanismus eines Patienten noch die Kraft zur Heilung besitzt oder nicht? Zunächst einmal: Mit absoluter Sicherheit läßt sich das nicht beurteilen; vielmehr geht es hierbei um Wahrscheinlichkeit und menschliches Ermessen. Völlig hoffnungslose Fälle gibt es deshalb eigentlich nicht, wenn auch jeder Homöopath Patienten erlebt hat, bei denen auch die sorgfältigste Behandlung nur sehr begrenzte Erfolge zeitigt. Doch auch in solchen Fällen darf man den Patienten nicht »abschreiben«, nur stellt man gezwungenermaßen eine äußerst zurückhaltende Prognose. Ob jemand als unheilbar zu behandeln ist, bleibt stets eine sehr individuelle Entscheidung, die immer von den jeweiligen Umständen abhängt; sie sollte nie als endgültig betrachtet werden.

Grundsätzlich sind hierbei folgende Faktoren zu berücksichtigen:

1. Die klinische Diagnose. Eine ernste klinische Diagnose bedeutet für sich genommen noch nicht, daß der Kranke als unheilbar zu gelten hat; sie ist aber ein Faktor, der unbedingt gebührend in Betracht gezogen werden muß.

2. Der konstitutionelle Hintergrund des Patienten, besonders vor Beginn der ursprünglichen Behandlung. Ein jüngerer Patient, der früher eine starke Konstitution besaß, hat eine weit bessere Chance, gesund zu werden, als ein älterer oder geschwächter Patient.

3. Die Art der Reaktion auf frühere Mittel. Um sie zu beurteilen, muß man die gesamte Entwicklung des Falles zurückverfolgen. So könnte es z. B. sein, daß der Patient auf etwa die Hälfte der Mittel reagiert hat und auf die übrigen nicht. Die Tatsache, daß überhaupt Reaktionen stattfanden, ist an sich jedoch noch *kein* ermutigendes Zeichen. Handelt es sich nämlich dabei nur um Palliativreaktionen, ist die Prognose ungünstig. Erlebte der Patient aber deutliche Erstverschlimmerungen, gefolgt von echten Besserungen, dann ergibt sich eine günstigere Prognose.

4. Die derzeitige Klarheit des Symptombildes. Oftmals erkennt der behandelnde Homöopath das richtige Mittel einfach nicht, weil er das angezeigte Mittel nie eingehend studiert hat. Ein Kollege nimmt es vielleicht recht deutlich wahr, und die Prognose fällt daher viel günstiger aus.

5. Die Gesundheit bzw. Krankheitsbelastung der Vorfahren des Patienten.

Alle diese Faktoren sind bei der Beurteilung, ob ein Patient nach menschlichem Ermessen heilbar ist, zu berücksichtigen; eine uneingeschränkte oder endgültige Schlußfolgerung erlauben sie allerdings nicht. Trotzdem hat die Frage nach der Heilbarkeit für uns nicht nur theoretisches Interesse: Zielsetzungen und Vorgehen sind bei der Behandlung von heilbaren und voraussichtlich nicht mehr heilbaren Patienten unterschiedlich.

Befassen wir uns zuerst mit den Patienten, die als mehr oder weniger »unheilbar« beurteilt werden, nachdem sie über Jahre viele verschiedene potenzierte Medikamente eingenommen haben. Wichtig ist hierbei, daß wir nicht automatisch das Mittel verschreiben, das ihnen zuletzt eine Besserung gebracht hat. Bei unheilbaren Fällen ändert sich nämlich im allgemeinen das Symptombild sehr rasch. Es ist ausgesprochen ungewöhnlich, daß ein Mittel *zweimal hintereinander* angezeigt ist. Die Symptomatik muß daher bei jeder Konsultation sorgfältig wieder neu aufgenommen werden, so daß das Mittel, das der Patient bekommt, dem *augenblicklichen* Symptombild entspricht. Nehmen wir beispielsweise an, ein unheilbarer Patient litt vor einem Monat beim Husten oder beim Anspannen der Bauchmuskulatur unter Harninkontinenz; jetzt stellt sich heraus, daß eine starke Abneigung gegen Süßigkeiten eingetreten ist. Natürlich denkt man jetzt an *Causticum,* aber wahrscheinlich ist die Inkontinenz inzwischen schon verschwunden und durch ein anderes Symptom ersetzt worden, das z. B. besser zu *Graphit* paßt. Jede Verordnung muß sich also ausschließlich auf das *gegenwärtige* Bild stützen.

Bei unheilbaren Patienten geht es stets darum, das Mittel zu finden, das die Symptome möglichst rasch lindert. Freilich ist immer damit zu rechnen, daß auf diese Besserung bald ein Rückfall folgt, der höchstwahrscheinlich nach einem *neuen* Mittel verlangt. Deshalb bestellt man solche Patienten ziemlich häufig und rät ihnen, sich bei den ersten Anzeichen eines Rückfalls zu melden. *Unter diesen Umständen* warten wir nicht, bis sich ein klares Symptombild entwickelt hat, denn solche Rückfälle können innerhalb kurzer Zeit sehr bedrohlich werden. Der Patient braucht dann das passende Mittel umgehend, damit die Linderung seiner Symptome aufrecht erhalten werden kann. Deshalb sei *nochmals* ausdrücklich betont, daß nur erfahrene Homöopathen solche Fälle übernehmen sollten. Schon eine einzige fehlerhafte Verordnung kann rasch einen schweren Rückfall hervorrufen, und dann sind klare Zeichen und Symptome für ein angezeigtes Mittel oft nicht mehr erkennbar. Einerseits also hat der Arzt nicht die Zeit, auf ein vollständiges Symptombild zu warten, andererseits besteht auch kein Irrtumsspielraum mehr. In einer solchen Situation hat nur ein sehr guter und erfahrener Homöopath Aussichten, die Behandlung erfolgversprechend durchführen zu können — und selbst er wird Fehler kaum vermeiden können.

Unheilbare Patienten reagieren oft auf ein Mittel, indem sie zwar Symptome dieses Mittels entwickeln, ohne danach aber eine allgemeine Besserung zu verspüren. Solch eine Reaktion ist *ein schlechtes Zeichen,* und man sollte so bald wie möglich ein neues Mittel verordnen. Bei einem gesunden, konstitutionell starken Menschen kann sich eine derartige »Mittelprüfung« positiv auswirken: Es folgt darauf eine allgemeine Besserung seines Befindens. Unheilbare Patienten besitzen jedoch einen besonders schwachen Abwehrmechanismus, und ein Mittel, das in etwa, aber nicht genau paßt, kann ihn anstatt in heilender, in krankmachender Weise anregen. Wenn das eintritt, muß man noch einmal genau die Symptome überprüfen, die der Patient *vor* Einnahme des Mittels aufwies. Vielleicht finden wir dann ein anderes Mittel, das besser zu den Symptomen paßt und die Ordnung im Organismus wiederherstellt.

Wenden wir uns nun denjenigen Patienten zu, die noch heilbar sind, obwohl ihre Symptomatik durch ungenau verordnete Mittel durcheinandergebracht worden ist. Auch bei einer ursprünglich sehr ernsten Diagnose gibt es vielleicht Anzeichen für eine ziemlich starke Konstitution; der Patient mag relativ jung sein, und ein oder zwei Mittel haben ihm früher geholfen. Seit etwa einem Jahr scheint jedoch nichts mehr über längere Zeit zu wirken. In solch einem Fall darf man durchaus noch mit einer Heilung rechnen. Man versucht also, eine *Folge von Mitteln* zu finden, die nach und nach die Ordnung im Organismus wiederherstellt, d. h. den Patienten schrittweise heilt.

Handelt es sich um einen Patienten, der nicht zu schwer krank ist, räumt man dem Abwehrmechanismus am besten eine längere Frist ein, um ein erkennbares Symptommuster hervorbringen zu können. Das kann drei bis zehn Monate dauern, stellt also für die meisten Patienten angesichts ihres Leidens keinen praktikablen Vorschlag dar. Manche sind freilich bereit, derart lange zu warten, und bei ihnen sollte man diese Möglichkeit in Betracht ziehen.

Falls uns die vollständige *Erstanamnese* — also das Symptombild vor den früheren homöopathischen Behandlungsversuchen — zugänglich ist, studieren wir sie sehr gründlich. Manchmal war schon das erste Mittel falsch gewählt und die Symptomatik dadurch von Anfang an verfälscht worden; oder es war vielleicht richtig, aber der behandelnde Homöopath war *ungeduldig* und verordnete weitere Mittel, ohne dem ersten Mittel genügend Zeit zu gewähren, seine Wirkung zu vollenden. Durch das Studium der allerersten Anamnese erkennt man möglicherweise ein klares Symptombild, aufgrund dessen man dann das Mittel verordnen kann, das den Fall wieder zurechtrückt.

Solch eine Taktik kann zum Erfolg führen, selbst wenn das angezeigte Mittel gar nicht auf das *gegenwärtige* Symptombild zu passen scheint. Der Grund ist folgender: Trotz der mehrjährigen Behandlung wurde *die erste miasmatische Schicht nie wirklich beseitigt.* Die Behandlung hat die Symptome durch eine Reihe nur *teilweise* passender Mittel laufend verändert, aber der eigentliche Heilungsprozeß konnte nie vollständig ablaufen. Daher kann das Mittel, das genau auf das ursprüngliche Symptombild paßt, auch jetzt noch eine tiefe Wirkung erzielen und die Ordnung im Organismus wiederherstellen, wenn man ihm Zeit dazu läßt.

Ein Fall aus meiner eigenen Praxis mag dieses taktische Vorgehen veranschaulichen: Ein Arzt mit nur wenigen Jahren homöopathischer Erfahrung hatte versucht, ein Kind zu behandeln, das an einer ernsten geistigen Störung litt. Dem kleinen Patienten wurden nach und nach etwa 15 Mittel verabreicht, von denen einige teilweise, andere gar nicht gewirkt hatten. Ich erhielt die Unterlagen des Falles: Aus der Erstanamnese ergab sich der deutliche Hinweis auf *Veratrum album.* Das Kind hatte diese Arznei als zehnte Verordnung zwischen einer ganzen Reihe anderer Mittel erhalten. Aufgrund des ursprünglichen Symptombildes wurde nun *Veratrum album* C 50000 (in solchen Fällen sollte man, wenn möglich, hohe Potenzen geben) als einmalige Dosis verabreicht. Den Eltern des Kindes wurde erklärt, daß eine dreimonatige Wartezeit notwendig sei, damit sich die Wirkung des Mittels einwandfrei beurteilen ließe. Nach Ablauf dieser Frist hatte sich deutlich das Symptombild von *Acidum nitricum* entwickelt, und auf die Einnahme dieses Mittels folgte eine dauerhafte Heilung.

In diesem Fall verlangte die ursprüngliche, miasmatische Schicht *Veratrum album.* Als das Kind es jedoch zum ersten Mal erhielt, wirkte es zu langsam, als daß der behandelnde Homöopath seine Wirkung erkannt hätte. Deshalb gab er *bald darauf* ein anderes Mittel, das diese Wirkung wieder unterbrach. Wenn man versucht, eine derart durcheinandergebrachte Symptomatik wieder zu ordnen, ist es angebracht, das Mittel zu verabreichen, das dem ursprünglichen Symptombild am genauesten entspricht, und dann lange genug zu warten, bis sich das nächste Bild deutlich entwickelt hat; dies stellt dann die nächste miasmatische Schicht dar.

Falls die Unterlagen der Erstbefragung aus irgendeinem Grunde *nicht* zugänglich sind, muß man den Patienten bitten, sich so weit wie möglich alle wichtigen Details der damaligen Befragung ins Gedächtnis zurückzurufen. Dazu braucht man sein volles Vertrauen. Man erklärt ihm also, wie wichtig diese Informationen für die weitere Behandlung sind, und bemüht sich, ihm geduldig zuzuhören, wenn er versucht, sich an die früheren Symptome zu erinnern. Jeder Anhaltspunkt muß genutzt werden, vielleicht bringen sogar allopathische Unterlagen wichtige Hinweise, weshalb diese sorgfältig zu studieren sind.

Falls die Erstanamnese nicht einzusehen ist, die Symptomatik aber sehr verworren erscheint, versucht man am besten, die Wirkung der früheren Mittel zu antidotieren. Danach läßt man so viel Zeit verstreichen, daß sich das eigentliche Symptombild zeigen kann. Um die früheren Mittel unwirksam zu machen, ist es am einfachsten, dem Patienten drei Monate lang geeignete allopathische Medikamente zur Linderung seiner Symptome zu verschreiben. Die Medikamente erleichtern zwar einen Teil seiner Beschwerden, üben aber gleichzeitig einen schädigenden Einfluß auf den Abwehrmechanismus aus. Nach ihrem Absetzen wartet man noch etwa einen Monat, bevor man das homöopathische Mittel wählt. Die genaue Wartezeit muß je nach klinischen Umständen entschieden werden, nämlich danach, inwieweit sich die Symptomatik entfalten konnte, wie ernst die Krankheit ist und wie sehr der Patient leidet. Unter günstigen Umständen besitzt der in seinen Funktionen gestörte Abwehrmechanismus noch genug Kraft, Zeichen und Symptome des notwendigen Mittels hervorzubringen.

Es gibt auch andere Methoden, einen in Unordnung gebrachten, verworrenen Fall zu antidotieren. Sie erweisen sich aber in der Regel als weniger wirksam. Der Patient kann z. B. dreimal am Tag Kaffee trinken; meiner Erfahrung nach dauert es — je nach der konstitutionellen Schwäche und Empfindlichkeit des Patienten — drei Tage bis neun Monate, um die Wirkung von Mitteln dadurch aufzuheben. Wer sehr empfindlich auf Kaffee reagiert oder eine besonders schwache Konstitution besitzt, wird sofort eine Veränderung der Symptomatik bemerken. Da man aber nicht sicher voraussagen kann, wie lange es dauern wird, bis frühere Mittel durch Kaffee aufhören zu wirken, ist diese Methode recht unpraktisch. Eine weitere Möglichkeit besteht darin, daß der Patient seinen Körper mit einer stark kampferhaltigen Substanz einreibt, z. B. »Vaporub«. Aber auch hierauf erfolgen die Reaktionen individuell unterschiedlich. Wenn es daher *notwendig ist,* einen in Verwirrung gebrachten Fall zu antidotieren, halte ich das Verordnen von allopathischen Medikamenten für die sicherste Art und Weise.

Allopathisch geschädigte oder unterdrückte Fälle

Als Homöopath hat man ständig mit Patienten zu tun, die allopathische Medikamente nehmen bzw. vor Beginn der homöopathischen Behandlung genommen haben. Handelt es sich um schwache Medikamente oder werden sie nur gelegentlich eingenommen, kann man sie einfach absetzen und mit der Befragung nach 15 bis 30 Tagen beginnen. Diese Wartezeit reicht für gewöhnlich, daß nach Schmerzmitteln für Migräne, Schlaftabletten, Beruhigungsmitteln u. dergl. ein klares Symptombild entstehen kann.

Problematisch wird es jedoch, wenn Patienten jahre- oder jahrzehntelang starke Medikamente zu sich genommen haben, z. B. bei chronischem Asthma bronchiale, Primär Chronischer Polyarthritis, Epilepsie, chronischen Herzkrankheiten oder schweren Gemütsleiden. Durch die langjährige Einnahme dieser Medikamente wurden die wichtigsten Symptome solcher Kranken kräftig in tiefere Bereiche des Organismus verdrängt; der Abwehrmechanismus ist also in seinem Wirken stark beeinträchtigt.

Von den starken Medikamenten scheinen die Kortikosteroide und ACTH dem Abwehrmechanismus am meisten zu schaden. Er wird durch die monate- oder jahrelange Behandlung mit diesen Stoffen außerordentlich geschwächt, gleichgültig, ob sie oral genommen oder subcutan, intramuskulär, intraarticulär oder intravenös verabreicht werden. Wie diese Schwächung genau entsteht, ist nicht bekannt, doch daß sie eintritt, wird durch die homöopathische Erfahrung immer wieder bestätigt. Patienten, die diese Medikamente regelmäßig mehrere Jahre genommen haben, können in der Regel nicht mehr geheilt werden; denn aufgrund der Kortikosteroide ist es nicht nur schwierig, das richtige Mittel zu finden, sie verhindern auch, daß dieses Mittel, wenn es verschrieben wird, seine Wirkung voll entfaltet. Das einzige mögliche Vorgehen ist der Versuch, die Kortikosteroide abzusetzen — eine in den meisten schweren Fällen undurchführbare Maßnahme: Der Entzug dieses Hormons hat seine eigene Charakteristik und bewirkt eine zeitweilige — mitunter lebensbedrohliche — Verschlimmerung der Symptome; außerdem dauert es danach noch mindestens drei Monate, bis sich ein klares Symptombild entwickelt hat. Aufgrund all dieser Schwierigkeiten erscheint es ratsam, die homöopathische Behandlung derartiger Fälle nicht ohne Abwägung aller Möglichkeiten zu beginnen.

Auch andere Fälle, in denen Patienten seit langem mit starken allopathischen Medikamenten behandelt werden, sollte man im allgemeinen für eine homöopathische Behandlung ablehnen und zwar aus den bereits erwähnten Gründen: Es ist außerordentlich schwierig, das homöopathische Mittel zu erkennen, solange allopathische Medikamente eingenommen werden; setzt man sie jedoch ab, kann es durchaus zu lebensbedrohlichen Zuständen kommen. Der Arzt muß also nicht nur hervorragende allgemeinmedizinische Kenntnisse besitzen, er muß sich auch der Wahl und der zeitlichen Abfolge seiner Mittel sicher sein. Außerdem beanspruchen solche Patienten tägliche, manchmal sogar stündliche Betreuung; der zeitliche, Tag und Nacht währende Aufwand ist also für den Arzt neben einer Praxis realistischerweise nicht zu erbringen. Oft wird eine — zuweilen langwierige — stationäre Behandlung notwendig, wofür uns bisher die klinischen Möglichkeiten fehlen. Außerdem begibt man sich durch die Risiken, die mit dem Absetzen der allopathischen Medikamente im Rahmen der homöopathischen Therapie verbunden sind, vom rechtlichen Standpunkt aus in eine heikle Lage, da es kaum Gutachter gibt, die die Zusammenhänge zutreffend beurteilen können. Natürlich ist es bedauerlich, daß man diesen Kranken die homöopathische Hilfe verweigern muß, denn viele von ihnen hätten sicher Aussicht auf Heilung gehabt, wären sie von Anfang an homöopathisch behandelt worden. Solange es aber weder homöopathische Hochschulen und Krankenhäuser noch konsiliarisch genügend qualifizierte und erfahrene homöopathische Ärzte gibt, sollte man die Betreuung solcher Patienten ablehnen.

Gelegentlich begegnet man jedoch Menschen, die um der homöopathischen Behandlung willen *eisern entschlossen* sind, alle allopathischen Medikamente abzusetzen. Deshalb ist man trotz aller Schwierigkeiten geneigt, sich auf eine Behandlung einzulassen. Für fortgeschrittene Homöopathen mit langjähriger Erfahrung will ich daher versuchen, aus meiner eigenen Praxis einige grundsätzliche Überlegungen zu dieser schwierigen Situation zu vermitteln.

Bevor man sich auf das Wagnis einer derartigen Behandlung einläßt, muß man sich *sowohl als Patient wie auch als Homöopath* über die möglichen Folgen durchaus im klaren sein. Allzuleicht kann es passieren, daß man als Kranker in einem Augenblick verzweifelter Hoffnung den Leiden und Risiken einer solchen radikalen Therapie zustimmt; als Homöopath wiederum erklärt man sich vielleicht zur Behandlung bereit, weil man die Folgen dieses Entschlusses zunächst noch gar nicht übersieht. Nach wochen- oder monatelangen Krisen und schlaflosen Nächten bereut man dann diesen Schritt. Deshalb ist es notwendig, daß Arzt und Patient sich gleichermaßen Zeit nehmen, um die Sache reiflich zu überlegen, sie gegebenenfalls mit der Familie des Kranken zu besprechen und erst dann eine endgültige Entcheidung zu treffen.

Die meisten Fälle dieser Art betreffen erfahrungsgemäß Patienten, die schon viele Jahre Kortikosteroide nehmen. Wir befassen uns daher mit ihnen stellvertretend für andere, vergleichbare Fälle.

Wenn man diesen Kranken helfen will, darf man keine Mühe scheuen, ihren Fall in seiner *ganzen* Entwicklung so gründlich und vollständig wie möglich aufzunehmen. Über die Symptomatik vor der Kortisonbehandlung sollte man sich zuerst unterrichten. Der Patient wird sich vielleicht nur schwer daran erinnern, doch ist jede Information, die man in dieser Hinsicht erhält, durchaus wichtig. Außerdem erforscht man die Symptome — vor allem die eigenartigen, die charakteristischen, individualisierenden —, die *während* der Jahre mit Kortisonbehandlung aufgetreten oder trotz der Behandlung beständig vorhanden gewesen sind. Schließlich notiert man den gegenwärtigen Zustand; auch hierbei sind die eigenartigen Symptome, die während des gesamten Krankheitsverlaufs sichtbar waren, am wichtigsten.

Das mag recht einfach klingen, doch in Wirklichkeit handelt es sich um einen höchst komplizierten Vorgang. Wenn der Patient allopathische Medikamente zu sich nimmt, sind die Modalitäten vieler Symptome durch die Medikamente selbst und den Zeitpunkt, zu dem sie eingenommen werden, verändert. Gesetzt den Fall, ein Asthmatiker nimmt morgens Kortison und dann bis zum Schlafengehen Theophyllin-Adrenalin-Kombinationen. Wenn er nun um 4 Uhr nachts mit Atemnot aufwacht, worum handelt es sich dann — um ein homöopathisch verwertbares Symptom, das *Natrium sulphuricum* erfordert, oder einfach darum, daß zu diesem Zeitpunkt die Wirkung der allopathischen Medikamente anfängt nachzulassen? Die meisten Symptome sind in dieser Situation vermutlich nicht Manifestationen des Abwehrmechanismus, sondern eine Folge der Medikation.

Nachdem man die *ständig vorhandenen* Symptome gesammelt und den Fall gründlich studiert hat, wählt man das Mittel. Ohne die Kortikosteroide zunächst abzusetzen, verabreicht man es wiederholt in niedriger Potenz; beispielsweise zehn Tage lang dreimal täglich in der C 12 oder als niedrige Q-Potenz. Hat man den Eindruck, daß das Mittel wirkt, schränkt man die allopathische Medikation so rasch wie möglich ein. Wenn es sich tatsächlich um das *Simillimum* handelt, setzt man sie noch schneller ab, als es die allopathischen Anweisungen empfehlen — allerdings nicht ohne ständige Überwachung durch den behandelnden Arzt.

Während dieser Phase der Therapie sollte man den Optimismus des Patienten vorsorglich dämpfen. Bei manch einem sind die Arzneimittel vielleicht zum ersten Mal so stark herabgesetzt worden, und so hegt er die Erwartung, bald ganz gesund zu sein. Derartige Hoffnungen sollte man jedoch nicht unterstützen, denn es ist sehr leicht möglich, daß ein Rückfall eintritt und der Patient erneut Kortikosteroide braucht. In diesem Falle sollte man aber den Rückfall nicht als Versagen betrachten, sondern lediglich als Phase in einem Heilprozeß, der sich über mehrere Jahre erstreckt.

Wenn es tatsächlich gelingt, die Kortikosteroide auf Dauer abzusetzen, stellt sich nun die Aufgabe, mit der Verschlimmerung fertig zu werden, die unweigerlich auf den Medikamentenentzug folgt. Dies ist unter Umständen der schwierigste Behandlungsabschnitt, da es zu folgenschweren Symptomen und Gewebeveränderungen kommen kann. Arzt und Patient sollten sich von vornherein darauf gefaßt machen. Womöglich wird es für beide eine ganz schreckliche Zeit; es kann aber gelingen, sie durchzustehen, wenn beide sich über die Risiken und das, was erreicht werden soll, voll im klaren sind. Wie gesagt, darf es nie als ein Versagen betrachtet werden, wenn gelegentlich in schweren Krisen die Kortikosteroide nicht zu umgehen sind. Doch genauso eisern muß man sich an das Prinzip halten, sie tatsächlich nur als Rettungsanker für den Notfall einzusetzen. Um diese Behandlungsphase erfolgreich durchzuführen, muß sich der Arzt homöopathisch *und* allopathisch genau auskennen; ebenso müssen der Patient und seine Familie große Leidensbereitschaft und Geduld aufbringen.

Nach Entzug der Kortikosteroide sollte man möglichst nicht ein Mittel nach dem anderen verschreiben — vor allem, wenn sich der Kranke den Umständen entsprechend einigermaßen wohlfühlt. Der Abwehrmechanismus braucht Zeit, um in einem verhältnismäßig stabilen Zustand zurückzukehren und ein klares Symptombild hervorzubringen. Danach kann auf die übliche Art weiterbehandelt werden. Während auftretender Krisen sind von jetzt an Kortikoide nur unter höchst gefährlichen Umständen angezeigt. Der Patient wird, so weit irgend möglich, rein homöopathisch behandelt.

Diese Vorschläge lassen sich sinngemäß auch beim Entzug anderer starker Medikamente anwenden.

Nun noch einige Hinweise für Situationen, die in diesem Zusammenhang in der homöopathischen Praxis häufig auftreten.

Herzkrankheiten: Herzpatienten, die allopathische Medikamente nehmen, stellen ein besonderes Problem dar und erfordern vom behandelnden Homöopathen allopathische Fachkenntnisse. Jeder Fall bedarf einer individuellen Beurteilung. Im allgemeinen heißt es besonders bei älteren Leuten oder solchen mit nachgewiesener Arteriosklerose auf der Hut zu sein; bei ihnen sollten Arzneimittel nur langsam und vorsichtig verringert werden. Bei jüngeren Patienten ist das Absetzen leichter, aber auch dann ist Vorsicht geboten. Unter gewissen Voraussetzungen sollten manche Medikamente gar nicht abgesetzt werden: Antihypertensiva bei Phäochromozytom, gefäßerweiternde Mittel bei nachgewiesener Arteriosklerose, Antiarrhythmica bei Arrhythmie oder Herzvergrößerung u. dergl. Für diese Entscheidungen braucht der Arzt gesunden Menschenverstand und klinische Erfahrung. Vor allem darf man sich nie allzu große Hoffnungen machen — selbst die besten Praktiker treffen gelegentlich nicht das Simillimum, und das kann beim Versuch, starke allopathische Medikamente abzusetzen, schwerwiegende Folgen haben.

Schizophrenie: Stark Psychotische, Schizophrene, die gewalttätig sind oder zu Selbstmord neigen und schwere Psychopharmaka nehmen, sollte man unter gar keinen Umständen behandeln. Sie sind zu unberechenbar und gefährlich, als daß man eine derartige Behandlung wagen könnte. Wenn ein Medikament bei solch einem Patienten die Symptome bisher erfolgreich unterdrückt hat, kann man es nicht ohne erhebliches Risiko so lange absetzen, bis ein passendes homöopathisches Mittel gefunden ist. Das Absetzen weniger starker Drogen wie Valium oder Lexotanil bei Kranken mit leichteren Psychosen oder Neurosen kann und soll dagegen konsequent erfolgen. Der Patient hört mit der Einnahme auf und erhält, entsprechend der Entwicklung seiner Symptomatik, das erforderliche homöopathische Mittel.

Diabetes mellitus: Jugendliche Diabetiker sind sehr schwer zu heilen. Hin und wieder gelingt die Heilung wohl, aber es ist ein langer und mühsamer Weg. Das gespritzte Insulin behindert die Wirkung der homöopathischen Mittel nicht und verändert — abgesehen von den hyper- und hypoglykämischen Symptomen — auch nicht die Symptomatik. Der Patient muß aber wissen, daß sich durch die homöopathische Behandlung sein Insulinbedarf ändern kann, und sollte daher nicht meinen, er müsse seine übliche Dosis auf jeden Fall weiternehmen; er könnte dadurch in eine hypoglykämische Krise oder ins Koma kommen. Hauptziel bei Diabetes mellitus ist nicht in erster Linie ein Verringern oder Absetzen des Insulins; wesentlicher ist, daß man versucht, die Langzeitfolgen des Diabetes durch die homöopathische Behandlung zu verhindern: Arteriitis, Retinitis und Erblindung, Neuropathien, Nephropathien, Infektionsanfälligkeit usw.

Diabetes mellitus, der im Erwachsenenalter begonnen hat (Altersdiabetes), ist völlig anders einzustufen als juveniler Diabetes. Falls noch keine ernsten Komplikationen bestehen, kann er relativ leicht homöopathisch beeinflußt und geheilt werden. Mit der Einnahme von Tabletten (hypoglykämischen Medikamenten) kann der Patient in den meisten Fällen ohne weiteres aufhören; der Patient erhält dann entsprechende Diätvorschriften und die übliche homöopathische Behandlung.

Epilepsie: Epileptiker, die jahrelang Antikonvulsiva genommen haben, sind außerordentlich schwierig zu behandeln. Häufig kommen diese Patienten zum Homöopathen, wenn die Wirkung ihrer Medikamente spürbar nachzulassen beginnt und die Allopathie ihnen nichts mehr zu bieten hat. Bis dahin aber ist die Symptomatik so weitgehend unterdrückt worden, daß ein Entzug oder auch nur eine Verringerung der Medikamente sehr gefährlich wäre. In einem künftigen homöopathischen Krankenhaus könnten solche Patienten unter ständiger Kontrolle behandelt werden und hätten dann nichts zu befürchten. Ihre Medikamente würden allmählich verringert und die Anfälle beobachtet, bis das richtige Mittel gefunden ist. Zur Zeit gibt es solche Krankenhäuser aber nur in wenigen Ländern der Erde; deshalb muß der Homöopath die Behandlung von Epileptikern, deren Symptome stark unterdrückt worden sind, vorerst noch ablehnen.

Schilddrüsenerkrankungen: Thyroxin ist ein Medikament, das die Wirkung der homöopathischen Mittel nicht unmittelbar beeinflußt. Es verschleiert jedoch die Symptomatik und erschwert die Wahl des richtigen Mittels ungemein. Im übrigen sollte man hier genauso verfahren wie im Falle der Kortikosteroide. Schafft man es, das homöopathische Mittel zu finden, ist es durchaus möglich, das Thyroxin vollständig abzusetzen, sobald der Gesundheitszustand sich insgesamt hinreichend gebessert hat.

Fieberhafte chronische Krankheiten: Krankheiten wie Brucellose u. dergl. werden gewöhnlich mit Langzeit-Antibiotika behandelt. *Während* der Einnahme dieser Antibiotika kann eine homöopathische Behandlung nicht stattfinden. Man setzt daher die Medikamente ab und wartet, bis das Symptombild eindeutig erkennbar ist. Das dauert bei fieberhaften Krankheiten für gewöhnlich nicht länger als ein paar Tage. Sobald man das Mittel gefunden hat, verordnet man es und nimmt die Antibiotikabehandlung nicht wieder auf.

Ein Grundprinzip sollte man jedoch ohne jede Ausnahme strikt beachten: Solange sich der Patient bei *irgendeiner* Therapie wirklich wohlfühlt (gleichgültig, um welche es sich handelt), sollte man sie auf keinen Fall zugunsten einer homöopathischen Behandlung aufgeben. Wenn er sich hingegen trotz der Einnahme seiner Medikamente *nicht* wohlfühlt, dann befolgt man das oben beschriebene Verfahren.

Patienten im Endstadium

Nicht selten wird man als Homöopath zu einem Kranken gerufen, mit dem es zu Ende geht und der wahrscheinlich in wenigen Tagen oder Wochen sterben wird. Wenn es sich um Krebs handelt, bekommt er heute üblicherweise schon Zytostatica; dann kann auch die Homöopathie nicht mehr helfen. Es gibt aber Patienten, die solche Mittel nicht einnehmen — sei es, daß die Allopathie keine wirksame Behandlung für ihr Leiden kennt, sei es, daß sie der Schulmedizin nicht trauen. Solche Fälle lassen sich — unter Berücksichtigung etwaiger rechtlicher Beschränkungen — homöopathisch behandeln; allerdings ist nur noch eine Linderung ihres Zustandes möglich.

Der Leser stellt sich eine lediglich palliative homöopathische Therapie wahrscheinlich recht einfach vor. In Wirklichkeit bedeutet sie für den homöopathischen Arzt — vor allem, wenn es um sterbenskranke Patienten geht — eine echte Herausforderung. All die Schwierigkeiten, die wir schon im Zusammenhang mit unheilbaren Patienten besprochen haben, sind auch hier zu beachten. Der Kranke muß täglich betreut werden, und er braucht oft immer wieder neue Mittel, deren Einnahmezeitpunkt so abgepaßt werden muß, daß es nicht zu schweren Rückfällen kommt. Jedes Mittel muß stimmen, denn die Symptomatik wird sonst leicht derartig verfälscht, daß auch eine Linderung nicht mehr möglich ist.

Seltsamerweise sind in diesen Fällen oft *ungewöhnliche* Mittel angezeigt: *Aurum muriaticum, Euphorbium, Tellurium* u. ä. Den Grund hierfür habe ich bisher nicht herausfinden können. Selbstverständlich verschreibt man dem Patienten auch *Sulfur* oder andere Polychreste, wenn es die Symptomatik verlangt; doch meiner Erfahrung nach brauchen Schwerkranke, die dem Tode nahe sind, kleine Mittel, wie sie der unerfahrene Homöopath normalerweise gar nicht kennt. Aus diesem Grunde, aber auch wegen eventueller rechtlicher Schwierigkeiten, sollte man zurückhaltend sein mit der Behandlung solcher Patienten.

Wer dennoch versucht, diesen Menschen zu helfen, sollte zufrieden sein, wenn er ihr Leiden verringern kann. Völlige Schmerzfreiheit ist oft nicht zu erzielen; die schlimmsten Symptome lassen sich jedoch lindern. Wer zuviel erreichen will, läuft Gefahr, ein falsches Mittel zu geben und dadurch einen Rückfall auszulösen. Dieser Rückfall kann dann leicht den Zustand so verschlimmern, wie er ohne homöopathische Behandlung eingetreten wäre.

Es ist eine unter Homöopathen allgemein vertretene Ansicht, lindernde Mittel würden die letzten Tage eines im Sterben liegenden Patienten verkürzen. Diese Auffassung wird jedoch durch meine eigenen Erfahrungen in dieser Hinsicht keineswegs erhärtet. Ich erinnere mich z. B. an eine Frau in den ersten Jahren meiner Praxis: Sie litt an Brustkrebs, der Metastasen im lumbosakralen Abschnitt der Wirbelsäule, in den Beckenknochen und den Rippen gebildet hatte. Tag und Nacht schrie sie vor Schmerzen, und jeder glaubte, daß sie höchstens noch ein paar Tage zu leben hätte. Kein Krankenhaus wollte sie aufnehmen, ihr Fall schien aussichtslos; man hielt es für das Beste, sie zu Hause sterben zu lassen. In dieser Situation bat mich ihre Familie, sie zu behandeln. Ich erklärte, die homöopathischen Mittel könnten meiner damaligen Meinung nach wohl schmerzlindernd wirken, gleichzeitig aber die Lebensspanne der Patientin verkürzen. Die Verwandten waren einverstanden, und ich begann mit der Behandlung. Zu meiner Überraschung besserten die Mittel nicht nur die schrecklichen Schmerzen, sondern die Patientin lebte daraufhin noch volle anderthalb Jahre! Sie war zwar schwach und konnte nicht viel mehr als fernsehen, aber sie hatte zumindest nicht schwer zu leiden und blieb geistig rege.

Dieser Fall verdeutlichte später auch den Grundsatz, daß man sich mit dem Fortbestand kleinerer Beschwerden abfinden sollte: Die Frau hatte Schmerzen in den Waden, die durch die Mittel nicht beeinflußt wurden. Ein allopathischer Arzt meinte, es handele sich lediglich um rheumatische Beschwerden, die man durch Verabreichen von Vitaminen beseitigen könne. Folgerichtig bekam sie hohe Vitamindosen. Drei Tage später erlitt sie einen vollständigen Rückfall, der sich durch homöopathische Mittel nicht mehr beeinflussen ließ. Rasch wurde sie ins Krankenhaus gebracht, erhielt allopathische Medikamente, vegetierte nur mehr vor sich hin und starb innerhalb von zehn Tagen.

Auch der folgende eindrucksvolle Fall straft die Vorstellung Lügen, zur Linderung eingesetzte homöopathische Mittel würden das Leben des Patienten zwangsläufig verkürzen: Ein 74jähriger Mann litt an fortgeschrittenem Lungenkrebs, der an verschiedenen Stellen Metastasen gesetzt hatte. Laut allopathischer Prognose sollte der Patient in wenigen Wochen sterben. Er bekam nun homöopathische Mittel zur Linderung. Wieder war das Resultat erstaunlich: *Drei Jahre lang* lebte der Mann noch praktisch schmerzfrei und kräftig genug, um in seinem Garten zu arbeiten. Dann starb er an einer plötzlichen schweren Lungenblutung. Daß er »geheilt« war, kann man nicht behaupten; dennoch ging es ihm über lange Zeit sehr viel besser, und er konnte sich wider Erwarten noch einiger nutzbringender Jahre seines Lebens erfreuen.

Vom Sinn bewußten Sterbens

Das Ereignis des Todes ist für den Menschen ein entscheidender Wendepunkt, der wie jede Lebenskrise, zur Entwicklung seines Bewußtseins entscheidend beitragen kann. Die Homöopathie spielt dabei insofern eine wichtige Rolle, als sie dem Patienten helfen kann, diesen Übergang bewußt zu beschreiten. Für jeden Menschen sollte die Voraussetzung geschaffen werden, *bei möglichst klarem Bewußtsein und möglichst unbeeinträchtigt von Schmerzen* zu sterben.

Niemand wird bestreiten, daß man versuchen sollte, das Leiden eines Sterbenden zu verringern; doch daß es ebenso wichtig ist, ihm zu einem klaren Bewußtsein zu verhelfen, darüber hat man sich bisher kaum Gedanken gemacht. Allzu oft läßt man Sterbende in Krankenhäusern, fernab vom Beistand und der Liebe ihrer Verwandten und Freunde, unter der Einwirkung starker Medikamente dahinvegetieren. Ärzte und Angehörige rechtfertigen diese Haltung damit, daß man für den Kranken ja doch nichts weiter tun könne. Weil man sich aber verpflichtet fühlt, seine Qualen zu lindern, hält man es für das beste, ihn zu betäuben.

Im Verlaufe dieses Buches dürfte deutlich geworden sein, daß wir das menschliche Dasein nicht als blinden kosmischen Zufall betrachten; vielmehr hat es einen tieferen Sinn, der sich nicht im materiellen Bereich erschöpft. Der Mensch ist zu bewußter geistiger Selbstgestaltung berufen, er ist »zum Bilde Gottes« geschaffen. Dazu gehört, daß er die Erfahrungen seines Lebens reflektiert und im Lichte der Wahrheit und Liebe sehen lernt.

So, wie sich das Leben aus ständig neuen Situationen und Aufgaben zusammensetzt, so kann auch unser Erdendasein selbst als vorübergehende Phase in einem umfassenderen, sinnvollen Plan betrachtet werden. Jeden Tag bieten sich uns Gelegenheiten, so unbedeutend und flüchtig sie auch erscheinen mögen, uns in der Liebe zu üben und an Weisheit zu wachsen. Eine besondere Chance zu echtem Wachstum sind schwere Krisen und Leiden, wie sie im Laufe wohl jedes Menschenlebens auftreten. Die meisten von uns nehmen die Möglichkeit reifer Lebensgestaltung allerdings kaum wahr; gewöhnlich suchen wir uns vor unserer hohen Berufung zu drücken, jagen vergänglichen Pseudowerten nach und verdrängen oder rechtfertigen unsere Schwäche, bis wir in eine Sackgasse geraten und zur Einsicht gezwungen werden. Solange wir das Gefühl haben: »Es geht auch so«, sind wir selten bereit, uns unsere Schwächen, unsere Lieblosigkeit, Unaufrichtigkeit usw. einzugestehen. Die vielfältigen Schwierigkeiten, vor die uns das Leben stellt, haben den Sinn, uns zu motivieren, so daß wir in Selbsterkenntnis, Liebe und Weisheit Fortschritte machen. Sogar die ererbten miasmatischen Veranlagungen können diesem Zweck dienen.

Die entscheidende Konfrontation mit der Wahrheit findet für die meisten Menschen angesichts ihres Todes statt. Der Sterbende steht an einem Wendepunkt; dieser Abschnitt seiner Existenz geht zuende. Unweigerlich wird er Einkehr halten und sich über die Ereignisse und den Sinn seines Lebens Gedanken machen. Jetzt, da ihm unmittelbar und unentrinnbar der Tod bevorsteht, sieht er seine Vergangenheit in einem neuen Licht. Die materiellen Werte, die ihn zeitlebens so sehr gefesselt haben, verlieren jede Bedeutung; die Erbärmlichkeit und Verlogenheit seines früheren Lebens werden ihm bewußt. Der Sterbende wird vielleicht von einem Gefühl tiefer Betroffenheit und Trauer erfaßt, bis er bereit ist, der Wahrheit ins Auge zu blicken und die innere Befreiung durch Schuldbekenntnis und Reue anzunehmen. Sobald dies geschieht, fühlt er sich gewappnet, dem Tode versöhnt und gelassen gegenüberzutreten.

Ein ähnlicher Prozeß kann sich auch während anderer großer Krisen unseres Lebens vollziehen, doch in der Regel wird er vor dem Tode erfahren. Es ist dies womöglich der wichtigste Augenblick im Leben eines Menschen — wichtiger noch als der Tod selbst. Die spontane innere Umkehr jedoch, die in diesem Moment stattfinden kann, setzt voraus, daß *der Sterbende bei klarem Bewußtsein ist.* Vielen Menschen wird diese Möglichkeit verwehrt, indem man sie mit Narkotika und Sedativa betäubt, ja die unterdrückenden Maßnahmen, die man heute anwendet, sind derart durchgreifend, daß die Patienten in Senilität, Verblödung und oft sogar im Koma enden. Diese gedankenlose, unmenschliche Behandlung im Namen der Wissenschaft faßt man zusammen in der Beteuerung: »Wir haben getan, was wir konnten.« Dem Patienten aber hat man das wichtigste Ereignis seines Lebens vorenthalten.

Während der Jahre vor dieser letzten, entscheidenden Lebenskrise dient die Homöopathie dazu, den Menschen gesund zu machen, damit er sich möglichst ungehindert gemäß seiner Berufung entwickeln und wandeln kann. Wenn aber der Tod naht, hat sie eine andere Aufgabe: Anstatt zu heilen, soll sie nun dem Sterbenden helfen, seine letzten Stunden bei klarem Bewußtsein und unter minimalen Beschwerden zu durchleben. Auf diese Weise erleichtert sie es ihm, angemessen und furchtlos dem Tode zu begegnen.

19. Kapitel

Das homöopathische Mittel — sachgemäße Handhabung und Störfaktoren

Im Laufe dieses Buches wurde bereits mehrfach auf äußere Faktoren hingewiesen, die eine Wirkung der homöopathischen Mittel verhindern können. In diesem Kapitel wollen wir näher darauf eingehen.

Zunächst muß beim Gebrauch des Mittels darauf geachtet werden, daß sein empfindlicher Energiezustand nicht schon zerstört (inaktiviert) ist, bevor der Patient es einnimmt. Dann sind die Faktoren zu beachten, die die Wirksamkeit des Mittels noch Monate oder Jahre nach seiner Einnahme aufheben können.

Nachdem man sich die Mittel beim Apotheker oder bei einer pharmazeutischen Firma besorgt hat, ist es wichtig, daß man sachgemäß damit umgeht. Die meisten klassischen Homöopathen bewahren ihre Mittel in der Praxis auf und geben sie selbst an die Patienten ab. Es gibt heute auch eine wachsende Zahl von Apothekern, die die Mittel auf Rezept verkaufen. Gegen beide Methoden ist nichts einzuwenden, solange eine ordnungsgemäße Aufbewahrung der Mittel gewährleistet ist.

Meist befindet sich das Mittel in einem Glasfläschchen mit Kork- oder (korkbesetztem) Plastikstöpsel. Bei langfristiger Lagerung sollte das Fläschchen aus getöntem Glas bestehen, um Lichteinwirkung abzuhalten. Zur Abgabe an Patienten werden auch Fläschchen aus durchsichtigem Glas benutzt. Die Arzneien müssen aber immer so aufbewahrt werden, daß sie weder der Sonne noch großer Hitze, Kälte, Feuchtigkeit oder starken Gerüchen ausgesetzt sind. Alle diese Faktoren können den dynamisierten Zustand des Mittels zerstören.

Jeder Homöopath hat seine eigene Methode, in welcher Form er die Mittel verabreicht; ich glaube jedoch, daß ihre Qualität nur dann garantiert ist, wenn sie vorschriftsmäßig von guten Apotheken abgegeben werden. Bei Nichtbeachtung der Vorschriften kann es leicht passieren, daß eine Arznei inaktiv wird, noch bevor sie den Patienten erreicht.

Nun erhebt sich allerdings eine Schwierigkeit: Wenn ein Mittel seine Wirksamkeit verloren hat, wird man wahrscheinlich einige Zeit gar nichts davon merken. Stellt der Patient keine Besserung fest, wird man, anstatt die Wirksamkeit des Mittels in Frage zu stellen, erst einmal annehmen, er habe das falsche Mittel bekommen. Da es bei der homöopathischen Behandlung ohnehin schon viele Unsicherheitsfaktoren gibt, ist es außerordentlich wichtig, mit den Arzneimitteln unter ständigen Kontrollen so vorsichtig wie möglich umzugehen.

Vom Horten großer Mittelvorräte rate ich dringend ab. Wer die Mittel in der eigenen Praxis aufbewahrt, sollte sie unter allen Umständen jedesmal, wenn sie aufgebraucht sind, bei einer homöopathischen Arzneimittelfirma neu bestellen. Das hat vor allem den Vorteil, daß der pharmazeutische Hersteller daran verdient — ein wichtiger Gesichtspunkt, um sicherzustellen, daß wir jederzeit wirksame Arzneien auf dem Markt vorfinden. Selbst wenn wir unsere Mittel immer wieder neu kaufen, bleiben die Kosten verschwindend gering.

Trotz dieser Erwägungen ziehen viele Homöopathen es vor, einen eigenen Vorrat an Mitteln in ihrer Praxis zu lagern. Vielleicht ließe sich ein Kompromiß schließen, indem man sich den Vorrat auf zweierlei Weise anlegt: Einen Teil in »trockener« Form, d. h. als Milchzuckerglobuli, die dem Patienten direkt verabreicht werden können; den anderen Teil als Dauervorrat in flüssiger Form. Ist ein Fläschchen mit Globuli aufgebraucht, wird es mit neuen gefüllt, denen man ein paar Tropfen des flüssigen Mittels zusetzt. Auf diese Weise werden inaktivierte Mittel mit Hilfe des flüssigen Dauervorrats reaktiviert, den man in getönten, nur selten geöffneten Glasfläschchen aufbewahrt. Geht schließlich ein Mittel des flüssigen Vorrats zuende, wird es in der Apotheke nachbestellt.

Im allgemeinen werden homöopathische Mittel verabreicht, indem man dem Patienten einige Milchzuckerglobuli auf die Zunge gibt. Er kann sie im Mund zergehen lassen oder herunterschlucken. Als Homöopath sollte man sich angewöhnen, vor Öffnen des Fläschchens einen Augenblick innezuhalten, um zu prüfen, ob im Raum irgendwelche starken Gerüche wahrnehmbar sind. Auch sollte der Patient kein Parfüm tragen, wenn er die Arznei einnimmt.

Die beste Zeit zur Einnahme des Mittels ist morgens vor dem Frühstück und bevor die Zähne mit Zahnpasta geputzt worden sind. Der Mund soll nämlich frei sein von starken Aromen (besonders zu vermeiden sind z. B. Kampfer, Pfefferminz, Zwiebeln, Knoblauch usw.). Falls bei der Einnahme solch ein Geschmacksrest noch im Mund ist, kann das Mittel inaktiviert werden, sobald es die Zunge berührt. Deshalb muß der Patient nach dem Essen mindestens 1 1/2 Stunden mit der Einnahme warten, um sicher zu gehen, daß der Geschmack aller Gewürze sich verflüchtigt hat. Wenn er das Mittel aber vor der Mahlzeit einnimmt, kann er nach zehn Minuten bedenkenlos essen. Manche Mittel sollten abends vor dem Einschlafen genommen werden.

Ein Mittel, das öfters wiederholt werden soll, gibt man in Wasser. Am besten verrührt man einige Globuli in einem Glas (nicht in einem Plastikbecher) mit *destilliertem* Wasser, bis sie sich vollständig aufgelöst haben. Dann nimmt der Patient nach Anweisung des Homöopathen im Laufe des Tages schrittweise den Inhalt ein. Soll er am nächsten Tag eine weitere Dosis erhalten, füllt er das Glas mit destilliertem Wasser nach, deckt es fest zu und schüttelt es kräftig, dann nimmt er wieder daraus. Während der ganzen Zeit bewahrt er es an einer Stelle auf, an der es vor direktem Sonnenlicht, großer Hitze oder Kälte oder starken Gerüchen geschützt ist. Am nächsten Tag nimmt er wieder eine Dosis und kann diesen Prozeß *so oft wie nötig* wiederholen. Man nennt diese Methode auf Englisch »Plussing« oder *Aktivieren* und verwendet sie normalerweise bei niedrigen Potenzen. Durch das Verrühren oder Verschütteln wird vor jeder Einnahme eine geringgradig höhere Potenz erzeugt, wie Hahnemann das für die Einnahme der Q-Potenzen in den Paragraphen 280—282 des *»Organon«* (S. 257 f.) vorgeschrieben hat. Nehmen wir z. B. an, ein Patient bekommt ein Mittel in der D 12 mit der Anweisung, es in dieser Zubereitung zehn Tage lang einzunehmen. Die Dosis ändert sich geringfügig, der Verschüttelungsgrad aber steigt, so daß er am ersten Tag etwa eine D 13, am zweiten Tag etwa eine D 14 stärker verschüttelt und so fort einnimmt. Am zehnten Tag hat sich die Potenz je nach Hinzufügen von Wasser nur wenig erhöht, die Verschüttelung aber wäre schon mit der D 23 vergleichbar.

Nach der wirksamen Verabreichung des Mittels wendet sich unsere Aufmerksamkeit nun *den vielen Faktoren* zu, die es, nachdem der Organismus bereits darauf reagiert hat, *antidotieren können;* dies ist möglich durch eine Beeinträchtigung des Abwehrmechanismus. Als allgemeine Regel gilt: Mehr oder weniger alles, was auf einen Menschen eine medizinische Wirkung hat, kann das homöopathische Mittel antidotieren. Ebenso kann alles, was einen überaktiven, nervösen Zustand oder einen künstlichen Ruhe- oder Schlafzustand hervorruft, die Wirkung des Mittels stören.

Genaugenommen wird hierbei eigentlich nicht das Mittel antidotiert — man verwendet diese Redewendung nur der Einfachheit halber —, sondern der Abwehrmechanismus wird in seiner Reaktion gestört, z. B. durch den Reiz von allopathischen *Medikamenten, Kaffee, Pfefferminz* usw. Der Patient ist also dafür verantwortlich, Stoffe, von denen man weiß, daß sie eine störende Wirkung auf den Abwehrmechanismus haben und einen Rückfall hervorrufen können, strengstens zu meiden.

In erster Linie sind solche »Gegenmittel« allopathische Medikamente. Schmerzmittel, Antibiotika, Beruhigungsmittel, Schlafmittel und dergleichen sind heute so weitverbreitet, daß viele Menschen gedankenlos und routinemäßig davon Gebrauch machen. Dennoch handelt es sich um stark wirksame Substanzen, die homöopathische Mittel leicht antidotieren können. Allopathische Arzneien sollten daher, wenn nicht ausdrücklich vom behandelnden Homöopathen genehmigt, konsequent vermieden werden.

Die einzigen Ausnahmen können leichte Schmerzmittel wie Acetylsalicylsäure sein, soweit sie nicht mit anderen Stoffen zusammen verarbeitet sind. In geringen Mengen für akute Zustände verwendet, kann man sie sogar unter bestimmten Voraussetzungen einer homöopathischen Behandlung vorziehen. Ein Patient z. B., dessen chronische Beschwerden homöopathisch behandelt werden, sollte bei kurzen akuten Erkrankungen, die von selbst heilen, kein homöopathisches Mittel erhalten; besser ist es, ihm bei unerträglichen Schmerzen Acetylsalicylsäure zu verabreichen.

Kaffee ist ein anderes wohlbekanntes »Gegenmittel«. Wer homöopathisch behandelt wird, sollte auf Bohnenkaffee völlig verzichten. Da es nicht möglich ist, im voraus zu wissen, welche Patienten auf Kaffee empfindlich reagieren und welche nicht, ist es zweckmäßig, den Kaffeegenuß generell zu verbieten, gleichgültig, ob jemand gewöhnt ist, eine oder drei Tassen pro Tag zu trinken. Winzige Mengen, wie sie in Mokkakuchen oder Mokkaeis vorkommen, brauchen uns in der Regel nicht zu beunruhigen. Es geht vielmehr darum, daß Kaffee eine Medizin ist, die das Nervensystem stark stimuliert. Die Menge, die ein Patient zur Anregung braucht, kann bei ihm einen Rückfall verursachen. Andere Getränke wie geringe Mengen schwarzen Tees (solange er nicht zu anregend wirkt), Kornkaffee usw. sind akzeptabel.

Wenn ein Patient allerdings vorwiegend Kräutertee trinkt, ist besondere Vorsicht geboten. Die üblichen »Kräutertees« schaden zwar nicht, wenn nicht täglich die gleiche Sorte verwendet wird. Durch Wiederholung aber können sie medizinisch wirken. Am geeignetsten sind unmedizinische Früchtetees. Ein Tee, von dem der Patient weiß, daß er in ihm Reaktionen auslöst — daß er z. B. anregend, beruhigend, verdauungsfördernd, diuretisch oder Magenschmerzen lindernd wirkt —, sollte nicht getrunken werden.

Kampfer ist ebenfalls ein Stoff, der homöopathische Arzneien antidotieren kann. Die üblichen Einreibemittel wie Vaporub, Transpulmin und dergl., die z. B. »für die Bronchien« angewendet werden, enthalten oft sehr viel Kampfer. Man sollte sie nicht benutzen. Das gleiche gilt für die meisten Lippenpomaden. Sogar das Einatmen von Kampferdämpfen kann die Mittelwirkung aufheben. Kosmetika enthalten dagegen, falls nicht ausdrücklich anders angegeben, nur unbedeutende Mengen Kampfer. Im allgemeinen gibt die Inhaltsbeschreibung eines Mittels genügend Aufschluß; ansonsten sind stark aromatische Stoffe zu vermeiden.

Auch Zahnbehandlungen antidotieren sehr oft die Wirkung homöopathischer Mittel. Wer sich zur homöopathischen Therapie entschließt, zugleich aber weiß, daß er demnächst zum Zahnarzt muß, wartet am besten mit der Einnahme des ersten Mittels, bis die Zahnbehandlung abgeschlossen ist. Sollte sich jedoch eine Zahnbehandlung während der homöopathischen Therapie als unumgänglich erweisen, ist es von Vorteil, eine Akupunkturbetäubung zu wählen oder das Betäubungsmittel so niedrig wie irgendmöglich zu dosieren. Der Zahnarzt sollte auch vom Patienten gebeten werden, keine Medikamente oder stark aromatische Stoffe — vor allem Gewürznelkenöl oder pfefferminzhaltige Substanzen — einzusetzen.

Es gibt Fälle, in denen sogar der Pfefferminzgeschmack einer Zahnpasta das Mittel antidotiert. Dergleichen kommt besonders bei *Natrium muriaticum* vor und wird so häufig beobachtet, daß man als Homöopath diese Möglichkeit unbedingt in Betracht ziehen muß.

Auch bei verschiedenen anderen therapeutischen Maßnahmen wurde schon beobachtet, daß sie der homöopathischen Behandlung entgegenwirken, z. B. bei Nasentropfen und -sprays, bei Heilbädern, hohen Vitamindosen, Polaritätsmassage und Kräuterkuren. Selbst die Akupunktur kann eine begonnene Reaktion des Abwehrmechanismus ungünstig beeinflussen. Am besten verzichtet man während der homöopathischen Therapie darauf.

Nahrungsmittel beeinträchtigen den Organismus im allgemeinen nicht so weitgehend, daß sie das Mittel antidotieren. In gewöhnlichen Mengen scheinen sie keine medizinische Wirkung zu haben. Interessanterweise trifft das auch für Zigaretten und Alkohol in Maßen zu: Bisher hat man nicht beobachtet, daß sie die Wirkung eines Mittels unterbrechen.

20. Kapitel

Sozioökonomische und politische Folgerungen

Wenn der Welt eine neue Idee geschenkt wird, darf man nicht erwarten, daß die Gesellschaft sie ohne weiteres akzeptiert. Neue Erkenntnisse stellen immer zugleich auch eine Herausforderung an traditionelle Denkweisen und Strukturen dar. Aus diesem Grund setzen sie sich nur langsam und unter Schwierigkeiten durch. Dennoch — eine wesentliche Erkenntnis, die auf Wahrheit beruht, kann allen Hindernissen zum Trotz nicht vollständig verschwiegen werden. Das ist die Lage, in der sich die Homöopathie gegenwärtig befindet.

In der Homöopathie besitzen wir eine Therapie, die für die Zukunft der Menschheit von grundlegender Bedeutung sein kann. Nicht nur handelt es sich um eine Behandlungsweise, die chronische Krankheiten zu heilen vermag; sie ist gleichzeitig auch eine Methode, um den Abwehrmechanismus zu stärken und die Konstitution kranker Menschen insgesamt ins Gleichgewicht zu bringen. Indem sie die Empfänglichkeit für störende Einflüsse vermindert, bewirkt sie bei den Behandelten in zunehmendem Maße innere Stabilität, Produktivität und Kreativität. Diese Tatsache allein hätte im Falle ihrer praktischen Verwirklichung für die Gesellschaft erhebliche Konsequenzen.

Stellen wir uns eine Zukunft vor, in der die Homöopathie eine der Hauptbehandlungsweisen darstellt und in der jedem Kranken qualifizierte Homöopathen zur Verfügung stünden; die positiven Auswirkungen wären offensichtlich: Je mehr Menschen homöopathisch behandelt würden, desto weniger Leistungsausfall gäbe es am Arbeitsplatz; das unsoziale Verhalten, an dem die heutige Gesellschaft krankt, würde abnehmen; die Neigung, dem Leiden für kurze Zeit durch Drogen zu entgehen, ließe nach, und die Menschen wären aus der Fülle ihrer Lebensfreude heraus eher geneigt, einander zu dienen und zu erfreuen. Wenn die Homöopathie weiter bekannt wäre, hätten auch politische Führer die Möglichkeit, sich behandeln zu lassen; sie wären dann den Belastungen ihres Amtes besser gewachsen und könnten eine Situation schaffen, in der die Spannungen und Mißverständnisse unter den Völkern nachließen und Konflikte friedlich geregelt würden.

Eine solche Vision erscheint utopisch; niemand wird glauben, daß eine bloße Therapie derartige Auswirkungen haben könnte. Doch diese Skepsis hängt mit der begrenzten Sichtweise zusammen, die für die gängigen Behandlungsweisen allgemein üblich ist. Die Homöopathie hingegen sieht im Menschen von jeher die Person, eine komplexe Ganzheit geistigen, emotionalen und physischen Seins. Indem sie ihr Wohlbefinden auf allen drei Ebenen fördert, erhöht sie die Wahrscheinlichkeit konstruktiver, sinnvoller Daseinsgestaltung. Homöopathische Ärzte und ihre Patienten machen diese Erfahrung täglich; für sie klingen die oben beschriebenen Erwartungen nicht weithergeholt, sondern vernünftig und praktikabel — natürlich unter der Voraussetzung, daß ein entsprechend hohes Niveau der klassischen Homöopathie verbreitet und anerkannt ist.

Zugegeben, es handelt sich um hohe Erwartungen, und ihrer Verwirklichung stehen massive Interessen anderer Gruppen entgegen. Die heutige medizinische und pharmazeutische Industrie verkörpert eines der gewaltigsten wirtschaftlichen Monopole in der Welt, wenn man an die vielen organisierten Ärzte, Praktiker, Krankenhäuser, Arzneimittelhersteller und alle zugehörigen Hilfsindustrien denkt. Der personelle, technische und finanzielle Aufwand zugunsten der allopathischen Perspektive ist enorm. Wir können weder erwarten noch dafür sorgen, daß dieser Zustand sich über Nacht ändert. Der bestehende mächtige Apparat, der ja nicht zuletzt der Selbsterhaltung dient, wird kaum bereit sein, ein naturgesetzliches System wie die Homöopathie, das völlig anders ist, anzuerkennen. Jeder Wandel zu einem dem Menschen nach seinem Schöpfungspotential gemäßen Sein wird unweigerlich langsam und mühselig vonstatten gehen.

Doch die Gesellschaft selbst ist bereits in einem Umdenken begriffen, das Änderung oder Untergang erwarten läßt: Mehr und mehr Menschen verlieren ihre Illusionen, weil sie begreifen, daß die moderne Allopathie vor den chronischen Krankheiten versagt; die Voraussetzungen, von denen die Schulmedizin ausgeht, werden diskutiert und in Frage gestellt. Man beginnt die verschiedendsten alternativen Therapien auszuprobieren. Wenn der Öffentlichkeit angesichts einer solchen Stimmung bewußt wird, daß die Homöopathie eine systematische Wissenschaft von umfassender Wirksamkeit ist, deren Prinzipien auf zeitlosen Naturgesetzen beruhen, dann kann es eine kraftvolle Welle der Unterstützung geben.

Die weltweite Ausbreitung der Homöopathie kann natürlich nur in kleinen Schritten vor sich gehen; wir haben eine detaillierte Strategie, wie man ihr zu allgemeinem Ansehen verhelfen könnte. Versuchen wir jedoch in diesem Buch, die einzelnen Etappen kurz zu skizzieren.

Als erstes muß gewährleistet sein, daß die Homöotherapie streng gemäß den klassischen Anforderungen praktiziert wird; daraufhin erst können ihre Resultate einer eingehenden Prüfung unterzogen werden. Voraussetzung hierzu ist die Ausbildung von Lehrern, die diesen strengen Maßstäben genügen. Solche Lehrer können dann durch den Einsatz und die finanzielle Unterstützung einer interessierten Öffentlichkeit Institute zur ganztägigen Ausbildung homöopathischer Praktiker einrichten. Die klinischen Erfolge könnten dann vermutlich den zu erwartenden rechtlichen und politischen Widerstand gegenüber dem Aufkommen eines neuen Berufsstandes überwinden; daraufhin erlangt diese Ausbildung offizielle Anerkennung, so daß jedermann in der Lage ist, einen qualifizierten Homöopathen von einem unqualifizierten zu unterscheiden. Sind die Ausbildungsstätten erst eingerichtet und die Homöopathen in ihrem Wirkungsbereich bekannt, können klinische Untersuchungen durchgeführt werden, um der Öffentlichkeit die Erfolge der homöopathischen Behandlung überzeugend zu demonstrieren. Vertreter der Schulmedizin werden offiziell eingeladen, um die Wirksamkeit beider Methoden zu vergleichen. Gleichzeitig sollten Physiker weiter untersuchen, welche elektrodynamischen Prozesse sich im Zusammenhang mit den homöopathischen Mitteln und ihrer Wirkung abspielen. Sind die Erfolge gut ausgebildeter Homöopathen erst allgemein nachgewiesen und anerkannt, können Bücher und Artikel die Öffentlichkeit über die Gesetze und Prinzipien informieren, die in Wirklichkeit für Gesundheit und Krankheit verantwortlich sind.

Auf diese Weise mag es recht lange dauern, bis die Homöopathie schließlich generelle Anerkennung genießt. Dabei wären die finanziellen Auswirkungen, die ein solcher Wandel mit sich brächte, auch gesellschaftspolitisch interessant: Obgleich der beträchtliche Zeitaufwand, den die homöopathische Behandlung erfordert, gut bezahlt wird, würden sich die Gesamtkosten für die Gesundheit des einzelnen drastisch verringern. Staat und Gesellschaft bräuchten nicht länger die Unkosten für ständigen Verbrauch palliativer Medikamente und periodische Krankenhausaufenthalte zu tragen; sie hätten lediglich für eine verhältnismäßig preiswerte homöopathische Therapie aufzukommen, die sich als Intensivbehandlung in den meisten Fällen auf Monate oder höchstens wenige Jahre bei relativ sehr bescheidenem Aufwand an Zeit und Material beschränkt. Danach wären Konsultationen nur selten nötig, der Kostenaufwand also äußerst gering, verglichen mit den permanenten Ausgaben, die das allopathische »Gesundheitswesen« erfordert.

Die Arzneimittelindustrie müßte natürlich einen drastischen Strukturwandel hinnehmen. Wahrscheinlich würde sie auf einen Bruchteil ihres gegenwärtigen Umfangs schrumpfen. Auch die Belastung der Krankenhäuser würde sich enorm verringern, so daß dort ebenfalls eine Kostensenkung möglich wäre (anstelle des gegenwärtigen unkontrollierten Kostenanstiegs). Zu guter Letzt wäre der gesamte Ausbildungsrahmen für Ärzte schließlich ein ganz anderer: Man würde sich nicht mehr vorwiegend mit bestimmten »Krankheiten« beschäftigen, sondern diese im großen Zusammenhang der natürlichen Heilvorgänge studieren. Bei alledem würden die echten Errungenschaften der Schulmedizin selbstverständlich nicht verloren gehen. Spezialgebiete wie Erste Hilfe, Chirurgie, Orthopädie und Geburtshilfe werden immer notwendig bleiben, ebenso wie ein gewisses Maß palliativer allopathischer Behandlung; doch die Ausrichtung der Medizin insgesamt würde eine Neuorientierung erfahren.

Wenn auch die gegenwärtige Verbreitung der Homöopathie sich (vorerst nur sehr) allmählich vollzieht, so dürfte ihr doch die Zukunft gehören. Je mehr die Öffentlichkeit diese großartige Heilweise verstehen und anerkennen wird, desto schneller wird sie sich durchsetzen, sofern sie in unserer rasch degenerierenden Welt noch zum Zuge kommen kann.

Anhang A

Hahnemanns Arsenprüfung

Es ist schwierig, einen Begriff von der Detailgenauigkeit zu geben, die für eine sorgfältig durchgeführte Arzneimittelprüfung oberstes Gebot ist. Um das dem Leser an einem Beispiel zu verdeutlichen, haben wir einen ausreichenden Teil der Originalveröffentlichung Hahnemanns über *Arsenicum album* von 1839 abgedruckt. Arsen ist eine Medizin der homöopathischen Materia Medica, die sehr häufig verwendet wird (Polycrest). Die hier von Hahnemann aufgelisteten Symptome wurden von ihm aus der Literatur über Vergiftungsfälle als auch aus den von ihm geleiteten Prüfungen zusammengetragen. Wollten wir hier das gesamte Bild abdrucken, dann würde es fast 50 Seiten einnehmen, die doch keiner lesen würde, da ja der Gesamttext für den Studierenden in Hahnemanns *»Chronischen Krankheiten«*, Bd. V, S. 489—552 zugänglich ist.

Arsenicum album, Arsenik
(Das Halboxyd des Arsenikmetalls in verdünnter und potenzirter Auflösung.)

Indem ich den Arsenik nenne, ergreifen gewaltige Erinnerungen meine Seele.

Während der Allgütige das Eisen erschuf, verstattete er freilich den Menschenkindern, aus ihm entweder den mörderischen Dolch oder den milden Pflugschaar zu bereiten, und Brüder damit zu tödten oder zu ernähren; um wie viel glücklicher würden sie sich aber machen, wenn sie seine Gaben bloss zum Wohlthun anwendeten! Diess wäre ihr Lebenszweck, diess war sein Wille.

So rührt auch von ihm, dem Allliebenden, nicht der Frevel her, den sich die Menschen erlaubt haben, die so wundersam kräftigen Arzneisubstanzen in Krankheiten, für die sie nicht geeignet waren, und noch dazu in so ungeheuern Gaben zu missbrauchen, bloss nach leichtsinnigen Einfällen oder elenden Gewährmännern, und ohne sorgfältige Prüfung oder gegründete Wahl.

Steht nun ein sorgfältiger Prüfer der Wirkungen der Arzneien auf, so ereifern sie sich über ihn, als über den Feind ihrer Bequemlichkeit, und erlauben sich die unredlichsten Verläumdungen.

Der stärksten Arznei, des Arseniks, des salpetersauern Silbers, des kochsalzsauern Quecksilbers, des Sturmhuts, der Belladonna, der Jodine, des Fingerhuts, des Mohnsaftes, des Bilsenkrautes u. s. w. hat sich die gewöhnliche Arzneikunst bisher in grossen Gaben und häufig bedient. Stärkerer Substanzen kann sich die Homöopathie nicht bedienen, denn es giebt keine stärkern. Wenn nun die gewöhnlichen Aerzte sie anwenden, so wetteifern sie sichtbar, die möglichst stärksten Gaben davon zu verordnen, und thun noch recht gross mit ihrem Steigen zu solchen ungeheuern Gaben. Diess loben und billigen sie an ihres Gleichen. Bedient sich aber die homöopathische Heilkunst derselben, nicht in's Gelag hinein, wie die gemeine Medicin, sondern, nach sorgfältiger Untersuchung, bloss in den geeigneten Fällen und in den möglichst verkleinerten Gaben, so wird sie als eine Giftpraxis verschrieen. Wie partheiisch, wie ungerecht, wie verläumderisch ist diess nicht gesprochen von Leuten, welche sich für redliche, rechtschaffene Männer ausgeben!

Erklärt sich nun die Homöopathie weiter, verdammt sie (wie sie aus Ueberzeugung thun muss) die ungeheuern Gaben dieser Mittel in der gewöhnlichen Praxis, und dringet sie, auf sorgfältige Versuche gestützt, darauf, dass von ihnen ungemein weniger zur Gabe verordnet werde, dass, wo die gewöhnlichen Aerzte 1/10, 1/2, einen ganzen und mehre Grane geben, oft nur ein Quadrilliontel, ein Sextilliontel, ein Decilliontel eines Grans zur Gabe erforderlich und hinreichend sey, da lacht dieselbe gewöhnliche Schule, die die homöopathische Heilkunst als Giftpraxis verschreiet, laut auf, schilt das Kinderei, und versichert, überzeugt (?, ohne Nachversuche überzeugt?) zu seyn, dass so wenig gar nichts thun und gar nichts wirken könne, und so viel als nichts sey, schämt sich auf solche Art nicht, aus Einem Munde kalt und warm zu blasen, und ganz dasselbe für nichtswirkend und für lächerlich wenig auszugeben, was sie in demselben Odem Giftpraxis geschimpft hatte, während sie ihre eignen ungeheuern und mörderischen Gaben derselben Mittel billigt und lobt. Ist das nicht die elendeste und gröbste Inconsequenz, die sich nur denken lässt, recht geflissentlich ersonnen, um schamlos ungerecht zu seyn gegen eine Lehre, der sie Wahrheit, Consequenz, Erfahrungsmässigkeit, die zarteste Behutsamkeit und die unermüdetste Umsicht im Wählen und Handeln nicht absprechen können?

Wenn vor nicht gar zu langer Zeit ein hochgefeierter Arzt*) von Pfunden Opium sprach, die monatlich in seinem Krankenhause verspeiset würden, wo selbst den Krankenwärterinnen erlaubt sey, sich dessen bei Kranken nach Belieben zu bedienen — man bedenke, Opium, was schon mehreren tausend Menschen in der gewöhnlichen Praxis den Tod brachte! — so blieb der Mann bei Ehren, denn er war von der herrschenden Zunft, welcher alles erlaubt ist, auch das Verderblichste und Widersinnigste. Und wenn noch vor etlichen Jahren, in einer der erleuchtetsten Städte*) Europens, schier alle Aerzte, die hochbetittelten Doctoren, wie die Barbierknaben, den Arsenik fast in allen Krankheiten wie eine Modearznei verordneten, in so öftern, und grossen Gaben nach einander, dass der Nachtheil an der Gesundheit der Menschen handgreiflich werden musste, so war diess eine ehrenvolle Praxis, während keiner unter ihnen die eigenthümlichen Wirkungen dieses Metalloxyduls (folglich auch nicht die für seine Anwendung geeigneten Krankheitsfälle) kannte, und jeder es dennoch verordnete in wiederholten Gaben, deren eine einzige zugereicht haben würde, in gehöriger Gaben-Verkleinerung und Potenzirung, zur Heilung aller für diese Arznei geeigneten Krankheiten auf der ganzen bewohnten Erde. Welcher von beiden einander entgegengesetzten Arznei-Anwendungen möchte nun wohl der Lobspruch »Giftpraxis« gebühren, der eben gedachten gemeinen, die mit Zehntel-Granen Arsenik in die armen Kranken hineinfährt (die oft eines ganz andern Mittel bedurften), oder die Homöopathik, welche nicht ein Tröpfchen Rhabarber-Tinctur giebt, ohne vorher ausgespähet zu haben, ob Rhabarber überhaupt hier das geeignetste, einzig passende Mittel sey, — die Homöopathik, welche durch uner-

*) Marcus in Bamberg.

*) Auf welcher hohen Stufe von Unkunst muss nicht die Arzneikunst unsers ganzen Welttheils stehen, wenn man in einer solchen Stadt, wie Berlin ist, darin noch nicht weiter kam, die doch in allen andern Arten menschlichen Wissens schwerlich ihres Gleichen hat!

müdete, vielfache Versuche fand, dass sie nur in seltnen Fällen mehr, als einen kleinen Theil eines Decilliontel Grans Arsenik reichen dürfe, und auch diess nur in Fällen, wo er nach genauer Prüfung genau und einzig hinpasst? Auf welchen von beiden Theilen fällt sonach wohl der Ehrentitel unbesonnener, frecher Giftpraxis.

***

Es giebt noch eine andere Secte unter den Aerzten, die man heuchlerische Puristen nennen könnte. Sie verordnen zwar selbst, wenn sie praktische Aerzte sind, alle (beim Missbrauch) schädlichen Substanzen, wollen sich aber vor der Welt das Ansehen der Unschuldigen und Behutsamen geben, und liefern uns vom Katheder herab und in ihren Schriften die fürchterlichste Definition von Gift, so dass, wenn man ihren Declamationen folgte, gegen alle die unnennbaren Krankheiten nicht viel mehr als Queckenwurzel, Löwenzahn, Sauerhonig und Himbeersaft als Heilmittel anzurathen übrig bleiben möchte. Nach ihrer Definition sollen die Gifte dem Menschenleben absolut (d. i. unter jeder Bedingung, in jeder Gabe, in jedem Falle) verderbliche Substanzen seyn, und dann setzen sie unter diese Kategorie (um die Homöopathik zu verdächtigen) nach Belieben eine Reihe Substanzen, die doch von jeher zur Heilung der Krankheiten von den Aerzten in grosser Menge sind angewendet worden. Eine solche Anwendung würde aber ein criminelles Verbrechen seyn, wenn sich nicht jede dieser Substanzen zuweilen heilsam erwiesen hätte. Hat sich aber jede auch nur ein einziges Mal heilsam erwiesen, was nicht geläugnet werden kann, dass es zuweilen geschah, so ist jene gotteslästerliche Definition zugleich die handgreiflichste Ungereimtheit. Absolut und unter jeder Bedingung schädlich und verderblich und doch zugleich heilsam, ist ein Widerspruch in sich selbst, ist ein Unsinn. Wollen sie sich aus diesem Widerspruche herauswickeln, so suchen sie die Ausflucht, dass diese Substanzen doch öfterer schädlich, als nützlich gewesen wären. Aber kam denn die öftere Schädlichkeit von diesen Dingen selbst her, oder von der unrechten Anwendung, das ist, von denen her, die sie in unpassenden Krankheiten unschicklich brauchten? Diese Dinge wenden sich ja nicht selbst in Krankheiten an; sie müssen von Menschen angewendet werden, und wenn sie also je heilsam waren, so geschah es, weil sie einmal treffend angewendet wurden durch Menschen; es geschah, weil sie stets heilsam seyn können, wenn die Menschen nie eine andre, als eine schickliche Anwendung von ihnen machen. Und so folgt dann, dass, sobald diese Substanzen je schädlich und verderblich wurden, sie es bloss durch die unschickliche Anwendung der Menschen wurden. Alles Schädliche derselben fällt also auf die Ungeschicklichkeit des Anwenders zurück.

Da sprachen nun diese eingeschränkten Köpfe wieder: »selbst wenn man z. B. den Arsenik durch ein Corrigens, durch zugesetztes Laugensalz zu zähmen sucht, so richtet er doch noch oft genug Schaden an.«

Er selbst wohl nicht, antworte ich, denn, wie gesagt, diese Dinge wenden sich nicht selbst an, sondern die Menschen wenden sie an und schaden damit. Und was soll das Laugensalz als Corrigenz thun? Soll es den Arsenik bloss schwächer machen, oder soll es seine Natur ändern und was Anders daraus machen? In letzterm Falle ist das nun entstandene Arsenikmittelsalz kein eigentlicher Arsenik mehr, sondern etwas Andres. Soll er aber bloss schwächer werden, so ist doch wohl die blosse Verminderung der Gabe des reinen aufgelösten Arseniks eine weit vernünftigere und zweckmässigere Veranstaltung, ihn schwächer und milder zu machen, als wenn man die Gabe in ihrer schädlichen Grösse lässt und nur durch Zusatz eines andern Arzneikörpers ihm, man weiss nicht welche Abänderung seiner Natur zu geben sucht, wie durch die angeblichen Corrigentia geschieht. Deuchtet Dir also eine Gabe von 1/10 Gran Arsenik zu stark, was hindert Dich, die Auflösung zu verdünnen, und weniger, weit weniger davon zu geben?

»Ein Zehntelgran ist das kleinste Gewicht, was observanzmässig in der Praxis ist. Wer könnte wohl weniger aus der Apotheke verschreiben, ohne sich lächerlich zu machen«, höre ich sprechen.

So? also ein Zehntelgran wirkt zuweilen lebensgefährlich, und weniger, viel weniger zu geben, erlaubt Dir die zunftmässige Observanz nicht? Heisst diess nicht dem Menschenverstand Hohn gesprochen? Ist die zunftmässige Observanz eine Einführung unter vernunftlosen Sklaven, oder unter Menschen, die freien Willen und Verstand haben? Wenn diess Letztere ist, wer hindert sie, weniger anzuwenden, wo viel schädlich werden könnte? Eigensinn? Schuldogmatismus? oder welcher andere Geisteskerker?

»Ja, auch in geringerer Menge gebraucht, würde der Arsenik noch schädlich seyn, wenn wir uns auch zu der lächerlichen, unter den Gabensatzungen unserer Arzneimittellehre unerhörten Gabe des Hundertels, des Tausendtels eines Grans herablassen wollten. Auch 1/1000 Gran Arsenik muss noch schädlich und verderblich seyn, denn er bleibt ein unzähmbares Gift, wie wir setzten, behaupten, vermuthen und aussprechen.«

Wenn auch diess bequeme Behaupten und Vermuthen hier einmal die Wahrheit von ungefähr getroffen haben sollte; so muss doch die Heftigkeit des Arseniks bei jeder weiteren Verkleinerung der Gabe nicht zu, sondern offenbar abnehmen, so dass wir endlich zu einer solchen Verdünnung der

Auflösung und Verkleinerung der Gabe gelangen, welche die Gefährlichkeit Eurer observanzmässigen Gabe von 1/10 Gran gar nicht mehr hat.

»Eine solche Gabe wäre ganz was Neues! Was wäre denn das für eine?«

Neu-seyn ist freilich ein Hauptverbrechen bei der auf ihren alten Hefen versessenen, orthodoxen Schule, die ihre Vernunft gefangen nimmt unter die Tyrannei der ergraueten Observanz.

Welches elende Gesetz könnte aber den Arzt, welcher ein Gelehrter, ein denkender, freier Mann, ein Beherrscher der Natur in seinem Fache von Rechtswegen seyn sollte, und was überhaupt sollte ihn hindern, eine gefährliche Gabe durch Verkleinerung mild zu machen?

Was sollte ihn hindern, wenn, seinen Erfahrungen nach, die Gabe von 1/1000 eines Grans noch zu stark wäre, 1/100000 zu geben oder ein Milliontheil eines Grans. Und wenn er auch dieses in vielen Fällen noch zu heftig finden sollte, da doch alles nur auf Versuche und Erfahrung in der Arzneikunst ankommt (indem sie selbst nichts, als eine Erfahrungswissenschaft ist), was hindert ihn dann, den Milliontheil zu einem Billiontheil herabzumindern? Und wenn auch diess in manchen Fällen eine noch zu starke Gabe wäre, wer könnte es ihm wehren, sie bis zum Quadrilliontel eines Grans zu verringern, oder noch tiefer herab?

Da höre ich dann den gewöhnlichen Unverstand aus dem Schlamme seiner tausendjährigen Vorurtheile herausrufen: »Ha! Ha! Ha! Ein Quadrillontel? Das ist ja gar nichts.«

Warum nicht? Sollte die auch noch so weit getriebene Theilung einer Substanz etwas Anders, als Theile des Ganzen hervorbringen können? Sollten sie selbst bis an die Grenzen der Unendlichkeit verkleinert, nicht noch etwas bleiben, etwas Wesentliches, ein Theil des Ganzen, sey's auch noch so wenig? Welcher gesunde Menschenverstand kann dem widersprechen?

Und bleibt dieses (ein Quadrilliontel, Quintilliontel, Octilliontel, Decilliontel) wirklich noch etwas von der getheilten Sache, wie kein vernünftiger Mensch läugnen kann, wie sollte ein selbst so kleiner Theil, da er doch wirklich etwas ist, nichts wirken können, indem doch das Ganze so ungeheuer wirksam war? Was aber und wie viel dieser so kleine Theil wirken könne, kann nicht der grübelnde Verstand oder Unverstand, sondern **einzig die Erfahrung** muss diess entscheiden, gegen die sich bei Thatsachen nicht appelliren lässt. Bloss der Erfahrung kommt es zu, zu entscheiden, ob dieser kleine Theil zu schwach geworden sey, etwas gegen Krankheiten auszurichten, zu schwach, um den für diese Arznei überhaupt geeigneten Krankheitsfall zu heben und in Gesundheit zu verwandeln. Diess kann kein Machtspruch aus der Studierstube, diess muss die Erfahrung, welche hier allein competente Richterin ist, allein entscheiden.

Doch die Erfahrung hat hierüber schon entschieden, und thut es noch täglich vor den Augen jedes vorurtheillosen Mannes.

Wenn ich aber mit dem, die kleinen Gaben der Homöopathik als ein Nichts, als nichtswirkend belächelnden, die Erfahrung nie zu Rathe ziehenden Klügler fertig bin, so hört man auf der andern Seite den Behutsamkeits-Heuchler auch bei den so kleinen Gaben der homöopathischen Heilkunst — eben so ohne Prüfung, eben so in den Tag hinein — noch über Gefährlichkeit schreien.

Für diesen also hier noch einige Worte.

Ist eine Gabe von 1/10 Gran Arsenik eine in vielen Fällen gefährliche Gabe, muss sie denn nicht milder werden, wenn man nur 1/1000 giebt? Und wenn sie es wird, muss sie nicht bei jeder weitern Verkleinerung noch milder werden?

Wenn nun der Arsenik (so wie jede andre sehr kräftige Arzneisubstanz) bloss durch Verkleinerung der Gaben am besten so mild werden kann, dass er dem Menschenleben nicht mehr gefährlich ist, so hat man ja bloss durch Versuche zu finden, bis wie weit die Gabe verkleinert werden müsse, dass sie klein genug sey, um nicht Schaden zu bringen, und doch gross genug, um ihr volles Amt als Heilmittel der für sie geeigneten Krankheiten zu vollführen.

Die Erfahrung, und bloss die Erfahrung, nicht der Stuben-Aberwitz, nicht der engherzige, unwissende, nichts praktisch prüfende Schul-Dogmatismus kann aussprechen, welche Gabe selbst von einem so überkräftigen Mittel, als Arsenik ist, so klein sey, dass sie ohne Gefahr eingenommen werden und doch noch so kräftig bleiben könne, dass sie gegen Krankheiten alles auszurichten vermöge, was dieser (gehörig gemässigt und für den gehörigen Krankheitsfall gewählt, so wohlthätige) Arzneikörper seiner Natur nach auszurichten vom allgütigen Schöpfer bestimmt ward. Er muss so gemildert seyn durch Verdünnung der Auflösung und Verkleinerung der Gabe, dass der stärkste Mann durch eine solche Gabe von einer Krankheit, deren passendes Heilmittel in dieser Substanz liegt, hülfreich befreiet wer-

*) Eine homöopathisch gewählte, das ist, einen sehr ähnlichen krankhaften Zustand, als die zu heilende Krankheit hat, selbst zu erzeugen fähige Arznei berührt bloss die kranke Seite des Organismus, also gerade den aufgeregtesten, unendlich empfindlichen Theil desselben; ihre Gabe muss daher so klein seyn, dass sie die kranke Seite des Organismus nur etwas mehr afficire, als es die Krankheit that, wozu die kleinste Gabe hinreicht, eine so kleine, dass das Befinden eines Gesunden, der also natürlich diese für die Arznei so empfindlichen Berührungspunkte nicht hat, unmöglich ändern, oder ihn krank machen könnte, welches nur grosse Arzneigaben vermögen. M. s. Organon d. Heilk., und Geist der homöopathischen Heillehre zu Anfange des zweiten Theils der rein. Arzneimittellehre.

den könne, während dieselbe Gabe das Befinden eines gesunden Kindes nicht merklich zu ändern im Stande ist*). Diess ist die schätzbare Aufgabe, welche nur durch tausendfache Erfahrungen und Versuche gelöset, nicht aber vom klügelnden Schul-Dogmatismus durch Errathen, Behaupten und Vermuthen bestimmt werden kann.

Kein vernünftiger Arzt kann Grenzen seines Verfahrens anerkennen, die ihm die verrostete, nie durch reine Versuche, mit Nachdenken gepaart, geleitete Schul-Observanz vorstecken will. Sein Wirkungskreis ist die Gesundmachung der kranken Menschen, und die zahllosen Kräfte der Natur sind ihm vom Erhalter des Lebens unbeschränkt zu Werkzeugen der Heilung angewiesen; nichts davon ausgeschlossen. Ihm, dem wahren Arzte, der die Krankheit, welche den Menschen der körperlichen Vernichtung nahe bringt, besiegen, und eine Art von Wiedererschaffung des Lebens vollführen soll (eine grössere Handlung, als die meisten übrigen gerühmtesten Thaten der Menschen sind), ihm muss die ganze, weite Natur mit allen ihren Hülfskräften und Substanzen zu Gebote stehen, um diese Art von Schöpfungswerk zu Stande zu bringen; ihm muss es aber auch, der Natur der Sache nach, ganz frei stehen, sich dieser Substanzen gerade in der Menge, sie sey auch noch so klein oder so gross, als er dem Zwecke am gemässesten durch Erfahrung und Versuche findet, zu bedienen, in irgend einer Form, die er durch Nachdenken und Erfahrung am dienlichsten gefunden hat, — und alles diess ganz ohne Einschränkung, wie es einem freien Manne, einem mit allen dazu gehörigen Kenntnissen ausgerüsteten und mit dem gottähnlichsten Gemüthe und dem zartesten Gewissen begabten Menschen-Erretter und Leben-Wiederbringer gebührt.

Entferne sich jeder von diesem gottesdienstlichen und erhabensten aller irdischen Geschäfte, wem es an Geiste, an Ueberlegung, an irgend einer der nöthigen Kenntnisse, oder dem es an zartem Gefühle für Menschenwohl und Pflicht, das ist, an reiner Tugend gebricht! Hinweg mit dem heillosen Volke, was sich bloss den äussern Anstrich der Heilbringer giebt, dessen Kopf aber voll eiteln Trugs, dessen Herz voll frevelnden Leichtsinns ist, dessen Zunge der Wahrheit Hohn spricht, und dessen Hände Verderben bereiten.

Folgende Beobachtungen entstanden von Gaben verschiedener Stärke an Personen von verschiedener Empfänglichkeit.

Ein verständiger, homöopathischer Arzt wird dieses Mittel, auch in der verkleinertsten Gabe, nicht eher reichen, als bis er überzeugt ist, dass dessen eigenthümlichen Symptome mit denen der zu heilenden Krankheit die möglichste Aehnlichkeit haben. Hat es sie aber, so hilft es auch gewiss.

Hätte er aber ja aus menschlicher Schwachheit die Wahl nicht genau getroffen, so wird ein- oder mehrmaliges Riechen an Ipekakuanha, oder an Kalk-Schwefelleber, oder an Krähenaugen, je nach den Umständen, die Beschwerden heben.

Ein solcher Gebrauch des Arseniks hat sich in unzähligen acuten und chronischen (psorischen) Krankheiten hülfreich erwiesen und dann zugleich auch folgende, etwa gegenwärtige Beschwerden **mitgeheilt:**

Angst-Anfälle. Nachts, die aus dem Bette treiben; Todes-Furcht; Aergerlichkeit; Schwere in der Stirne (Hg.); Kopfschmerz nach Tische; Grinder auf dem Haar-Kopfe (Hg.); Entzündung der Augen und Lider; Ziehen und Stechen im Gesichte hie und da; Warzenähnliches Geschwür an der Wange (Hg.); Knollen-Geschwulst in der Nase (Hg.); Lippen-Ausschläge; Bluten des Zahnfleisches; Uebelriechen aus dem Munde; Erbrechen bräunlichen Stoffes, mit heftigen Leibschmerzen; Erbrechen nach jedem Essen; Magen-Drücken; Brenn-Schmerz im Magen und der Herzgrube; Leber-Verhärtung; Brennen in den Eingeweiden; Bauch-Wassersucht; Geschwür über dem Nabel (Hg.); Geschwulst der Leisten-Drüsen; Brennende Stuhl-Ausleerungen mit heftiger Kolik; Grüne Durchfall-Stühle; Leib-Verstopfung; Blasen-Lähmung; Schwieriges Harnen; Strangurie; Geschwulst der Geschlechtstheile; Regel allzustark; Beschwerden verschiedener Art bei der Regel; Scharfer, wundmachender Scheide-Fluss; Nasen-Verstopfung; Blut-Husten; Erstikkungs-Anfälle; Abends nach dem Niederlegen; Beklemmung der Brust, beim Steigen; Brust-Bräune; Stiche im Brustbeine; Drücken im Brustbeine; Ziehen und Reissen, Nachts, vom Ellbogen bis in die Achsel; Geschwüre auf den Fingerspitzen mit Brenn-Schmerzen (Hg.); Reissen und Stechen in der Hüfte, dem Oberschenkel und Schoosse; Reissen im Schienbeine; Zerschlagenheits-Schmerz im Knie-Gelenke; Jückende Flechten in der Kniekehle; Alte Schenkel-Geschwüre mit Brennen und Stechen; Müdigkeit der Füsse; Geschwüre in der Fusssohle (Hg.); Fressblasen-Geschwüre auf den Sohlen und Zehen (Hg.); Wundheits-Schmerz am Zeh-Ballen, wie aufgerieben, beim Gehen; Krampf- und Weh-Adern; Brennen in der Haut (Hg.); Brenn-Schmerz in den Geschwüren; Abendliche Schlafsucht; Nachts schweres Wieder-Einschlafen, nach Erwachen; Eintägige und Wechsel-Fieber; Abend-Schauder, mit Glieder-Renken und bänglicher Unruhe.

Die Namens-Verkürzungen meiner Mit-Beobachter sind: *(Bhr.) Bähr; (Fr. H.) Friedrich Hahnemann; (Htb. u. Tr.) Hartlauh u. Trinks; (Hg.) Hering; (Hbg.) Hornburg; (Lgh.) Langhammer; (Mr.) Meyer; (Stf.) Stapf.*

Arsenicum album

Traurigkeit und Trübsinn.

Melancholische, traurige Gemüths-Stimmung, nach dem Essen, mit Kopfweh. (n. 80 St.)

Traurige, bekümmerte Vorstellungen, Abends im Bette, als könne den Anverwandten Böses zugestossen seyn.

Religiöse Schwermuth und Zurückgezogenheit. *(Ebers,* in *Hufelands* Journ. 1813 Oct. S. 8.)

5 Er weinte und heulte, und sprach wenig und kurz. *(Stf.)*

Durchdringende Wehklagen, von eintretenden Ohnmachten unterbrochen. *(Friedrich,* in *Hufel.* Journ. V., p. 172.)

Jämmerliches Wehklagen, dass ihm die grösste Angst, bei höchst widriger Empfindung im Unterleibe, den Athem benehme, und ihn zwinge, sich bald dahin, bald dorthin zusammen zu krümmen, bald wieder aufzustehen und umherzugehen. *(Morgagni,* de sed. et. caus. morb. LIX.)

Bangigkeiten, lange Zeit hindurch. *(Tim. a Güldenklee,* Opp. S. 280.)

Aengstlichkeit und Unruhe im ganzen Körper. (n. 1 St.) *(Richard,* bei *Schenk,* lib. VII. obs. 211.)

10 Aengstlich und zitternd fürchtet er von sich selbst, er möchte sich nicht enthalten können, Jemanden mit einem Messer ums Leben zu bringen. *(Marcus.* Ephem. d. Heilk. Heft III.)

Aengstlichkeit und Hitze, die sie vor Mitternacht nicht einschlafen lässt, viele Tage lang.

Aengstlichkeit, Abends, nach dem Niederlegen, und nach Mitternacht, um 3 Uhr, nach dem Erwachen.

Arge Aengstlichkeit, Nachts um 3 Uhr, und es ward ihr bald heiss, bald wie zum Erbrechen.

Aengstlichkeiten, Angst. *(Myrrhen,* Misc. Nat. Cur.

Neue, med. chir. Wahrnehm. Vol. I 1778. — *Quelmalz.* Commerc. lit. 1737.)

15 Grosses Angst-Gefühl. *(Kaiser,* in *Hb.* u. *Tr.* Arzneimittellehre.)

Die unerträglichste Angst. *(Forestus,* lib. 17. obs. 13.)

Grosse Angst, mit Beklommenheit der Brust und erschwertem Athem. *(Kaiser,* a. a. O.)

Innere Angst. *(Kaiser,* a. a. O.)

Todes-Angst. *(Henning,* in *Hufel.* Journ. X., 2.)

20 Anhaltende Angst, wie Gewissens-Angst, als hätte er pflichtwidrig gehandelt, ohne jedoch zu wissen, worin.

Herzens-Angst, von eintretenden Ohnmachten unterbrochen. *(Friedrich,* a. a. O.)

Angst und Beängstigung, dass er mehrmals in Ohnmacht fiel. *(Bernh. Verzasch,* Obs. med. obs. 66.)

Angst, Zittern und Beben, mit kaltem Schweisse im Gesichte. *(Alberti,* jurispr. med. Tom. II. p. 257.)

Grosse Angst, Zittern und Beben, mit starkem Reissen im Bauche. *(Alberti,* a. a. O.)

25 Mit unsäglicher Angst schien er, steigender Schmerzen wegen, in den letzten Zügen zu liegen. *(Morgagni,* a. a. O.)

Unter grosser Angst wälzt und wirft er sich im Bette hin und her. *(Güldenklee,* a. a. O. — *Büttner,* Unterr. üb. d. Tödtl. d. Wunden.)

Er kann auf keiner Stelle Ruhe finden, verändert beständig die Lage, will aus einem Bette in das andere, und bald hier, bald dort liegen.

Unruhe, er will aus einem Bette in das andere. *(Myrrhen,* a. a. O.)

Unruhe und Umherwerfen im Bette, mit Traurigkeit und unersättlichem Durste. (n. 24 St.) *(Büttner,* a. a. O.)

30 Unruhe mit Schmerzen im Kopfe, im Bauche und in den Knieen. *(Richard,* a. a. O.)

Voller Unruhe, ist das Kind verdriesslich und wimmert.

Unruhe und hypochondrische Aengstlichkeit, wie von anhaltendem Stuben-Sitzen, gleich, als wenn sie aus dem oberen Theile der Brust entspränge, ohne Herzklopfen. (sogleich.)

Angst und Furcht; er sieht einen Bekannten, der nicht anwesend ist, todt auf dem Sopha liegen, und hat grosse Furcht vor ihm. *(Whl.)*

Er sieht lauter Gewürme und Käfer auf seinem Bette herumlaufen, vor denen er ausreissen will, und von denen er immer ganze Hände voll herausschmeisst. *(Whl.)*

35 Er sieht lauter Spitzbuben in seiner Stube und kriecht desshalb immer unter das Bett. *(Whl.)*

Sein ganzes Haus, auch unter seinem Bette, ist Alles voll Spitzbuben, wesshalb ihm vor Furcht der Angstschweiss ausbricht, der kalt über den ganzen Körper herunterläuft. *(Whl.)*

In der Nacht läuft er im ganzen Hause herum und sucht die Diebe. *(Whl.)*

Die grösste Furcht und Angst; er sieht Tag und Nacht Gespenster.

Vor Furcht springt er aus dem Bette und verkriecht sich in den Kleider-Schrank, wo man ihn nur mit grosser Mühe wieder herausbekommen kann. *(Whl.)*

40 Unentschlossenheit in wiederkehrenden Launen; er wünscht Etwas, und wenn man seinen Wunsch zu erfüllen sucht, kann die grösste Kleinigkeit seinen Entschluss ändern, und er will es dann nicht.

Grosse Ernsthaftigkeit.

Wenn er allein ist, verfällt er in Gedanken über Krankheit und andere Dinge, von denen er sich nicht gut losreissen kann.

Er verzweifelt an seinem Leben. *(Richard,* a. a. O.)

Verzweifelt und weinend, glaubt er, es könne ihm Nichts helfen, und er müsse doch sterben; dabei ist er kalt und friert, mit nachfolgender allgemeiner Mattigkeit.

45 Ueber-Empfindlichkeit und Ueber-Zartheit des Gemüthes; niedergeschlagen, traurig und weinerlich ist sie um die geringste Kleinigkeit bekümmert und besorgt.

Sehr empfindlich gegen Geräusch.

Schreckhaftigkeit.

Schwach an Leib und Seele, redet er Nichts, ohne jedoch mürrisch zu seyn.

Wenig Reden, nur Klage über Angst. *(Alberti,* a. a. O.)

50 Uebelbehagen, er hat zu Nichts Lust.

Ungeduldig und ängstlich.

Unzufrieden den ganzen Tag, und höchst verdriesslich über sich; er glaubte nicht genug gethan zu haben, und machte sich die bittersten Vorwürfe darüber. *(Lgh.)*

Unmuth, mit sanfter Freundlichkeit wechselnd: Im Unmuthe sieht sie Niemanden an und will von Nichts wissen, weint auch wohl.

Unmuth, früh im Bette; er stösst unwillig die Kopf-Kissen hin und her, wirft das Deckbett von sich, entblösst sich, sieht Niemanden an und will von Nichts wissen.

55 Aergerlich über Kleinigkeiten.

Er ärgert sich über jede Kleinigkeit, und kann nicht aufhören, über die Fehler Anderer zu reden.

Sehr ärgerlich und mit Nichts zufrieden, tadelt sie Alles; es ist ihr Alles zu stark und zu empfindlich, jedes Gerede, jedes Geräusch und jedes Licht.

Sehr ärgerlich und empfindlich: das Geringste konnte ihn beleidigen und zum Zorne bringen. *(Lgh.)*

Sehr ärgerlich, aufgebracht, grillig, nimmt sie jedes Wort übel und wird böse, wenn sie antworten soll.

60 Zu hämischem Spott geneigt.

Sie wird wüthig böse, als man ihr, bei gänzlicher Appetitlosigkeit, Etwas zu Essen aufgenöthigt hatte.

Ihr Verlangen ist grösser, als ihr Bedürfniss: sie isst und trinkt mehr, als ihr gut ist; sie geht weiter, als sie braucht und vertragen kann.

Große Gleichgültigkeit und Theilnahmlosigkeit.

Gleichgültigkeit gegen das Leben. *(Kaiser.* a. a. O.)

65 Das Leben kommt ihm gleichgültig vor, er setzt keinen Werth darauf.

Ruhige gleichgültige Gemüths-Stimmung: um ihren nahen Tod unbekümmert, hofften sie weder, noch wünschten sie ihre Wiedergenesung. (Nachwirkung, bei zwei Selbstmördern, die Arsenik genommen.)

Ruhe der Seele, (bei einer verzweifelnden Melancholischen). *(La Motte,* journ. de Med. LXX.)

Ruhigen, festen Gemüths; er blieb sich in allen Ereignissen, die ihn trafen, gleich. *(Lgh.)*

Wohl gelaunt; er sucht sich gern mit Andern zu unterhalten. *(Lgh.)*

70 Mehr zum Frohsinn gestimmt, und geneigt, sich stets zu beschäftigen. *(Lgh.)*

Die ersten Minuten grosse Seelenruhe und Heiterkeit: nach einer halben Stunde aber ungeheure Unruhe und Aengstlichkeit; er stellte sich die Wirkungen des Giftes schrecklich vor, und wünschte fort zu leben; (bei einem verzweiflungsvollen Selbstmörder.) *(Stf.)*

Gedächtniss Verminderung.

Sehr fehlerhaftes Gedächtniss, lange Zeit hindurch. *(Myrrhen.* a. a. O.)

Vergesslichkeit, das Gedächtniss verlässt ihn.

75 Dumm und schwach im Kopfe, gegen Mittag.

Dumm und düselig im Kopfe, dass er nicht denken konnte. *(Mr.)*

Dumm und wüste im Kopfe, wie bei starkem Schnupfen und Verdriesslichkeit; der Kopf ist wie eine Laterne.

Dummheit im Kopfe, wie von Unausgeschlafenheit, von Vormittag 11, bis Nachmittag 6 Uhr.

Stumpfheit im Kopfe, ohne Schmerz.

80 Verstandes-Schwäche. *(Ebers,* a. a. O.)

Langwierige Schwachsinnigkeit. *(Ebers,* a. a. O.)

Delirien. *(Kaiser,* a. a. O.)

Von Zeit zu Zeit wiederkehrendes Phantasiren. *(Guilbert,* med. chir. Wahrnehm. Vol. II Altenb.)

Zudrang verschiedener Gedanken, die er zu schwach ist, von sich zu entfernen, um sich mit einem einzigen zu beschäftigen.

85 Die Sinn-Organe sind in krankhafter Thätigkeit. *(Kaiser,* a. a. O.)

Abwesenheit des Verstandes und der äussern und innern Sinne; er sah nicht, redete viele Tage nicht, hörte nicht und verstand Nichts; wenn man ihm sehr laut in die Ohren schrie, sah er die Anwesenden an, wie ein aus tiefem Schlafe erwachender Trunkener. *(Morgagni.)*

Völlig sinnlos lag sie auf dem Bette, lallte unverständliche Töne, die Augen starr, kalten Schweiss auf der Stirne; Zittern am ganzen Leibe, Puls klein, hart und sehr schnell. *(Ebers,* a. a. O.)

Das Selbstbewusstseyn schwindet oder wird getrübt. *(Kaiser,* a. a. O.)

Verlust der Empfindung und des Bewusstseyns, dass er nicht wusste, was mit ihm vorging. *(Pyt,* Samml. VIII., S. 98 sq.)

90 Bewusstlosigkeit und Sprachlosigkeit. (Misc. N. C. Dec. III. an. 9, 10. S. 390.)

Irre-Ideen bei offnen Augen, ohne sich Phantasieen bewusst zu seyn, weder vorher, noch nachher.

Wahnsinn; erst Kopfweh, ungeheure Angst, Geräusch vor den Ohren, wie von vielen grossen Glocken, und wenn er die Augen aufthat, sah er stets einen Menschen, welcher sich (ehedem) auf dem Boden des Hauses aufgehenkt hatte, der ihm unablässig bittend winkte, ihn abzuschneiden; er lief dahin mit einem Messer, da er ihn aber nicht abschneiden konnte, gerieth er in Verzweiflung und wollte sich selbst erhenken, daran aber verhindert, ward er so unruhig, dass man ihn kaum im Bette erhalten konnte, verlor die Sprache, bei vollem Verstande, und konnte, da er sich schriftlich ausdrücken wollte, nur unverständliche Zeichen hinsetzen, wobei er zitterte, weinte, mit Angst-Schweiss vor der Stirne, niederkniete, und die Hände bittend in die Höhe hob. *(Ebers,* a. a. O.)

Wuth; er musste gefesselt werden und suchte zu entfliehen. *(Amatus Lusitanus.)*

Eingenommenheit des Kopfes. *(Pearson,* in Samml. br. Abhandl. f. prakt. Aerzte. XIII., 4.)

95 Starke Eingenommenheit des Kopfes, Abends. (d. 3. T.)

Schwäche im Kopfe, vor vielen Schmerzen, mit Schwäche und Weichlichkeit in der Herzgrube, so arg, dass sie recht krank war.

Düselig im Kopfe, beim Gehen im Freien, was sich beim wieder Eintreten in das Zimmer vermehrt. (n. 1/2 St.)

Düsterheit im Kopfe. *(Buchholz,* Beitr. z. ger. Arzneik. IV., 164.)

Dämisch im Kopfe, nach dem Schlafe.

100 Wüst im Kopfe. *(Hbg.)*

Betäubung im Kopfe, wie von allzueiliger Verrichtung übermässiger Geschäfte, mit innerer Unruhe. (n. 2 T.)

Sinnlose Kopf-Betäubung und Schwindel. *(Ebers,* a. a. O.)

Taumlicht im Kopfe. *(Alberti,* a. a. O.)

Taumlicht, dumm und schwindelicht im Kopfe, beim Gehen im Freien, am meisten in der Stirne, wie betrunken, dass er bald auf diese, bald auf jene Seite hintaumelte, und jeden Augenblick zu fallen fürchtete. (n. 9 1/2 St.) *(Lgh.)*

105 Schwindel. *(Kaiser,* a. a. O. — *Thomson,* Edinbg. Versuche. IV. — *Tennert,* Prat. med.

lib. 6, p. 6.)

Schwindel im Sitzen.

Schwindel, bloss beim Gehen, als wenn er auf die rechte Seite fallen wollte. *(Lgh.)*

Schwindel, dass sie sich anhalten muss, wenn sie die Augen zuthut, alle Abende.

Schwindel mit Gesichts-Verdunkelung. *(Myrrhen,* a. a. O.)

110 Schwindel, mit Vergehen der Gedanken beim Aufrichten. *(Stf.)*

Heftiger Schwindel, mit Brecherlichkeit, im Liegen; er muss sich aufsetzen, um es zu mindern. *(Stf.)*

Schwindel mit Kopfschmerz. *(Kaiser,* a. a. O.)

Kopfschmerzen. *(Grimm,* Misc. N. C. Dec. III.)

Mehrtägige Kopf-Schmerzen und Schwindel. *(G. W. Wedel,* Diss. de Arsen. Jen. 1719. S. 10.)

115 Ungeheures Kopfweh. *(Joh. Jacobi* und *Rau,* Acta N. C. — *Knape,* Annal. der Staats-Arzneik. I., 1.)

Kopfschmerz im Hinterkopfe.

Halbseitiges Kopfweh. *(Knape,* a. a. O.)

Kopfschmerz, einige Tage über, welcher sich von Auflegung kalten Wassers gleich lindert, sich aber noch mehr verstärkt, wenn man es wegnimmt.

Kopfschmerz über dem linken Auge, sehr arg Abends und Nachts. *(Hg.)*

120 Periodischer Kopfschmerz. *(Th. Rau,* a. a. O.)

Betäubendes, drückendes Kopfweh, vorzüglich an der Stirn; in jeder Lage. *(Lgh.)*

Betäubendes, drückendes Kopfweh, besonders an der rechten Stirn-Seite, gleich über der Braue des rechten Auges, das beim Runzeln der Stirne wie wund schmerzt. *(Lgh.)*

Betäubendes, drückendes Kopfweh, am meisten an der Stirne, mit feinen Stichen an der linken Schläfe-Gegend, nahe beim äussern Augenwinkel, beim Gehen und Stehen; im Sitzen wieder vergehend. (n. 2 1/2 St.) *(Lgh.)*

Zerschlagenheits-Schmerz auf einer Kopf-Seite, gleich früh, beim Aufstehen aus dem Bette. (n. 12 St.)

125 Wie vor den Kopf geschlagen.

Zerschlagenheits- oder Wundheits-Schmerz in der Stirn und über der Nase, der von Reiben kurz vergeht.

Schwer und wüst im Kopfe, dass er nicht gut aufstehen kann, er muss liegen.

Grosse Schwerheit im Kopfe, besonders im Stehen und Sitzen. *(Buchholz,* a. a. O.)

Grosse Schwere im Kopfe, mit Ohrensausen; sie vergeht im Freien, kommt aber beim Eintritt in die Stube sogleich wieder. (n. 16 St.)

130 Ungeheure Schwere des Kopfes, als wenn das Gehirn von einer Last niedergedrückt würde, mit Ohren-Sausen, früh, nach dem Aufstehen aus dem Bette. (n. 24 St.)

Schwere des Kopfes, mit drückendem Schmerze, früh. (n. 72 St.)

Drückender Schmerz in der rechten Schläfe-Gegend, in allen Lagen. (n. 3 St.) *(Lgh.)*

Drückend ziehender Schmerz in der rechten Stirn-Seite. (n. 2 3/4 St.) *(Lgh.)*

Drückend stichartiger Schmerz in der linken Schläfe, der bei Berührung nicht vergeht. (n. 2 1/2 St.) *(Lgh.)*

135 Spannung im Kopfe, Kopfschmerz, wie gespannt.

Klemmender Kopf-Schmerz über den Augen, der bald vergeht.

Ziehendes Kopfweh unter der Kranznaht, alle Nachmittage einige Stunden.

Reissende Schmerzen im Hinterhaupte. *(Bhr.)*

Reissen im Kopfe und zugleich im rechten Auge.

140 Aus Reissen und Schwerheit zusammengesetzter Kopfschmerz, mit schläfriger Mattigkeit am Tage. (n. 4 T.)

Reissendes Stechen in der linken Schläfe. Stich-Schmerz an der linken Schläfe, der bei Berührung verging. *(Lgh.)*

Klopfendes Kopfweh in der Stirne, gleich über der Nasenwurzel.

Heftig klopfendes Kopfweh in der Stirn, bei Bewegung. *(Stf.)*

145 Heftig klopfendes Kopfweh im ganzen Kopfe, besonders in der Stirn, mit Brecherlichkeit, beim Aufrichten im Bette. *(Stf.)*

Scharfes, hartes Klopfen, wie Hacken, im ganzen Kopfe, als wenn es ihr den Schädel auseinandertreiben wollte, Nachts, 2 Uhr, unter ausbrechendem Schweisse.

Hämmern, wie Hammer-Schläge, in den Schläfen, sehr schmerzhaft, in der Mittags- und Mitternachts-Stunde, 1/2 Stunde lang, worauf sie dann auf ein Paar Stunden am Körper wie gelähmt ist.

Dumpf klopfender Kopf-Schmerz in der einen Kopf-Hälfte, bis über das Auge.

Bei Bewegung, Gefühl, als wenn das Gehirn sich bewegte und an den Schädel anschlüge.

150 Bei Bewegung des Kopfes scheint das Gehirn zu schwappern, mit Drücken darauf, beim Gehen. *(Whl.)*

Knickernde Empfindung im Kopfe, über dem Ohre, beim Gehen.

Die Haut des Kopfes schmerzt beim Berühren, wie unterköthig.

Schmerzhaftigkeit der Haare bei Berührung.

Ausfallen der Kopf-Haare. *(Baylies,* in Samml. br. Abhandl. f. pr. Aerzte, VII. 2.)

155 Zerschlagenheits-Schmerz auf dem äussern Kopfe, der sich beim Befühlen verschlimmert.

Zusammenziehender Schmerz auf dem Kopfe.

Kriebeln auf den Bedeckungen des Hinterhauptes, als wenn die Haarwurzeln sich bewegten.

Brenn-Schmerz auf dem Haar-Kopfe. *(Knape,* a. a. O.)

Geschwulst des Kopfes. *(Heimreich,* in Act. N. C. II. obs. 10.)

160 Geschwulst des ganzen Kopfes. *(Quelmalz,* a. a. O.)

Geschwulst des Kopfes und Gesichtes. *(Siebold,* in *Hufel.* Journ. IV.)

Ungheure Kopf- und Gesichts-Geschwulst. *(Knape,* a. a. O.)

Haut-Geschwulst des Kopfes, des Gesichtes, der Augen, des Halses und der Brust von natürlicher Farbe. *(Knape,* a. a. O.)

Jückendes Fressen auf dem Kopfe. *(Knape,* a. a. O.)

165 Fressendes Jücken auf dem ganzen Kopfe, zum Kratzen reizend. *(Lgh.)*

Brennendes Jücken auf dem Haarkopfe. *(Knape,* a. a. O.)

Geschwürartig schmerzendes Jücken, das zum Kratzen reizt, auf dem ganzen Haarkopfe, welcher allenthalben, am meisten aber am Hinterhaupte, wie mit Blut unterlaufen, schmerzt. (n. 7 St.) *(Lgh.)*

Blüthchen mit Schorf bedeckt, am linken Haarkopfe, das zum Kratzen reizt und beim Reiben wie unterköthig schmerzt. (n. 2 St.) *(Lgh.)*

Ausschlags-Blüthen auf dem ganzen Haarkopfe, die, wie der ganze Haarkopf, beim Reiben und Berühren, wie unterköthig oder wie mit Blut unterlaufen schmerzen. (n. 11 St.) *(Lgh.)*

170 Unzählige sehr rothe Blüthchen auf dem Haarkopfe. *(Vicat,* a. a. O.)

Pustel-Ausschlag brennenden Schmerzes auf dem Haarkopfe und im Gesichte. *(Heimreich,* a. a. O.)

Blüthchen an der linken Schläfe, zum Kratzen reizend, blutiges Wasser von sich gebend, und nach dem Reiben wund schmerzend. *(Lgh.)*

Zwei grosse Blüthchen an der Stirn, zwischen den Augenbrauen, die zum Kratzen reizen, blutiges Wasser von sich geben, und den folgenden Tag mit Eiter gefüllt sind. *(Lgh.)*

Eingefressene Geschwüre auf dem Haarkopfe. *(Knape,* a. a. O.)

175 Fingerdicke Geschwürkruste auf dem Haarkopfe, welche in einigen Wochen abfiel. *(Heimreich,* a. a. O.)

Geschwürkruste auf dem Haarkopfe, bis zur Mitte der Stirne. *(Knape,* a. a. O.)
Das Auge der rechten Seite schmerzt tief innerlich, mit heftigen Stichen beim Wenden, dass sie es kaum drehen konnte.
Drückender, beim Aufblicken sich mehrender Schmerz über dem linken Augenlide und in der oberen Hälfte des Augapfels.
Drückender, Stunden lang dauernder Schmerz unter dem rechten Auge, Nachts, dass sie vor Angst nicht im Bette bleiben konnte.
180 Drücken im linken Auge, als wenn Sand hinein gekommen wäre. (n. 2 St.) *(Lgh.)*
Ziehender Schmerz in den Augen, und Fippern in den Lidern.
Zucken im linken Auge.
Reissen im Auge, zuweilen. *(Schlegel,* in *Htb.* u. *Tr.)*
Klopfen, wie Puls, in den Augen, und bei jedem Schlage ein Stich, nach Mitternacht.
185 Jücken um die Augen und die Schläfe, wie mit unzähligen glühenden Nadeln.
Beissend fressendes Jücken in beiden Augen, zum Reiben nöthigend. (n. 3 St.) *(Lgh.)*
Brennen am Rande der obern Augenlider.
Brennen in den Augen.
Brennen in den Augen, der Nase, dem Munde. (N. med. chir. Wahrnehm. a. a. O.)
190 Rothe, entzündete Augen. (N. med. chir. Wahrn. a. a. O.)
Entzündung der Bindehaut im Auge. *(Kaiser,* a. a. O.)
Entzündung der Augen. *(Heun,* allgem. med. Annal. 1805. Febr.)
Heftige Entzündung der Augen. *(Guilbert,* a. a. O.)
Geschwulst der Augen. *(Quelmalz,* a. a. O.)
195 Geschwulst der Augenlider. (N. med. chir. W. a. a. O.)
Oedematöse Geschwulst der Augenlider, ohne Schmerzen. *(Whl.)*
Anschwellung erst des obern, dann auch des untern linken Augenlides, darauf der Stirn, des Kopfes und Halses, ohne Schmerzen und ohne Schleim-Absonderung; Kopf- und Hals-Geschwulst erreichten eine furchtbare Grösse. *(Whl.)*
Verschwollene Augen und Lippen. *(Knape,* a. a. O.)
Schmerzlose Geschwulst unter dem linken Auge, die das Auge zum Theil zudrückt und sehr weich ist. (n. 5 T.) *(Fr. H.)*
200 Gilbe der Augen, wie bei Gelbsucht.
Gelbes Augenweiss, wie bei einem Gelbsüchtigen. *(Whl.)*
Mattes Ansehen der Augen. *(Kaiser,* a. a. O.)
Trockenheit der Augenlider, als rieben sie das Auge, im Lesen bei Kerzenlicht.
Die Augenlid-Ränder schmerzen bei Bewegung, als wären sie trocken und rieben sich auf den Augäpfeln, sowohl im Freien, als im Zimmer.
205 Thränende Augen. *(Guilbert,* a. a. O.)
Stetes starkes Wässern des rechten Auges, 8 Tage lang. (n. 2 T.) *(Fr. H.)*
Scharfe Thränen, welche die Backen wund machen. *(Guilbert,* a. a. O.)
Wässern und Jücken der Augen: früh etwas Eiter darin. *(Fr. H.)*
Zugeklebte Augenlider, früh.
210 Zugeklebte äussere Augenwinkel, von Augenbutter, früh. *(Whl.)*
Zittern in den obern Augenlidern, immerwährend, mit Thränen der Augen.
Die (ödematös geschwollen) Augenlider schliessen sich fest und krampfhaft zu und haben das Ansehen, als wären sie aufgeblasen. *(Whl.)*
Verdrehung der Augen. *(J. Mat. Müller,* in Ephem. N. C.)
Verdrehung der Augen und der Hals-Muskeln. (Eph. N. Cent. X. app. p. 463.)
215 Hervorgetretene Augen. *(Guilbert,* a. a. O.)
Hervorgetriebene Augen. *(Kaiser,* a. a. O.)
Starres, nach oben gerichtes Auge. *(Kaiser,* a. a. O.)
Fürchterlich stiere Augen. *(Myrrhen,* a. a. O.)

Stierer Blick. *(Guilbert,* a. a. O.)
220 Stierer Blick. *(Whl.)*
Stierer Blick, ohne Erweiterung der Pupillen. *(Kaiser,* a. a. O.)
Wilder Blick. *(Majault,* in Samml. br. Abhandl. f. pr. Aerzte, VIII. 1. 2.)
Es zieht ihm die Augenlider zu: er ist müde. *(Hbg.)*
Verengerte Pupillen. (n. 1 1/2, 3-5 St.) *(Lgh.)*
225 Gesichts-Schwäche, lange Zeit hindurch. *(Myrrhen,* a. a. O.)
Undeutliches Sehen, wie durch einen weissen Flor.
Er erkennt die Umstehenden nicht. *(Richard,* a. a. O.)
Verdunkelung des Gesichtes. *(Baylies,* a. a. O.)
Verdunkelung des Gesichtes: es ist ihm schwarz vor den Augen. (sogleich.) *(Richard,* a. a. O.)
230 Dunkelheit und Flimmern vor den Augen. *(Kaiser,* a. a. O.)
Fast gänzliche Erblindung bei einer Schwachsichtigen, mit Verlust des Gehöres und mit langdauernder Stumpfsinnigkeit. *(Ebers,* a. a. O.)
Gelbwerden vor den Augen, während der Uebelkeit. *(Alberti,* a. a. O.)
Weisse Flecke oder Punkte vor den Augen.
Funken vor den Augen. *(Ebers,* a. a. O.)
235 Empfindlichkeit gegen das Licht, Licht-Scheu. *(Ebers,* a. a. O.)
Schnee blendet die Augen, dass sie thränen.
In den Ohren. Zwängen. *(Bhr.)*
Klamm-Schmerz äusserlich an den Ohren.
Reissen im Innern des Ohres.
240 Ziehendes Reissen im linken Ohrläppchen.
Ziehendes Reissen hinter dem Ohr, den Hals herab, bis in die Schulter.
Stechendes Reissen zum linken Ohrgange heraus, mehr Abends. (d. 1. T.)
Stechen im Ohre, früh.
Angenehmes Krabbeln in beiden Ohren, tief drin, zehn Tage lang. *(Fr. H.)*
245 Wollüstiger Kitzel im rechten Ohr-Gange, der zum Reiben zwang. *(Lgh.)*
Brennen im äussern Ohre, Abends. (n. 5 St.)
Verstopftheits-Gefühl im linken Ohr-Gange, wie von aussen.
Schwerhörigkeit, als wenn die Ohren verstopft wären. (n. 16 St.)
Wie Taubhörigkeit legt es sich beim Schlingen inwendig vor das Ohr.
250 Er versteht die Menschen nicht, was sie reden. *(Richard,* a. a. O.)
Taubheit. *(Hg.)*
Klingen im rechten Ohre, beim Sitzen. (n. 1 1/2 St.) *(Lgh.)*
Wie Lauten in den Ohren und im ganzen Kopfe.
Sausen in den Ohren bei jedem Anfalle der Schmerzen.
255 Brausen in den Ohren. *(Thomson,* a. a. O. — *Baylies,* a. a. O.)
Starkes Rauschen vor den Ohren, wie von einem nahen Wasser-Wehre.
In der Nasen-Wurzel, Schmerz im Knochen.
Stiche in den Nasen-Knochen.
Heftiger Blut-Fluss aus der Nase, bei Aergerlichkeit. (n. 3 T.)
260 Heftiges Nasenbluten, nach starkem Erbrechen. *(Heimreich,* Arsen. als Fiebermitt.)
Stinkende Jauche fliesst aus der hoch oben geschwürigen Nase, und macht, in den Mund tröpfelnd einen bittern Geschmack. *(Hg.)*
Abwechselnd, bald Pech-, bald Schwefel-Geruch vor der Nase.
Das Gesicht ist eingefallen. *(Htb.* und *Tr.)*
Blasses Gesicht. *(Majault,* a. a. O.)
265 Blässe des Gesichtes mit entstellten Zügen. *(Kaiser,* a. a. O.)
Blässe des Gesichtes mit eingefallenen Augen. *(J. G. Greiselius,* in Misc. Nat. cur. Dec. I.)

Blasses, gelbes, cachektisches Ansehen. *(Htb.* und *Tr.)*
Todten-Blässe. *(Henning,* a. a. O.)
Todten-Farbe des Gesichtes. *(Alberti,* a. a. O.)
270 Gelbes Gesicht mit eingefallenen Augen.
Bläuliches, missfarbiges Gesicht. *(Müller,* a. a. O. Eph. N. C., a. a. O.)
Erd- und Blei-farbiges Gesicht mit grünen und blauen Flecken und Striemen. *(Knape,* a. a. O.)
Verzerrte Gesichts-Züge, wie von Unzufriedenheit.
Veränderte, entstellte Gesichts-Züge. *(Kaiser,* a. a. O.)
275 Todten ähnliches Ansehen. *(Alberti,* a. a. O.)
Zuckungen in den Gesichts-Muskeln. *(Guilbert,* a. a. O.)
Drücken im linken Oberkiefer.
Jücken im Gesichte, bis zum Wund-Kratzen.
Gedunsenes, rothes Gesicht, mit geschwollenen Lippen. *(Stf.)*
280 Aufgetriebenes, rothes Gesicht. *(Kaiser,* a. a. O.)
Geschwulst des ganzen Gesichtes (von äusserer Auflegung.) *(Htb.* und *Tr.)*
Geschwulst des Gesichtes. *(J. C. Tenner,* in *Simons* Samml. d. n. Beob. f. d. J. 1788.)
Geschwulst im Gesichte, elastischer Art, besonders an den Augenlidern, und vorzüglich früh, bei drei Personen. *(Th. Fowler,* med. rep. of the eff. of arsen.)
Geschwulst des Gesichtes mit Ohnmachten und Schwindel. *(Tennert,* prax. lib. 6. p. 237.)
285 Harte Geschwulst an beiden Stirnhügeln, wie eine Nuss: die Geschwulst nimmt Abends zu. *(Sr.)*
Ausschlag auf der Stirne. *(Knape,* a. a. O.)
Knötchen, Buckelchen auf der Stirne. (N. med. chir. Wahrn., a. a. O.)
Geschwüre im ganzen Gesichte. (N. med. chir. Wahrn., a. a. O.)
Die Lippen sind bläulich. *(Baylies,* a. a. O.)
290 Bläuliche Lippen. *(Kaiser,* a. a. O.)
Schwarz gefleckte Lippen. *(Guilbert,* a. a. O.)
Schwärzlich aussen um den Mund. *(Alberti,* a. a. O.)
Klemmendes Fippern oder Zucken auf der einen Seite der Oberlippe, vorzüglich beim Einschlafen.
Jücken, wie mit unzähligen brennenden Nadeln in der Oberlippe, bis unter die Nase, und den Tag darauf Geschwulst der Oberlippe über dem Rothen.
295 Geschwulst der Lippen. *(Stf.)*
Bluten der Unterlippe, nach dem Essen. (n. 1 1/2 St.) *(Lgh.)*
Eine braune Streife zusammengeschrumpften, fast wie verbrannten Oberhäutchens zieht sich mitten im Rothen der Unterlippe hin.
Rothe, schwindenartige Haut um den Mund herum.
Ausschlag, ausgefahren, an den Lippen, am Rande des Rothen, unschmerzhaft. (n. 14 T.)
300 Ausschlag am Munde, brennenden Schmerzes.
Schmerzende Knoten in der Oberlippe.
Geschwür-Ausschlag um die Lippen. *(Isenflamm-Steimmig,* Diss. de rem. susp. et. ven. Erlangen, 1767.)
Ausschlag an der Unterlippe, wie Wasser-Krebs, mit dicker Kruste umd speckigem Grunde. *(Sr.)*
Um sich fressendes Geschwür an der Lippe, schmerzend Abends nach dem Niederlegen, wie Reissen und Salz-Beissen, am Tage bei Bewegung; am schlimmsten bei Berührung und an der Luft; es verhindert den Schlaf, und weckt auch die Nacht. (n. 14 T.)
305 Die Unterkiefer-Drüsen sind geschwollen, mit Druck- und Quetschungs-Schmerz.

Geschwulst der Unterkiefer-Drüsen, mit Schmerzhaftigkeit bei äusserm Drucke. *(Hg.)*

Harte Geschwulst der linken Unterkiefer-Drüse; sie läuft besonders Abends mehr an. *(Sr.)*

Zahn-Schmerz, mehr Druck, als Ziehen.

Zuckendes, anhaltendes Zahnweh, bis in die Schläfe, welches durch Aufsitzen im Bette erleichtert oder gehoben wird.

310 Reissen in den Zähnen und zugleich im Kopfe, worüber sie so wüthig wird, dass sie sich mit geballten Fäusten an den Kopf schlägt; gleich vor Eintritt der Regel.

Schmerz mehrerer Zähne (im Zahnfleisch), als wenn sie los wären und herausfallen wollten; doch vermehrt sich der Schmerz nicht beim Kauen. (n. 1 St.)

Schmerzhafte Lockerheit der Zähne; sie schmerzen wundartig für sich und noch mehr beim Kauen; ebenso schmerzt auch bei Berührung das Zahnfleisch, und der Backen dieser Seite schwillt an.

Ein Zahn wird locker und hervorstehend, früh; das Zahnfleisch davon schmerzt beim Befühlen, noch mehr aber dann der äussere Theil des Backens, hinter welchem der lockere Zahn ist; beim zusammen Beissen der Zähne schmerzt der Zahn nicht.

Convulsivisches zusammen Knirschen der Zähne. *(van Eggern,* Diss. de Vacill. dent. Duisb. 1787.)

315 Zähne-Knirschen. *(Kaiser,* a. a. O.)

Ausfallen aller Zähne. *(van Eggern,* a. a. O.)

Im Zahn-Fleische, Stechen, früh.

Nächtlicher reissender Schmerz im Zahnfleische des Spitz-Zahnes, der, so lange er auf der leidenden Seite liegt, unerträglich ist, durch Ofenwärme aber aufhört; den V. Morgen darauf ist die Nase geschwollen und schmerzhaft bei Berührung. (n. 3 T.)

Die Zunge ist bläulich. *(Baylies,* a. a. O.)

320 Weisse Zunge. *(Alberti,* a. a. O.)

Gefühllosigkeit der Zunge, sie ist wie todt gebrannt, und ohne Geschmacks-Empfindung.

Stich-Schmerz, wie von einer Gräte, in der Zungen-Wurzel, beim Schlucken und Wenden des Kopfes.

Bohrender Schmerz im rechten Zungen-Rande, im Halb-Schlafe.

Schmerz an der Zunge, als wenn Bläschen voll brennenden Schmerzes daran wären.

325 Angefressenheit der Zunge, an der Seite der Spitze, mit beissendem Schmerze. (n. 14 T.)

An der Gaumen-Decke, lange anhaltendes Rauhheits-Gefühl. *(Bhr.)*

Kratziges, scharriges Gefühl, hinten am Gaumen-Vorhange ausser dem Schlingen.

Kratzen und Galstern im Halse, wie von ranzigem Fette, nachdem sie früh das erste Mal Etwas hinunter schluckte.

Im Halse Gefühl, als wenn ein Haar darin wäre.

330 Gefühl im Halse, wie von einem Klumpen Schleim, mit Blut-Geschmacke.

Reissender Schmerz im Schlunde und den ganzen Hals herauf, auch ausser dem Schlingen.

Brennen im Halse. *(Richard,* a. a. O. — *Buchholz,* a. a. O.)

Brennen im Schlunde. *(Knape,* a. a. O — *Kopp,* Jahrb. der Staats-Arzneik. II., S. 182.)

Innere Hals-Entzündung. *(Rau,* a. a. O.)

335 Brandige Hals-Bräune. *(Feldmann,* in Comm. lit. Nor. 1743. p. 56.)

Zusammen Wickeln im Schlunde und Magen, als wenn ein Faden in einen Knaul gewickelt würde. *(Richard,* a. a. O.)

Zusammenschnürende Empfindung im Halse. *(Preussius,* Eph. N. C. Cent. III., obs. 15.)

Zusammenschnürung des Schlundes (der Speiseröhre). (N. m. ch. Wahrn., a. a. O.)

Es will ihm den Hals ganz zudrücken, und nichts mehr durch den Schlund gehen. *(Alberti,* a. a. O.)

340 Schlingen sehr schmerzhaft. (N. m. ch. Wahrn., a. a. O.)

Schwieriges Schlingen. *(Rau,* a. a. O.)

Wie Lähmung des Schlundes und der Speiseröhre; die gekaute Semmel wollte sich nicht hinunter schlingen lassen, sie ging nur schwierig hinab, unter klemmendem Drucke, als hätte die Speiseröhre nicht Kraft dazu; er hörte es hinab kollern.

Trockenheits-Gefühl auf der Zunge. *(Buchholz,* a. a. O.)

Grosses Trockenheits-Gefühl im Munde, mit heftigem Durste; er trinkt jedoch nur wenig auf einmal. *(Stf.)*

345 Trockenheits-Gefühl im Halse; sie musste immer trinken, weil es ihr sonst war, als wenn sie verdursten sollte.

Arge Trockenheit im Munde und heftiger Durst.

Starke Trockenheit im Munde. *(Thilenius,* in Richters chir. Bibl. V. S. 540.)

Trockenheit der Zunge. *(Guilbert,* a. a. O. — *Majault,* a. a. O.)

Viel Speichel; er muss oft ausspucken. *(Hbg.)*

350 Speichel-Auswurf bitteren Geschmackes.

Blutiger Speichel. (N. m. chir. Wahrn., a. a. O.)

Schleimig im Munde und Halse. (n. 2 St.)

Grauer Schleim-Auswurf durch Rachsen.

Salziger Auswurf (durch Rachsen?). *(Richard,* a. a. O.)

355 Bitterer Auswurf. *(Richard,* a. a. O.)

Grüner, bitterer Rachen-Auswurf, früh.

Bitterkeit im Munde, mit gelbem Durchlaufe. *(Morgagni,* a. a. O.)

Bitterer Geschmack im Munde, nach dem Essen.

Bitterlich widerlicher Geschmack im Munde, nach Essen und Trinken.

360 Bitterkeit im Halse, nach dem Essen, bei richtigem Geschmacke der Speisen, einen Tag um den andern, (wie ein dreitägiges Fieber.)

Bitter im Munde, ohne etwas gegessen zu haben.

Bittrer Geschmack im Munde, früh. *(Hg.)*

Holzig trockner Geschmack im Munde.

Faulig stinkender Geschmack im Munde.

365 Fauliger Geschmack, früh, wie faules Fleisch.

Saurer Geschmack im Munde; auch die Speisen schmecken sauer.

Die Speisen haben alle einen salzigen Geschmack.

Die Speisen schmecken zu wenig gesalzen.

Bier schmeckt schaal.

370 Luftmalz-Bier schmeckt bitter.

Durstlosigkeit, Mangel an Durst.

Durst. *(Preussius,* a. a. O. — *Rau,* a. a. O. — Pet. de Appono, de ven.)

Grosser Durst. *(Alberti,* a. a. O. Tom II.)

Starker Durst, immerwährend. *(Büttner,* a. a. O.)

375 Heftiger Durst. *(Majault,* a. a. O.)

Erstickender Durst. *(Forestus,* a. a. O.)

Brennender Durst. *(Majault,* a. a. O.)

Unauslöschlicher Durst. *(Buchholz,* a. a. O. — *Guilbert,* a. a. O. *Crüger.)*

Unauslöschlicher Durst, mit Trockenheit der Zunge, des Schlundes und der Kehle. *(Güldenklee,* a. a. O.)

380 Ungemeiner Durst, so dass er alle 10 Minuten viel kaltes Wasser trinken musste, von früh bis Abends, aber die Nacht nicht. *(Fr. H.)*

Aeusserst heftiger Durst, und Trinken, ohne dass es Erquickung und Labung gewährte. *(Kaiser,* a. a. O.)

Er trinkt viel und oft. *(Stf.)*

Er trinkt, bei grossem Durste, oft, aber immer wenig auf einmal. *(Richard,* a. a. O.)

Heftiger Durst; er trinkt aber nur wenig auf einmal. *(Whl.)*

385 Heftiger Durst, nicht ohne Appetit zum Speisen. *(Knape,* a. a. O.)

Appetitlosigkeit mit heftigem Durste. *(Störk,* med. Jahrg. I. S. 207.)

Appetitlosigkeit. *(Jacobi,* a. a. O.)

Verlust des Appetits. *(Kaiser,* a. a. O.)

Gänzliche Appetitlosigkeit. *(Buchholz,* in *Hufel.* Journ. a. a. O.)

390 Kein Appetit, aber wenn er isst, schmeckt es ihm gut.

Mangel an Hunger und Esslust, zehn Tage lang. *(Fr. H.)*

Alles Essen widersteht ihr, sie kann Nichts geniessen.

Ekel vor Speisen. *(Grimm,* a. a. O. — *Göritz,* in Bressl. Samml. 1728.)

Ekel vor allen Speisen. *(Alberti,* a. a. O.)

395 Unüberwindlicher Ekel vor jeder Speise, dass er, ohne übel zu werden, an Essen nicht denken konnte. *(Ebers,* a. a. O.)

Es ist ihm unmöglich, Speise hinunterzubringen. *(Richard,* a. a. O.)

Der Geruch des gekochten Fleisches ist ihm unerträglich. *(Richard,* a. a. O.)

Widerwille gegen Butter.

Verlangen auf Branntwein. *(Hg.)*

400 Verlangen auf Saures. *(Stf.)*

Verlangen auf Essig-Wasser.

Grosses Verlangen nach Säure und säuerlichem Obst.

Starkes Verlangen auf Kaffee.

Starker Appetit zu der ihr sonst widrigen Milch.

405 Beim Essen zusammendrückende Empfindung auf der Brust.

Bald nach dem Frühstücke und nach dem Mittag-Essen, dreistündiges Drücken im Magen, mit leerem Aufstossen, wobei eine Schlaffheit des Körpers entstand, welche Uebelkeit erzeugte.

Vor dem Essen, Uebelkeit, und nach dem Essen oder Trinken Auftreibung oder Drücken und Schneiden im Unterleibe.

Aufstossen, nach Genuss von Speisen.

Viel Aufstossen, besonders nach Trinken.

410 Versagendes Aufstossen.

Aufstossen, von Blähungen erregt, die nach oben gehen.

Immerwährendes Aufstossen. *(Göritz,* a. a. O.)

Häufiges leeres Aufstossen. (n. 1/2 St.) *(Lgk.)*

Oefteres leeres Aufstossen.

415 Anhaltendes, starkes, leeres Aufstossen, mit Kopf-Eingenommenheit. (n. 36 St.)

Saures Aufstossen nach dem Mittag-Essen.

Bittres Aufstossen nach dem Essen mit Aufschwulken grünlichen bittern Schleimes.

Eine scharfe Flüssigkeit kommt in den Mund heran.

Oefteres Schlucksen, nach dem Essen, und jedes Mal Aufstossen darauf. *(Lgk.)*

420 Oefteres Schlucksen und Aufstossen. *(Morgagni,* a. a. O.)

Convulsivisches Schlucksen. *(Alberti,* a. a. O.)

Schlucksen, Nachts beim Aufstehen, mit kratzigem, widrigem Geschmacke im Munde.

Langdauerndes Schlucksen, in der Stunde, wo das Fieber kommen sollte.

Wabblichkeit, Vormittags um 11, und Nachmittags um 3 Uhr.

425 Uebelkeit. *(Pfann,* Samml. merkw. Fälle. Nürnb. 1750 — N. Wahrn. a. a. O. — *Kaiser,* a. a. O.)

Uebelkeit im Schlunde und Magen.

Uebelkeit mit Angst. (*Alberti*, a. a. O.)

Lang dauernde Uebelkeit, mit Ohnmächtigkeit, Zittern, Hitze über und über, und Schauder hinterdrein. (n. etl. St.)

Uebelkeit und Brecherlichkeit, die zum Niederlegen nöthigt, Vormittags; dabei Reissen um die Knöchel und auf dem Rücken des Fusses.

430 Oeftere Uebelkeit mit süsslichem Geschmacke im Munde, nicht gerade nach dem Essen.

Uebelkeit, mehr im Halse, mit Wasser-Zusammenlaufen im Munde.

Uebelkeit, mit unvollständigem Würmerbeseigen, kurz vor und nach dem Mittags-Essen.

Uebelkeit, beim Sitzen; es trat viel Wasser in den Mund, wie beim Würmerbeseigen; beim Gehen im Freien verlor sich die Uebelkeit und es erfolgte Abgang vielen breiigten Stuhles. (n. 7 St.) (*Lgh.*)

Würmerbeseigen, Nachmittags 4 Uhr.

435 Brecherlichkeit. (*Majault*, a. a. O.)

Neigung zum Erbrechen. (*Kaiser*, a. a. O.)

Brecherlichkeit, draussen, an der freien Luft.

Leeres Brech-Würgen. (*Rau*, a. a. O.)

Brech-Uebelkeit und heftiges Erbrechen. (*Htb.* und *Tr.*)

440 Brech-Uebelkeit, Wabblichkeit, beim Aufrichten im Bette, und oft schnelles Erbrechen. (*Stf.*)

Erbrechen. (*Majault*, a. a. O. — *Grimm*, und viele Andere.)

Erbrechen, gleich nach jedem Essen, ohne Uebelkeit. (*Fr. H.*)

Es erbricht sich das Kind nach dem Essen und Trinken, und will dann weder essen noch trinken, schläft jedoch gut.

Erbrechen alles Genossenen, mehrere Wochen lang. (Salzb. m. chir. Zeit.)

445 Ungeheures, mit grösster Anstrengung bewirktes Erbrechen der Getränke, gelbgrünen Schleimes und Wassers, mit sehr bitterm Geschmacke im Munde, der noch lange nachher blieb. (*Stf.*)

Erbrechen eines dicken, glasartigen Schleimes. (*Richard*, a. a. O.)

Erbrechen von Schleim und grüner Galle. (*Alberti*, a. a. O.)

Erbrechen einer dünnen, bläulichen, schmutzig gelben Masse, mit darauf folgender grosser Entkräftung und Hinfälligkeit. (*Kaiser*, a. a. O.)

Erbrechen, einer bald dicken, bald dünnen, bräunlichen dunkeln Masse, mit heftiger Anstrengung und Zunahme der Schmerzen im Magen, ohne nachfolgende Erleichterung. (*Kaiser*, a. a. O.)

450 Erbrechen einer bräunlichen, oft mit Blut vermischten Masse, unter heftiger Anstrengung des Körpers. (*Kaiser*, a. a. O.)

Blut-schleimiges Erbrechen. (Neue Wahrn., a. a. O.)

Blut-Erbrechen. (*Kellner*, in Breslauer Samml. 1727.)

Gab Blut von oben und unten von sich. (*Gerbitz*, in Ephem. Nat. Car. Dec. III., ann. 5. 6. obs. 137.)

Beim Nachlass des Erbrechens tritt häufiger, sehr wässriger Durchfall ein. (*Htb.* und *Tr.*)

455 Ungeheures Erbrechen mit Purgiren. (*Preussius*, a. a. O.)

Heftiges, anhaltendes Erbrechen mit Durchfall. (*Morgagni*, a. a. O.)

Erbrechen mit Durchfall, sobald die Ohnmacht nachlässt. (*Forestus*, a. a. O.)

Bei dem Tag und Nacht anhaltenden Erbrechen, grässliches Geschrei. (*Heimreich*, a. a. O.)

Unter dem Erbrechen, Klagen über starke innere Hitze und Durst. (*Alberti*, a. a. O.)

460 Bei heftigem Erbrechen, innerlich starker Brand, Durst und Hitze. (*Alberti*, a. a. O. III. S. 533.)

Oefteres Erbrechen mit Todes-Befürchtung. *(Alberti,* a. a. O.)
Magen-Schmerzen. *(Quelmalz,* a. a. O. — *Richard,* u. m. Andre.)
Grosse Schmerzhaftigkeit des Magens. (N. Wahrn., a. a. O.)
Schmerzen im Magen, welche Uebelkeit verursachen. *(Richard,* a. a. O.)
465 Ungemeine Schmerzen in der Herzgruben-Gegend. *(S. Ph. Wolff.* Act. Nat. c. V. obs. 29.)
Schmerz im Magen, als wenn er in seinem ganzen Umfange mit Gewalt ausgedehnt würde, und zerrissen werden sollte. *(Kopp,* Jahrb. d. Staatsarzneik. II. S. 182.)
Beschwerde des Magens, als wenn er von Blähungen gequält würde; nach Erbrechen und Durchfall sehr verschlimmert. *(Morgagni,* a. a. O.)
Aufgetriebenheit und Gespanntheit des Magens und der Hypochonder-Gegend, ehe Stuhlgang erfolgt. *(Richard,* a. a. O.)
Aufgetriebenheit der Magen-Gegend. *(Kaiser,* a. a. O.)
470 Der Magen fängt an, sich zu erheben, und ist wärmer, als der übrige Körper. *(Kaiser,* a. a. O.)
Vollheits-Gefühl im Magen, mit Widerwille gegen das Essen, und nach demselben Magen-Schmerzen; Abends.
Schwere im Magen, wie von einem Steine, nach dem Essen. *(Hbg.)*
Drückendes Schwerheits-Gefühl im Magen. *(Morgagni,* a. a. O.)
Drücken in der Magen- und Herzgruben-Gegend; Herzdrücken. *(Kellner,* a. a. O. — *Görtz* und viele Andere.)
475 Es wollte ihr das Herz abdrücken.
Es wollte ihm das Herz abdrücken. *(Stf.)*
Drücken am Magenmunde und im Schlunde, nach dem Essen, als wenn die Speisen obenständen; dann leeres Aufstossen.
Drücken um den Magen herum, dass er es nicht ausstehen kann, sobald er Etwas gegessen hat, nicht gleich, sondern erst etwas nach dem Essen.
Drücken in der vordern Magen-Wand, beim Sprechen. (n. 1/2 St.)
480 Harter Druck über der Herzgrube. (alsogleich.)
Krampfhafter Magen-Schmerz, zwei Stunden nach Mitternacht.
Periodische krampfhafte Schmerzen im Magen und den Eingeweiden. *(Kaiser,* a. a. O.)
Magenkrampf, ungeheuer heftiger Art, mit Durst. *(Buchholz,* a. a. O.)
Magenkrampf, mit heftigem Bauchweh, Durchfall und Ohnmachten. *(Löw,* b. *Sydenham,* Op. II., S. 324.)
485 Schneidender Schmerz im Magen. *(Thilenius,* a. a. O.)
Zieh-Schmerz, Abends beim Sitzen, von der Herzgrube an unter den linken Ribben herum, als würde da mit Gewalt Etwas abgerissen.
Dumpfes Reissen, quer über die Magen-Gegend, beim Gehen, Nachmittags.
Reissender, drückender, krampfhafter Schmerz im Magen. *(Kaiser,* a. a. O.)
Heftiger, reissender, bohrender Schmerz und Krampf im Magen und den Gedärmen. *(Kaiser,* a. a. O.)
490 Nagender und pickender (scharf und fein klopfender) Schmerz in der Herzgrube, mit Spannungs-Gefühl.
Fressender, nagender Schmerz im Magen. *(Richard,* a. a. O.)
Hitze, mit Schmerz und Druck in der Herzgrube. *(Kaiser,* a. a. O.)
Brennen in der Herzgrube. *(Buchholz,* a. a. O. — *Kaiser,* a. a. O.)
Brennen rings um die Herzgrube.
495 Brennender Schmerz im Magen. *(Ebers,* a. a. O.)
Brennen im Magen, wie Feuer. *(Richard,* a. a. O.)
Stetes Brennen und starke Beklemmung im Magen und in der Brust. *(Borges,* in Kopps Jahrb., a. a. O.)

Brennen im Magen, mit Drücken, wie von einer Last. *(Morgagni,* a. a. O.)

Brennen in der Herzgrube, mit Druck-Schmerz. *(Görtz,* a. a. O.)

500 Bangigkeit in der Herzgrube. *(Hbg.)*

Grosse Aengstlichkeit um die Herzgruben-Gegend. *(Morgagni,* a. a. O. — *Jacobi* und Andere.)

Wehklagen und Jammern über unsägliche Angst in der Herzgruben-Gegend, Stiche, ohne Auftreibung oder Leibschmerz. *(Morgagni,* a. a. O.)

Beängstigung in der Herzgrube, die bis heraufsteigt, Nachts. In der Leber, pressender Druck, beim Gehen im Freien.

505 Die Milz, die früher verhärtet war, schwillt an. *(Hg.)*

Stechen in der Bauch-Seite, unter den kurzen Ribben, und auf die Seite darf er sich nicht legen.

In der Nieren-Gegend, beim Athmen und Niesen.

Bauchschmerzen der heftigsten Art. *(Dan. Crüger,* Misc. N. C. Dec. II., ann. 4.)

Ungeheure Bauch- und Magen-Schmerzen. *(Wolff,* a. a. O.)

510 Höchst widriges Gefühl im ganzen Unterleibe. *(Morgagni,* a. a. O.)

Schmerzen im Unterbauche, mit Gesichts-Hitze.

Heftiger Schmerz in der rechten Oberbauch-Gegend. *(Morgagni,* a. a. O.)

Schmerz in der rechten Oberbauch- und nächsten Lenden-Gegend, der sich von da aus zuweilen durch den Unterbauch, zuweilen in die rechte Weiche und Hodensack-Seite erstreckt, wie eine Nieren-Kolik; doch mit unverändertem Harne. *(Morgagni,* a. a. O.)

Hie und da umherschweifende Schmerzen im Unterleibe, bei Durchfall mit Schmerzen im After. *(Morgagni,* a. a. O.)

515 Der Schmerz im Unterleibe setzt sich in der linken Bauch-Seite fest.

Schmerz, als sey ihm der Oberleib vom Unterleibe ganz abgeschnitten, mit grosser Angst und Klagen darüber. *(Alberti,* a. a. O. T. IV.)

Heftige Schmerzen im Leibe, mit so grosser Angst, dass er nirgends Ruhe hatte, sich auf der Erde herum wälzte, und die Hoffnung zum Leben aufgab. *(Pyl.* a. a. O.)

Vollheit in der Oberbauch-Gegend, mit Kneipen im Leibe.

Auftreibung und Schmerzen im Unterleibe. *(Müller,* a. a. O.)

520 Starke, schmerzlose Auftreibung des Unterleibes nach dem Essen; er musste sich mit dem Rücken anlehnen, um sich zu erleichtern.

Aufblähung, alle Morgen, mit Blähungs-Abgang einige Stunden danach.

Geschwollener Unterleib. (Guilbert, a. a. O.)

Ungeheuer geschwollener Unterleib. (Ephem. N. C. a. a. O.)

Wie Krämpfe und Kneipen im Unterleibe, Abends, nach dem Niederlegen, mit ausbrechendem Schweisse; darauf Blähungs-Abgang und dann ganz dünner Stuhl.

525 Krampfhafter Ruck, öfters, von der Herzgrube, bis zum Mastdarm, dass er zusammen fährt.

Klemmend schneidende Schmerzen in den Därmen, Abends nach dem Niederlegen, und früh nach dem Aufstehen; die Schmerzen schiessen zuweilen durch den Bauchring (als wollten sie einen Bruch heraustreiben) bis in den Samenstrang und das Mittelfleisch, und wenn diese Kolik nachlässt, entsteht ein lautes Kollern und Murren im Bauche.

Koliken, welche von Zeit zu Zeit wiederkehren. *(Majault,* a. a. O.)

Kneipen, das zu Schneiden sich erhöht, tief im Unterbauche, bloss alle Morgen, vor und während durchfälliger Stühle, und auch nach denselben noch fortdauernd.

Schneidender Schmerz im Unterleibe. *(Buchholz,* a. a. O. — *Kellner,* a. a. O.)

530 Schneidender Schmerz in der Bauch-Seite, unterhalb der letzten Ribben, sehr verstärkt durch darauf Fühlen.

Schneidende (reissende) und fressende Schmerzen in den Därmen und dem Magen. *(Quelmalz,* a. a. O.)

Schneiden und Reissen im Bauche, mit Eis-Kälte der Hände und Füsse und kaltem Schweisse des Gesichtes. *(Alberti,* a. a. O.)

Reissen im Leibe. *(Pfann,* a. a. O. — *Alberti,* a. a. O.)

Reissende Stiche in der linken Bauch-Seite, unter den kurzen Ribben, Abends, bald nach dem Niederlegen.

535 Ziehendes Bauchweh in der Nabel-Gegend. (n. 2 St.)

Ziehen und Drücken im Unterleibe, wie von versetzten Blähungen, und doch gingen keine ab. *(Whl.)*

Zusammen Drehen der Därme, und Schneiden im Bauche, nach vorherigem Poltern darin; dann dreimaliger Durchfall.

Zusammen Drehen der Därme, mit Kneipen und Poltern im Unterleibe, vor und bei dem flüssigen Stuhle. *(Mr.)*

Wühlen mit Drücken in der rechten Bauch-Seite. *(Hbg.)*

540 Windendes Bauchweh. *(Richard,* a. a. O.)

Winden und Grimmen im Bauche. *(Kaiser,* a. a. O.)

Ruhrartiger Leibschmerz in der Nabel-Gegend. *(Grimm,* a. a. O.)

Unruhe im Unterleibe, doch bloss in der Ruhe.

Aengstlichkeit im Unterleibe, mit Fieber und Durst. *(Morgagni.)*

545 Steter Frost, innerlich, in der Oberbauch-Gegend; er kann sich nicht warm genug halten; äusserlich ist die Stelle warm anzufühlen.

Brennender Schmerz im Unterleibe, Mittags und Nachmittags, durch erfolgenden Stuhl vergehend.

Brennen im Unterleibe, mit Stechen und Schneiden. *(Buchholz,* Beitr. a. a. O.)

Brennen im Bauche, mit Hitze und Durst. *(Alberti,* a. a. O.)

Brennen in der Weiche. *(Hbg.)*

550 Im Schoosse und der Leisten-Gegend der rechten Seite, Verrenkungs-Schmerz beim Bücken.

Wühlender, brennender Schmerz in der Schooss-Beule, selbst von der leisesten Berührung erregt.

Einzelne, starke, langsame Stiche in beiden Weichen.

Schwäche der Bauch-Muskeln.

Kollern im Bauche, wie von vielen Blähungen.

555 Knurren im Bauche, früh, beim Erwachen.

Gepolter im Bauche. *(Thilenius,* a. a. O.)

Poltern im Leibe, ohne Stuhlgang.

Die Blähungen gehen mehr aufwärts und machen Aufstossen.

Abgang vieler Winde, mit vorgängigem lautem Knurren im Bauche. *(Lgh.)*

560 Faulig stinkende Blähungen. (n. 11 St.) *(Lgh.)*

(Knotiger, ungenüglicher Stuhl.)

Stuhl-Verstopfung. *(Göritz,* a. a. O. — *Rau,* a. a. O.)

Verstopfter Leib.

Leib-Verstopfung, mit Schmerzen im Bauche. *(Htb. u. Tr.)*

565 Zurückhaltung des Stuhls, bei aller Nöthigung dazu. *(Alberti,* a. a. O.)

Vergeblicher Drang zum Stuhle.

Stuhlzwang mit Brennen. *(Morgagni,* a. a. O.)

Stuhlzwang, wie bei der Ruhr; ein stetes Brennen mit Schmerzen und Pressen im Mastdarm und After.

Unvermerkter Abgang des Stuhles, als wären es Blähungen.

570 Die Stuhlgänge gehen ohne sein Wissen von ihm. *(Büttner,* a. a. O.)

Unwillkürlicher Koth-Abgang. *(Kaiser,* a. a. O.)

Starke Stuhlausleerungen. *(Kaiser,* a. a. O.)

Breiartiger Koth geht bald mehr, bald weniger ab. (n. 6, 13 St.) *(Lgh.)*

Durchfall. *(Majault,* a. a. O. — *Kellner,* a. a. O.)

575 Durchfall, der häufig einen hohen Grad erreicht. *(Kaiser,* a. a. O.)

Durchfall, mit heftigem Brennen im After. *(Thilenius,* a. a. O.)

Durchfall, mit Verstopfung wechselnd. *(Stf.)*

Gelbe, wässrige, geringe Durchfall-Stühle, mit nachfolgendem Zwängen, als sollte noch mehr kommen, und empfindlichem Leibschmerze um den Nabel. *(Stf.)*

Gelbe Durchfall-Stühle, mit Stuhlzwang und brennendem Schmerze im After und Mastdarme.

580 Kleine Stuhlgänge, mit Zwang, erst von dunkelgrünem Kothe, dann von dunkelgrünem Schleime, nach Leibweh.

Ausleerung von Schleim-Stücken, unter Stuhlzwang, mit schneidendem Schmerze im After, wie von blinden Hämorrhoiden.

Schleimige, dünne Stuhlgänge, wie gehackt.

Schleimige und grüne Abgänge durch den Stuhl. *(Thilenius,* a. a. O.)

Zähe, gallichte Stoffe gehen öfters durch den Stuhl ab, 2 Tage lang. *(Thilenius,* a. a. O.)

585 Grünlich dunkelbrauner Durchfall-Stuhl, mit Gestank, wie faule Geschwüre. *(Hg.)*

Schwarze, im After wie Feuer brennende Flüssigkeit geht, nach vieler Unruhe und Schmerz im Bauche, durch den Stuhl ab. *(Richard,* a. a. O.)

Schwarze, scharfe, faulichte Stühle. *(Baylies,* a. a. O.)

Ein kugelförmiger Klumpen, der wie aus unverdautem Talge mit eingemischten sehnichten Theilen zu bestehen schien, ging durch den Stuhl mit ab. *(Morgagni,* a. a. O.)

Wässrichtes Blut geht mit dem Kothe ab, und umgiebt denselben.

590 Blutiger Abgang durch den Stuhl, fast alle Augenblicke, mit Erbrechen und ungeheuren Leibschmerzen. *(Grimm,* a. a. O.)

Ruhr. *(Crüger,* a. a. O.)

Vor dem Durchfall-Stuhle, Schneiden und Zusammendrehen in den Därmen.

Vor dem Durchfalle, Gefühl, als wenn er zerplatzen sollte. *(Alberti,* a. a. O.)

Beim Stuhlgange, schmerzhafte Zusammenziehung dicht über dem After, nach dem Kreuze zu.

595 Nach dem Stuhle, Aufhören der Bauch-Schmerzen. *(Richard,* a. a. O.)

Nach dem Stuhle, Brennen im Mastdarme, mit grosser Schwäche und Zittern in allen Gliedern.

Nach dem Stuhlgange, Auftreibung des Bauchs.

Nach dem Stuhlgange, Herzklopfen und zittrige Schwäche; er muss sich legen.

Der Mastdarm wird mit grossen Schmerzen krampfhaft herausgedrängt und gepresst.

600 Nach Blutfluss aus dem After bleibt der Mastdarm ausgetreten.

Jücken am After.

Jückend kratziger oder schründender Schmerz am After.

Wundheits-Schmerz des Afters, bei Berührung.

Brennen am After.

605 Brennen am After. *(Morgagni,* a. a. O.)

Brennen am After, eine Stunde lang, was sich nach Abgang harten, knotigen Stuhles legte.

Die Hämorrhoidal-Venen sind schmerzhaft geschwollen, mit Stuhlzwang. *(Morgagni,* a. a. O.)

Blinde Hämorrhoiden, mit Schmerzen, wie langsame Stiche mit einer heissen Nadel.

Ader-Knoten am After, stechenden Schmerzes beim Gehen und Sitzen, nicht beim Stuhle.

610 Hämorrhoidal-Knoten am After, welche, vorzüglich in der Nacht brennend schmerzen, wie Feuer, und nicht schlafen lassen; am Tage wird der Schmerz schlimmer und artet in heftige Stiche aus; beim Gehen ärger, als beim Sitzen oder Liegen.
Am Mittelfleische, fressendes Jücken, das zum Kratzen nöthigte. (n. 1/2 St.) *(Lgh.)*
Harn-Unterdrückung. *(Guilbert,* a. a. O. — N. Wahrn., a. a. O.)
Zurückhaltung des Harns, wie von Blasen-Lähmung.
Zurückhaltung des Harns, bei aller Nöthigung dazu von innen. *(Alberti,* a. a. O.)
615 Oefteres Drängen zum Harnen, mit vielem Urinabgange. (n. 2 bis 17 St.) *(Lgh.)*
Drängen zum Harnen alle Minuten, mit Brennen auf die Blase.
Er muss Nachts 3, 4 Mal zum Harnen aufstehen, und harnt jedes Mal viel, mehrere Tage nach einander.
Unwillkürlicher Harn-Abgang, Nachts im Schlafe, (Bett-Pissen.) *(Hg.)*
Unwillkürlicher Harn-Abgang. *(Kaiser,* a. a. O.)
620 Unwillkürliches Harnen; sie konnte das Nachtgeschirr nicht erreichen; der Harn lief von ihr, obschon es wenig war.
Verminderter Harn-Abgang. *(Fowler,* a. a. O.)
Es geht wenig Wasser fort, und beim Abgange brennt es.
Vermehrter Harn. *(Fowler,* a. a. O.)
Sehr reichlicher und brennend heisser Harn. *(Hg.)*
625 Fast farbeloser Harn.
Höchst trüber Urin. (n. 5 T.)
Grünlich dunkelbrauner Harn, schon beim Lassen trübe, wie Kuhmist in Wasser aufgerührt, und sich nicht abscheidend. *(Hg.)*
Blut-Harnen. *(O. Tachenius,* Hipp chym. cap. 24.)
Zu Anfange des Harnens, Brennen im vorderen Theile der Harnröhre; früh. (n. 24 St.)
630 Beim Harnen, Brennen in der Harnröhre. *(Morgagni,* a. a. O. — N. Wahrn., a. a. O.)
Beim Harnen, zusammenziehender Schmerz im linken Schoosse.
Nach Harnen, grosses Schwäche-Gefühl im Oberbauche, dass sie zitterte.
In der Harnröhre, beissender Schmerz.
Oefterer Schmerz, wie Risse, tief in der Harnröhre.
635 An den Geschlechtstheilen, Jücken.
Bei Ruthe-Steifheit, Brennen vorn an der Vorhaut.
Stechendes Jücken an der Spitze der Vorhaut.
Arges Jücken an der Eichel, ohne Ruthe-Steifheit.
Fressendes Jücken hinten an der Ruthe, das zum Kratzen nöthigt. *(Lgh.)*
640 Entzündung und Geschwulst der Zeugunstheile bis zum Brande, mit ungeheuren Schmerzen. *(Degner,* Act. Nat. C. VI.)
Plötzlicher Brand an den männlichen Zeugungstheilen. *(Stahl,* Opusc. chym. phys. med. S. 454.)
Höchst schmerzhafte Geschwulst der Zeugungstheile. (N. Wahrn., a. a. O.)
Die Eichel ist blauroth, geschwollen und in Schrunden aufgeborsten. *(Pfann,* a. a. O.)
Hoden-Geschwulst. *(Alberti,* a. a. O.)
645 Erektion, früh, ohne Pollution. *(Lgh.)*
Pollution, Nachts, mit wollüstigen Träumen. *(Lgh.)*
Pollution, Nachts, ohne wollüstige Träume, und darauf anhaltende Ruthe-Steifheit. *(Lgh.)*
Abgang von Vorsteher-Drüsen-Saft bei Durchfall-Stuhle.
Geilheit beim Weibe; sie verlangt die Begattung täglich zweimal, und wenn sie nicht geleistet wird, geht ihr die Natur von selbst ab.
650 Regel allzuzeitig.
Die Regel kehrt zweimal zu früh, schon nach 20 Tagen zurück.

Allzustarke Regel.
Bei der Regel, kneipend stechendes Schneiden von der Herzgrube bis in den Unterbauch, auch im Rücken und den Bauch-Seiten; sie musste vor Schmerz sich stehend und niederkauernd zusammenkrümmen, unter lautem Aufstossen, mit lautem Aechzen, Klagen und Weinen.
Bei der Regel, scharfes Stechen vom Mastdarme bis in den After und die Schaam.
655 An der Stelle der Regel, welche ausblieb, bekam sie Schmerzen in der Steiss-Gegend und den Schultern. *(Sr.)*
Nach der Regel Abgang blutigen Schleimes.
Weissfluss tröpfelt beim Stehen, unter Abgang von Winden. (n. 24 St.)
Scheide-Fluss, wohl eine Obertasse voll in 24 Stunden, gilblich und dicklich, mit beissendem Fressen und Wundmachen der Theile, die er berührt; 10 Tage lang.
Bis in die Scheide herab Stechen aus dem Unterbauche.

---

660 Oefteres Niesen, ohne Schnupfen. (n. 11 St.) *(Lgh.)*
Arges, anhaltendes Niesen.
Trockenheit der Nasenhöhle.
Schnupfen mit Niesen, der jedes Mal wieder schnell vergeht; alle Morgen beim Erwachen.
Fliess-Schnupfen mit öfterem Niesen. (n. 11 St.) *(Lgh.)*
665 Starker Fliess-Schnupfen.
Fliess-Schnupfen mit Stock-Schnupfen verbunden.
Ungeheurer Schnupfen, mit Heiserkeit und Schlaflosigkeit.
Der ausfliessende wässrige Nasen-Schleim beisst und brennt an den Nasenlöchern, als wenn sie davon wund würden.
Ausfluss einer scharfen Feuchtigkeit aus der Nase. *(Myrrhen,* a. a. O.)
670 Der Kehlkopf ist trocken.
Die Stimme ist zitternd. *(Guilbert,* a. a. O.)
Ungleiche, bald starke, bald schwache Stimme. *(Kaiser,* a. a. O.)
Rauhe Stimme und Heiserkeit.
Rauhheit und Heiserkeit des Halses, früh.
675 Sehr zäher Schleim auf der Brust, der sich schwer loshusten lässt.
Steter Kitzel in der ganzen Luftröhre, der ihn zum Husten reizt, auch ausser dem Athmen.
Husten, von einer zusammenschnürenden Empfindung oben in der Luftröhre, wie von Schwefeldampf.
Oft ganz trockner kurzer Kotz-Husten, von einer erstickenden Empfindung im Kehlkopfe, wie von Schwefel-Dampf.
Hüsteln, ohne Auswurf, von Reiz in der Luftröhre. *(Lgh.)*
680 Husten, ohne Auswurf, nach vorgängigem Zucken in der Hüfte, welches ihn zu erregen scheint.
Husten vorzüglich nach Trinken.
Wenn er ohne Durst trinkt, erregt es ihm Husten.
Husten, bei Bewegung des Körpers, der ihn oft schnell athemlos macht.
Husten, wenn sie in die kalte freie Luft kömmt.
685 Beim Gehen im Freien dämpft es ihn so, dass er Husten muss.
Früh-Husten, sehr heftiger Art.
Früh kurzer Husten, nach (dem gewohnten) Thee-Trinken.
Abends, Husten mit Engbrüstigkeit, ohne Auswurf.
Abends Husten, gleich nach dem Niederlegen.
690 Abends, im Bette, einige Minuten lang anhaltender Husten, mit Uebelkeit und Heben zum Erbrechen.

Abends, gleich nach dem Niederlegen, Husten, sie muss sich aufsetzen; hierauf zusammenziehender Schmerz in der Magen-Gegend und Herzgrube, welcher den Husten unterhielt, der sie matt machte.

Nacht-Husten, bei dem er sich aufsetzen muss, sobald derselbe kommt.

Nachts weckt ihn Husten; starke Stösse, dass er hätte ersticken mögen, und ihm der Hals anschwoll.

Nach Mitternacht tiefer, trockner, kurzer, unablässiger Husten.

695 Trocknes Hüsteln. *(Störk,* a. a. O.)

Trockner, ermüdender Husten. *(Störk,* a. a. O.)

Trockner, sehr heftiger Husten. (n. 2 St.)

Trockner Kotz-Husten, mit kurzem, beschwerlichem Athmen und unterköthig wundartigem Schmerze in der Herzgrube, bis in die Mitte der Brust.

Schwer sich lösender Kächz-Husten, welcher Schründe-Schmerz auf der Brust verursacht.

700 Hüsteln mit Brust-Schmerz und salzigem Auswurfe, nach vorgängiger Brust-Beklemmung. *(Ebers,* a. a. O.)

Blutstreifen unter dem ausgehusteten Schleime.

Schleim-Auswurf mit Blutstriemen, dann Brech-Uebelkeit.

Bei starkem Husten kommt viel Wasser aus dem Munde, wie Würmerbeseigen.

Beim Husten, Zerschlagenheits-Schmerz im Unterleibe, wie zerschmettert.

705 Beim Husten, stechender Schmerz in der Herzgrube.

Beim Räuspern, ziehend stechender Schmerz unter den linken Hypochondern, bis in die Brust herauf.

Beim Husten, vermehrte Stiche unter den Ribben und vermehrter Kopf-Schmerz, wie von Hitze darin.

Beim Husten, Hitze im Kopfe.

Beim Husten, Stechen, erst in der Brust- und dann (nach 2 Tagen) auch in der Bauch-Seite.

Die zweite Hälfte der Symptome betrifft folgende Organe: Atmungsorgane, Brust, Hals und Rücken, untere Extremitäten; Nervensystem; Haut; Schlaf; Fieber.

Anhang B

Bestandsaufnahme nach vier bis sechs Wochen — zweite Konsultation

Die folgenden Diagramme samt ihren Erläuterungen sind nicht dazu gedacht, jeden nur denkbaren Fall abzudecken. Trotzdem werden sie dem Leser nach gründlichem Studium einen vertieften Einblick in die Grundregeln einer homöopathischen Bestandsaufnahme verschaffen. Diese Regeln sind nicht zum Auswendiglernen und routinemäßigen Anwenden gedacht; vielmehr gilt es, den Geist zu erfassen, der ihrer wechselnden Gestalt zugrundeliegt. Nur so wird der Leser wirklich verstehen, in welcher Richtung der Heilungsprozeß zwangsläufig voranschreitet. Bei aller Vereinfachung der Skizzen und ihrer Beschreibung sehen wir hier die in diesem Buch beschriebenen Gesetzmäßigkeiten in Aktion.

Ein Hinweis zum Aufbau der Diagramme: Die senkrechte Achse bezeichnet jeweils den Intensitätsgrad der Symptome, die waagerechte Achse die Zeit. Vom Standpunkt der Homöopathie aus wäre es nun genaugenommen richtiger, im Diagramm die Entwicklung des Gesundheitszustands eines Patienten wiederzugeben; eine Besserung im Befinden käme dann in einer steigenden Kurve zum Ausdruck und nicht in einer fallenden Kurve, wie sie bei abnehmender Intensität der Symptome entsteht. Wir haben letztere Form gewählt, weil der Patient zunehmende Gesundung anhand abnehmender Symptome zu beschreiben pflegt. Er mißt hieran seine gesundheitlichen Fortschritte, obwohl dies genaugenommen im Hinblick auf den Abwehrmechanismus nicht ganz zutrifft. Von daher also folgen unsere Diagramme der landläufigen Betrachtungsweise.

Ferner sei darauf hingewiesen, daß die Verlaufskurven in den Diagrammen absichtlich nicht relativ gerade, sondern vielfach gewellt gezeichnet sind. Damit sollen die Schwankungen angedeutet werden, denen die Symptome eines Patienten von einem Tag zum andern häufig unterliegen. Werden sie innerhalb eines zu kurzen Zeitraums betrachtet, z. B. nur über Stunden oder wenige Tage, so führt das leicht zu einer Fehleinschätzung des Gesamtbildes hinsichtlich der gesundheitlichen Entwicklung des Patienten. Punktuell kann jederzeit eine scheinbar bedeutsame Verschlimmerung oder Besserung auftreten, die sich dann aber im Gesamtverlauf als bedeutungslose Tagesschwankung entpuppt.

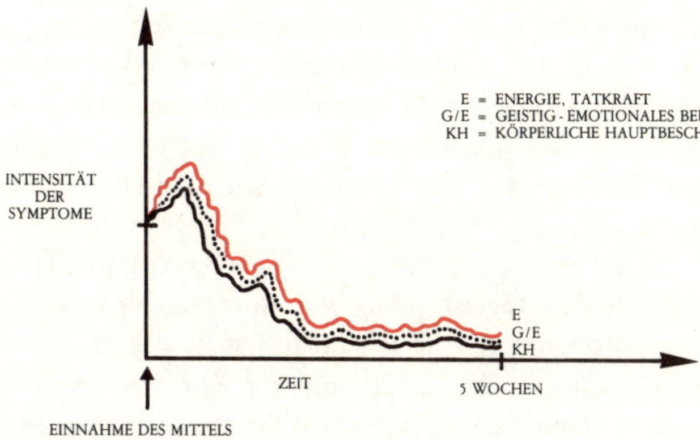

(Abb. 16)

FALL I:

Patient: »Es geht mir viel besser — in jeder Hinsicht.«
Tatbestand: Zunächst deutliche Verschlimmerung, dann deutliche Besserung aller Symptome.
Deutung: Das Mittel war richtig gewählt. Starker Abwehrmechanismus, gute Heilungsaussichten (Prognose).
Weitere Anweisung: Lange abwarten, wohl sechs Monate oder länger.

FALL I:

In diesem Fall teilt der Patient eine sehr starke Besserung mit. Jedes wichtige Symptom — körperliche Hauptbeschwerden, Energie, geistig-emotionale Symptome — hat sich seinen Aussagen zufolge nach erstmaliger Einnahme des Mittels im Vergleich zu vorher deutlich gebessert. Selbst geringfügigere Symptome haben eine positive Wandlung erfahren. Dieser Bericht ermutigt den Arzt, nichtsdestoweniger überprüft er jede Angabe auf ihre Richtigkeit. Bei genauer Befragung stellt sich heraus, daß der Patient in der Tat während der ersten paar Tage nach Einnahme des Mittels eine anfängliche Verschlimmerung mancher oder aller Symptome verspürt hat. Dies war jedoch angesichts der dann folgenden Besserungsperiode, die den Rest des Monats anhielt, bei ihm in Vergessenheit geraten.

Dies ist natürlich die bestmögliche Reaktion eines Patienten auf ein Mittel, wie sie ein Homöopath für jeden, den er behandelt, erhofft. Die anfängliche Verschlimmerung zeugt von der stimulierenden Wirkung des Mittels auf den Abwehrmechanismus, und die geradezu dramatische Besserung bekräftigt dann diesen Umstand. In der Praxis erinnern sich etwa 70% der Patienten an die Erstverschlimmerung; die restlichen 30% mögen einen ebenso starken Aufwärtsschub erlebt haben, doch ist ihnen die Erstverschlimmerung nicht mehr klar gegenwärtig. Manchmal liegt das daran, daß ihre Symptome bereits vor Einnahme des Mittels so gravierend waren, daß sich eine zusätzliche Verschlimmerung nur schwer erkennen ließ. Oft liegen die Hauptsymptome in solch einem Fall auf der emotionalen oder geistigen Ebene, wo eine quantitative Messung ohnehin schwerfällt. Auf jeden Fall gibt die Besserung aller Symptome auf allen Ebenen innerhalb eines Monats bei der Beurteilung eines solchen Falles den Ausschlag.

Eine deutliche Erstverschlimmerung von relativ kurzer Dauer (von wenigen Stunden bis zu drei Tagen), gefolgt von einer entschiedenen Gesamtbesserung innerhalb eines Monats zeigen an, daß es sich bei dem verabreichten Mittel genau um das Simillimum handelte. Dies bedeutet zugleich, daß die weiteren Aussichten für den Patienten sehr gut sind, weil sich seine ursprüngliche Krankheit vorwiegend auf funktionelle Störungen konzentrierte und nur in sehr geringem Maße organischer Natur war. Sein Abwehrmechanismus reagierte bereits vor Einnahme des Mittels recht kräftig, und die gut gewählte Medizin verhilft ihm zu vollständiger Heilung.

Nach einem derart positiven Ergebnis darf man erwarten, daß das nunmehr wiederhergestellte Gleichgewicht des Organismus lange anhalten wird, d. h. von mindestens sechs Monaten bis hin über viele Jahre. Dementsprechend wird der Patient für sehr lange Zeit keine Verschreibungen mehr nötig haben. Man sollte ihn einen Monat später noch einmal zur Nachuntersuchung bestellen, doch kann man davon ausgehen, daß die Besserung weiter fortschreitet. Trifft dies in der Tat zu, genügen zunächst dreimonatige, dann halbjährliche und schließlich jährliche Visiten. Natürlich sollte man den Patienten ermuntern, bei jedem etwaigen Rückfall oder anderweitiger zwischenzeitlicher Erkrankung auch schon früher zu erscheinen. Auch dann darf man jedoch erwarten, daß alle etwa noch auftretenden Beschwerden nur relativ geringfügiger Art sein werden.

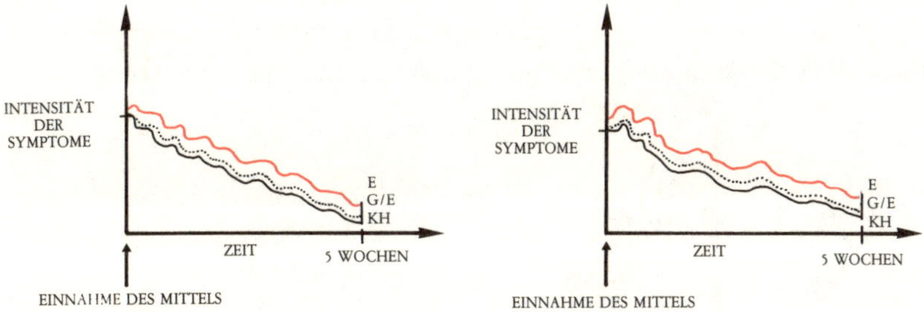

(Abb. 17)

FALL II:

Patient: »Es geht mir viel besser.«
Tatbestand: Deutliche Besserung bei geringer oder fehlender Erstverschlimmerung. Besser in jeder Hinsicht: körperliche Hauptbeschwerden, Energie, geistig-emotionales Befinden.
Deutung: 1. Mittel war Simillimum in genau richtiger Potenz bei einem Fall ohne organische Veränderungen oder
2. Fall hatte sich bereits zu Beginn der Behandlung stark zugespitzt (schwere chronische oder akute Erkrankung). In beiden Fällen positive Prognose.
Weitere Anweisung: Abwarten.

FALL II:

Hier sind die Umstände sehr ähnlich wie im Fall zuvor. Es liegt eine einschneidende Besserung vor, allerdings ohne oder ohne sichtbare anfängliche Verschlimmerung. Eine sorgfältige Überprüfung aller Symptome und ihrer Veränderungen im Laufe des Monats erhärtet diesen Befund.

In diesem Fall trat das Mittel perfekt in Resonanz mit der Frequenz des Patienten, und darüber hinaus war die bestmögliche Dosierung getroffen, soweit dies in der Praxis geht. Vielleicht wäre eine C 195 optimal gewesen, und der Arzt hat eine C 200 verabreicht. Bei solch treffender Verordnung vollzieht sich die Besserung ohne nennenswerte Erstverschlimmerung. Wieder heißt es abwarten (vielleicht jahrelang), bevor eine weitere Verschreibung stattfindet.

Es ist noch eine weitere Deutung möglich: Der Zustand des Patienten kann bereits vor Einnahme des Mittels seinen höchsten Verschlimmerungsgrad erreicht haben. Das bedeutet, daß der Abwehrmechanismus schon sein Höchstmaß an Aktivität ausübte, bevor der Kranke das Mittel einnahm. Dadurch entzog sich die steigernde Wirkung des richtigen Mittels der Wahrnehmung, und es folgte die Besserung. Eine solche Konstellation ist selten, kommt aber zuweilen vor, wenn ein chronisch Kranker zu Beginn der Behandlung schon außerordentlich leidet. Nicht ungewöhnlich ist dieser Fall dagegen bei akut Erkrankten; daher heißt es gewöhnlich, daß die Erstverschlimmerung bei akut Kranken so gut wie nie vorkommt.

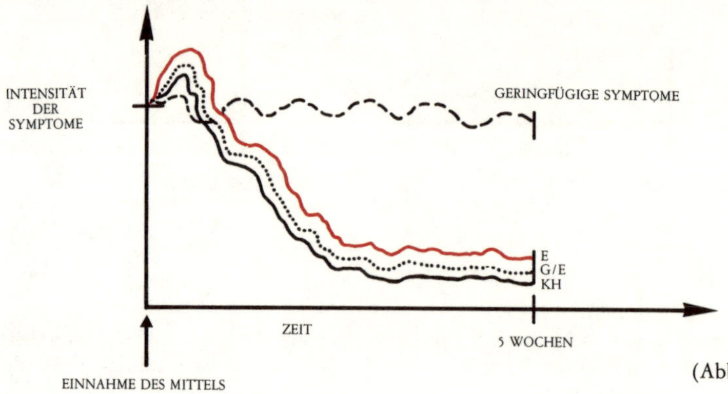

(Abb. 18)

FALL III:

Patient: »Ich fühle mich besser, habe aber noch Beschwerden.«
Tatbestand: Die Hauptsymptome haben sich nach kurzer Erstverschlimmerung gebessert, während geringere Symptome unverändert fortbestehen.
Deutung: Das Mittel war richtig, Prognose ist positiv.
Weitere Anweisung: Abwarten.

FALL III:

Die Deutung dieses Sachverhalts ist etwas komplizierter als bei den vorangegangenen beiden Fällen. Der Patient teilt Besserung der körperlichen Hauptbeschwerden, der Tatkraft sowie auf geistiger und emotionaler Ebene mit, doch klagt er noch über einige unverändert fortbestehende weniger gewichtige Symptome, etwa fliegende Hitze, starkes Verlangen nach Süßigkeiten, Lärmempfindlichkeit, Verstopfung usw. Dieser Situation sieht sich der Homöopath wohl in der Mehrzahl erfolgreich verlaufender Fälle gegenüber.

Gerade an diesem Punkt kann ein ungeduldig auf vollen Erfolg drängender Arzt leicht großen Schaden anrichten. Die Prognose des Falles ist ja günstig, weil in allen drei wichtigen Bereichen nach Erstverschlimmerung eine deutliche Besserung eingetreten ist. Deshalb dürfen die geringeren Symptome jetzt nicht behandelt werden. Würde der Homöopath sogleich versuchen, sie durch ein weiteres Mittel zu beseitigen, so liefe er Gefahr, den Fall zu verpfuschen.

Stattdessen sollte man den Patienten in seinen positiven Erwartungen bestärken und dann lange Zeit einfach abwarten. Aller Wahrscheinlichkeit nach werden die restlichen Symptome nach drei oder mehr Monaten allmählich von selbst verschwinden. Nur falls sie sich nach langer Zeit noch immer hartnäckig halten und dem Patienten sehr zu schaffen machen, sollte man den Fall neu aufnehmen; meist stellt sich heraus, daß ein *komplementäres Mittel* angezeigt ist.

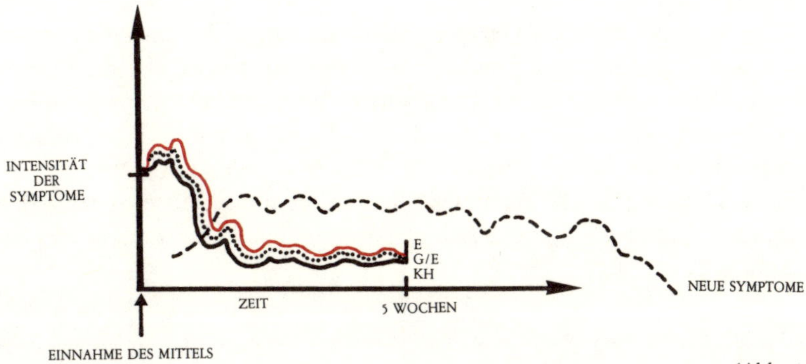

(Abb. 19)

FALL IV:

Patient: »Es geht mir besser, aber es sind einige neue Symptome aufgetreten.«
Tatbestand: Deutliche Erstverschlimmerung, dann Besserung, dabei jedoch Entwicklung neuer Symptome, die für das verordnete Mittel charakteristisch sind.
Deutung: Das Mittel war richtig, dabei Pseudo-Prüfungseffekt. Günstige Prognose.
Weitere Anweisung: Abwarten. Neue Symptome werden verschwinden.

FALL IV:

Auch dieser Situation begegnet der Arzt häufig, und wie in Fall III muß er sich vor jedem vorschnellen Eingriff hüten. Der Patient berichtet eine entschiedene Besserung aller wichtigen Symptome, und genaueres Nachfragen bestätigt eine Verschlimmerung während der ersten paar Tage. Es sind jedoch neue Symptome aufgetaucht, die ganz typisch sind für das verabreichte Mittel.

Vielleicht klagte der Patient z. B. ursprünglich über Energielosigkeit, periodisch wiederkehrende Aphthen und flechtenartige Hautausschläge. Nach sorgfältiger Fallaufnahme wird *Natrium muriaticum* verabreicht. Einen Monat später erzählt der Patient: »Allerhand, wie das Zeug wirkt!

Nach ein paar Tagen war ich total schlapp, meine Aphthen und meine Hautausschläge waren noch viel schlimmer geworden! Aber danach sind sie verschwunden. Seitdem geht es mir glänzend wie schon seit zwanzig Jahren nicht! Allerdings habe ich jetzt mehrmals die Woche Kopfschmerzen, immer so gegen 10 Uhr morgens. Merkwürdig, ich hatte nie Kopfschmerzen, bevor ich das Mittel nahm.«

Dem Arzt fällt sofort auf, daß diese Kopfschmerzen um 10 Uhr morgens ein typisches Symptom von *Natrium muriaticum* darstellen. Das Gesamtbefinden hat sich gebessert, aber ein neues, dem Mittel entsprechendes Symptom liegt vor.

Dies darf man nicht als Gegenanzeige mißdeuten, die eines Gegenmittels bedarf. Tatsächlich wird dadurch sehr schön die Richtigkeit der Verordnung erhärtet, und die Devise muß lauten: Abwarten! Das neue Symptom ist lediglich eine Manifestation des Mittels, die spätestens innerhalb einiger Wochen vergeht; danach wird es dem Patient vollends gutgehen.

Diese Deutung für das Auftreten eines weiteren und mittel-spezifischen Symptoms gilt aber *nur,* wenn sich gleichzeitig der Gesamtzustand des Patienten gebessert hat.

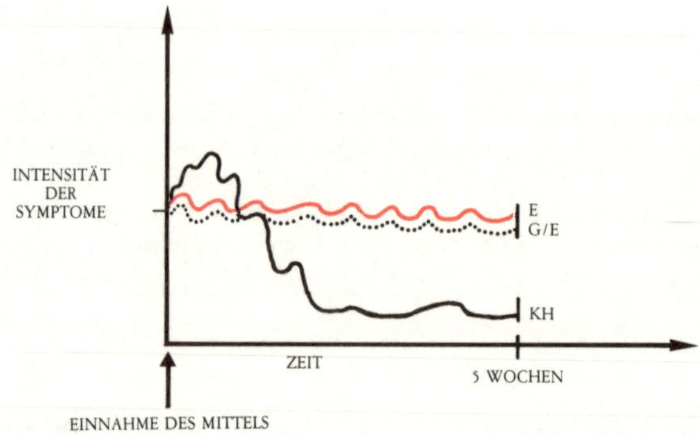

(Abb. 20)

FALL V:

Patient: »Meine Hauptbeschwerde hat sich gebessert, aber so ganz gut geht es mir noch nicht.«

Tatbestand: Hauptbeschwerde nach kurzer Verschlimmerung gebessert, andere wesentliche Symptome jedoch unverändert.

Deutung: 1. Höchstwahrscheinlich waren die tieferen Schichten von vornherein relativ wenig betroffen.

2. Möglicherweise erst der Beginn der Heilwirkung.

Weitere Anweisung: Abwarten.

FALL V:

Von nun an haben wir es mit Fällen zu tun, die weniger einfach zu deuten sind. Der Patient meldet keinerlei Veränderung der energetischen oder geistig-seelischen Verfassung, wohl aber eine klare Erstverschlimmerung und nachfolgende Besserung der körperlichen Hauptbeschwerde.

Solche Fälle können bei Patienten vorkommen, deren energetischer und geistig-seelischer Zustand von vornherein unproblematisch war. Von daher sind auf diesem Gebiet keine großen Veränderungen zu erwarten. Sollte der Patient über entsprechende leichte Beschwerden geklagt haben, dann kann die bereits eingetretene Besserung im physischen Bereich als Zeichen gelten, daß auch jene sich bessern werden, nur ist noch nicht genug Zeit vergangen. Es ist immer ein gutes Zeichen, wenn auch nur einer der drei wesentlichen Bereiche sich deutlich bessert. Bekräftigt werden die positiven Erwartungen, wenn überdies zuvor eine Erstverschlimmerung stattfand.

Wenn sich der Patient in einem solchen Falle auch noch nicht hundertprozentig wohlfühlt, ist wiederum Abwarten unerläßlich. Allem Anschein nach hat der Heilungsprozeß begonnen, und man sollte keinerlei Störung durch neue Eingriffe riskieren.

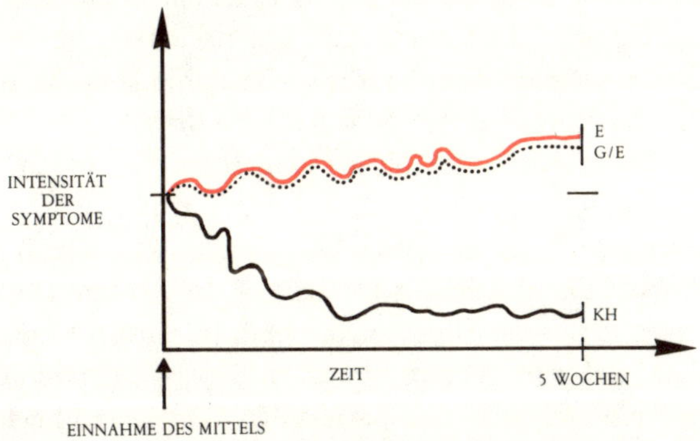

(Abb. 21)

FALL VI:

Patient: »Es geht mir besser, aber noch nicht wirklich gut.«

Tatbestand: Besserung der körperlichen Hauptbeschwerden *ohne Erstverschlimmerung* bei leichter Verschlechterung in den beiden anderen Symptombereichen. Keine neuen Symptome.

Deutung: Mittel war der Lösung nah, aber noch nicht genau richtig.

Weitere Anweisung: Fall überprüfen, besseres Mittel finden. 1. Ist auf der Grundlage der ursprünglichen Fallaufnahme kein besseres Mittel erkennbar, sorgfältige Neuaufnahme! 2. Ergibt sich auch dann kein deutlicher Hinweis auf das richtige Mittel, abwarten, bis sich ein neues, klareres Gesamtbild abzeichnet!

FALL VI:

Äußerlich ähnelt die Situation dem Fall V, jedoch mit einem kleinen, aber wichtigen Unterschied: Bei leichter Verschlimmerung der energetischen und geistig-seelischen Symptome haben sich die körperlichen Hauptbeschwerden zwar deutlich gebessert, doch stellt sich bei genauer Nachfrage heraus, daß dieser Besserung keine Erstverschlimmerung vorausging.

Dieser Tatbestand muß als Gegenanzeige gedeutet werden. Der Arzt hatte noch nicht das genau richtige Mittel getroffen, wenn er auch der Lösung schon recht nahe war. Ein Aufwärtstrend auf der körperlichen Ebene bei gleichzeitiger Verschlechterung der tieferen Bereiche heißt, daß das Mittel den gesundheitlichen Gesamtzustand des Patienten eigentlich sogar negativ beeinflußt hat.

Man beachte, wie radikal verschieden diese Interpretation im Vergleich zu Fall V ist, so ähnlich das äußere Erscheinungsbild auf den ersten Blick auch wirken mag! Der Gegensatz unterstreicht die Bedeutung sehr genauer Informationen vonseiten des Patienten sowie vorurteilsfreier Begutachtung von seiten des Homöopathen. Verwechselt der Arzt den Tatbestand mit Fall V, dann bedeutet sein Abwarten, daß sich ein schädlicher Einfluß im Patienten ungehindert ausbreiten darf. Erst nach zwei bis drei Monaten würde der Fehler vollends offenkundig — bis dahin kann für die Gesundheit des Patienten beträchtlicher Schaden entstehen.

Das erste, was der Arzt unter solchen Umständen zu tun hat, ist, sich die ursprüngliche Fallaufnahme noch einmal sehr genau anzusehen. Ein noch genauer passendes Mittel ist nötig. Bei guter erster Fallaufnahme kann schon die erneute Durchsicht der Unterlagen die richtige Lösung enthüllen. Beim Lesen denkt der Homöopath: »Ach ja, natürlich, jetzt wird mir das passende Mittel klar! Warum bin ich nicht gleich darauf gekommen!« Gerade dem Anfänger, der seine praktischen Fähigkeiten noch verfeinern muß, passiert das nicht selten.

Wird das richtige Mittel auf dieser Grundlage erkannt, sollte man es verabreichen. Dabei spielt es keine Rolle, ob sich das Symptombild gegenüber der ersten Fallaufnahme aufgrund des inzwischen gegebenen unrichtigen Mittels verändert hat oder nicht. Gerade wegen des ungenauen Mittels darf man sich nicht auf die neuentstandene Symptomatik verlassen, sondern man geht bei der berichtigten Verschreibung vom ursprünglichen Gesamtbild aus.

Ist jedoch auf der Grundlage der ersten Fallaufnahme kein Mittel klar zu erkennen, dann bleibt nichts anderes übrig, als abzuwarten, bis sich —

wahrscheinlich innerhalb einiger Wochen — die Veränderungen des Abwehrmechanismus zum ursprünglichen Zustand hin stabilisieren. Danach nimmt man den Fall völlig neu auf; nun wird sich höchstwahrscheinlich ein klares Bild ergeben, aus dem sich das richtige Mittel entnehmen läßt.

Das Verkehrteste, was ein Homöopath in Fall VI tun kann, wäre eine Verschreibung auf Geratewohl, wenn das Bild nicht klar ist. Dadurch würde er den bereits gestörten Ablauf höchstwahrscheinlich noch zusätzlich verwirren.

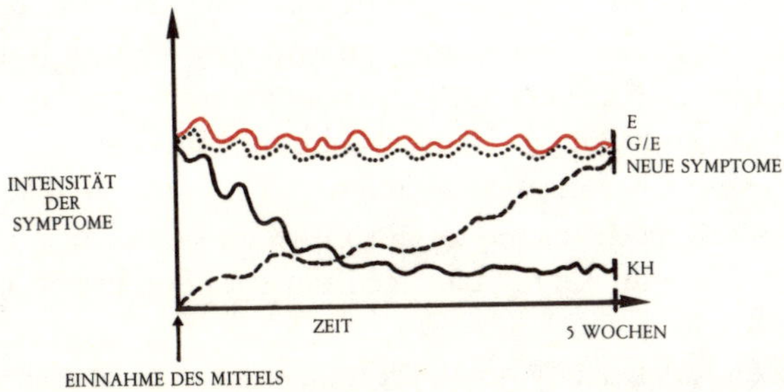

(Abb. 22)

FALL VII:

Patient: »Meine ursprünglichen Beschwerden haben sich gebessert, aber jetzt hat sich ein neues Problem eingestellt.«

Tatbestand: Die Hauptbeschwerde hat ohne Erstverschlimmerung nachgelassen, während ein neues, tieferes Problem auftrat. Keine Veränderung der Tatkraft und keine auf der geistig-emotionalen Ebene.

Deutung: Das Mittel hat unterdrückend und störend gewirkt.

Weitere Anweisung: 1. Zunächst ursprüngliche Fallaufnahme neu durchdenken, um das richtige Mittel zu erkennen. 2. Erscheint kein Mittel passend, allopathisches Gegenmittel, Kaffee oder Kampfereinreibungen verordnen und warten, bis sich wieder ein klares Symptombild entwickelt.

FALL VII:

Der vorliegende Fall ist etwas ungewöhnlich, aber keineswegs unbekannt, besonders während der ersten Jahre homöopathischer Praxis. Der Patient weist keine wesentlichen Veränderungen im Energie- bzw. geistig-emotionalen Bereich auf; die körperlichen Hauptbeschwerden haben sich etwas verringert, aber zugleich sind starke neue Symptome an ihre Stelle getreten.

Wenn der Bericht des Patienten wirklich stimmt, dann wurde lediglich ein Symptom unterdrückt und durch ein anderes ersetzt. Wenn dadurch kein neues homogenes Symptombild entstanden ist, das auf ein anderes Heilmittel verweist, sondern der Fall stattdessen unklarer wurde, dann sollte man sich erneut in die ursprüngliche Fallaufnahme vertiefen, um das richtige Mittel zu finden.

Stellt sich dies auf der Grundlage der ersten Fallaufnahme als unmöglich heraus, wartet man am besten ab, bis die neuen Symptome wieder von selbst verschwinden, so daß sich das ursprüngliche Bild wiederherstellt. Hier kommt es jedoch auf den Zustand des Patienten an; leidet er schwer unter den neuen Symptomen, dann versucht man lieber, sie durch Gegenmittel zu lindern, entweder durch Verabreichung gewöhnlicher allopathischer Palliative, durch Verordnung beträchtlicher Mengen Kaffee, die der Patient zu trinken hat, oder auch durch intensives Einreiben der Haut mit größeren Mengen Kampfer. Nach zwei bis drei Wochen bricht man diese Behandlung mit Gegenmitteln ab und wartet etwa eine weitere Woche, bis sich der Abwehrmechanismus zu einem neuen Gesamtbild eingependelt und geklärt hat. Nun nimmt man den Fall neu auf und verordnet dann das passende Mittel.

Bei solchen Fällen der Symptomverdrängung ist es sehr wichtig, daß man *nicht etwa aufgrund des neuen Bildes* ein anderes Mittel zu geben versucht. Das würde den Fall wahrscheinlich noch undeutlicher machen. Auch ist es ratsam, als Gegenmittel bewußt *kein homöopathisches Mittel zu verordnen,* da es, wenn es auf die neuen Symptome wirken soll, wahrscheinlich eine sehr ähnliche Resonanzfrequenz hätte, so daß der Organismus zusätzlich in seinem Gleichgewicht gestört würde. Es ist bei weitem vorzuziehen, wenn man dem Abwehrmechanismus erlaubt, im Laufe der Zeit von selbst ein eindeutiges Symptombild zu erstellen, das als Grundlage der Mittelwahl dienen kann.

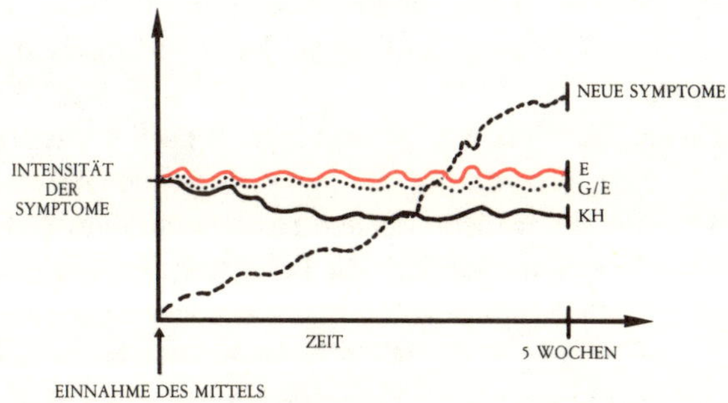

(Abb. 23)

FALL VIII:

Patient: »Mein ursprüngliches Problem hat sich leicht gebessert, aber jetzt sind ein paar neue schwere Symptome aufgetaucht.«

Tatbestand: Hauptbeschwerde *leicht* gebessert, aber neu aufgetretene Probleme stehen nun im Vordergrund. Dadurch ist ein deutlicheres, geschlosseneres Gesamtbild entstanden.

Deutung: »Einseitiger Fall«. Das Mittel hat das Gesamtbild zutage gefördert.

Weitere Anweisung: Neues Mittel aufgrund des nunmehr entstandenen Bildes verordnen.

FALL VIII:

Der Fall stellt eine nicht alltägliche Möglichkeit dar, die vom Homöopathen fundiertes Fachwissen verlangt, um sie richtig zu deuten. Der Patient verspürt in jeder Hinsicht sehr wenig Veränderung, nur die körperliche Hauptbeschwerde mag sich geringfügig gebessert haben. Inzwischen jedoch hat sich ein ganzes Spektrum neuer Symptome entwickelt, die noch schwerwiegender sind als das ursprüngliche Leiden und nun ein klares Bild liefern, das eindeutig zu einem neuen Mittel paßt.

Hahnemann beschreibt diese Möglichkeit in den Paragraphen 172—184 des *»Organon«*[1] als »einseitige Fälle«. Das ursprüngliche Krankheitsbild brachte nur einen Teil des Ganzen zum Ausdruck. Hahnemann zufolge kann der Arzt in solchen Fällen zunächst nur anhand von ein bis zwei Symptomen ein Mittel verschreiben; nach meiner Erfahrung jedoch können zu Beginn auch schon mehr Symptome sichtbar sein. Entscheidend ist, daß die Gesamtsymptomatik anfangs nur teilweise zum Ausdruck kommt. Die Gründe hierfür können verschieden sein: starke Verdrängung durch

[1] 6. Aufl. 1921, a. a. O., S. 187—191.

allopathische Medikamente, übermäßige Zurückhaltung des Patienten oder auch extreme Fixierung der Energie des Abwehrmechanismus auf wenige Symptome.

Jedenfalls war das Gesamtbild ursprünglich noch nicht erkennbar, und so konnte die erste Verordnung sich lediglich auf einen Teilausschnitt beziehen. Immerhin lag das Mittel bereits so dicht vor dem Ziel, daß es einen hilfreichen Effekt erzielte, nämlich die Befreiung des Organismus dahingehend, nunmehr alle Symptome uneingeschränkt zu entfalten. Wohl mag es dem Patienten scheinen, das Mittel habe ihm geschadet, weil er nun unter den neuen Symptomen verstärkt zu leiden hat, doch ist der Homöopath jetzt in der Lage, das wirklich heilende Mittel zu verschreiben.

In dieser Situation muß man den gesamten Fall sehr sorgfältig neu aufnehmen, um restlos alle Symptome zutage zu fördern. Das so gewonnene Gesamtbild ist Grundlage der erneuten Verschreibung. Findet der Arzt das richtige Mittel, so kann er von einer sehr günstigen Reaktion des Organismus ausgehen.

Es gibt Homöopathen, die grundsätzlich für »vorläufige Verordnungen« eintreten, um dadurch »den Fall zu klären«. Hat der Patient viele allopathische Medikamente eingenommen oder wurde der Fall durch andere Faktoren unklar, dann verabreichen sie nach einem kurzen, oberflächlichen Blick auf die Gesamtsymptomatik routinemäßig *Nux vomica, Pulsatilla, Carbo vegetabilis* oder *Nosoden,* wobei sie erwarten, auf diese Weise später die »wahre Symptomatik« zu erhalten, die ihnen das passende Mittel zeigen wird.

Dies ist ein Mißverständnis. Nur »einseitige Fälle« lassen sich durch ein erstes Mittel aufhellen, und auch das nur, wenn das Mittel nach sorgsamster Prüfung der ursprünglichen Symptomatik gewählt wird. Dazu ist hohes Geschick und intensives Nachdenken nötig; eine routinemäßige Verordnung nach wenigen Minuten kann ganz gewiß keine zuverlässigen Ergebnisse zeitigen. Eher besteht die Wahrscheinlichkeit, daß eine Routineverordnung den Fall zusätzlich verwirrt und weitere Schwierigkeiten nach sich zieht.

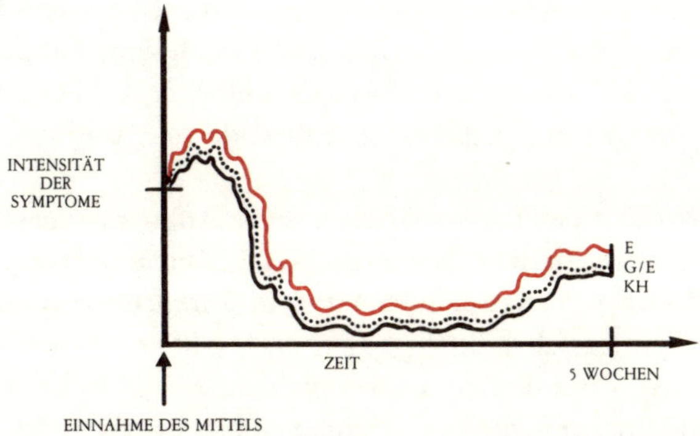

(Abb. 24)

FALL IX:

Patient: »Ich fühlte mich viel besser, aber jetzt geht es mir wieder schlechter.«

Tatbestand: Gute Fortschritte nach Erstverschlimmerung, dann leichter Abfall, aber immer noch deutlich besser als vor Einnahme des Mittels.

Deutung: Der Patient hat sich nach anfänglicher Euphorie entmutigen lassen. Mittel war richtig. Gute Prognose.

Weitere Anweisung: Unbedingt abwarten. Eine weitere Verschreibung zu diesem Zeitpunkt würde wahrscheinlich einen vollen Rückschlag und eine gewaltsame Störung des Falles bewirken.

Fall IX:

Wir haben es hier wieder mit einem Fall zu tun, bei dem ein echter Heilprozeß in Gang gesetzt wurde. Der Patient berichtet über deutliche Besserung während der ersten 20 bis 25 Tage; dann aber kam es zu einem Absinken des Wohlbefindens, und er glaubt, nun setze ein allgemeiner Rückfall ein.

In solchen Fällen muß der Arzt vor allem prüfen, ob der Patient tatsächlich wieder ebenso stark leidet wie am Anfang. Es ist nämlich durchaus möglich, daß der Zustand des Patienten selbst während der letzten Tage auch nicht entfernt so schlimm war wie zu Beginn der Behandlung. Näheres Nachfragen mag ferner ergeben, daß der Besserungsperiode eine Erstverschlimmerung vorausging.

Unter solchen Umständen besteht die hohe Wahrscheinlichkeit, daß der Patient auf das Einsetzen des Heilprozesses mit übersteigerter Hoffnung und Freude reagierte; nun, da sich wieder geringfügige Symptome zeigen, befürchtet er einen Rückfall. Seine psychologische Situation gleicht der eines Gefangenen, der soeben aus dem Gefängnis entlassen wurde: Der Kontrast erzeugt ein überschäumendes Freiheits- und Glücksgefühl; dann aber kehrt allmählich der »normale« Alltag ein, mit all seinen üblichen kleinen Belastungen. Der Befreite spürt, wie die anfängliche Euphorie nachläßt, befürchtet den Verlust jeglicher Lebensfreude und versinkt in Entmutigung.

Ein Patient in dieser Lage neigt dazu, seine Angst vor einem Rückfall in grellen Farben zu schildern, damit der Arzt ihm ein »stärkeres« Mittel gibt. Steht jedoch fest, daß es dem Patienten in Wirklichkeit immer noch besser geht als vor der Behandlung, mag er auch mutlos sein und einen Rückfall befürchten, dann darf der Homöopath auf keinen Fall nachgeben und ein weiteres Mittel verschreiben. Wahrscheinlich ist falsche Nachgiebigkeit dieser Art der Fehler, den Anfänger am häufigsten begehen. Man glaubt, wegen der »Kürze« der Wirkung eine höhere Potenz oder ein anderes Mittel verordnen zu müssen, und nimmt fälschlich an, die Kraft des ersten Mittels sei quasi verpufft. Dies ist, wie gesagt, ein schwerer Fehler — sogar eine weitere Gabe des ersten Mittels in gleicher Potenz kann den in Gang gesetzten Heilprozeß stören. Diese neue Störung wird dann womöglich wieder durch ein anderes Mittel behandelt und so fort, bis der Patient wirklich einen Rückfall in den Ausgangszustand erleidet, diesmal aber vielleicht mit einer Symptomatik, die keine eindeutige Behandlungsgrundlage mehr darstellt.

Fälle dieser Art lassen am überzeugendsten erkennen, wie wichtig für den Homöopathen Vorsicht und sogar ein gewisses Maß an Mißtrauen sind. Die Darlegungen des Patienten sind nicht immer unbedingt für bare Münze zu nehmen. Manchmal wird jeglicher Heileffekt verschwiegen oder geleugnet, nur um den Arzt zu weiteren Maßnahmen zu überreden. So stark der Druck zu erneuter Verschreibung auch sein mag, der Homöopath muß ihm unter allen Umständen widerstehen, sofern sich der Gesamtzustand des Patienten, verglichen mit seiner Ausgangslage, merklich gebessert hat, auch wenn der Heilprozeß zu Beginn weit eindrucksvoller verlief. Höchstwahrscheinlich wird sich der »Rückfall« als unbedeutende Schwankung entpuppen, die sich später, wenn man geduldig abwartet, sogar als weiterer Schritt zur vollständigen Heilung erweist.

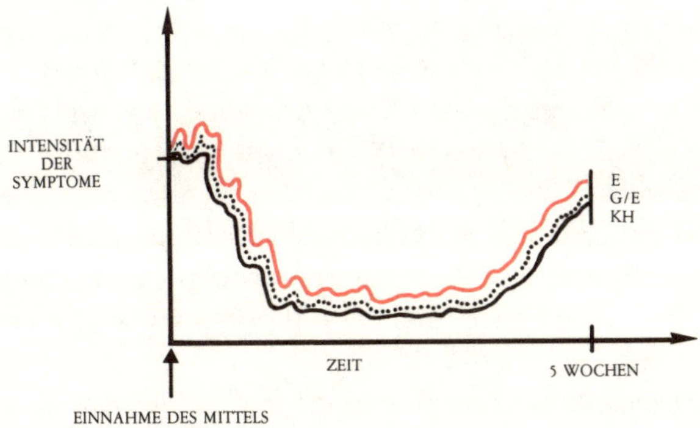

(Abb. 25)

FALL X:

Patient: »Es ging mir besser, aber jetzt wieder schlechter.«

Tatbestand: Klare Besserung nach Erstverschlimmerung, dann Niedergang bis zum vollen Rückfall. Dasselbe Symptombild wie zuvor.

Deutung: Das Mittel war richtig, aber die Wirkung nicht von Dauer. 1. Möglicherweise war die Potenz zu niedrig oder zu hoch. 2. Vielleicht wurden Gegenmittel eingenommen.

Weitere Anweisung: Neuaufnahme des Falles, um sicherzustellen, daß dasselbe Mittel angezeigt ist. Wenn ja, dann geänderte Potenz verordnen, sofern keine Anzeichen vorliegen, daß Gegenmittel genommen wurden. Waren Gegenmittel (z. B. Medikamente, Kaffee o. dergl.) mit Sicherheit beteiligt, dasselbe Mittel in derselben Potenz verordnen.

FALL X:

Der Patient berichtet Besserung nach Erstverschlimmerung und dann einen Rückfall. Im Gegensatz zu Fall IX stellt der Homöopath fest, daß der gesundheitliche Zustand des Patienten tatsächlich wieder auf den Ausgangspunkt zurückgefallen ist, und zwar in jeder Hinsicht. Nach eingehender Befragung besteht kein Zweifel, daß es sich um einen kompletten Rückfall handelt, obwohl die anfängliche Wirkung in hohem Maße positiv verlief.

Hier sind zwei Deutungen möglich. Als erstes drängt sich der Eindruck auf, daß zwar das Simillimum verabreicht wurde, dies aber unter dem Einfluß von Gegenmitteln nicht weiterwirken konnte. Der Patient muß nun behutsam hinsichtlich aller Faktoren befragt werden, die das Mittel in seiner Wirksamkeit beeinflußt haben könnten, auch solche Faktoren, die relativ selten vorkommen (siehe Kapitel 19). Wurde die Mittelwirkung antidotiert, hat der Arzt eine schwierige Entscheidung zu treffen: Wenn nach dem Rückfall genau dasselbe Symptombild besteht, verabreicht er nochmals dasselbe Mittel zuerst für 8—10 Tage 2—3 x täglich in C 12 oder Q 3 2—3 Tropfen. Gelingt dadurch keine Anregung der ursprünglichen Potenz, sollte nach 2—3 weiteren Wochen die ursprüngliche Hochpotenz wiederholt werden.

Manchmal aber hat sich das Gesamtbild nach erneutem Auftreten der Hauptbeschwerden doch leicht verändert; dann gilt es, ein anderes Mittel zu finden. Zu diesem Zweck muß der Fall noch einmal sehr genau aufgenommen werden.

Die andere Deutungsmöglichkeit ist die, daß lediglich die Potenz des ursprünglichen Mittels zu niedrig oder zu hoch gewählt war. Das Mittel wirkte heilend, aber die Wirkung hielt nicht an. Unter diesen Umständen (die freilich recht selten vorkommen) wird der Fall ebenfalls neu aufgenommen, um sicherzustellen, daß immer noch dasselbe Mittel angezeigt ist; wenn ja, verabreicht man es in veränderter Potenz.

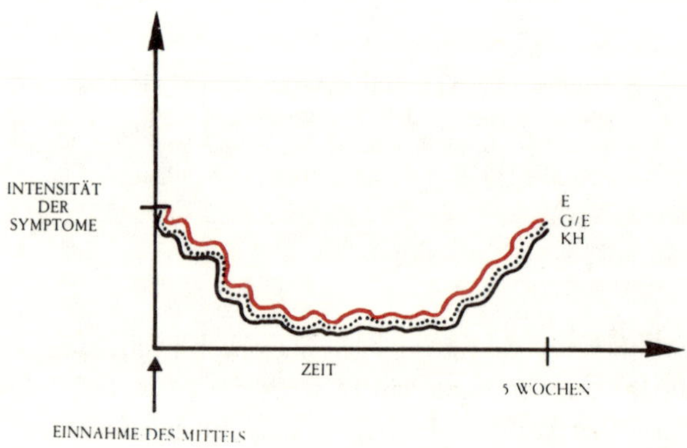

(Abb. 26)

FALL XI:

Patient: »Es ging mir besser, aber jetzt wieder genauso wie vorher.«

Tatbestand: Besserung *ohne Erstverschlimmerung,* dann vollständiger Rückfall.

Deutung: Entweder 1. ein nur teilweise wirksames Mittel von vorübergehendem, zwar besserndem, aber nicht wirklich heilendem Effekt oder 2. ein unheilbarer Fall, zumal wenn das Symptombild sich während des Rückfalls verändert.

Weitere Anweisung: 1. Erste Fallaufnahme noch einmal studieren, um passendes Mittel zu finden. Im Falle von 2. neues Mittel aufgrund des neuen Symptombilds ausfindig machen.

FALL XI:

Wie in Fall X berichtet der Patient über eine anfängliche Besserung, gefolgt von einem kompletten Rückfall. Diesmal jedoch stellt sich bei genauer Befragung heraus, daß keine Erstverschlimmerung erfolgte. Natürlich gibt es Patienten, die sich nicht deutlich entsinnen, ob eine Erstverschlimmerung eintrat oder nicht; es geht hier aber vor allem um Fälle, bei denen mit Sicherheit sofort eine Besserung — ohne Erstverschlimmerung — einsetzte und schließlich ein vollständiger Rückfall innerhalb eines Monats.

Auch dieses Beispiel zeugt von der außerordentlichen Wichtigkeit genauer Befragung während des zweiten Patientengesprächs. Nimmt der Homöopath die anfänglichen Ausführungen des Patienten unbesehen hin, dann kommt er wahrscheinlich zu dem Schluß, man müsse dasselbe Mittel nochmals verordnen. Bei unserem Beispiel macht dann die scheinbar unbedeutende Frage nach der Erstverschlimmerung den Unterschied zwischen richtiger und völlig falscher Deutung aus.

Sobald eindeutig feststeht, daß keine Erstverschlimmerung auftrat, ergeben sich zwei verschiedene Deutungsmöglichkeiten. Die erste lautet: Das Mittel kam der richtigen Lösung schon recht nahe, doch war es nur teilweise wirksam. Der Effekt war nur vorübergehend, nicht wirklich heilend, nur zeitweilig lindernd — ein »Scheineffekt«. (Ein guter Prüfstein hierfür liegt in dem Umstand, daß bei solchen Fällen nie eine *echte* Besserung der Energie und Schaffenskraft des Patienten zu beobachten ist.) In Anbetracht dieser Möglichkeit muß sich der Arzt noch einmal eingehend mit der ersten Fallaufnahme beschäftigen, um zu prüfen, ob er ein geeigneteres Mittel übersehen hat. Wenn ja, sollte er es jetzt verordnen.

Die andere Erklärung kann darin liegen, daß es sich hier um einen *unheilbaren* Fall handelt. Am eindeutigsten trifft dies auf Patienten mit sehr schwerwiegenden organischen Veränderungen zu. Eine völlige Neuaufnahme des Falles wird darüber Aufschluß bringen. Ging der Besserung keine Erstverschlimmerung voraus, folgte dann ein völliger Rückschlag und ergibt die Neuaufnahme ein ganz neues Symptombild, dann ist der Fall wahrscheinlich nicht heilbar.

Hierzu ein Beispiel: Ein älterer Patient leidet an Krebs; mehrere innere Organe des Unterleibs sind betroffen. Nach sorgfältiger Prüfung des Falles verordnet der Arzt *Natrium sulfuricum C 30.* Beim nächsten Besuch berich tet der Patient von einer erstaunlichen, geradezu wunderbaren Besserung seiner Leiden; doch nach weiteren 10 bis 15 Tagen der Besserung tritt der alte Zustand unvermindert wieder ein. Auf genaue Befragung bestätigt der Patient, daß keine Erstverschlimmerung erfolgte. Dies wird durch die

Tatsache untermauert, daß er seinen Angehörigen schon unmittelbar nach der Einnahme des Mittels von dem scheinbaren Wunder erzählt hatte. Der Arzt nimmt den gesamten Fall neu auf, und diesmal weisen die Symptome klar auf *Natrium muriaticum* hin: Geringere Warmblütigkeit, starkes Verlangen nach Salz (vorher nicht vorhanden), deutliche Neigung zu Platzangst haben sich entwickelt. Der Fall ist unheilbar. Weitere Verschreibungen dienen bestenfalls der Linderung der Leiden.

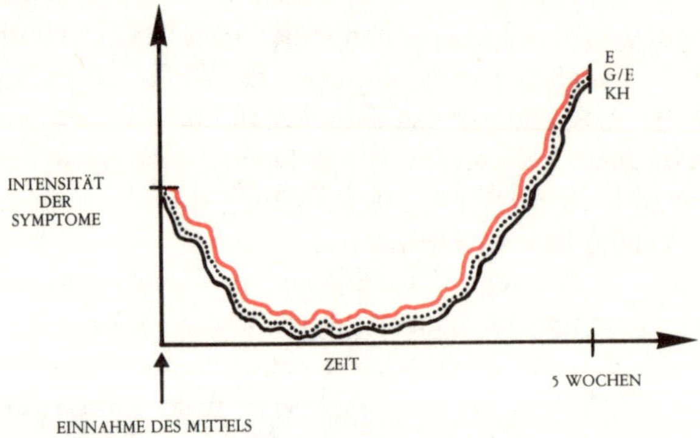

(Abb. 27)

FALL XII:

Patient: »Es ging mir besser, aber jetzt fühle ich mich sogar noch schlechter als vorher.«
Tatbestand: Besserung *ohne* Erstverschlimmerung, dann schlechter als vor Einnahme des Mittels.
Deutung: Unheilbarer Fall. Ein neues Symptombild stellt sich ein.
Weitere Anweisung: Neues Mittel verschreiben. Ziel ist lediglich Linderung.

FALL XII:

Die Situation gleicht der von Fall XI bis auf einen Punkt: Am Ende der fünf Wochen fühlt sich der Patient *schlechter* als vor Einnahme des Mittels. Hier handelt es sich eindeutig um einen »unheilbaren« Fall, und mit hoher Wahrscheinlichkeit wird sich ein neues Symptombild entwickeln. Unheilbare Fälle zeigen oft eine deutliche Reaktion auf das Mittel, doch dann pflegt sich das Symptombild auf immer neue Bereiche zu verlagern.

Es ist noch ein Glück, daß der Patient wenigstens kurzfristig immer wieder eine Linderung seiner Symptome erlebt; so gestaltet sein Los sich immerhin erträglich. Bei jedem Rückfall muß der Arzt ein neues Mittel verschreiben; auf diese Weise braucht der Kranke seine Zuflucht nicht zu allopathischen Palliativen zu nehmen.

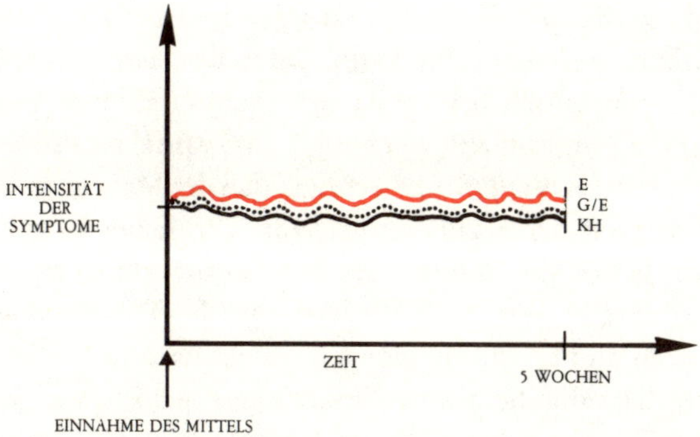

(Abb. 28)

FALL XIII:

Patient: »Mir geht es nach wie vor unverändert.«
Tatbestand: »Offener« Patient; in der Tat keinerlei Veränderung.
Deutung: 1. Mittelwahl völlig verfehlt. 2. Mittel richtig, aber in der verabreichten Potenz unwirksam. 3. Das Mittel war durch äußere Einflüsse schon vor seiner Verabreichung unwirksam geworden.
Weitere Anweisung: Fall neu aufnehmen, dann passendes Mittel verschreiben.

FALL XIII:

Ein Patient berichtet nach fünf Wochen, es habe sich absolut nichts geändert; diese Aussage nimmt man keineswegs gleich für bare Münze, sondern fragt intensiv nach — tatsächlich, es stimmt! Bekräftigt wird die Aussage obendrein durch den Umstand, daß es sich um einen »offenen« Patienten handelt, der, allein schon, um dem Arzt eine Freude zu machen, sehr gern gewisse Fortschritte melden würde.

In dieser Situation gibt es drei Deutungsmöglichkeiten:

1. Das Mittel war vom Simillimum sehr weit entfernt. Dies ist die wahrscheinlichste Erklärung. In diesem Falle muß man den Fall natürlich noch einmal gründlich neu aufnehmen und sich verstärkt um das richtige Mittel bemühen.

2. Vielleicht hatte man das korrekte Mittel gewählt, aber die Potenz, in der man es verschrieb, war völlig verfehlt. Ein Patient benötigt beispielsweise eine XM, und der Arzt gibt ihm nur eine D 12 oder umgekehrt. Diese Erklärung ist freilich wenig wahrscheinlich, da ein genau passendes Mittel in der Regel bei jeder Potenzierung eine gewisse Wirkung auf den Patienten ausübt; immerhin sollte man sie in Betracht ziehen.

3. Schließlich besteht noch die Möglichkeit — das sollte man nie vergessen —, daß *das Mittel selbst* aufgrund irgendwelcher Umstände und Einflüsse unwirksam geworden sein kann. Diese Deutung legt sich besonders dann nahe, wenn es sich beim Arzt um einen erfahrenen Homöopathen handelt, der die Symptomatik von Patient und Mittel sehr sicher zu deuten vermag. Dann ist der Verdacht berechtigt, daß der Mangel an Wirkung auf die Schadhaftigkeit der Arznei zurückgeht. Um sicher zu gehen, wiederholt man am besten die Verordnung und benutzt dabei ein zuverlässiges Präparat aus absolut vertrauenswürdiger Quelle. Der Anfänger, dem es noch an Wissen und Erfahrung mangelt, denkt natürlich recht oft an diese Möglichkeit; die wahrscheinlichste Erklärung ist jedoch, wie gesagt, die erste, daß nämlich ein falsches Mittel gewählt wurde, das »weit ab vom Schuß« lag.

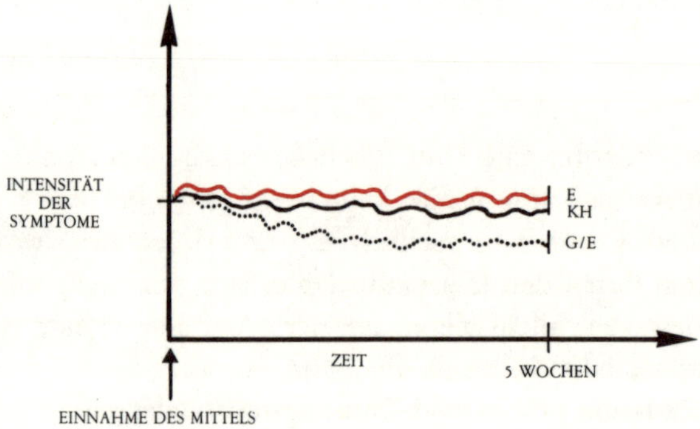

(Abb. 29)

FALL XIV:

Patient: »Es geht mir unverändert.«

Tatbestand: »Verschlossener« Patient. Gibt z. B. zu: »Nun ja, ich reagiere auf meinen Ehepartner weniger gereizt, aber dafür ist er ja auch in letzter Zeit netter zu mir.«

Deutung: Mittel beginnt möglicherweise doch zu wirken, zumal wenn ein »verschlossener« Patient eine Veränderung auf einer wichtigen Ebene zugibt.

Weitere Anweisung: Unbedingt abwarten.

FALL XIV:

»Verschlossene« Patienten, die emotionale Regungen in sich stark zurückdrängen und dazu neigen, alles zu rationalisieren, stellen den Arzt bei der Deutung des Falles mitunter vor eine schwierige Aufgabe. Sie verschweigen womöglich echte Wirkungen des Mittels, weil sie diese mit Hilfe ihres Intellekts auf »einleuchtendere« Ursachen, z. B. Umwelteinflüsse, zurückzuführen versuchen. Überdies bleiben »verschlossene« Patienten von Veränderungen weitgehend unbeeindruckt, es sei denn, diese seien wirklich dramatisch. Sie sind nur schwer zu überzeugen und halten zuweilen Informationen zurück, die ihnen unbedeutend scheinen, die aber in Wirklichkeit Hinweise auf einen fortschreitenden Heilungsprozeß sind.

Vielleicht läßt sich dies am besten anhand eines Falles aus meiner ärztlichen Praxis verdeutlichen. Eine Frau litt schon seit über sieben Jahren unter extensiver Neurodermitis. Sie war ein »verschlossener« Patient, schon die Vor- und Entstehungsgeschichte ihres Leidens war schwer aus ihr herauszubekommen. Als sie einen Monat später wieder bei mir erschien, erklärte sie, es habe sich überhaupt nichts geändert. Nach eingehender Befragung gab sie widerstrebend zu: »Gut, ich reagiere weniger gereizt auf meinen Ehemann, aber er war ja in letzter Zeit auch netter zu mir.« Dies blieb die einzige feststellbare Veränderung, aber sie war bedeutsam, denn sie entstammte der emotionalen Ebene. Ein verschlossener Patient liefert solche Symptome nicht leicht, deshalb haben sie bei ihm besonderes Gewicht, wenn sie zum Vorschein kommen. Aus diesem Grunde verschrieb ich kein weiteres Mittel. Nach zwei Monaten hatte die Patientin noch immer keine Veränderung in ihrem Befinden festgestellt, doch ergab wiederum die nähere Befragung, daß ihre Reizbarkeit weiterhin nachließ. Erneut wurde kein Mittel verabreicht. Etwa zweieinhalb Monate nach Einnahme des ersten Mittels begann ihre Haut sich zu bessern, und nach drei Monaten schließlich fühlte sie sich in jeder Hinsicht vollständig geheilt; dies ist nun schon viele Jahre so geblieben.

Das Beispiel zeigt, wie außerordentlich genau und behutsam man der Frage nach der Wirkung eines Mittels nachgehen muß. Hätte ich die verminderte Reizbarkeit der Patientin außer acht gelassen, weil sie leicht aufgrund äußerer Faktoren erklärbar schien, so wäre ich Gefahr gelaufen, durch eine zweite Verordnung den Heilungsprozeß gewaltsam zu zerstören. Besonders, als schon zwei Monate nach Aussage der Patientin »ohne erkennbare Besserung« verstrichen waren, fühlte ich mich sehr stark versucht, eine weitere Gabe zu verordnen. Hätte ich jedoch das ursprüngliche Mittel wiederholt oder ein anderes Mittel verschrieben, sei es nach einem oder nach zwei Monaten, dann hätte ich die schließliche Heilung nach aller Wahrscheinlichkeit *verhindert*. In einem derart ernsten Fall vermag jeder störende Eingriff genug Unheil anzurichten, um echte Heilungsschritte *für immer* zu verscherzen. Aus diesem Grunde ist es so wichtig, *unbedingt zu warten,* wenn sich *in einem* der drei Hauptbereiche (geistige und emotionale Ebene, Leistungsfähigkeit und Tatkraft oder der physischen Hauptbeschwerde) eine Besserung abzeichnet.

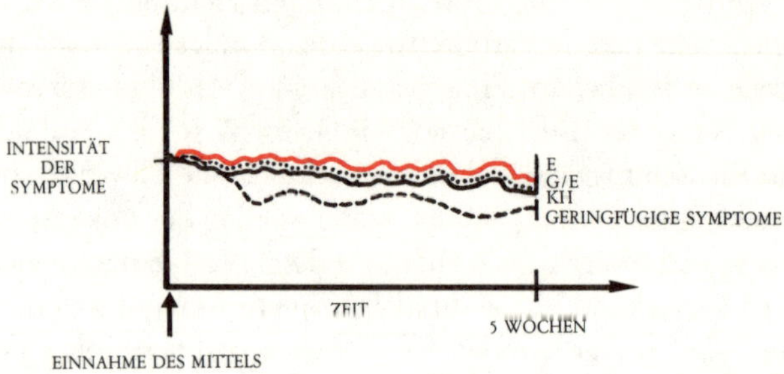

(Abb. 30)

FALL XV:

Patient: »Es geht mir unverändert.«

Tatbestand: »Verschlossener« Patient. Gibt schließlich Besserung eines — allerdings geringfügigen — Symptoms zu.

Deutung: Wirkung ungewiß. 1. Vielleicht beginnende Wirkung des richtigen Mittels. 2. Vielleicht teilweise passendes Mittel. 3. Vielleicht zufällige Schwankungen nach völlig falschem Mittel. Nach wenigen Wochen vielleicht Rückkehr zum früheren Zustand.

Weitere Anweisung: Noch etwa einen Monat lang abwarten; zeigt sich auch dann noch keine Besserung, passendes Mittel suchen.

FALL XV:

Die Situation ist ähnlich gelagert wie in Fall XIV: Der Patient ist »verschlossen« und nennt keinerlei Veränderung; die einzige erkennbare Besserung, die nach eingehender Befragung zutage tritt, bezieht sich auf ein zweitrangiges, geringfügiges Symptom.

Gesetzt den Fall, der Patient weist nach wie vor alle bedeutenden Symptome auf, wie er sie vorher hatte, nur ein vorher bestehendes starkes Verlangen nach Salz ist verschwunden, oder er streckt nachts nicht mehr nach alter Gewohnheit die Füße unter der Bettdecke hervor.

Ein solcher Fall ist schwierig zu deuten. Wieder gibt es drei mögliche Erklärungen:

1. Die geringfügige Veränderung kann Vorbote der Heilwirkung des passenden Mittels sein; bei einem verschlossenen Patienten, der Änderungen nur widerstrebend zugibt, sollte man nicht darüber hinweggehen.

2. Möglicherweise geht die Veränderung auf ein nur teilweise passendes Mittel zurück. Es ruft einen vordergründigen Scheineffekt hervor, der den Organismus nicht in seinen tieferen Schichten anspricht und dessen Wirkung daher wahrscheinlich nicht von Dauer sein wird.

3. Die dritte Möglichkeit besteht darin, daß das Mittel völlig verfehlt war, so daß die Symptomveränderung bzw. -besserung lediglich eine zufällige Schwankung im Befinden des Patienten darstellt.

War das Mittel gut gewählt, dann wird sich im Verlaufe des zweiten Monats eine weitere Besserung zeigen, vorausgesetzt, daß man nicht störend in diesen Prozeß eingreift. Paßte es lediglich zu einem Teil der Symptomatik, oder handelt es sich bei der Veränderung um eine zufällige Schwankung des Befindens, dann wird sich mit der Zeit der ursprüngliche Zustand wieder einstellen. Um bei unserem Beispiel zu bleiben: Das Verlangen nach Salz wird zurückkehren, der Patient wird die Füße wieder unter der Bettdecke hervorstrecken.

Deshalb lautet die einzig richtige Devise in einem Fall dieser Art: die weitere Entwicklung *abwarten*. Und wieder sieht man auch, daß der Arzt jedes einzelne Symptom detailliert prüfen und erfassen muß. Wird die geringfügige Besserung bzw. Änderung beim zweiten Patientengespräch aus Ungenauigkeit oder Flüchtigkeit übersehen, dann legt sich der Schluß nahe, man habe ein völlig falsches Mittel verordnet; so verschreibt man denn ein anderes. *Genau das aber wäre verhängnisvoll,* wenn die ursprüngliche Arznei tatsächlich die richtige war.

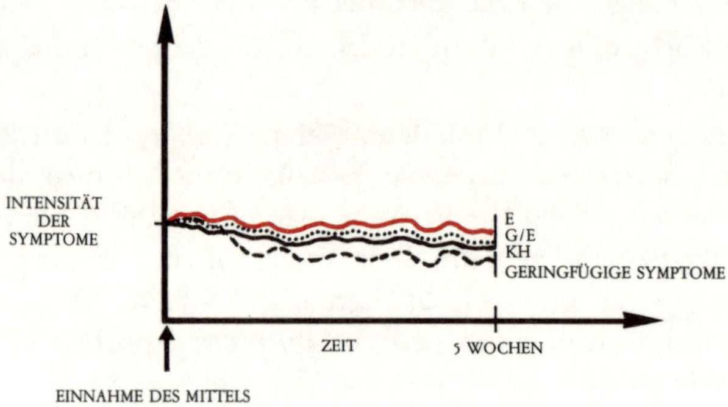

(Abb. 31)

FALL XVI:

Patient: »Insgesamt geht es mir unverändert, aber einige Symptome haben sich gebessert.«
Tatbestand: »Offener« Patient, will Besserung bekunden, gibt aber zu, daß echte Fortschritte nur in untergeordneten Bereichen vorliegen.
Deutung: Mittel lag weitab vom Simillimum.
Weitere Anweisung: Fall neu aufnehmen, anderes Mittel verordnen.

FALL XVI:

Hier stimmt der Tatbestand mit Fall XV überein, nur handelt es sich um einen »offenen« Patienten, der bewußt nach Anzeichen einer Besserung sucht und Ausschau hält, nicht nur seinetwegen, sondern auch dem Arzt zuliebe, der sich mit der Behandlung so viel Mühe gibt. Die Besserung ist in diesem Fall vermutlich keine echte, sondern lediglich eine scheinbare. Ein »offener« Patient würde nur zu bereitwillig über eine Besserung in wesentlicheren Bereichen berichten, wenn solche Fortschritte tatsächlich vorhanden wären; deshalb fallen seine Aussagen über zweitrangige Symptomveränderungen nicht ins Gewicht.

Unbedeutende Fortschritte sind also hier geradezu außer acht zu lassen. Der Fall ist neu aufzunehmen, dann wählt man mit aller Sorgfalt das passende Mittel.

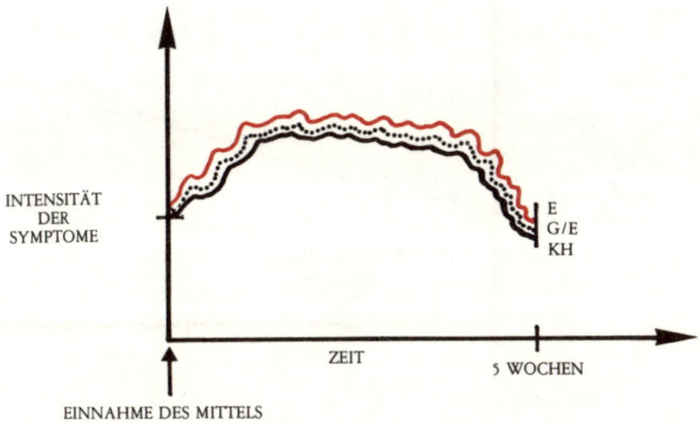

(Abb. 32)

FALL XVII:

Patient: »Es geht mir schlechter.«
Tatbestand: Verschlimmerung sämtlicher Symptome, in der letzten Woche jedoch Besserung.
Deutung: Mittel war richtig.
Weitere Anweisung: Abwarten.

FALL XVII:

Wir kommen nun zu Fällen, bei denen sich die Erstverschlimmerung *länger* hinzieht. In obiger Situation berichtet der Patient, er habe sich seit Einnahme des Mittels schlechter gefühlt. Auf nähere Befragung hin stellt sich jedoch heraus, daß während der letzten drei bis vier Tage bzw. in der letzten Woche eine Besserung eingesetzt hat. Am Tag der Konsultation fühlt sich der Patient eindeutig wohler.

Im allgemeinen halten Patienten, die diese Situation erleben, die Besserung der letzten paar Tage nicht für erwähnenswert; es handelt sich um Patienten mit tiefgreifenden Störungen, die aufgrund langen und schweren Leidens zur Mutlosigkeit neigen und den Arzt von der Notwendigkeit überzeugen möchten, mit drastischeren Maßnahmen gegen ihre Krankheit vorzugehen.

Das Veränderungsmuster zeigt jedoch, daß die Mittelwahl stimmte — es war das Simillimum, und der Patient darf seiner fortschreitenden Heilung entgegensehen. Die weiteren Aussichten sind gut, deshalb heißt es *weiterhin abwarten.*

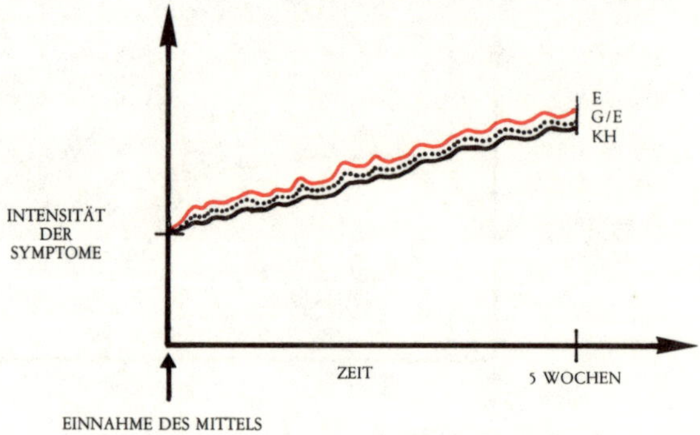

(Abb. 33)

FALL XVIII:

Patient: »Es geht mir in jeder Hinsicht noch viel schlechter.«
Tatbestand: Beständige Verschlimmerung sämtlicher Symptome.
Deutung: 1. Allopathische Mittel wurden abgesetzt, und das homöopathisch verordnete Mittel traf nicht genau zu. 2. Mittel war völlig verfehlt, hatte keinerlei Wirkung; Krankheitszustand gerät außer Kontrolle.
Weitere Anweisung: Das passende Mittel muß gefunden werden. 1. Ist dasselbe Mittel angezeigt, so gilt es, zusätzliche Symptome zu seiner Bekräftigung zu entdekken, um es ohne Risiko erneut verabreichen zu können; dann allerdings in deutlich veränderter Potenz. 2. Erweist sich die Verschlimmerung als nicht schwerwiegend oder bedrohlich, so wartet man einige Wochen, bis sich das Symptombild deutlich herauskristallisiert. 3. Besteht Gefahr, *dann verabreicht man unverzüglich das bestmögliche Mittel.* 4. Mitunter ist ein Mittel zur Linderung der bedrohlichsten Symptome angebracht.

FALL XVIII:

Hier handelt es sich um die unangenehmste Situation, vor der Patient und Arzt stehen können: Nach Einnahme des Mittels verschlimmern sich sämtliche Symptome stetig. In den drei wesentlichen Befindenskategorien geht es dem Patienten immer schlechter, so daß sich sein Zustand zum Zeitpunkt der zweiten Konsultation krisenhaft zuspitzt.

Am häufigsten findet man diesen Fall bei Patienten, die vorher allopathische Medikamente zu sich zu nehmen pflegten und diese vor Einnahme des Mittel abgesetzt hatten; das Mittel des Homöopathen jedoch war nicht ganz richtig gewählt.

Eine Verschlimmerung der Symptome nach Absetzen allopathischer Mittel liegt in der Natur der Sache; gewöhnlich jedoch hebt die Verabreichung des passenden Mittels diese »rückbezogene« Verschlimmerung wieder auf. Deshalb ist zu folgern, daß die Verordnung in unserem Fall nicht treffend genug war, um eine Heilwirkung auszulösen.

Hat der Patient vorher keine allopathischen Medikamente eingenommen, dann bleibt nur die Erklärung, daß das Mittel völlig falsch gewählt war, was zur Folge hatte, daß sich der Krankheitstrend ungestört fortsetzen und weiter ausbreiten konnte.

Die Entscheidung, wie hier weiter zu verfahren sei, hängt von einer Reihe von Faktoren ab: Schwere der Erkrankung, Art des Falles, Art der Symptome, auf die sich die Verschlimmerung bezieht, und schließlich Deutlichkeit des Symptombildes, das zur Mittelwahl dient. *Droht dem Patienten Gefahr, dann muß sofort das bestmögliche Mittel verschrieben werden.* In kritischen Fällen kann sich sogar die Verabreichung *eines weiteren* Mittels innerhalb weniger Tage oder einer Woche als notwendig erweisen, ohne die übliche Fünf-Wochen-Frist abzuwarten. Sollte das Symptombild während der Verschlimmerungsphase zufällig mit dem Bild zum Zeitpunkt der ersten Verordnung übereinstimmen, dann verabreicht man dasselbe Mittel, aber diesmal in höherer Potenz.

Stellt sich jedoch die Situation eindeutig als ungefährlich dar, und läßt sich noch kein klares Bild ermitteln, dann sollte man grundsätzlich abwarten, bis eine eindeutige Symptomatik entsteht. (Es versteht sich natürlich von selbst, daß nur ein Homöopath mit reicher Erfahrung, gründlichem Wissen und tiefem Verständnis beurteilen kann, ob die Symptomatik eines Patienten einen klaren oder einen noch unklaren Hinweis auf das passende Mittel darstellt.) Nicht selten zeichnen sich im Verlaufe einer solchen Verschlimmerungsphase bereits einige »Schlüsselsymptome« ab, die dem Arzt Andeutungen hinsichtlich des Simillimums vermitteln, doch muß man dem endgültigen Klärungsprozeß solange wie möglich seinen Lauf lassen. Handelt es sich freilich um einen rapiden allgemeinen Verfall des Patienten, dann darf man nicht tatenlos zusehen, sondern muß ein Mittel verordnen, so gut es anhand der gegenwärtigen Symptomatik eben geht. Wenn es irgend geht, ist es jedoch besser abzuwarten, bis die Ausdrucksform des Abwehrmechanismus völlig ausgereift ist. Während dieser dramatischen Phase entfaltet ja der Abwehrmechanismus unter dem Druck der Krankheit ein Höchstmaß an Aktivität, so daß ein klares Symptombild wahrscheinlich schon innerhalb kurzer Zeit zu erwarten ist; vielleicht bedarf es nur zweier oder dreier Tage, bis der Arzt ein endgültiges Gesamtbild zu erkennen vermag.

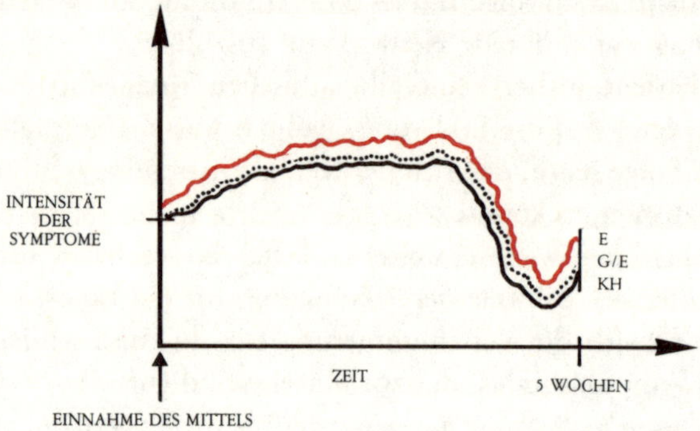

(Abb. 34)

FALL XIX:

Patient: »Es ging mir schlechter, abgesehen von einer kurzen Besserungsphase.«
Tatbestand: Deutliche lange Verschlimmerungsperioden, dann für vier bis fünf Tage Besserung, anschließend erneute Verschlechterung.
Deutung: Nahezu unheilbarer Fall. Schwere Organveränderungen. Ungünstige Prognose. Äußerste Vorsicht bei jeder Verordnung.
Weitere Anweisung: 1. Neues Mittel suchen, das auf den Rückfallzustand paßt. 2. Bei gleichbleibendem Symptombild dasselbe Mittel in *höherer* Potenz wiederholen. 3. Bei undeutlicher Symptomatik etwa 15 Tage warten, bis sich ein neues Bild herauskristallisiert.

FALL XIX:

Auch diese Situation ist für beide Teile unangenehm: Der Patient mußte eine starke, langanhaltende und zunehmende Verschlimmerung erleben, die von einer deutlichen, aber kurzen (etwa vier- bis fünftägigen) Besserungsphase unterbrochen wurde. Danach erneute Verschlechterung.

Ein solcher Fall ist nahezu unheilbar. Möglicherweise handelt es sich um tiefgreifende pathologische Veränderungen wie Krebs oder eine schwere Psychose. Die Aussichten stehen schlecht, doch gibt das Auftreten einer zumindest vorübergehenden Besserung immerhin zu gedämpfter Hoffnung Anlaß. Mit anderen Worten: Zwar erweist sich der Abwehrmechanismus als sehr schwach, doch ist er noch nicht so weitgehend überwunden, daß man eine Heilung als nicht menschenmöglich bezeichnen müßte.

In dieser Situation ist jede Verordnung eine heikle Angelegenheit. Jeder, aber auch jeder Entscheidungsschritt des Arztes muß genau stimmen, will man nicht die Aussicht auf Heilung vollends zunichte machen. Fehlentscheidungen können den bereits schwer angeschlagenen Abwehrmechanismus endgültig außer Gefecht setzen, und dann ist es mit der Hoffnung auf Heilung für immer vorbei.

Der Fall ist also im Rückfallstadium äußerst behutsam aufzunehmen. Bei klarem Symptombild gibt man unverzüglich das passende Mittel. Häufiger jedoch stellt sich der Fall nicht ganz eindeutig dar; dann muß der Homöopath abermals etwa 15 Tage warten, um ganz sicher zu gehen, bevor er die nächste Verordnung wagt. Wie schon erwähnt, wechselt bei diesen nahezu unheilbaren Fällen das Symptombild und damit das passende Mittel oft rasch und häufig, so daß das ursprüngliche Mittel in der Regel kein zweites Mal angezeigt ist; sollte dies aber doch einmal der Fall sein, so verabreicht man es und zwar in höherer Potenz.

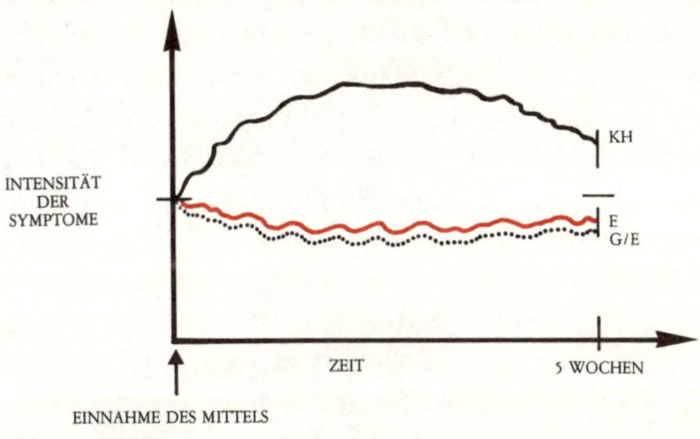

(Abb. 35)

FALL XX:

Patient: »Es ging mir die ganze Zeit schlechter.«

Tatbestand: Hauptbeschwerden verschlimmert, aber geistige und emotionale Ebene sowie generelle Lebensenergie leicht gebessert.

Deutung: 1. Wahrscheinlich wurden die lokalen (körperlichen) Symptome früher durch allopathische Medikamente unterdrückt. 2. Die Mittelwahl war richtig.

Weitere Anweisung: Abwarten.

FALL XX:

Fälle, bei denen die körperlichen Hauptbeschwerden über fünf Wochen hinweg verstärkt auftreten, kommen nicht selten vor. Zugleich jedoch zeigt sich auf der geistigen und der emotionalen Ebene sowie im Hinblick auf Schaffenskraft und Lebensenergie eine leichte Besserung. Aus der Sicht des Patienten hat natürlich eine generelle Verschlechterung stattgefunden, denn wie soll er sich geistig und seelisch wohler fühlen, wenn es körperlich mit ihm derart bergab ging? Nichtsdestoweniger aber wird sich bei eingehender Prüfung jedes einzelnen Symptoms herausstellen, daß hinsichtlich der geistigen und emotionalen Ebene sowie der allgemeinen Lebensenergie zumindest keine Verschlimmerung stattfand.

Am häufigsten findet man diese Konstellation bei Patienten, die regelmäßig allopathische Medikamente zur Unterdrückung bestimmter körperlicher Symptome zu sich zu nehmen pflegten. Vielleicht handelt es sich um einen Patienten, der gelegentlich Cortisonpräparate verwendete, um einen Hautausschlag an den Händen zu bekämpfen. Der Patient meint, die verabreichte Cortisonmenge falle nicht ins Gewicht, er »brauche« sie ja im Durchschnitt nur zweimal die Woche; wichtig ist aber nicht die Quantität der Dosis, sondern der Umstand, daß sie ausreichte, das betreffende Symptom zu unterdrücken. Solche Patienten erleben oft eine lange Verschlimmerungsphase hinsichtlich solcher lokalen Symptome, nachdem sie das Cortison abgesetzt und das richtige Mittel eingenommen haben.

Sofern also nur die lokalen Symptome betroffen sind, lautet die Erklärung, daß das verabreichte Mittel das Simillimum war und es daher wichtig ist, weiter abzuwarten.

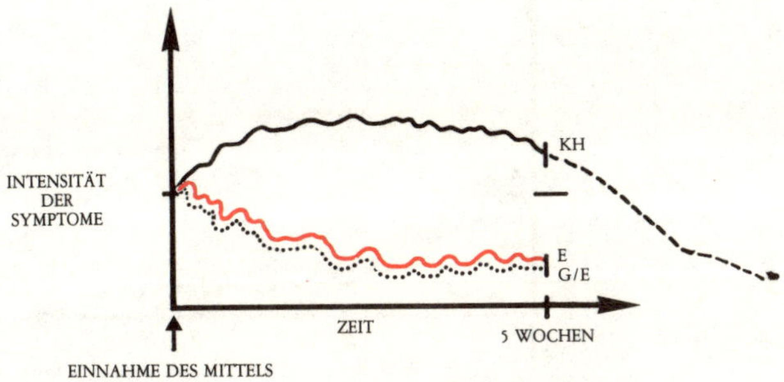

(Abb. 36)

FALL XXI:

Patient: »Es ging mir die ganze Zeit schlechter.«
Tatbestand: Hauptbeschwerden die ganze Zeit über schlimmer, übrige Beschwerden deutlich gebessert.
Deutung: Mittel war richtig. Günstige Prognose.
Weitere Anweisung: Abwarten.

FALL XXI:

Die Situation ist sehr ähnlich gelagert wie bei Fall XX, doch zeigt sich hier eine sehr deutliche Besserung auf der geistigen und der emotionalen Ebene sowie in punkto Lebensenergie. Womöglich räumt der Patient am Ende der Fünf-Wochen-Frist überdies ein, daß auch seine körperlichen Beschwerden sich im Vergleich zur Zeit vor Einnahme des Mittels leicht gebessert haben.

Hier handelt es sich also um den Beginn eines Heilungsprozesses als Reaktion auf das richtige Mittel. Geradezu wünschenswert ist in dieser Phase ein Hautausschlag oder das Auftreten von Absonderungen der Haut bzw. der Schleimhäute, während sich gleichzeitig die Symptome aus den tieferen Schichten des Organismus bessern. Eine solche Reaktion des Patienten ist eindeutig positiv, auf gar keinen Fall darf man die lokalen Symptome mit irgendwelchen Mitteln abschwächen. Jede Eindämmung dieser Symptome würde den Heilprozeß abblocken und einen weiteren gesundheitlichen Verfall des Patienten bewirken.

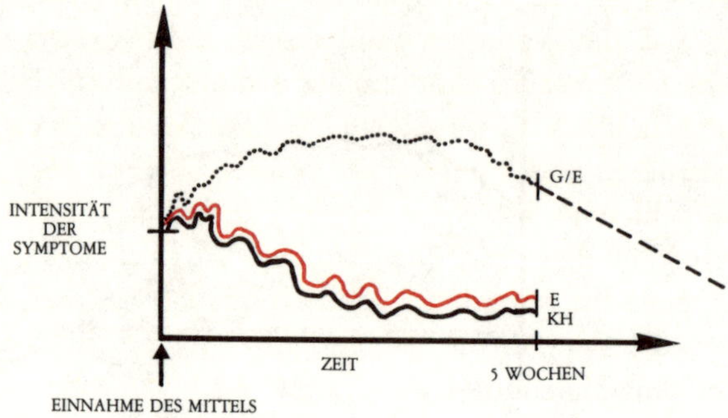

(Abb. 37)

FALL XXII:

Patient: »Es ging mir während der gesamten Zeit schlechter.«
Tatbestand: Verschlimmerung der geistigen und emotionalen Symptome, in den anderen Bereichen Besserung nach Erstverschlimmerung.
Deutung: Verlängerte Erstverschlimmerung im geistig-emotionalen Bereich.
Weitere Anweisung: Abwarten.

FALL XXII:

Manche Fälle, insbesondere solche, bei denen der Schwerpunkt auf geistigen oder seelischen Leiden liegt, weisen eine verlängerte Verschlimmerungszeit der entsprechenden geistigen bzw. emotionalen Symptome auf, während leichtere Symptome sich bessern und vielleicht noch ein oder zwei für das verabreichte Mittel typische Symptome neu hinzutreten. Noch nach einem guten Monat mag der geistige bzw. emotionale Zustand schlechter dastehen als vor Einnahme des Mittels, doch darf sich der Arzt nicht zu einer weiteren Verschreibung verleiten lassen. Erfahrungsgemäß scheinen Fälle tiefgreifender geistig-seelischer Störungen zu Erstverschlimmerungen zu neigen, die sich mitunter bis zu zwei Monaten hinziehen; dann jedoch tritt eine sichtbare Heilwirkung ein, sofern man nicht störend in die Wirkung des Mittels eingreift.

Diese sowie andere Fälle mit ausgedehnter Erstverschlimmerungsphase können für Patient und Arzt eine schwere Belastungsprobe darstellen. Der Patient ist überzeugt, daß sich nichts Förderliches in ihm abspielt, ja daß es mit seiner Gesundheit noch weiter bergab geht. Kein Wunder, wenn er den Arzt zu überzeugen versucht, daß »irgend etwas getan werden muß«. Diese Haltung ist nur zu verständlich; hat sich der Homöopath jedoch überzeugt, daß die Symptomveränderungen des Patienten den Gesetzen der Heilung entsprechen, dann muß er den Mut aufbringen, jede weitere Verordnung standhaft zu verweigern. Er sollte den Patienten in jeder Hinsicht unterstützen und ihm Mut zusprechen, zugleich aber stets an seine Einsicht appellieren, daß es auszuharren gilt, um den Heilprozeß nicht zu stören. Man kann diese erste Phase auf dem Weg zur Heilung, bei der sich das Leiden zunächst verstärkt, als eine Art geistige Prüfung und Läuterung betrachten, die der Patient erst erfolgreich bestehen muß, bevor ihm schließlich völlige Gesundung zuteil wird. Auch von daher würde der Arzt ihm einen schlechten Dienst erweisen, wollte er ihm aus falschem Mitleid vorschnell ein Linderungsmittel verschreiben.

Vielleicht am überzeugendsten hat J. T. Kent die Belastungen und Anforderungen formuliert, die sich für Arzt und Patient aus dem Erlebnis einer sich lange hinziehenden Erstverschlimmerung ergeben: *»Bisweilen sieht sich der Arzt, der vor solchen Reaktionen steht, am Ende seiner Kunst. Der Anblick, der sich ihm bietet, ist schrecklich — am liebsten möchte er an der Tür wieder kehrtmachen. Möge er es mannhaft ertragen und auch Vorwürfen mit Geduld begegnen; die Unwissenheit der Mutter oder der Freunde des Patienten darf für ihn kein Vorwand sein, vernünftige Prinzipien zu verletzen — auch nicht ein einziges Mal.«*

Index

Georgos Vithoulkas
Materia Medica viva

ca. 12 Bände, pro Band ca. 300 Seiten, Bibliotheksleinen.
Bisher erschienen:
Band 1, A–Amb, 331 Seiten;
Band 2, Amm–Apis, 352 Seiten;
Band 3, Apium–Aster, 350 Seiten;
Band 4, Atro–Bar-s, 314 Seiten;
Band 5, Bell–Bry, 354 Seiten.
Die weiteren Bände erscheinen etwa halbjährlich.

Georgos Vithoulkas hat es auf dem Gebiet der klassischen Homöopathie zu weltweiter Berühmtheit gebracht, und zwar ganz besonders als homöopathischer Lehrer. Seine Seminare (etwa in Berkeley, Bern oder Celle) haben vielen Homöopathen wertvolle Einsichten vermittelt. Die Meisterschaft von Vithoulkas zeigt sich besonders in der Entwicklung und Darstellung der psychischen Struktur der Arzneimittelpersönlichkeiten, also der »Haupt-Ingredienz aller Krankheiten«. Oft ist erst durch seine Hinweise überhaupt die ganze Bandbreite eines bis dahin als ›klein‹, also allenfalls für fest umrissene klinische Pathologien bekannten Mittels ans Licht gebracht worden. Immer wieder ist es ihm auf solchen Seminaren gelungen, das Simillimum auch in solchen Fällen zu finden, in denen sonst kaum jemand gerade an dieses Mittel gedacht hätte. Und doch hat man bei Vithoulkas' Darstellungen solcher Fälle den Eindruck, alles ergebe sich wie von selbst, so selbstverständlich, daß man geneigt ist, sich zu fragen: Warum bin ich nicht gleich darauf gekommen?
Das ist aber keineswegs Zauberei, Magie, Intuition — gerade gegen den Mißbrauch dieses Begriffs spricht sich Vithoulkas sehr lebhaft aus: »Es gibt keinen Ersatz für Wissen. ... Ich habe viele Jahre lang Tag und Nacht studiert, und sie nennen das Intuition? Warum dann überhaupt studieren?« Vielmehr sind sein Wissen und seine didaktischen Fähigkeiten gewachsen auf der Basis jahrzehntelanger praktischer Erfahrung und Lehrtätigkeit, sensibler und ausgebildeter Beobachtungsgabe und nicht zuletzt auch souveräner und fundierter Kenntnis der homöopathischen Literatur.
Auf zahlreiche Anfragen hin (und auch weil unautorisierte und oft nur halb oder gar nicht verstandene Mitschriften seiner Vorträge kursierten) hat sich Vithoulkas nun entschlossen, als Summe seines Lebenswerks eine umfassende Materia Medica zu schaffen, von der 2 Bände bereits erschienen sind. Sie unterscheidet sich in einem wesentlichen Punkt von den meisten ihrer Vorgänger: Anders als bei den Arzneimittellehren von Allen, Hering, Clarke handelt es sich nicht um eine schlichte Auswahl von Prüfungs- und Vergiftungssymptomen, bewährten klinischen Indikationen, Literaturzitaten etc., sondern um synthetische Darstellungen von Arzneimittelpersönlichkeiten, die organisch aus dem Zentrum der Mittelidee entwickelt werden. Dieser Hauptteil jedes Arzneimittelbildes (»Die essentiellen Merkmale«) wird jeweils ergänzt durch einen nach dem Kopf-zu-Fuß-Schema geordneten Referenzteil, in dem die wichtigsten Allgemeinsymptome und Keynotes sowie auffallende Teilsymptome zusammengetragen sind.
In vielfacher Hinsicht ist es Materia Medica viva, lebendige homöopathische Wissenschaft, die sich hier verkörpert. Zunächst handelt es sich um ein ›work in progress‹ eines homöopathischen Autors auf dem Höhepunkt seines Schaffens, das aus

der lebendigen homöopathischen Praxis erwächst. Doch das Besondere von Vithoulkas' Arzneimittelbildern besteht darin, daß es ihm gelingt, die Pathologie in ihrer dynamischen Entwicklung zu zeigen. Die Zunahme der chronischen Krankheitsbilder und damit auch die wachsende Bedeutung der Geistes- und Gemütsstörungen gegenüber den akuten, stärker physisch akzentuierten Pathologien, wie wir sie in der Praxis seit langem wahrnehmen können, hat Vithoulkas präzise beobachtet und mit tiefem Verständnis kommentiert und erklärt. So ist es ihm zum Beispiel als erstem gelungen, ein volles emotionales und geistiges Bild von Aethusa cynapium zu entwickeln und damit nicht nur einen großen Schritt über die ›klassischen‹ Beschreibungen hinaus zu tun, sondern vor allem die heute überwiegende Manifestation der Aethusa-Pathologie schlüssig aufzuzeigen.

Außer der historischen Dynamik liegt Vithoulkas auch die innere Entwicklungslogik der Arzneimittelkrankheit besonders am Herzen. Isolierte Symptome nutzen wenig, wenn nicht die spezifische Verlaufsform der jeweiligen Pathologie berücksichtigt wird, ihre Ausbildung in sukzessiven Stadien, denn nicht in jedem Stadium überwiegen die gleichen Symptome. Wer ein auf ein bestimmtes Stadium fixiertes Arzneimittelbild im Kopf hat, wird das Simillimum nicht finden können, wenn er/sie mit einem anderen Stadium der Pathologie konfrontiert wird. Und die je einzigartige Logik, die dieser Entwicklung zugrundeliegt, erfaßt Vithoulkas mit äußerster Präzision.

Der Darstellungsform sieht man die harte Arbeit nicht mehr an, die ihr zugrundeliegt. Hier zeigen sich Vithoulkas' besondere Qualitäten als Lehrer: Aus der zentralen Mittelidee ergeben sich mit innerer Notwendigkeit die Manifestationen und Stadien der Pathologie. Ein ganzheitliches Bild erscheint vor unseren Augen und vermittelt uns eine plastische Vorstellung der unverwechselbaren Individualität jedes Mittels.

All das ist Ausdruck eines durchgängigen Merkmals von Vithoulkas' Praxis: des ›vernetzten‹ Denkens in wechselseitigen Relationen und Beziehungen. Nichts steht einfach nur für sich da, alles wird in seinen vielfältigen Dimensionen gesehen: in der für jeden Homöopathen entscheidenden Beziehung zum Patienten (und damit zum lebendigen Individuum), in der Beziehung zum Lernenden, in Relation zum gesellschaftlichen und historischen Umfeld, zur stadienförmigen Entwicklung der Arzneimittelkrankheit, zu verwandten Mitteln. Das ist es, was letztlich lebendige homöopathische Wissenschaft meint.

Die aus der Literatur stammenden Symptome wurden vom Verlag durchweg an ihren Quellen überprüft. Diese aufwendige Arbeit soll einen Beitrag zur Unterbrechung der ›Abschreibekette‹ leisten, die die gesamte Geschichte der Homöopathie durchzieht. Denn es ist geradezu unglaublich, wieviele Fehler durch falsches Abschreiben, Mißverständnisse und vor allem Übersetzungsfehler (wenn nämlich, wie so häufig, Symptome aus deutschen Quellen vor allem über englischsprachige Sammlungen in die allgemein zugängliche Literatur übergegangen sind und dann wiederum ins Deutsche rückübersetzt wurden) sich selbst in klassische Texte eingeschlichen haben.

Es scheint selbstverständlich, daß ein solches Werk auch in einer Ausstattung erscheinen sollte, die den Kriterien der Nützlichkeit und der Ästhetik gleichermaßen genügen kann. Dementsprechend wurden Schrift und Satzspiegel so gewählt, daß sie eine klare, übersichtliche Textanordnung und damit ein angenehmes Lesen ermöglichen, und der lebhaft rote Einband mit Goldprägung macht sich nicht nur gut im Bücherschrank oder auf dem Schreibtisch, sondern hält auch die Belastungen durch täglichen Gebrauch aus.